Endoscopic Lateral Skull Base Surgery: Principles, Anatomy, Approaches

内镜侧颅底外科学
原理、解剖与手术径路

主　　编　［意］达尼埃莱·马尔奇奥尼（Daniele Marchioni）
　　　　　［意］利维奥·普雷苏蒂（Livio Presutti）
主　　译　汤文龙　刘庆国　王　龙
主　　审　侯昭晖　赵　宇　汪照炎
副 主 译　曾宪海　王　巍　宋志斌
译　　者　（按姓氏笔画排序）

王　龙　王　巍　元红艳　田　旭　乔晋晟

刘庆国　汤文龙　安　飞　苏常锐　杨睿哲

何景春　宋志斌　张　珂　张天洋　陈　阳

陈正侬　林　鹏　林曾萍　周　鹏　赵　宇

赵九洲　胡　滨　钟翠萍　侯晓燕　耿娟娟

唐寅达　崔　勇　彭利艳　曾宪海　曾晓霞

温立婷

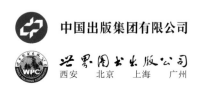

中国出版集团有限公司

世界图书出版公司

西安　北京　上海　广州

图书在版编目（CIP）数据

内镜侧颅底外科学：原理、解剖与手术径路 /（意）达尼埃莱·马尔奇奥尼（Daniele Marchioni），（意）利维奥·普雷苏蒂（Livio Presutti）主编；汤文龙，刘庆国，王龙主译. -- 西安：世界图书出版西安有限公司，2025. 1. -- ISBN 978-7-5232-1471-8

Ⅰ. R651.1

中国国家版本馆 CIP 数据核字第 2024KN7131 号

封面、封底图片引自原著正文第 2 章（P$_{39}$），第 6 章（P$_{179}$），第 11 章（P$_{335}$），第 11 章（P$_{338}$）

书　　名	内镜侧颅底外科学：原理、解剖与手术径路	
	NEIJING CELUDI WAIKEXUE: YUANLI、JIEPOU YU SHOUSHU JINGLU	
主　　编	[意] 达尼埃莱·马尔奇奥尼（Daniele Marchioni）	
	[意] 利维奥·普雷苏蒂（Livio Presutti）	
主　　译	汤文龙　刘庆国　王　龙	
责任编辑	杨　菲	
装帧设计	新纪元文化传播	
出版发行	世界图书出版西安有限公司	
地　　址	西安市雁塔区曲江新区汇新路 355 号大夏国际中心 B 座	
邮　　编	710061	
电　　话	029-87214941　029-87233647（市场营销部）	
	029-87234767（总编室）	
网　　址	http://www.wpcxa.com	
邮　　箱	xast@wpcxa.com	
经　　销	新华书店	
印　　刷	西安雁展印务有限公司	
开　　本	889mm×1194mm　1/16	
印　　张	32.25	
字　　数	925 千字	
版次印次	2025 年 1 月第 1 版　2025 年 1 月第 1 次印刷	
版权登记	25-2024-199	
国际书号	ISBN 978-7-5232-1471-8	
定　　价	398.00 元	

医学投稿　xastyx@163.com ‖ 029-87279745　029-87285296

☆如有印装错误，请寄回本公司更换☆

主 编
Editors

Daniele Marchioni, MD

Professor of Otorhinolaryngology and Head & Neck Surgery

Head, Department of Otorhinolaryngology

University Hospital Polyclinic

Modena, Italy

Livio Presutti, MD

Professor of Otorhinolaryngology and Head & Neck Surgery

Department of Otorhinolaryngology

Sant'orsola Malpighi Polyclinic IRCCS

Azienda Ospedaliera University

Bologna, Italy

共同作者
Contributors

Lukas Anschütz, MD

Department of Otorhinolaryngology – Head and
  Neck Surgery

Inselspital, Bern University Hospital

University of Bern

Bern, Switzerland

Mohamed Badr-El-Dine, MD

Senior Consultant Otology Neurotology & Skull
  Base Surgery

Sultan Qaboos University Hospital Muscat,
  Oman;

Professor of Otolaryngology Faculty of Medicine

University of Alexandria

Alexandria, Egypt

Daniele Bernardeschi, MD, PhD

Otolaryngologist

ENT Department

Pitié-Salpêtrière Hospital

Paris, France

Luca Bianconi, MD

Otolaryngologist

Polyclinic Hospital of Borgo Trento

University of Verona

Verona, Italy

Nicola Bisi, MD

Department of Otorhinolaryngology

University Hospital of Verona

Verona, Italy

Marco Bonali, MD

ENT specialist

Department of Otorhinolarynogology – Head and
  Neck surgery

University Hospital of Modena

Modena, Italy

Marco Carner, MD

Professor

University of Verona

Verona, Italy

Raphaelle A. Chemtob, MD

Resident Physician

Cleveland Clinic Foundation

Cleveland, Ohio, USA

Elisa Ciceri, MD

Department of Neuroradiology

IRCCS Fondazione Istitute Neurologico "C.Besta"

Milan, Italy

Matteo Alicandri Ciufelli, MD

Associate Professor

Department of Maternal-Child and Adult Medical
  and Surgical Sciences

University of Modena and Reggio Emilia

Modena, Italy

Matteo Fermi, MD

Otorhinolaryngologist

Research Assistant

IRCCS Policlinico Sant'Orsola Malpighi

Alma Mater Studiorum – University of Bologna

Bologna, Emilia-Romagna, Italy

Antonio Gulino, MD

ENT Surgeon

Department of Otolaryngology

Verona University Hospital

Syracuse, Sicily, Italy

Brandon Isaacson, MD

Professor

Department of Otolaryngology – Head and Neck
  Surgery

UT Southwestern Medical Center

Dallas, Texas, USA

**Nicholas Jufas, FRACS, MBBS (Hons), MS,
  BSc (Med)**

Clinical Associate Professor

Department of Otolaryngology,

Head and Neck Surgery

Sydney University;

Macquarie University;

Sydney Endoscopic Ear Surgery Research Group

Royal North Shore Hospital

Sydney, Australia

Seiji Kakeatha, MD

Professor of Otolaryngology – Head and Neck
  Surgery

Faculty of Medicine

Yamagata University

Yamagata, Japan

Mustafa Kapadia MD

ENT Specialist;

Director of Education

Tarabichi Stammberger Ear Sinus Institute

Dubai, UAE

Noritaka Komune, MD, PhD

Assistant Professor

Department of Otorhinolaryngology – Head and
  Neck Surgery

Kyushu University Hospital

Fukuoka, Japan

**Jonathan H.K. Kong, FRACS, FRCS, MS,
MBBS (Syd), AMusA**

Clinical Associate Professor

Department of Otolaryngology,

Head and Neck Surgery

Sydney University;

Macquarie University;

Sydney Endoscopic Ear Surgery Research Group

Royal Prince Alfred Hospital

Sydney, Australia

Elliott D. Kozin, MD

Assistant Professor

Harvard Medical School

Massachusetts Eye and Ear

Boston, Massachusetts, USA

Daniel J. Lee, MD, FACS

Associate Professor

Harvard Medical School

Massachusetts Eye and Ear

Boston, Massachusetts, USA

Daniele Marchioni, MD

Professor of Otorhinolaryngology and Head &
Neck Surgery

Head, Department of Otorhinolaryngology

University Hospital Polyclinic

Modena, Italy

Andrea Martone, MD

Resident Physician

Department of Otorhinolaryngology – Head and
Neck surgery

University Hospital Policlinico Modena

Modena, Italy

Barbara Masotto, MD

Head of Posterior Cranial Fossa Unit

Department of Neurosurgery

University Hospital of Verona

Verona, Italy

Gabriele Molteni, MD, PhD, FEBORL-HNS

Associate Professor of Otolaryngology

Section of Otorhinolaryngology – Head and
Neck Surgery

Deparment of Surgery, Odontosomatology, and
Pediatrics

University of Verona

Verona, Italy

Joao Flavio Nogueira, MD

Professor

Department of Otolaryngology – Head and Neck
Surgery

Sinus & Oto Center

Hospital São Carlos

Fortaleza, Brazil

**Nirmal Patel MBBS (Hons) FRACS (OHNS)
MS (Research)**

Clinical Professor of Surgery, Macquarie
University;

Clinical Associate Professor,

Department of Otolaryngology,

Head and Neck Surgery

University of Sydney

Royal North Shore Hospital

Sydney Endoscopic Ear Surgery Research Group

Sydney, Australia

Giacomo Pavesi, MD

Head

Department of Neurosurgery

Modena Polyclinic University Hospital

Modena, Italy

Giampietro Pinna, MD
Head
Department of Neurosurgery
University Hospital of Verona
Verona, Italy

Livio Presutti, MD
Professor of Otorhinolaryngology and Head &
  Neck Surgery
Department of Otorhinolaryngology
Sant'orsola Malpighi Polyclinic IRCCS
Azienda Ospedaliera University
Bologna, Italy

Alejandro Rivas, MD
Division Chief of Otology/Neurotology
Department of Otolaryngology – Head and Neck
  Surgery
Vanderbilt University Medical Center
Nashville, Tennessee, USA

Stefano De Rossi, MD
Department of Otorhinolaryngology and Head &
  Neck surgery
Mater Salutis Hospital
Legnago, Verona, Italy

Alessia Rubini, MD
Consultant ENT Surgeon
Section of Otorhinolaryngology
Head and Neck Surgery
Deparment of Surgery, Odontosomatology, and
  Pediatrics
University of Verona
Verona, Italy

**Alexander J. Saxby, MB, BChir, MA (Cantab.)
  FRACS**
Clinical Associate Professor
Department of Otolaryngology,
Head and Neck Surgery
University of Sydney;
Royal Prince Alfred Hospital
Sydney Endoscopic Ear Surgery Research Group
Sydney, Australia

Davide Soloperto, MD PhD
Consultant
Azienda Ospedaliera Universitaria Integrata
Verona, Italy

Muaz Tarabichi, MD
Co-Founder
Tarabichi Stammberger Ear and Sinus Institute
Dubai, United Arab Emirates

Domenico Villari, MD
ENT Specialist
University Hospital Policlinico di Modena
Modena, Emilia Romagna, Italy

George Wanna, MD, FACS
Professor of Otolaryngology – Head and Neck
  Surgery;
Professor of Neurosurgery
Icahn School of Medicine at Mount Sinai;
Chair, Department of Otolaryngology
New York Eye and Ear Infirmary
  of Mount Sinai and Mount Sinai Beth Israel
New York, New York, USA

郑重声明

　　医学是不断更新并拓展的领域，因此相关实践操作、治疗方法及药物都有可能会改变，希望读者审查书中提及的器械制造商所提供的信息资料及相关手术的适应证和禁忌证。作者、编辑、出版者或经销商不对书中的错误或疏漏以及应用其中信息产生的任何后果负责，关于出版物的内容不作任何明确或暗示的保证。作者、编辑、出版者和经销商不就由本出版物所造成的人身或财产损害承担任何责任。

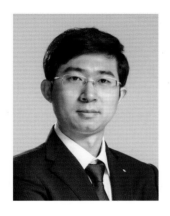

汤文龙 医学硕士，硕士研究生导师，深圳市龙岗区耳鼻咽喉医院耳鼻咽喉头颈外科医师，耳鼻咽喉头颈外科解剖研究与培训中心负责人，深圳市耳鼻咽喉研究所解剖研究室主任，长治医学院附属和平医院颅底外科研究所副所长。意大利皮亚琴察 Gruppo Otologico 颅底中心访问学者，师从国际著名耳科及颅底外科专家 Mario Sanna 教授。任中国解剖学会耳鼻咽喉头颈外科学分会常委，中国解剖学会神经外科学分会常委，海峡两岸医学会神经外科专委会颅底外科学组委员，山西省医师协会神经外科分会委员，中国医药教育协会神经外科专委会委员。

出版专著《侧颅底显微外科解剖图谱》（2015 年，人民卫生出版社），*The Temporal Bone: Anatomical Dissection and Surgical Approaches*（2018 年，德国 Thieme 公司），《颞骨与侧颅底手术径路图谱》（2020 年，人民卫生出版社）；主译英文著作《颞骨解剖与手术径路》（2020 年，世界图书出版西安有限公司），《颞骨与侧颅底显微外科手术中面神经的处理》（2020 年，世界图书出版西安有限公司），《经鼻内镜颅底与脑外科手术学：手术解剖与临床应用》（2023 年，世界图书出版西安有限公司）；发表 SCI 收录及核心期刊论文 8 篇。举办国家级和省级继续教育学习班 6 期。先后主持粤港澳大湾区等基础研究课题 3 项。参与国家自然科学基金联合研究项目 1 项。从事颅脑及颅底临床应用解剖与临床应用研究 10 余年，擅长听神经瘤、垂体瘤等颅底疾病的治疗。入选 2018 年首批"三晋英才"支持计划青年优秀人才，荣获第 19 届"山西青年五四奖章"。

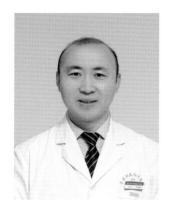

刘庆国 医学博士，硕士研究生导师，副主任医师，长治医学院附属和平医院神经外科主任、颅底外科研究所所长。1996年于天津医科大学取得医学学士学位，2009年于天津医科大学取得神经外科博士研究生学位。2019年赴英国伦敦国王大学医院（King's College Hospital）神经外科研修。

任山西省医学会神经外科专委会常委，山西省医师协会神经外科分会常委，山西省医师协会创伤外科分会常务理事，中国医师协会长治市神经外科分会总干事，长治市医疗质量控制中心神经外科质量控制部常委。主要从事脑血管疾病的循证医学研究。擅长脑血管疾病外科治疗、脑和脊髓肿瘤外科治疗、三叉神经痛和面肌痉挛的显微血管减压治疗，以及颅脑损伤综合治疗。

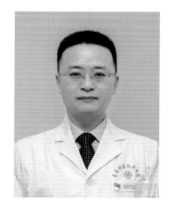

王龙 医学博士，副教授，硕士研究生导师，副主任医师，长治医学院附属和平医院党委委员、副院长，颅底外科研究所副所长。2000年于长治医学院取得医学学士学位，2008年于中南大学附属湘雅二医院取得硕士研究生学位，2015年于华中科技大学同济医学院附属同济医院取得博士研究生学位。2017年赴意大利皮亚琴察 Gruppo Otologico 颅底中心研修。

任山西省针灸学会脑外科专委会副主任委员，长治市医学会第三届神经外科专委会副主任委员，山西省医学会神经外科专委会常委，山西省医师协会神经外科分会神经脊柱专业学组委员，山西省医师协会神经外科分会委员，长治市医学会骨科专委会脊柱病学组常务委员、秘书长。参编、参译教材及专著5部，发表相关专业学术论文10余篇。擅长重型颅脑损伤的综合治疗、神经系统肿瘤的外科治疗、脑血管疾病的外科治疗。先后荣获"山西省五一劳动奖章""山西省首届好医师""山西省敬业奉献好人""山西省担当作为先进个人"。

译者名单
Translators

主　译　汤文龙　刘庆国　王　龙

主　审　侯昭晖　赵　宇　汪照炎

副主译　曾宪海　王　巍　宋志斌

译者名单（按姓氏笔画排序）

王　龙　长治医学院附属和平医院神经外科

王　巍　天津市第一中心医院耳鼻咽喉头颈外科

元红艳　中国科学院大学深圳医院耳鼻咽喉头颈外科

田　旭　中国医学科学院北京协和医院耳鼻咽喉头颈外科

乔晋晟　长治医学院附属和平医院神经外科

刘庆国　长治医学院附属和平医院神经外科

汤文龙　深圳市龙岗区耳鼻咽喉医院耳鼻咽喉头颈外科

安　飞　联勤保障部队第九四〇医院耳鼻咽喉头颈外科

苏常锐　长治医学院附属和平医院神经外科

杨睿哲　中国医学科学院北京协和医院耳鼻咽喉头颈外科

何景春　上海交通大学医学院附属新华医院耳鼻咽喉头颈外科

宋志斌　长治医学院附属和平医院神经外科

张　珂　北京大学第三医院耳鼻咽喉头颈外科

张天洋　上海交通大学医学院附属新华医院耳鼻咽喉头颈外科

陈　阳　空军军医大学西京医院耳鼻咽喉头颈外科

陈正侬　上海交通大学医学院附属第六人民医院耳鼻咽喉头颈外科

林　鹏　天津市第一中心医院耳鼻咽喉头颈外科

林曾萍　深圳市龙岗区耳鼻咽喉医院耳鼻咽喉头颈外科

周　鹏　四川大学华西医院耳鼻咽喉头颈外科

赵　宇　四川大学华西医院耳鼻咽喉头颈外科

赵九洲　深圳市龙岗区耳鼻咽喉医院耳鼻咽喉头颈外科

胡　滨　长治医学院附属和平医院神经外科

钟翠萍　联勤保障部队第九四〇医院耳鼻咽喉头颈外科

侯晓燕　中国科学技术大学附属第一医院耳鼻咽喉头颈外科

耿娟娟　广州市中西医结合医院耳鼻咽喉头颈外科

唐寅达　上海交通大学医学院附属新华医院神经外科

崔　勇　南方医科大学附属广东省人民医院（广东省医学科学院）耳鼻咽喉头颈外科

彭利艳　华中科技大学同济医学院附属同济医院耳鼻喉头颈外科

曾宪海　深圳市龙岗区耳鼻咽喉医院耳鼻咽喉头颈外科

曾晓霞　深圳市龙岗区耳鼻咽喉医院耳鼻咽喉头颈外科

温立婷　深圳市龙岗区耳鼻咽喉医院耳鼻咽喉头颈外科

　　Livio Presutti 教授和 Daniele Marchioni 教授，是国际耳外科领域的领军人物，更是当代耳内镜外科的开拓者和引领者。2018 年 1 月，我和陈阳组织国内一批青年耳科专家，联手购权出版了两位教授主编的《耳内镜外科学：原理、指征和技术》（*Endoscopic Ear Surgery: Principles, Indications, and Techniques*）。对于耳内镜技术在中国的推广，至今记忆犹新：初览英文原著时，惊艳于两位教授对耳内镜外科理论系统性、知识全面性以及技术实用性的深刻阐述；2017 年仲春，我和汪照炎、崔勇、张文等数位译者在温州平阳县举办耳内镜解剖班和研讨会；2017 年元宵节，侯昭晖召集八位主要译者到三亚，一群志同道合的人在窗外鞭炮声的背景音乐下，畅谈着对耳内镜的认识和看法，展开了激烈的讨论；译著面市后在第一届上海国际耳内镜大会发布，Presutti 教授现场签售，读者阅后一致好评；而作为这本图书的引入者和推广者，通过这次出版工作，我们受益最多的是系统地学习到许多耳内镜外科的新知识、新理念、新技术。

　　光阴荏苒，数年时间，耳内镜技术已在中国广泛开展，在基层和年轻医生中的应用更为普及。同道们的耳内镜手术经验不断完善，手术技术日趋成熟，耳内镜外科在新征程上再攀高峰：手术的广度、深度、难度不断扩展；手术径路屡屡创新；手术部位也向着侧颅底以及颅底中线逐渐深入。这些，都需要一本新的著作再次引领我们前行。汤文龙教授恰逢其时地引入了 Marchioni 教授和 Presutti 教授于 2022 年最新推出的又一经典著作《内镜侧颅底外科学：原理、解剖与手术径路》（*Endoscopic Lateral Skull Base Surgery: Principles, Anatomy, Approaches*）。本书甫一亮相，便如两位教授的上部著作一样的系统、经典、实用，令人不忍释卷，一读如痴。全书着力于内镜下侧颅底外科的解剖和手术原则，从手术入路进行介绍和剖析，权威与实用兼具，理论与实践并重，在显微外科和内镜外科的结合与比较中，为耳外科医生提供了一个个新颖的视角和精彩的演示。

　　感谢汤文龙教授积极联系 Thieme 公司和世界图书出版西安有限公司进行购权出版，并在繁重的临床及科研工作之余，在最短的时间内组织国内耳科青年学者将其翻译并出版，供大家学习和参考。这其中的艰辛可想而知，仅全书近 2000 幅图片的图注及图中文字翻译，就是一个耗时、耗力的大型工程，而译者团队的小伙伴们更是为本书的出版倾注了无尽的热情与耐心。他们字斟句酌，力求达到"信、达、雅"的标准，将原著真实、完整、生动地传递给读者。

这本凝聚着 Marchioni 教授、Presutti 教授以及译者团队智慧和汗水的著作印刷在即，我深感欣慰。希望这样一部优秀的作品，能够帮助有志从事内镜侧颅底外科事业的同道精深专研，并在此基础上创新、发展，为世界贡献更多的中国智慧。

赵 宇

2024 年 9 月

译者序

第一次见到本书的两位作者 Livio Presutti 教授和 Daniele Marchioni 教授，是在 2017 年的 4 月，当时正在意大利皮亚琴察学习耳及侧颅底外科学的我非常幸运地来到博洛尼亚参加第二届世界耳内镜大会。会上我认真聆听了全球深耕耳内镜领域的专家对于该技术的应用以及最新的技术理念。令人印象深刻的是，两位作者在会议的最后一天进行的现场耳内镜解剖演示，当时的我被耳内镜下所显现的清晰的中耳结构所震撼。与会期间，我也结识了很多专程从国内前来参会的耳科专家，我们都对这一新兴技术充满好奇并产生了浓厚的兴趣。

耳内镜技术的出现，是对传统耳显微外科手术的补充。同时，随着其不断的发展，在联合应用显微镜、3D 外视镜等设备的基础上，耳内镜技术正在逐渐完善并形成独立的完整技术体系。本书是两位作者在前一部著作《耳内镜外科学：原理、指征和技术》的基础上进一步扩展内镜应用的领域，系统总结而成的内镜在侧颅底手术方面的最新经验的结晶。

在世界图书出版西安有限公司的帮助和支持下，我有幸承担并组织了《内镜侧颅底外科学：原理、解剖与手术径路》一书的翻译工作。Presutti 教授和 Marchioni 教授是耳内镜外科学的先驱，为耳内镜外科学和内镜侧颅底外科学的发展开展了大量开拓性的工作。他们在该领域积极、严谨的探索和创新，得到了世界范围内耳科医生的认可。本书以耳内镜外科学为基础，同时结合了显微镜下内镜辅助技术、3D 外视镜技术的应用，涵盖了内镜侧颅底手术设备、解剖学、影像学、传统经典显微外科入路、内镜辅助入路以及纯内镜侧颅底手术入路的基础知识和最新进展。值得一提的是，本书的很多章节展现出大量原创的精美绝伦的手绘解剖示意图，为读者更好地理解中耳和颅底解剖结构关系提供了极大的参考价值。

为了高效、出色地完成这本堪称经典的著作的翻译工作，我很荣幸地邀请到了国内耳外科和侧颅底外科手术方面颇有造诣的中青年专家共同翻译。在此感谢参与本书翻译工作的每一位译者，感谢侯昭晖教授、赵宇教授、汪照炎教授三位专家对本书的审阅工作。同时非常感谢四川大学华西医院的赵宇教授为本书作序。

近年来国内在耳内镜外科手术方面取得了长足的进步，一批充满朝气的中青年医师团队致力于耳内镜手术的发展。希望通过将本书引进并翻译、分享给国内的广大同仁，进一步推动我国耳内镜和侧颅底外科学的发展。

汤文龙

2024 年 10 月

原著序
Foreword

耳内镜已经成为耳科和颅底外科医生在耳外科手术中应用的一个重要工具。这项技术得以普及的原因在于以下两方面：内镜成像质量快速提高；耳内镜领域先驱不断创新。

Marchioni 教授和 Presutti 教授联合主编了这本名为《内镜侧颅底外科学：原理、解剖与手术径路》的最新著作。全书共 14 章，涵盖了颅底手术的各个方面，包括解剖、原理和手术径路。

非常幸运，Marchioni 教授和 Presutti 教授邀请到全球多位知名专家，分享了他们在多个对内镜颅底手术至关重要的领域的临床见解和专业知识。这本书由两位耳内镜手术的先驱进行了系统、翔实、突破性的编撰，这得益于他们在日常工作中持续不断地应用内镜技术来突破中耳手术的传统入路方式。他们将内镜技术应用于内耳和颅底手术，不断地扩大着内镜的应用范围。在我看来，这本著作不啻为内镜颅底手术领域的圣杯。每一章都为初涉耳科和侧颅底手术的年轻医生及颅底外科领域的专家，传递了大量信息。

衷心感谢本书的每一位作者为完成这本详尽的内镜颅底外科著作所付出的大量时间与精力。

George Wanna, MD, FACS

Site Chair

Department of Otolaryngology

New York Eye and Ear Infirmary of Mount Sinai

Mount Sinai Hospital

New York, New York, USA

前 言
Preface

在编写完《耳内镜外科学：原理、指征和技术》（Thieme 公司，2015 年）后，我们意识到还需要编写一本书，将内镜解剖的阐释以及内镜技术的应用扩展到内耳和侧颅底区域。

在过去的十年里，耳内镜手术又向前迈进了一步：新的手术入路和解剖结构的发现使得治疗内耳和岩尖病变成为可能。侧颅底手术主要依靠显微手术入路，但耳科医生引入了内镜手术，使外科医生能够将内镜与显微镜相结合，以较少的并发症对侧颅底疾病进行更有效的手术治疗。

2011 年，我们开始研究一种可能的经外耳道治疗侧颅底病变的方法，目的是探索使用外耳道作为自然手术通道到达侧颅底一些解剖区域的可能性。我们开始研究与之相关的外科和解剖学概念，其间遵循着与创立经鼻内镜前颅底手术入路相同的原理，即开发直接经内镜下到达位于侧颅底的肿瘤进行手术的可能性，以避免对硬脑膜、脑组织和血管的操作，并通过微创手术仅针对肿瘤本身进行操作。基于这些手术原理，我们发表了第一篇关于该主题的论文，集中阐述了内镜下经外耳道解剖到达内耳道。2012 年底，这项技术首次成功应用于蜗神经鞘瘤的患者。随后，我们进行了第一次经外耳道入路的侧颅底手术，将外耳道作为通往侧颅底的手术通道。

这本书包含了我们在侧颅底手术方面的最新经验。本书在描述传统的手术入路与内镜技术相结合的同时，也介绍了最新的完全内镜下经外耳道侧颅底手术入路，重点阐述其解剖细节和手术方案。

本书中所有的示意图均由我们团队原创。本书还收集了手术过程中的图像，以便与读者分享我们最新的手术病例。

希望本书成为内镜侧颅底手术发展的起点，并帮助下一代外科医生提高侧颅底的解剖和手术知识，造福患者。

Daniele Marchioni, MD

Livio Presutti, MD

目 录
Contents

第 1 章
侧颅底区域解剖

1

1　侧颅底区域解剖

Mustafa Kapadia, Livio Presutti, Alejandro Rivas, Daniele Marchioni

摘　要

　　侧颅底是将颅内脑组织同耳及上颈部进行分隔的复杂解剖结构，由颞骨、蝶骨、枕骨及其内走行的重要的神经血管组成。对于从事本专科的外科医师，深入了解该区域的三维结构非常必要。详细掌握颞骨区域的解剖知识是进行侧颅底手术的基石。颞骨占据着侧颅底的核心位置，其间迂曲走行着几个精妙的结构，如颈内动脉、乙状窦及移行的颈内静脉、走行有面 – 听神经的内耳道。同样，掌握与颞骨关系密切的解剖结构也很关键：①颈静脉孔：前外侧以颞骨岩部为界，后内侧为枕骨基底部，穿行乙状窦、颈静脉球、岩下窦、后组脑神经（Ⅸ、Ⅹ、Ⅺ）及其神经节，以及枕动脉的脑膜支和咽升动脉；②颞下窝：一个缺少筋膜束缚的复杂三维空间，位于颧弓和下颌支的内侧下方，充当神经血管结构进出颅底的通道；③桥小脑角，岩骨和小脑岩面之间的解剖空间，围绕脑桥和小脑中脚折叠，包含颅后窝走行的神经。

关键词： 侧颅底解剖，颞骨，颈静脉孔，颞下窝，桥小脑角，岩尖。

1.1 引　言

　　颅底构成颅腔底部，将大脑与耳、鼻窦和上颈部隔开。

　　这个解剖区域很复杂，对耳鼻喉科医生和神经外科医生都是挑战。颅底有多个骨孔，穿行着脑神经、血管和其他结构。颅底骨孔是位于颅骨底部的开口，多种血管和神经穿行而过。从下向上看，颅底有 10 个常规描述的颅底孔隙：腭大孔、腭小孔、破裂孔、卵圆孔、棘孔、颈动脉管外口、茎乳孔、颈静脉孔、乳突导静脉孔、舌下神经管外口（►图 1.1，►图 1.2，►图 1.3，►图 1.4）。通过实操理解颅底的解剖学知识，对于有效手术治疗该区域的疾病至关重要。

　　构成颅底的五块骨是筛骨、蝶骨、枕骨、额骨和颞骨。颅底可分为三个区域：颅前窝、颅中窝和颅后窝（►图 1.1）。

　　颅前窝由筛骨前部、筛板、蝶骨小翼和蝶轭构成。颅中窝由蝶骨体和蝶骨大翼、岩锥前表面和部分颞骨鳞部组成。颅后窝以斜坡、岩锥和枕骨为界。

　　Irish 及其同事在 1994 年从临床医师的视角回顾了 77 例颅底恶性肿瘤。通过这项工作，他们建立了一个基于解剖边界和肿瘤生长模式的三个区域划分体系。Ⅰ区由颅前窝组成。该区域的肿瘤通常通过前方进路手术切除。Ⅱ区包括颞下窝和

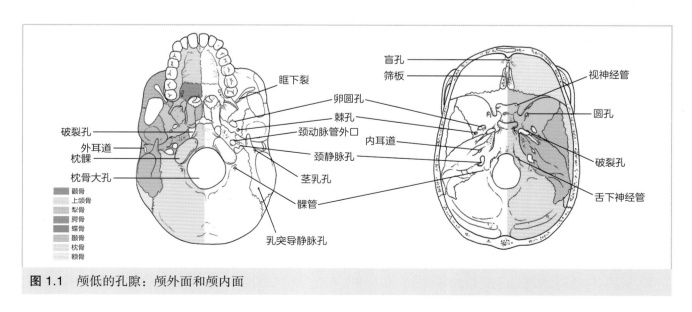

图 1.1　颅低的孔隙：颅外面和颅内面

图 1.2 左侧颅底外面观：显示颅底孔隙

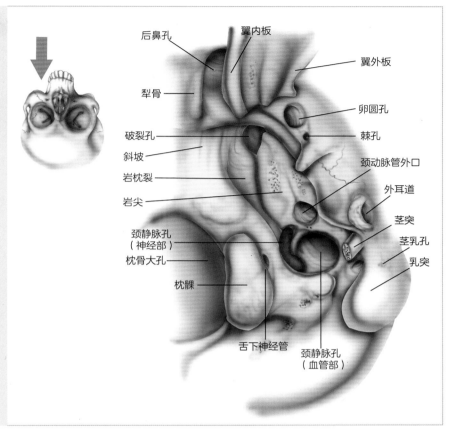

图 1.3 左侧颅底外表面的脑神经和血管结构。ica：颈内动脉；ijv：颈内静脉；mma：脑膜中动脉；V3：下颌神经；Ⅶ：面神经；Ⅸ：舌咽神经；Ⅹ：迷走神经；Ⅺ：副神经；Ⅻ：舌下神经

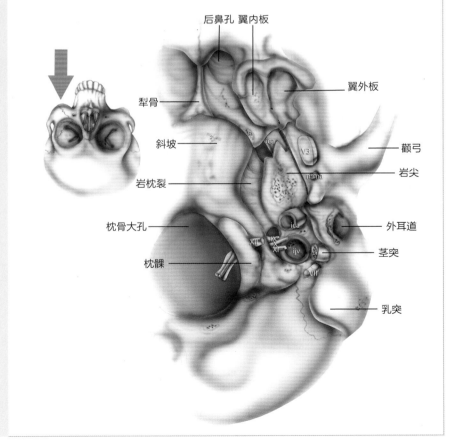

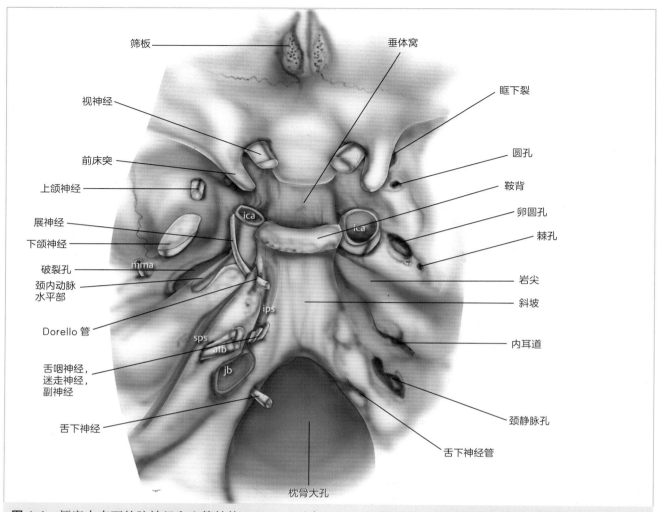

图 1.4 颅底内表面的脑神经和血管结构。afb：面听束；ica：颈内动脉；ips：岩下窦；jb：颈静脉球；mma：脑膜中动脉；sps：岩上窦

翼腭窝，肿瘤可能延伸至颅中窝。Ⅲ区涉及颞骨，肿瘤可能延伸至颅后窝或颅中窝。从手术入路的角度考虑，"侧颅底"的解剖分区的划分是将Ⅱ和Ⅲ区合并的结果。从解剖结构的角度出发，Ⅱ区从眼眶后壁延伸至颞骨岩部，由颞下窝、翼腭窝和颅中窝表面走行的结构组成。这个区域包含着几个重要的神经血管结构，包括颈内动脉（ICA）、面神经、前庭蜗神经以及三叉神经的上颌（V2）和下颌（V3）分支。Ⅲ区主要位于颅后窝，也囊括了一部分颅中窝后部。位于该区域的重要结构包括颈内静脉和迷走神经、舌咽神经、副神经脊髓根和舌下神经。

因为侧颅底有着非常精细复杂的解剖结构（▶图 1.5 和▶图 1.6）。侧颅底术者需要对颞骨解剖深入掌握，并对周围的相关结构有三维立体

的概念。手术过程极具挑战性，是因为病灶往往隐藏在深处，术者需要大量运用磨钻和牵拉组织的同时，还要在有限的空间内保护重要的神经血管结构。

1.2 颞 骨

颞骨位于侧颅底的中心，前邻颧骨，蝶骨大翼和翼板；上邻顶骨；后方和后内侧邻枕骨，内邻斜坡（▶图 1.7）。很多重要结构均与侧颅底相关，如：面听束、三叉神经、耳蜗、半规管、颈内动脉、乙状窦、颈内静脉、后组脑神经及脑实质。大多数时候，该区域的疾病是良性的，因此我们必须保护和保存大部分重要的结构及其功能。

颞骨有五个不同的部分：鳞部、乳突部、鼓

图 1.5 骨性颅底。cc：颈动脉管；eac：外耳道；fla：破裂孔；fo：卵圆孔；fs：棘孔；hyp：舌下神经管；jf：颈静脉孔；sty：茎突

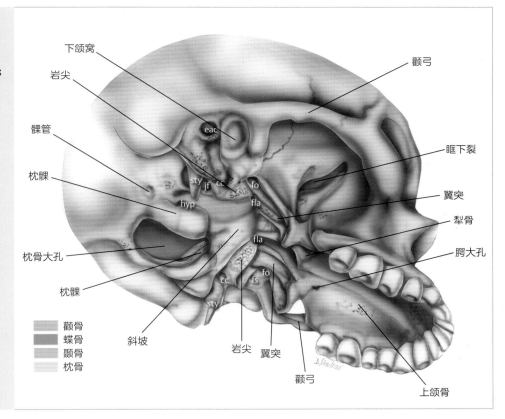

颧骨
蝶骨
颞骨
枕骨

图 1.6 骨性颅底的颅内面观

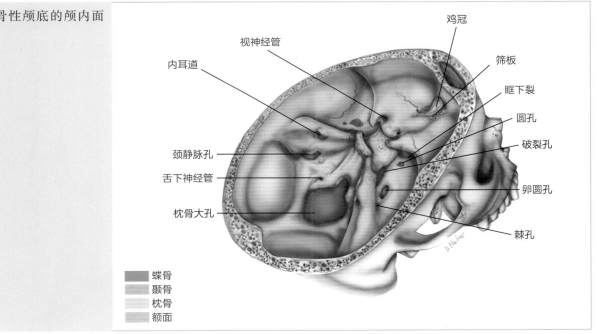

蝶骨
颞骨
枕骨
额面

部、岩部和茎突（▶图 1.8）。这些部分围绕外耳道和鼓室排列，鼓室位于下方，鳞部位于前上方，乳突在后方，岩部在最内侧深方。颞骨岩部为三棱锥体，基底朝向外侧，长轴指向前内方向。

长轴内侧与颅骨正中面呈约 45°角。岩尖粗糙不平，前方开口为颈动脉管，与蝶骨大翼和枕骨基底部一起形成破裂孔的后外侧边界。迷路和内耳道（IAC）位于颞骨岩部内。ICA 岩部通过位于其

下表面的颈动脉管进入颞骨。另一个与颞骨相关的重要结构是位于岩枕区的颈静脉孔（JF）。

1.3 内耳道

内耳道（IAC）是一条长 8~10mm 的骨性神经血管通道，从颅后窝延伸至颞骨岩部。从中穿行面神经、前庭蜗神经、中间神经和迷路动脉（►图 1.9 和 ►图 1.10）。IAC 分为三部分，即位于岩骨的内耳门（内侧端）、内耳道管腔、内耳道底

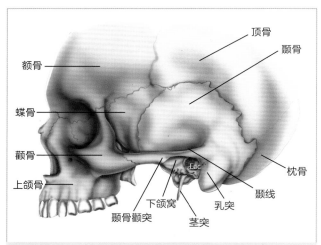

图 1.7 显示颞骨与相邻颅骨之间的关系。外侧观。Eac：外耳道

（外侧端）。内耳道底由纤薄的、具有筛状孔隙的骨板形成，将耳蜗和前庭与 IAC 间隔开。内耳道底同时也是前庭的内侧壁，高 2.5~4.0mm，宽 2~3mm。内耳道底被横嵴分为上象限和下象限。上象限进一步被垂直嵴或 Bill 嵴分为：走行面神经的前上区和走行前庭上神经的后上区。下象限前方走行蜗神经，后方走行前庭下神经及其单孔支（►图 1.11）。硬脑膜和蛛网膜向上延伸至内耳道底并附着于横嵴。

岩段 ICA 通过 JF 前方的颈动脉管外口进入颞骨，又通过颈动脉嵴与 JF 分隔。随后向上向外延伸为垂直段，然后在骨性咽鼓管下方转至内侧走行，呈锐角弯折后继续向前和向内移行为水平段。经岩尖出颞骨，穿过破裂孔后，进入 ICA 海绵窦段。岩段 ICA 的平均长 30mm；水平段是垂直段长度的两倍（►图 1.12）。岩段表面常覆有很厚的骨膜，平均直径在 3~5mm。第一个岩骨内的弯折是在咽鼓管下方呈 80°~85° 锐角的弯曲。颈内动脉岩部与耳蜗基底转最前端之间由 2~3mm 厚的骨隔开。岩浅大神经（GSPN）在颅中窝入路中可作为识别颈内动脉岩段的重要标志，因为前者在平行于后者的上方走行（►图 1.13）。在颈动脉管中包绕血管的有静脉丛和来自颈交感干颈上神经节升支的交感神经丛。

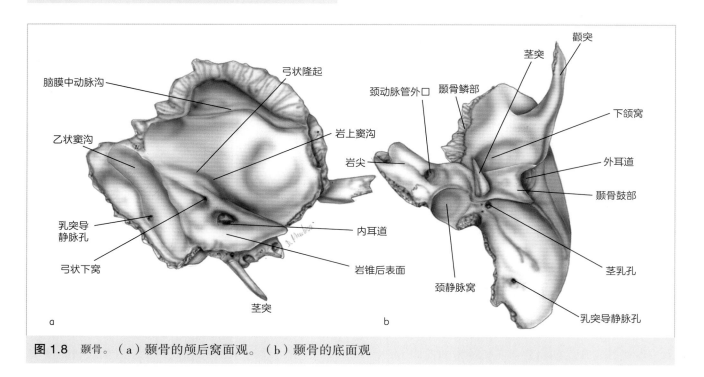

图 1.8 颞骨。（a）颞骨的颅后窝面观。（b）颞骨的底面观

图 1.9　左耳。从后面观察内耳道（IAC）底的面听神经结构关系示意图。前庭蜗神经在进入面神经下方的 IAC 时，分为两支：蜗神经和前庭神经。蜗神经走行至 IAC 底，附着在底部的有骨孔上，形成螺旋状的纤维束。前庭神经分为两支：上支分为椭圆囊神经（支配椭圆囊隐窝）和上壶腹神经（支配膜性上壶腹），下支分为球囊神经（支配球囊隐窝）和后壶腹神经，后者进入单孔。ivn：前庭下神经；lsc：外半规管；psc：后半规管；ssc：前半规管；svn：前庭上神经

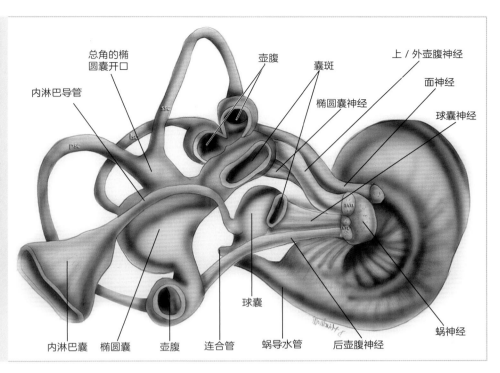

图 1.10　左耳。前庭和内耳道（IAC）底之间的解剖关系。颞骨内走行的面神经以黄色表示；面神经迷路段从膝状神经节下行至 IAC 底；在内耳道中面神经走行方向为从外向内，从前向后。bb：Bill 嵴；cho：耳蜗；fn：面神经；fn*：面神经迷路段；fn**：面神经内耳道段；gg：膝状神经节；lsc：外半规管；ow：卵圆窗；psc：后半规管；rw：圆窗；ssc：前半规管

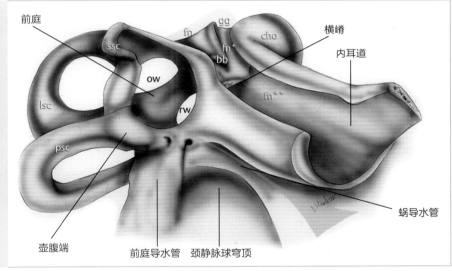

1.4　面神经

面神经是侧颅底手术中最重要的结构之一，损伤后会出现严重的功能障碍和社会心理问题。面神经是混合神经（包含运动神经根和感觉根 / 中间神经）支配由第二鳃弓发育来的结构。它包含五种不同的纤维（▶图 1.14）：

· 特殊感觉纤维通过鼓索支配舌前 2/3 的味觉（▶图 1.15）。

· 躯体感觉纤维与迷走神经的耳支一同支配外耳道和邻近的耳甲腔表面的皮肤。

· 特殊内脏传出纤维支配镫骨肌、二腹肌后腹、茎突舌骨肌以及与面部表情相关的肌肉（▶图 1.14）。

· 一般内脏传出纤维通过 GSPN 支配泪腺和鼻腔黏液的分泌腺，通过鼓索支配颌下腺和舌下腺的分泌（▶图 1.15 和▶图 1.16）。

· 内脏传入纤维支配上腭、咽、鼻腔的黏膜。

面神经核位于脑桥中展神经核的腹外侧，并投射在大脑皮层的中央前回。面神经走行大致分

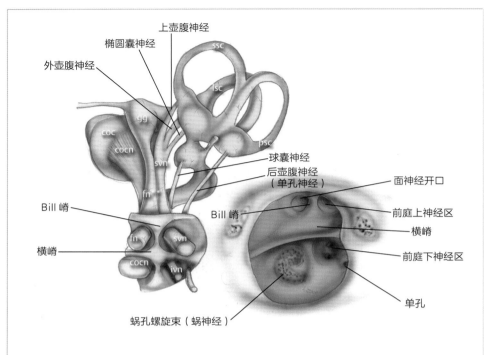

图 1.11　右侧。（a，b）内耳道（IAC）底的解剖结构；内耳道内走行的神经被横嵴分隔成上、下两个部分。在下部，前庭下神经和单孔神经位于后方，而蜗神经位于前方。在上部，垂直嵴（Bill嵴）将位于前方的面神经和位于后方的前庭上神经分隔开。coc：耳蜗；cocn：蜗神经；fn**：面神经迷路段；gg：膝状神经节；ivn：前庭下神经；lsc：外半规管；psc：后半规管；ssc：前半规管；svn：前庭上神经

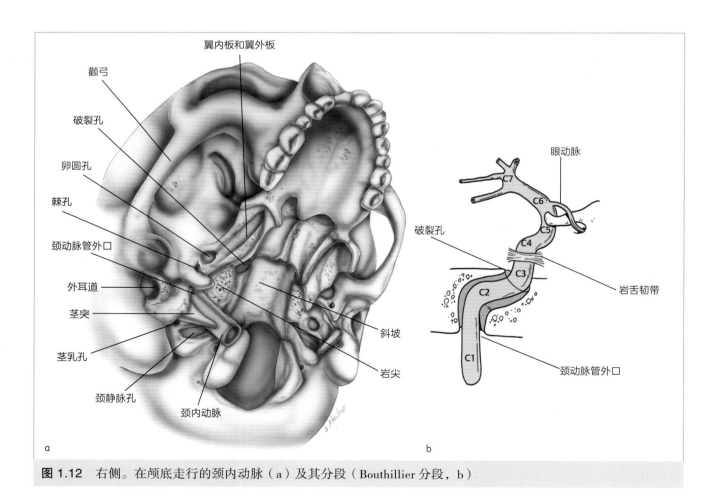

图 1.12　右侧。在颅底走行的颈内动脉（a）及其分段（Bouthillier 分段，b）

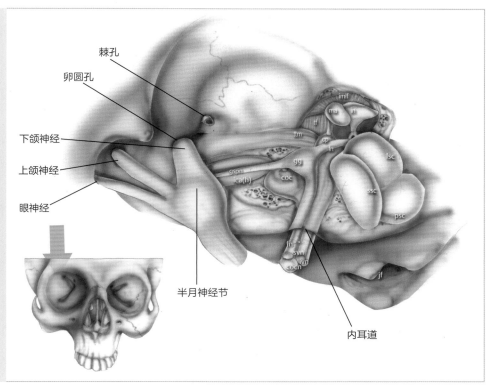

图 1.13　右侧。从颅中窝入路的术野对面神经与周围解剖结构的关系进行解剖。coc：耳蜗；cocn：蜗神经；cp：匙突；fn**：内耳道段面神经；gg：膝状神经节；gspn：岩浅大神经；ica（h）：颈内动脉水平部；imlf：砧锤外侧皱襞；in：砧骨；ivn：前庭下神经；jf：颈静脉孔；lsc：外半规管；ma：锤骨；mma：脑膜中动脉；psc：后半规管；ssc：前半规管；svn：前庭上神经；tf：鼓膜张肌皱襞；ttm：鼓膜张肌

棘孔
卵圆孔
下颌神经
上颌神经
眼神经
半月神经节
内耳道

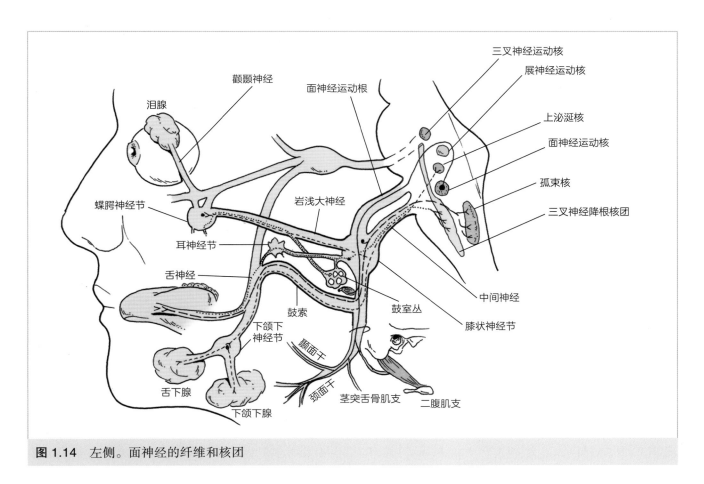

颧颞神经
泪腺
面神经运动根
三叉神经运动核
展神经运动核
上泌涎核
面神经运动核
孤束核
三叉神经降根核团
蝶腭神经节
岩浅大神经
耳神经节
舌神经
鼓索
鼓室丛
中间神经
膝状神经节
下颌下神经节
颞面干
舌下腺
颈面干
茎突舌骨肌支
二腹肌支
下颌下腺

图 1.14　左侧。面神经的纤维和核团

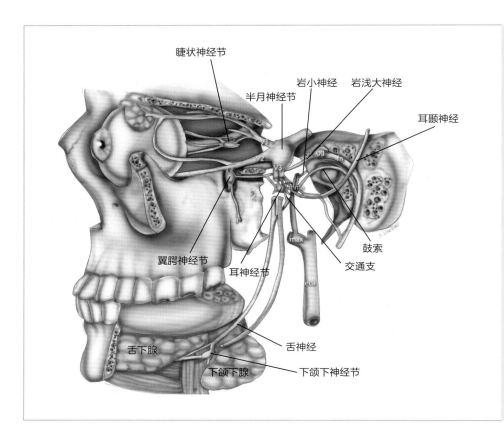

图 1.15　面神经和三叉神经纤维的吻合，显示了鼓索和舌神经之间的解剖学关系。eca：颈外动脉；fn：面神经；gg：膝状神经节；max：上颌动脉；mma：脑膜中动脉；V 1：眼神经；V 2：上颌神经；V 3：下颌神经

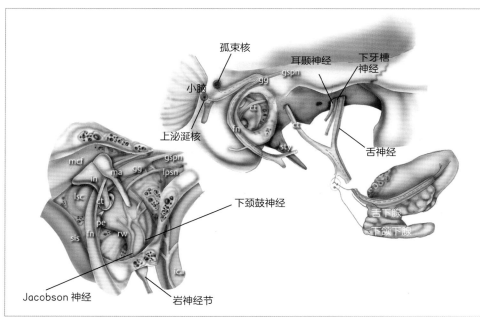

图 1.16　鼓室内侧壁的神经解剖及面神经与三叉神经之间的吻合。ct：鼓索；fn：面神经；gg：膝状神经节；gspn：岩浅大神经；ica：颈内动脉；in：砧骨；lpsn：岩浅小神经；lsc：外半规管；ma：锤骨；mcf：颅中窝；pe：锥隆起；rw：圆窗；sis：乙状窦；sty：茎突

为三个部分：颅内（脑池）、颞骨内和颞骨外段。面神经的运动和感觉神经根（中间神经）从橄榄体和绳状体之间的脑桥下缘发出后，成为颅内段继续延伸至 IAC 孔（▶图 1.17）。其总长度为 22~25mm。面神经走行在蜗神经上表面的骨性凹槽中。感觉神经根与之平行走行，并在 IAC 底螺旋式并入面神经管。颞骨内的面神经分为 4 个节段（▶图 1.18）：

·内耳道段面神经长 7~9mm，从筛孔延伸至 IAC 的底部。较蜗神经略靠前靠上走行，占据 IAC 底的前上象限。

·迷路段面神经是最短且最窄的部分，长度

图 1.17 （a，b）出入脑干腹侧面和桥小脑角内侧面的脑神经的解剖示意图。（c）走行于内耳道内的面听束。aica：小脑前下动脉；coc：耳蜗；cocn：蜗神经；flo：绒球；fn：面神经鼓室段；fn*：面神经乳突段；fn**：面神经内耳道段；gg：膝状神经节；gspn：岩浅大神经；iac：内耳道；in：砧骨；ivn：前庭下神经；lsc：外半规管；ma：锤骨；psc：后半规管；sing：单孔神经；ssc：前半规管；svn：前庭上神经

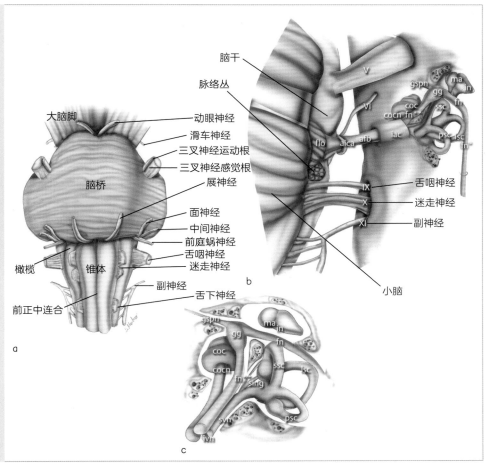

图 1.18 桥小脑角的外侧观，显示了脑神经和颞骨之间的比邻关系。afb：面听束；aica：小脑前下动脉；baa：基底动脉；flo：绒球；fn（exit）：出脑干区的面神经；fn：面神经鼓室段；fn*：面神经乳突段；gg：膝状神经节；gspn：岩浅大神经；iac：内耳道；ica（h）：颈内动脉水平段；ica（v）：颈内动脉垂直段；jb：颈静脉球；lsc：外半规管；mma：脑膜中动脉；pcf：颅后窝（硬脑膜层）；pr：鼓岬；psc：后半规管；rw：圆窗；sca：小脑上动脉；sis：乙状窦；sps：岩上窦；ssc：前半规管；va：椎动脉；ve：前庭

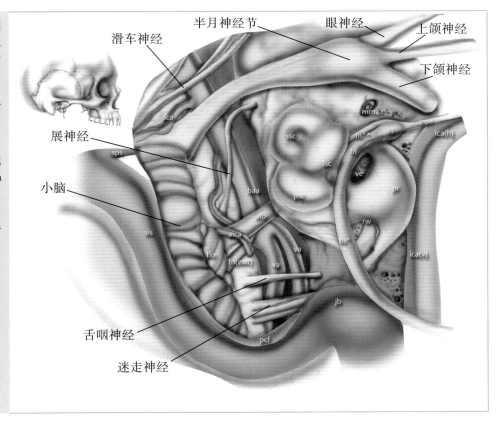

为 3~5mm，直径约为 0.68mm。它从 IAC 的底部发出后，向前外侧延伸，到达膝状神经节前在耳蜗和前庭上方走行。该节段通常被很厚的骨膜包绕，在面神经水肿时可能发生绞窄致使面神经麻痹。在膝状神经节水平，它急转 75° 形成第一膝，然后移行为鼓室段。在膝状神经节的前方分出第一个分支 GSPN。GSPN 离开鼓室腔后通过面裂孔进入颅中窝并继续向前行至破裂孔。在破裂孔水平，岩深神经中的交感神经纤维并入 GSPN，形成翼管神经。翼管神经穿过翼腭窝进入蝶腭神经节。

· 鼓室段平行于岩锥的长轴，长 11 ~ 13 mm。从卵圆窗上方和外半规管内侧之间的鼓室内侧壁的后外侧穿过。在近锥隆起的鼓室后外侧壁水平，鼓室段面神经又急转 95° ~125°，形成第二膝后移行为乳突段。鼓室段的面神经不发出任何分支。

· 乳突段是指从第二膝至茎乳孔的面神经，长度为 15~18mm。它沿鼓室后壁垂直向下并在稍向后走行，因此面神经在茎乳孔处比在第二膝水平处更为表浅。面神经在该节段有两个分支，即镫骨肌支和鼓索。鼓索通常在出茎乳孔前约 4mm 处发出，极少数情况它可能发自于茎乳孔的远端。在后鼓室切开术中，一般以乳突段面神经为内侧界，鼓索为外侧界进行骨质去除（▶图 1.19，▶图 1.20，▶图 1.21）。

面神经穿出茎乳孔后成为颞骨外段，并向前穿过腮腺。在下颌支的后缘分为上、下两个主要分支，即颞面干和颈面干。丛状分布的面神经分支形成了"鹅足神经"，终支分布在头部、面部和上颈部的肌肉中（▶图 1.14）。

面神经的血供来自：

· 颅内部分：小脑前下动脉（AICA）。

· IAC 段：迷路动脉（AICA 的分支）。

· 颞骨内段：岩浅动脉（脑膜中动脉的分支）和茎乳动脉（耳后动脉的分支）的吻合支。这些

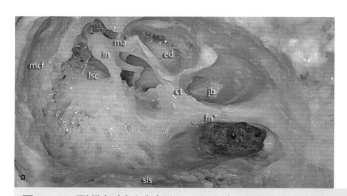
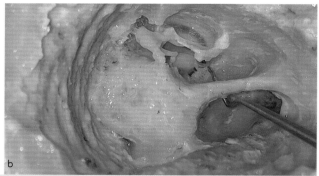

图 1.19 颞骨解剖（右侧）。（a）行开放式乳突切除术，暴露鼓室。轮廓化走行于乳突中的面神经。磨除连接乳突和下鼓室的面后气房（b）。ct：鼓索；ed：鼓膜；fn*：面神经乳突段；in：砧骨；jb：颈静脉球；lsc：外半规管；ma：锤骨；mcf：颅中窝；sis：乙状窦

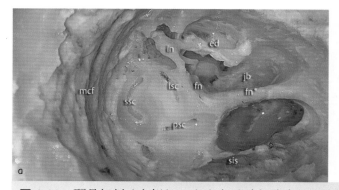
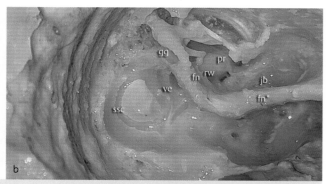

图 1.20 颞骨解剖（右侧）。（a）行迷路切除术。开放半规管。（b）暴露前庭。ed：鼓膜；fn：面神经鼓室段；fn*：面神经乳突段；gg：膝状神经节；in：砧骨；jb：颈静脉球；lsc：外半规管；ma：锤骨；mcf：颅中窝；pr：鼓岬；psc：后半规管；rw：圆窗；sis：乙状窦；ssc：前半规管；ve：前庭

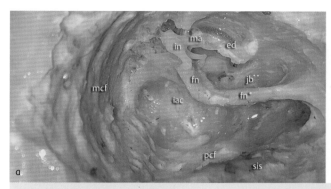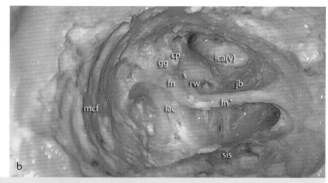

图 1.21　颞骨解剖（右侧）。（a）轮廓化内耳道（IAC）。（b）去除听骨链后，在经乳突解剖中显露位于颞骨内的面神经。cp：匙突；ed：鼓膜；fn：面神经鼓室段；fn*：面神经乳突段；gg：膝状神经节；ica（v）：颈内动脉垂直部；in：砧骨；jb：颈静脉球；ma：锤骨；mcf：颅中窝；rw：圆窗；s：镫骨；sis：乙状窦

分支在面神经骨管中的骨膜和神经外膜之间形成了丰富的动脉丛。

1.5　颈静脉孔

颈静脉孔（JF）是位于深方的骨性隧道，源自颅后窝的神经血管从中穿行，分布至上颈部。颈静脉孔区安全的手术入路被重要的组织结构所遮挡（▶图 1.22 和▶图 1.23）。

JF 位于岩枕裂的后部，前外侧以岩骨为界，后内侧以枕骨基底部为界。约 68% 的病例右侧孔直径大于左侧孔，12% 的患者两者大小相当，

20% 的患者右侧小于左侧 JF。

JF 的长轴从后外侧的宽部指向前内侧的窄部。通过 JF 的结构有乙状窦、颈静脉球、岩下窦、后组脑神经（Ⅸ、Ⅹ、Ⅺ）及其神经节，以及枕动脉和咽升动脉的脑膜分支。

JF 的解剖分区划分可基于两种不同的体系。第一种分类系统是将 JF 分为：①较小的前内侧分区（神经部），包含岩下窦和舌咽神经；②较大的后外侧分区（血管部），包含颈静脉球上部、迷走神经、副神经脊髓根，枕动脉脑膜支和咽升动脉（▶图 1.24）。

在第二种分类体系中，JF 被硬脑膜分为三个

图 1.22　侧颅底的侧面观，显示了血管和神经结构之间的解剖关系。et：咽鼓管；fn：面神经；gg：膝状神经节；ica（h）：颈内动脉水平部；ica（v）：颈内动脉垂直部；ips：岩下窦；jb：颈静脉球；lsc：外半规管；mcf：颅中窝；mma：脑膜中动脉；pr：鼓岬；psc：后半规管；sis：乙状窦；sph：蝶窦；sps：岩上窦；ssc：前半规管；tmj：颞下颌关节；zyg：颧弓；V3：下颌神经；V2：上颌神经；Ⅺ：副神经；Ⅸ：舌咽神经；Ⅻ：舌下神经；Ⅹ：迷走神经

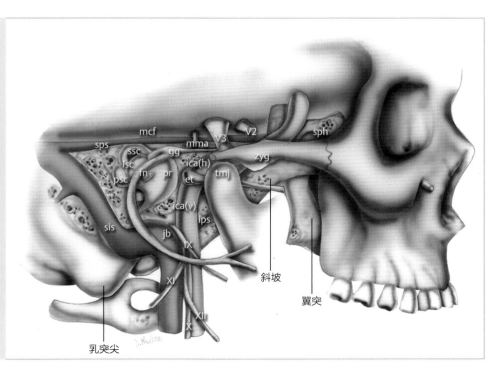

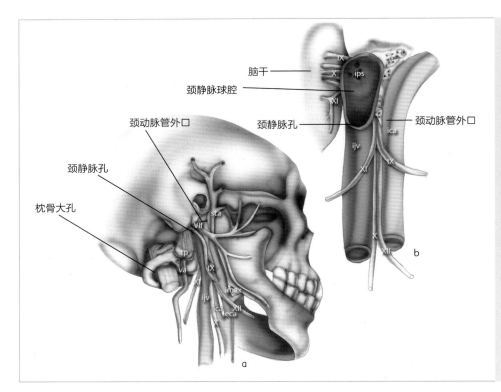

图 1.23 （a）颈静脉孔解剖结构（右侧）。（b）已切除颈静脉球的外侧壁，露出静脉管腔。注意到进入颈静脉球腔内的岩下窦开口。后组脑神经通过颈静脉孔，经颈静脉球内侧壁从脑干走行至上颈部。eca：颈外动脉；ica：颈内动脉；ijv：颈内静脉；imax：颌内动脉（上颌动脉）；ips：岩下窦；sta：颞浅动脉；tp：寰椎横突；va：椎动脉；X：迷走神经；IX：舌咽神经；XI：副神经；XII：舌下神经

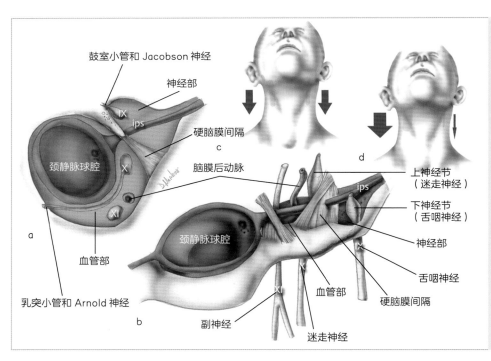

图 1.24 （a，b）颈静脉孔的解剖：可见颈静脉孔分为前内侧部（神经部）和后外侧部（血管部）。（c，d）通过颈静脉孔进行静脉引流。在大多数情况下，两侧的乙状窦大小相等（c）；乙状窦的大小不对称，优势侧宽大而对侧狭窄（d）。ips：岩下窦

分区：较大的位于后外侧的静脉区，包含乙状窦；位于中间的包含后组脑神经IX、X和XI的神经区；以及较小的位于前内侧的静脉区，包含岩下窦。乙状窦汇入颈静脉球的后部。颈静脉球的高度可以有很大变异度，可以与IAC一样高。值得注意的是，因为缺少外膜层，颈静脉球壁非常薄且脆弱。

从 JF 穿出后移行为颈内静脉时，血管壁被骨膜环加固而成为正常的静脉结构。大多数情况下，岩下窦（IPS）在脑神经IX和X之间进入JF。IPS的走行和引流均有高度的变异性，在90%的病例中终于颈静脉球的前部，但极少数可能在颈静脉球和颈内静脉中有多个开口（▶图 1.25）。

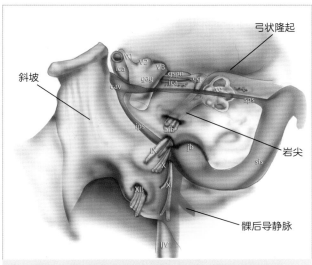

图 1.25 岩上窦和岩下窦的颅内面解剖（右侧）。afb：面听束；cav：海绵窦；gag：半月神经节；gg：膝状神经节；gspn：岩浅大神经；ica：颈内动脉；IJV：颈内静脉；ips：岩下窦；jb：颈静脉球；sps：岩上窦；ve：前庭；IX：舌咽神经；X：迷走神经；XI：副神经；XII：舌下神经；V1：眼神经；V2：上颌神经；V3：下颌神经

在 JF 的外口水平，鼓室支（Jacobson 神经）发出后穿过鼓室小管进入鼓室，由此产生鼓室丛。耳支（Arnold 神经）起源于迷走神经上神经节水平，同时包含来自舌咽下神经节的一个分支（▶图 1.24）。耳支从颈静脉球前壁的浅槽走行至颈静脉窝的外侧壁，在那里进入乳突小管并朝向乳突段面神经上行。耳支在面神经外侧通过时，发出汇入面神经的升支，后转而向下从鼓乳裂穿出颞骨（▶图 1.24）。

1.6 颞下窝

颞下窝（ITF）是一个无筋膜约束的复杂立体空间，位于颧弓和下颌支的内下侧。ITF 是神经血管结构进入和离开颅底的通道（▶图 1.26）。

由于其位于深部以及走行着重要的神经血管结构，神经耳科医生和颅底外科医生需要对 ITF 的边界和邻近结构有清晰的把握。Fisch 于 1977

图 1.26 （a，b）颞下窝的解剖结构（右侧）。eac：外耳道；eca：颈外动脉；et：咽鼓管；fn：面神经；gg：膝状神经节；ica（h）：颈内动脉水平部；ica（v）：颈内动脉垂直部；ijv：颈内静脉；jb：颈静脉球；lab：迷路；max：上颌动脉；mcf：颅中窝；mma：脑膜中动脉；oc：枕髁；pr：鼓岬；sis：乙状窦；sty：茎突；IX：舌咽神经；X：迷走神经；XI：副神经；XII：舌下神经；V3：三叉神经下颌支

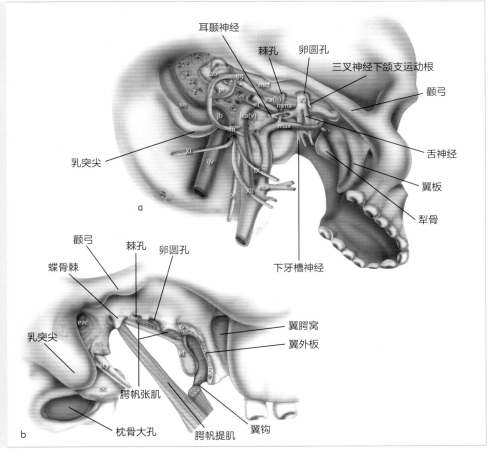

年首先描述了不同的颞下窝径路，用于手术切除在该空间内及周围出现的各种病变。

ITF 是一个不规则的空间，可以描述为一个倒立的棱锥，在颧弓下与上方的颞窝连通。它通过内侧的翼上颌裂与翼腭窝相通（▶图 1.31），前方通过眶下裂与眼眶相通，上内侧通过卵圆孔和棘孔与颅中窝相通（▶图 1.27，▶图 1.28，▶图 1.29，▶图 1.30，▶图 1.31）。由于与翼静脉丛和海绵窦之间存在静脉连接，感染可以从 ITF 扩散到海绵窦，导致海绵窦血栓形成，可能危及生命。

ITF 的前界是上颌窦的后外侧表面。在内侧，它以翼外板、翼内板和腭帆张肌为界；外侧界由下颌支构成（▶图 1.30，▶图 1.31，▶图 1.32）。它的上部以颞下表面和蝶骨大翼的颞下嵴为界，底部由止于下颌支的翼内肌封闭。ITF 的后界由颈

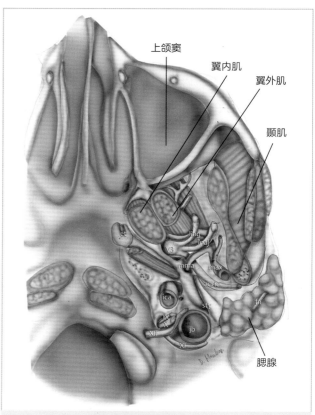

图 1.28　颞下窝的解剖结构；轴位观（左侧）。auric：耳颞神经；et：咽鼓管；fn：面神经；ica：颈内动脉；inal：下牙槽神经；jb：颈静脉球；ling：舌神经；max：上颌动脉；mma：脑膜中动脉；sty：茎突；V3：下颌神经；Ⅸ：舌咽神经；Ⅹ：迷走神经；Ⅺ：副神经；Ⅻ：舌下神经

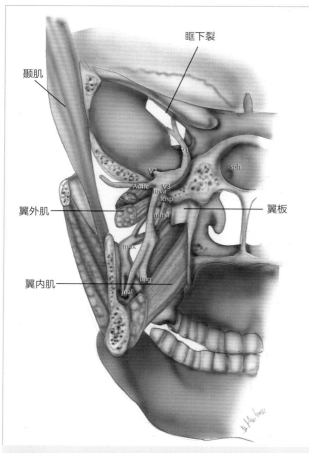

图 1.27　颞下窝的解剖结构，后面观（左侧）。auric：耳颞神经；fosp：棘孔；fova：卵圆孔；inal：下牙槽神经；ling：舌神经；max：上颌动脉；mma：脑膜中动脉；sph：蝶窦；V1：眼神经；V2：上颌神经；V3：下颌神经

动脉鞘、鼓板和颞骨茎突大致界定。

如前所述，ITF 作为神经血管结构进出眼眶、颅中窝、翼腭窝和颞窝的通道，包含如下结构：

- 肌肉：
  - 翼内肌。
  - 翼外肌。
  - 颞肌的下部。
- 血管结构：
  - 上颌动脉及其分支。
  - 上颌静脉。
  - 翼静脉丛。
- 神经：
  - 下颌神经及其分支。
  - 鼓索。
  - 耳神经节。

ITF 与咀嚼肌关系密切；翼外肌占据大部分

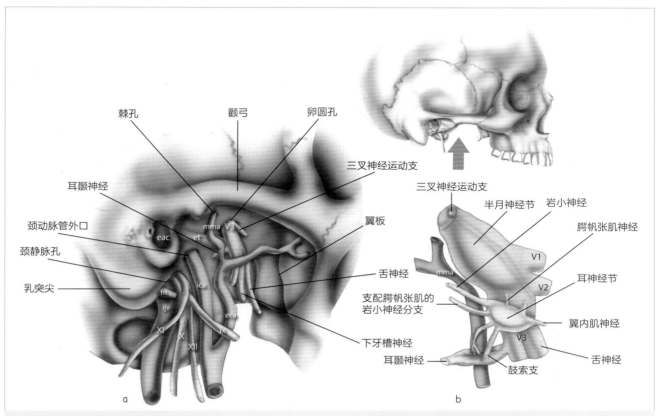

图 1.29 颞下窝的解剖结构，外侧观（右侧）（a）；与三叉神经相关的耳神经节的解剖（b）。eac：外耳道；eca：颈外动脉；et：咽鼓管；fn：面神经；ica：颈内动脉；ijv：颈内静脉；mma：脑膜中动脉；V1：眼神经；V2：上颌神经；V3：下颌神经；IX：舌咽神经；X：迷走神经；XI：副神经；XII：舌下神经

ITF 上部空间，翼内肌形成下边界。起源于 ITF 边界的咬肌和颞肌从中穿行。翼外肌的上、下两头分别起自蝶骨大翼颞下表面和翼外板，止于下颌骨髁突上的翼状凹（▶图 1.32）。翼外肌是唯一下拉下颌骨负责张口的咀嚼肌（▶图 1.32a，b）。翼内肌也分深、浅两头，分别来自翼外板和上颌结节，止于近下颌角的下颌支内表面。所有咀嚼肌均受下颌神经支配。上颌动脉是颈外动脉的第七条分支（终末支），起源于下颌骨髁突颈部，在下颌骨髁突与蝶下颌韧带之间穿过 ITF 进入翼腭窝。根据与翼外肌的关系可将上颌动脉分为三部分：第一部分（下颌段）位于下颌骨髁突深方，第二部分（翼段）位于翼外肌表面，第三部分（翼腭段）位于翼腭窝内。上颌动脉的以上三段均有分支，如下所述：

· 第一部分的分支：
– 耳深动脉。
– 鼓室前动脉。

– 脑膜中动脉。
– 副脑膜动脉。
– 下牙槽动脉。

· 第二部分的分支：
– 前、后颞深动脉。
– 翼肌支。
– 咬肌支。
– 颊支。

· 第三部分的分支：
– 后上牙槽动脉。
– 眶下动脉。
– 腭降动脉。
– 咽支。
– 翼管动脉。
– 蝶腭动脉。

翼静脉丛分为两部分——位于颞肌和翼外肌之间的浅丛，以及位于翼外肌内侧的深丛。大多数情况下，翼丛的深层部分发育得更加完善。它

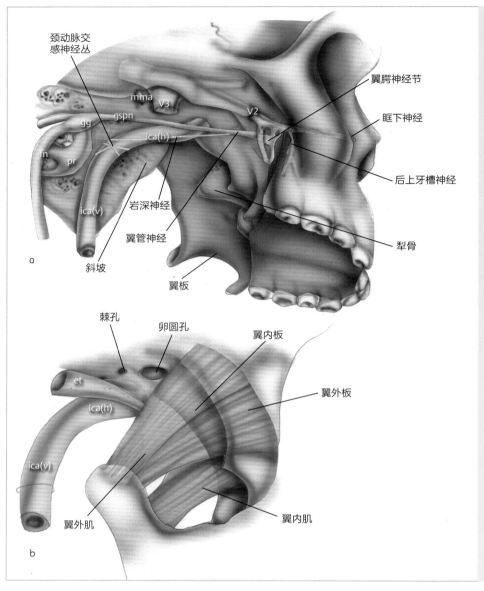

图 1.30 （a）颞下窝和翼腭窝的解剖结构（右侧）。（b）颞下颌关节和翼肌附着处。et: 咽鼓管；fn: 面神经；gg: 膝状神经节；gspn: 岩浅大神经；ica（h）: 颈内动脉水平部；ica（v）: 颈内动脉垂直部；mma: 脑膜中动脉；pr: 鼓岬；V2: 上颌神经；V3: 下颌神经

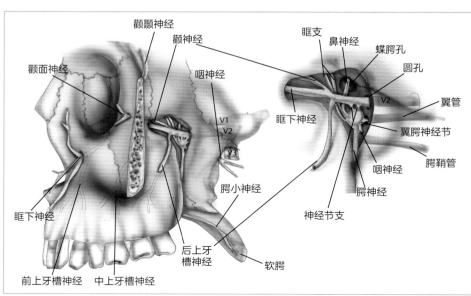

图 1.31 翼腭窝（翼上颌裂）的神经内容物（侧面观；左侧）；V1: 眼神经；V2: 上颌神经；V3: 下颌神经

接受源自上颌动脉分支的汇入。主要负责引流眶周及 ITF 内和周围区域。翼静脉丛通过汇入上颌静脉进行引流，上颌静脉始于其后缘，并与上颌

动脉的第一部分伴行。在腮腺内部，它与颞浅静脉汇合形成下颌后静脉（▶图 1.33a）。

ITF 走行着多种神经，包括下颌神经、鼓索

图 1.32 颞下颌关节和颞下窝的肌肉内容物（右侧）

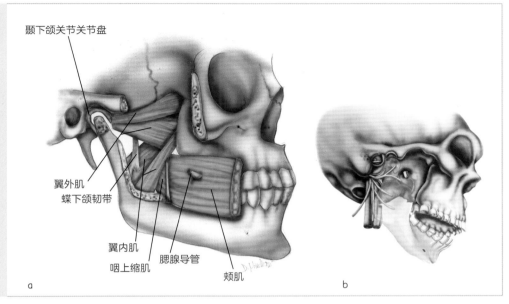

- 颞下颌关节关节盘
- 翼外肌
- 蝶下颌韧带
- 翼内肌
- 咽上缩肌
- 腮腺导管
- 颊肌

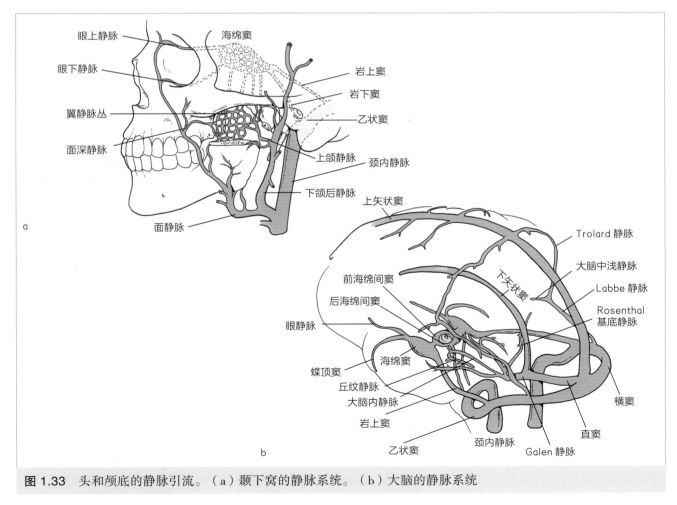

- 眼上静脉
- 眼下静脉
- 翼静脉丛
- 面深静脉
- 海绵窦
- 岩上窦
- 岩下窦
- 乙状窦
- 上颌静脉
- 颈内静脉
- 下颌后静脉
- 面静脉

- 上矢状窦
- 下矢状窦
- Trolard 静脉
- 大脑中浅静脉
- Labbe 静脉
- Rosenthal 基底静脉
- 前海绵间窦
- 后海绵间窦
- 眼静脉
- 蝶顶窦
- 海绵窦
- 丘纹静脉
- 大脑内静脉
- 岩上窦
- 乙状窦
- 颈内静脉
- Galen 静脉
- 横窦
- 直窦

图 1.33 头和颅底的静脉引流。（a）颞下窝的静脉系统。（b）大脑的静脉系统

和耳神经节等。这些神经支配下面部、咀嚼肌和硬脑膜的感觉和运动功能。下颌神经是混合神经，通过卵圆孔进入ITF。它位于翼外肌和腭帆张肌之间，分为较小的前支和较大的后支。在下颌神经分为前、后支之前，发出运动支支配腭帆张肌、鼓膜张肌、翼内肌，并发出脑膜感觉支支配硬脑膜（▶图1.31）。前支分为四个分支：一个感觉支——颊支，三个运动支支配咬肌、颞肌和翼外肌。后支主要是感觉神经，发出三个分支，即耳颞神经、舌神经和下牙槽神经（▶图1.29）。

鼓索通过岩鼓裂进入ITF并加入舌神经。鼓索司舌前2/3的味觉，并分出分泌运动纤维支配下颌下腺和舌下唾液腺。耳神经节位于卵圆孔下方下颌神经内侧的ITF中。突触前副交感神经纤维主要发自岩小神经（由鼓室丛组成）。突触后副交感神经通过耳颞神经发出分泌运动纤维支配腮腺。

1.7 桥小脑角

桥小脑角（CPA）是岩骨和小脑岩面之间的解剖空间，包绕脑桥和小脑中脚、颅后窝神经（▶图1.17和▶图1.34）。CPA所包含的解剖结构中可见三个神经–血管复合体：

· 上复合体：包括三叉神经、动眼神经和滑车神经、中脑、小脑中脑裂、小脑上动脉（SCA）、小脑上脚、小脑幕面（▶图1.35）。

· 中复合体：包括听面神经束和展神经、脑桥、

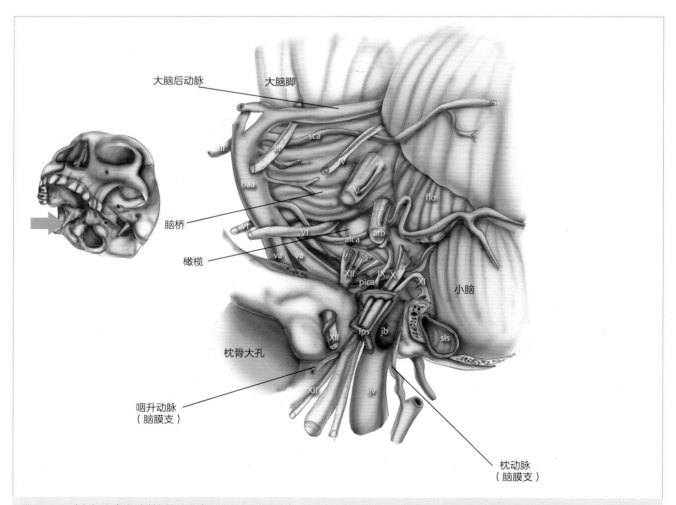

图1.34 桥小脑角解剖结构（左侧）。afb：面听束；aica：小脑前下动脉；baa：基底动脉；flo：绒球；ijv：颈内静脉；ips：岩下窦；jb：颈静脉球；pica：小脑后下动脉；sca：小脑上动脉；sis：乙状窦；va：椎动脉；Ⅲ：动眼神经；Ⅳ：滑车神经；Ⅴ：三叉神经；Ⅵ：展神经；Ⅸ：舌咽神经；Ⅹ：迷走神经；Ⅺ：副神经；Ⅻ：舌下神经

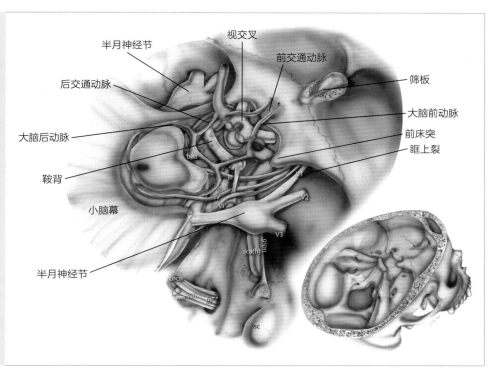

图 1.35 脑神经与颅底和脑干颅内表面的解剖关系。baa：基底动脉；cocn：蜗神经；fn**：位于桥小脑角的面神经；gg：膝状神经节；gspn：岩浅大神经；ica（h）：颈内动脉水平部；ivn：前庭下神经；ssc：前半规管；svn：前庭上神经；Ⅲ：动眼神经；Ⅳ：滑车神经；Ⅵ：展神经；V1：眼神经；V2：上颌神经；V3：下颌神经

小脑脑桥裂、小脑前下动脉（AICA）、小脑中脚、小脑岩面（▶图 1.17a，b）。

· 下复合体：包括后组脑神经、舌下神经、延髓、小脑延髓裂、小脑后下动脉（PICA）、小脑下脚、小脑的枕下面（▶图 1.17a，b）。

1.7.1 相关神经结构

三叉神经从脑桥外侧发出，邻近其上缘，其中感觉神经根较粗而运动神经根较细。三叉神经节中有感觉根的胞体，位于距岩尖约 1.5cm 的硬脑膜反折处。三叉神经节自 Meckel 囊中发出三个神经根：眼神经（V1）、上颌神经（V2）和下颌神经（V3）。

面听束自靠近桥延沟的脑干发出。面神经在前庭神经前方 1~2mm 的脑桥延髓交界处发出；发出后，面神经立即与前庭蜗神经束汇聚。第八和中间神经在 CPA 处汇入面神经。在脑桥延髓沟水平可以清晰地可见前庭耳蜗束和面神经之间的间隙；这些神经在靠内耳道时会更加聚拢。汇聚成的面听束向前外侧延伸至岩骨的后表面进入 IAC。在 CPA 中走行的过程中，面神经直至进入 IAC 之前都在其他神经的前内侧走行，而前庭神经位于上方，蜗神经走行于下方。在 IAC 中，神经的位置发生变化：面神经同前庭神经一起在上方走行，而蜗神经走行于下方。

后组脑神经自延髓发出后在上外侧走行进入 JF。

自上而下，后组脑神经的位置关系如下：

· 舌咽神经：该神经位于其他后组脑神经的最上方，由单个神经根组成。

· 迷走神经：位于中间，发出位置靠近舌咽神经，由多个神经根组成。

· 副神经脊髓根：位于最下端，由两个不同性质的神经根组成：颅根和脊髓根。颅根靠近迷走神经发出。与脊髓根相比，颅根较细小。脊髓根较粗大，由脊髓的多个神经根组成；这些神经根合并成一个单一的主干，升至颈椎椎管的上部并通过枕骨大孔进入颅后窝。

舌下神经发自于延髓腹侧面的内侧。该神经的纤维分为两个主干，通常在舌下神经管内合并。

PICA 常走行于舌下神经的两个神经根之间。

1.8 颈内动脉

根据 Bouthillier 划分法，根据动脉与邻近结构的解剖关系及其穿过的解剖结构将 ICA 分为以下七段（▶图 1.12）：
- 颈段（C1）。
- 岩段（C2）。
- 破裂孔段（C3）。
- 海绵窦段（C4）。
- 床突段（C5）。
- 眼段（C6）。
- 交通段（C7）。

C1 段是 ICA 的最下段，位于颈部。从动脉扩张形成的颈动脉球起始。自球部起，血管结构上升至颅底，构成上升颈段。在这个区域的动脉可呈迂曲走行。

ICA 的 C2 段经颈动脉管进入颞骨内部的侧颅底。岩段 ICA 由两部分组成：垂直部和水平部；两个部分之间的 ICA 呈一膝状。

颈鼓动脉发自 ICA 的垂直部，靠近颈动脉膝部。该支与咽升动脉的鼓室下支相汇合。翼管动脉可发自 C2 的水平段，然后向前进入破裂孔。

C3 段较短，在破裂孔上方走行，并在颈动脉沟中上升至岩舌韧带。岩舌韧带是蝶骨的舌突和岩突之间的骨膜。

ICA 的海绵窦段或 C4 起自岩舌韧带水平并延伸至近端硬脑膜环，由前床突的内侧骨膜和下侧骨膜构成。海绵窦段被海绵窦包围。自下而上，动脉上行至后床突，经蝶骨体侧前行，在前床突内侧向上弯曲形成颈动脉虹吸部，直至穿出硬脑膜形成海绵窦的顶部。展神经在该水平的外侧走行。两个动脉分支——脑膜垂体动脉和下外侧干——这一部分发出。

动脉离开海绵窦后移行为床突段（C5）。C5 是位于近端硬膜环和远端硬膜环之间的一小段，之后颈动脉进入蛛网膜下腔，也称为是"硬膜内"段。眼动脉可能源自该部分。C6 段（或眼段）从远端硬脑膜环延伸至后交通动脉的起点，与视神经平行。眼动脉和垂体上动脉起源于该段。

ICA 的 C7 段源自后交通动脉起始点的近端，之后 ICA 分为其终末支，即大脑前动脉和大脑中动脉。两个主要分支，后交通动脉和脉络膜前动脉，起自交通段。ICA 可以通过供应大脑的重要侧支通路、脑动脉环接受血液，或更为人熟知的 Willis 环（▶图 1.36 和▶图 1.37）。

1.9 基底动脉

基底动脉是一条粗大的沿中央走行的血管，起自两条椎动脉交汇处，近延髓和脑桥之间第Ⅵ对脑神经出颅处（▶图 1.37）。

自下而上，基底动脉分别向两侧发出以下分支：
- 脑桥支。
- 小脑前下动脉（AICA）。
- 内耳（迷路）动脉。
- 小脑上动脉（SCA）。
- 大脑后动脉。

脑桥分支是从基底动脉前方和两侧沿其走行方向发出供应脑桥的分支。

内耳（迷路）动脉是一根细长的分支血管，可发自不同动脉。它通常起源于小脑前下动脉。

AICA 发自基底动脉并在后外侧沿腹侧面走行至面听束。该分支从前部到下部供应小脑下脚和中脚以及相邻的小脑半球。

在大多数患者中，内听动脉或迷路动脉起源于靠近 IAC 的 AICA，进入 IAC 并沿着颞骨内的面听束走行，供应耳蜗和前庭。

在大多数情况下，内听动脉于筛孔的水平在面神经和蜗神经之间走行。内听动脉的分支和吻合在 IAC 的中部到近端部分是高度可变的。可主要考虑三个分支：
- 前庭前动脉走行于前庭上神经的前表面。
- 前庭蜗动脉走行于前庭下神经的下表面。
- 耳蜗动脉在靠近基底转的蜗神经中心走行。

SCA 起源于基底动脉的远端附近，紧邻大脑后动脉发出的位置。它从外侧靠下方经过动眼神经下方，将其与大脑后动脉分开，并在滑车神经下方环绕大脑脚到达小脑上表面（▶图 1.35）。大脑后动脉是基底动脉的终末支。

PICA 直接起源于椎动脉。这条动脉供应小脑和部分大脑。

1.10 侧颅底的静脉引流

颅底硬脑膜静脉窦包括海绵窦和海绵间窦、岩上窦和岩下窦、枕窦和横窦（▶图 1.33）。

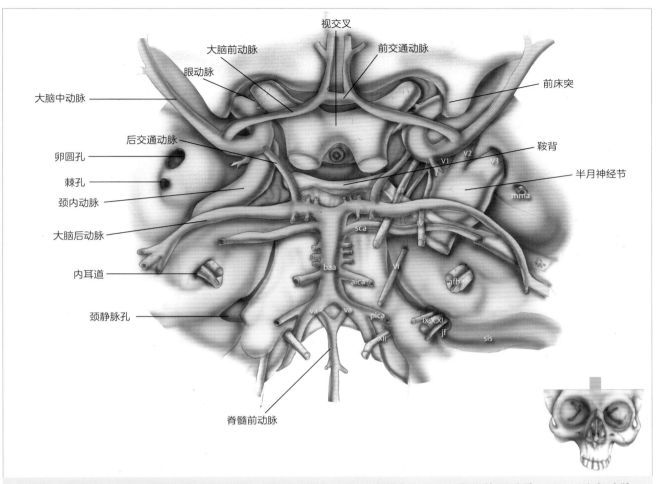

图 1.36 脑干和 Willis 环的动脉血管分布，颅底内面观。afb：面听束；aica：小脑前下动脉；baa：基底动脉；jf：颈静脉孔；mma：脑膜中动脉；pica：小脑后下动脉；sca：小脑上动脉；sis：乙状窦；va：椎动脉；Ⅲ：动眼神经；Ⅳ：滑车神经；Ⅵ：展神经；V1：眼神经；V2：上颌神经；V3：下颌神经；Ⅸ：舌咽神经；Ⅹ：迷走神经；Ⅺ：副神经；Ⅻ：舌下神经

1.10.1 海绵窦

海绵窦是成对存在的硬脑膜静脉窦，位于颅中窝蝶骨体和垂体的两侧。它存在于两层硬脑膜之间，即骨膜层（形成内侧壁和底部）和脑膜层（形成顶部和外侧壁）。每侧海绵窦长 2cm，宽 1cm，自眶上裂内侧沿前后向延伸至颞骨岩尖。

每侧海绵窦都被多个内部间隔分开，将其分成小的"洞穴"，并以此命名。它与周围重要的结构相连并有支流汇入，它可以说是临床上最重要的硬脑膜静脉窦（▶图 1.38 和 ▶图 1.39）。海绵窦在前方与前床突、眶上裂相邻。向后与颞骨岩尖相连。内侧与垂体和蝶窦相邻，外侧延伸至蝶骨大翼相交处。

几个重要的神经血管结构穿过窦及其外侧壁。海绵窦的外侧壁为双层硬脑膜结构，脑神经从中穿过。从上到下穿过其外侧壁的脑神经有：动眼神经、滑车神经、三叉神经眼支（V1）、三叉神经上颌支（V2）。ICA 及其交感神经丛和展神经（ICA 的下外侧）从窦内穿过（▶图 1.38）。

海绵窦是静脉汇合处接收来自眼眶、颅前窝和颅中窝以及外侧裂的静脉汇入。海绵窦经岩上窦和岩下窦汇入颈内静脉。两个海绵窦在中线由前后海绵间窦相互连接（▶图 1.33）。

海绵窦的分支有：

· 眼上静脉。

· 眼下静脉。

· 视网膜中央静脉。

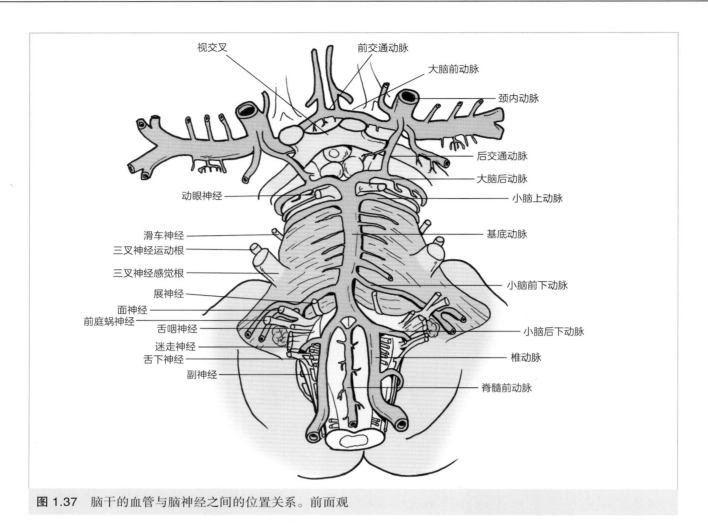

图 1.37 脑干的血管与脑神经之间的位置关系。前面观

图中标注（图1.37）：
视交叉　前交通动脉　大脑前动脉　颈内动脉　后交通动脉　大脑后动脉　小脑上动脉　基底动脉　小脑前下动脉　小脑后下动脉　椎动脉　脊髓前动脉　动眼神经　滑车神经　三叉神经运动根　三叉神经感觉根　展神经　面神经　前庭蜗神经　舌咽神经　迷走神经　舌下神经　副神经

图中标注（图1.38）：
视神经管　前床突　视神经　垂体　蝶岩韧带　视交叉　V1　ICA　III　IV　VI　V2　V3　V　眶上裂　圆孔　卵圆孔　海绵窦　脑桥　蝶窦　a　b

图 1.38 海绵窦解剖。（a）左侧海绵窦外侧观。（b）前面观。ICA：颈内动脉；Ⅲ：动眼神经；Ⅳ：滑车神经；Ⅴ：三叉神经；Ⅵ：展神经；V1：眼神经；V2：上颌神经；V3：下颌神经

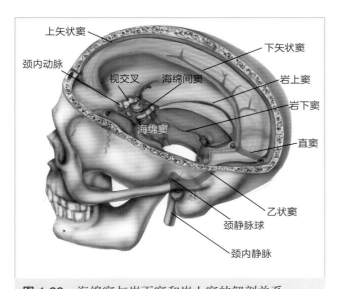

图 1.39 海绵窦与岩下窦和岩上窦的解剖关系

- 蝶顶窦。
- 脑膜中静脉。
- 大脑中浅静脉。
- 大脑下静脉。

海绵窦的交通支有：

- 经海绵间窦与对侧相连。
- 通过导静脉与翼静脉丛相连。
- 经眼上静脉与面静脉相连。
- 经基底静脉丛与椎内静脉丛相连。

上矢状窦、直窦和左右横窦汇合，一同汇入海绵窦。

岩下窦是将海绵窦引流至颈内静脉的两个窦，止于颈内静脉球。这些静脉窦位于岩尖和斜坡之间的沟槽中（▶图 1.25）。

岩下窦和颈静脉区之间可以有解剖学上的沟通。在大多数情况下，连接处位于颈静脉球水平，但也可能位于髁前静脉水平，或颈静脉颅外段水平的下方；还有可能有多个交汇点。此外，本书中还记述了岩下窦和椎静脉丛之间的直接连接，即不通过岩下窦引流。

岩上窦接收来自海绵窦汇入的血液，它向后外侧引流至横窦。岩上窦沿着小脑幕的边缘延伸，位于由窦本身形成的颞骨岩部的沟槽（岩上窦沟）中（▶图 1.25）。

横窦或侧窦（左侧和右侧）沿着枕骨的内表面在凹槽中横向走行。它们从汇入的静脉（通过枕内隆突）引流至乙状窦，乙状窦最终汇入颈内静脉。几条静脉和静脉窦一同汇入横窦，包括：

- 小脑下静脉。
- 枕静脉。
- 颞静脉。
- 岩上窦。
- 直窦。
- 上矢状窦。

在大多数情况下，右侧横窦是上矢状窦的延续，而左侧横窦的大部分血流汇入来自直窦。通常，横窦大小相似，但 15%~20% 的患者中存在横窦大小不对称的情况，其中一个横窦较窄，而另一个横窦为优势侧（▶图 1.24c，d）。

乙状窦代表前下方横窦的延续。该窦向下延伸，形成 S 形弧度并流入 JF。沿其走行，乙状窦还接收来自大脑静脉、小脑静脉、桥静脉和导静脉的血液汇入。

1.11 靠近颅底的颈部解剖

一些侧颅底手术入路需要术者了解靠近颅骨的上颈部解剖学知识。特别是在颞下窝入路或经髁入路，比如因需要后组脑神经而游离 ICA 和颈内静脉，则必须对颈部进行解剖（见第 2 章和第 6 章；▶图 1.40，▶图 1.41，▶图 1.42，▶图 1.43）。在颅底周围，可以辨认出一些肌肉、血管和神经结构：

- 肌肉：
  - 表层：
    ◦ 二腹肌。
    ◦ 茎突舌骨肌。
    ◦ 胸锁乳突肌。
  - 中间层：
    ◦ 肩胛提肌。
    ◦ 头夹肌。
    ◦ 头最长肌。
  - 更深一层：
    ◦ 上斜肌和下斜肌附着在寰椎横突上。
- 血管结构：
  - 颈内动脉。
  - 颈外动脉及其分支（甲状腺上动脉、舌动

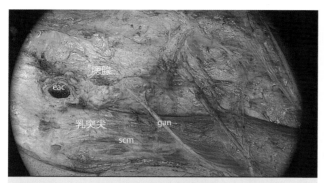

图 1.40 颞下窝入路术中的颈部解剖（右侧）：横断外耳道，已分离出耳大神经及胸锁乳突肌。术野前方可见腮腺。eac：外耳道；gan：耳大神经；scm：胸锁乳突肌

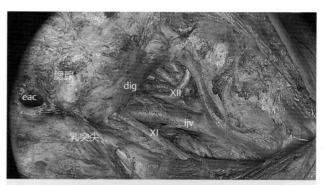

图 1.41 颞下窝入路术中的颈部解剖（右侧）：在上颈部分离主要的血管结构，显露后组脑神经。dig：二腹肌；eac：外耳道；ijv：颈内静脉；scm：胸锁乳突肌

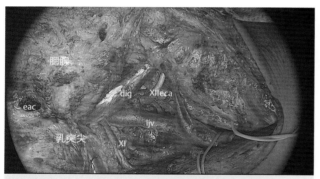

图 1.42 颞下窝入路术中的颈部解剖（右侧）：分离并标记颈内静脉和颈总动脉。dig：二腹肌；eac：外耳道；eca：颈外动脉；ijv：颈内静脉

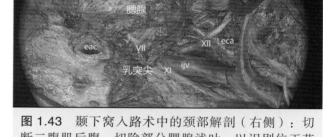

图 1.43 颞下窝入路术中的颈部解剖（右侧）：切断二腹肌后腹，切除部分腮腺浅叶，以识别位于茎乳孔水平的颞外段面神经。dig：二腹肌；eac：外耳道；eca：颈外动脉；ijv：颈内静脉

脉、面动脉、枕动脉、耳后动脉、咽升动脉、颞浅动脉和上颌动脉）。
- 颈内静脉。
- 颈外静脉及其分支。
- 椎动脉。
· 神经结构：
- 后组脑神经（Ⅸ、Ⅹ、Ⅺ）。
- 脑神经 Ⅻ。
- 走行于腮腺内的颞外段面神经。

1.12 鼓室内侧壁：经耳道径路至 IAC 底

鼓室是一个充满空气的腔室，周围由骨质环绕，通过一层较薄的鼓膜与外耳分隔开来，它通过咽鼓管与咽部直接相通。

鼓室由六个壁围成（▶图 1.53）：
· 外侧壁由鼓膜和盾板（上鼓室的外侧骨壁）形成。它将鼓室与外耳道分开。
· 顶部由来自颞骨岩部的薄骨（鼓室天盖）形成。它将中耳与颅中窝分隔开。
· 底壁由一层薄骨组成，它将中耳与颈内静脉的颈静脉球分隔开。
· 后壁由鼓室和乳突气室之间的骨性隔板组成。上方，鼓窦入口由一个宽敞的气房组成，连接后上鼓室和乳突气房系统。
· 前壁是一块薄骨板，带有咽鼓管鼓室开口。第二个开口是鼓室张肌半管隔开中耳与 ICA。
· 内侧壁由内耳的外侧壁形成。它包含一个锥隆起，鼓岬，两个窗（前庭窗和蜗窗），分别与迷路和耳蜗相连。面神经在内侧壁表面走行。

鼓室腔可分为五个亚空间。中鼓室是可以经外耳道使用耳镜或显微镜直视的空间。后鼓室位于鼓室后部，上鼓室位于上部，前鼓室位于前部，下鼓室位于下部。

鼓室中的重要解剖结构包含：听骨链及其周围韧带连接；神经结构（面神经、鼓索、Jacobson神经）；肌肉结构（镫骨肌、鼓膜张肌）；一些主要的血管结构（ICA，颈静脉球）。

鼓室内侧壁与内耳及岩尖的侧颅底区域有密切关系。因此，我们可以将鼓室视为手术中通向岩尖和IAC之门户。

去除听骨链和镫骨后可以暴露前庭内侧壁和球囊隐窝（►图1.44，►图1.45，►图1.46，►图1.47，►图1.48，►图1.49，►图1.50，►图

1.51）。面神经迷路段是从膝状神经节至耳蜗顶转上方球囊隐窝人为划分的节段，实际上体现的是面神经进入内耳的位置（►图1.52，►图1.53，►图1.54）。

前庭位于鼓室和IAC之间。前庭的内侧壁有着重要的解剖学标志——球囊隐窝和椭圆囊隐窝（►图1.51）。

这两个解剖学标志是前庭内侧壁上的两个孔隙，被一条叫作前庭嵴的骨嵴隔开。环绕球囊隐窝的骨嵴凹面向下。

球囊隐窝是前庭下神经进入的具有微孔状结构的骨质区域（上筛状黄斑）。去除镫骨后，可以看到的是内侧前庭壁和球囊的最尾端；球囊隐窝位于前庭的前部。球囊隐窝将IAC的底与前庭

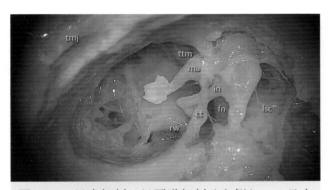

图1.44 尸头解剖：经耳道解剖（左侧）。一旦去除外耳道和鼓膜的皮肤，就可以磨除外耳道的骨壁以显露出鼓室腔。ct：鼓索；fn：面神经鼓室段；in：砧骨；lsc：外半规管；ma：锤骨；rw：圆窗；tmj：颞下颌关节；ttm：鼓膜张肌

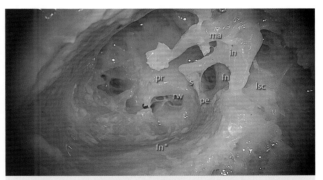

图1.45 尸头解剖：经耳道解剖（左侧）。轮廓化面神经乳突段。fn*：面神经乳突段；fn：面神经鼓室段；in：砧骨；lsc：外半规管；ma：锤骨；pe：锥隆起；pr：鼓岬；rw：圆窗；s：镫骨

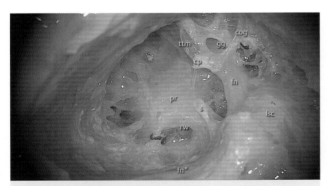

图1.46 尸头解剖：经耳道解剖（左侧）。去除砧骨和锤骨。清晰可见从膝状神经节到面神经乳突段的解剖结构。cp：匙突；fn*：面神经乳突段；fn：面神经鼓室段；gg：膝状神经节；lsc：外半规管；pr：鼓岬；rw：圆窗；s：镫骨；ttm：鼓膜张肌；cog：齿突

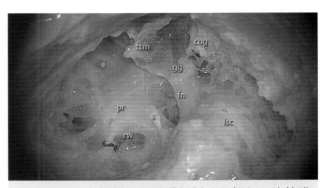

图1.47 尸头解剖：经耳道解剖（左侧）。从鼓膜张肌半管中去除鼓膜张肌，显露出膝状神经节。fn：面神经鼓室段；gg：膝状神经节；lsc：外半规管；pr：鼓岬；rw：圆窗；s：镫骨；ttm：鼓膜张肌；cog：齿突

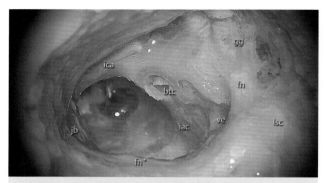

图 1.48 尸头解剖：经耳道解剖（左侧）。一旦去除镫骨并探查到颈内动脉垂直段，就可以磨除下鼓室气房和耳蜗下气房。开放耳蜗底转，轮廓化内耳道（IAC）。通过经耳道途径观察 IAC 和耳蜗之间的解剖关系。btc：耳蜗底转；fn*：面神经乳突段；fn：面神经鼓室段；gg：膝状神经节；iac：内耳道；ica：颈内动脉；jb：颈静脉球；lsc：外半规管；ve：前庭

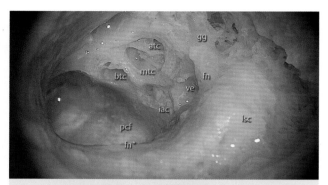

图 1.49 尸头解剖：经耳道解剖（左侧）。磨除鼓岬，显露耳蜗各转。atc：耳蜗顶转；btc：耳蜗底转；fn：面神经鼓室段；fn*：面神经乳突段；gg：膝状神经节；iac：内耳道；lsc：外半规管；mtc：耳蜗中转；pcf：颅后窝硬脑膜；ve：前庭

分隔开：质地较脆，易用刮匙去除。球囊隐窝破坏后会导致脑脊液（CSF）漏发生，因为它是连接 IAC 和中耳之间的桥梁，并且还会影响前庭下神经的功能。

椭圆囊隐窝较小，位于球囊隐窝的后上方。它是椭圆囊上的一个椭圆形孔隙。这是一个与前庭上神经相关的筛孔状结构。由于其解剖位置，使用内镜观察椭圆囊隐窝很困难：它位于穿过面神经鼓室段平面的头侧。这里的筛孔状区域非常薄，分隔开 IAC 的上部和前庭。在椭圆囊隐窝的后方，可见沟状窝，这是一个位于前庭的内侧壁最靠近颅骨部分的小裂缝，在椭圆囊隐窝之外的位置走行，并位于前庭上部的总脚末端下方。沟槽走行稍倾斜，它在颅骨上形成的压迹成为前庭

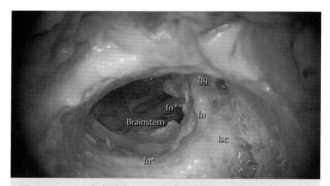

图 1.50 尸头解剖：经耳道解剖（左侧）。打开内耳道（IAC）和颅后窝的硬脑膜，暴露面神经，直到其出脑干区。fn：面神经鼓室段；fn*：面神经乳突段；fn**：面神经进入桥小脑角；gg：膝状神经节；lsc：外半规管；Brain stem：脑干

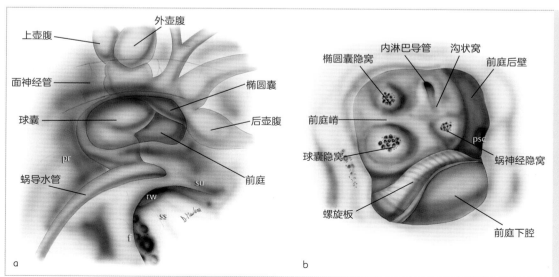

图 1.51 （a，b）切除镫骨后观察左侧卵圆窗。显示球囊和胞囊相对于卵圆窗的位置。从外向内的角度通过卵圆窗可见的主要球囊占据了前部的主要空间。f：岬末脚；pr：鼓岬；psc：后半规管开口；rw：圆窗；ss：下鼓室窦；su：岬下脚

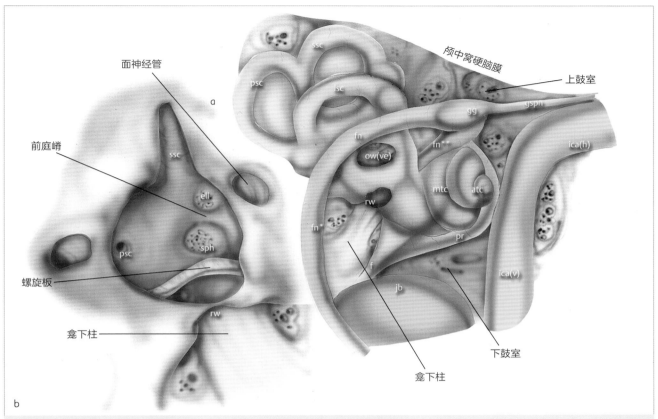

图 1.52 右侧。（a）最重要的解剖结构位于鼓室内壁。注意到面神经迷路段在鼓室内壁的位置是很重要的；面神经迷路段起自膝状神经节，刚好在耳蜗中转的上方走行，从外向内斜行进入内耳道（IAC）底。（b）扩大卵圆窗，去除面神经鼓室段，可以看到整个前庭的内侧壁。观察球囊隐窝和椭圆囊隐窝之间的关系。球囊隐窝为筛状板结构，前庭下神经进入该区域；椭圆囊隐窝看起来更小，前庭上神经进入该筛状区域内。向下扩大卵圆窗可见骨螺旋板。这是前庭和耳蜗之间的分隔线。atc：耳蜗顶转；ell：椭圆囊隐窝；f：岬末脚；fn：面神经鼓室段；fn*：面神经乳突段；fn**：面神经迷路段；gg：膝状神经节；gspn：岩浅大神经；ica（h）：颈内动脉水平部；ica（v）：颈内动脉垂直部；jb：颈静脉球；lsc：外半规管；mtc：耳蜗中转；ow（ve）：卵圆窗，可见前庭；pr：鼓岬；psc：后半规管；rw：圆窗；sph：球囊隐窝；ssc：前半规管

导水管的前庭开口。

耳蜗呈圆锥形，几乎位于前庭前方水平位；它的顶点（壶腹）指向前方和外侧方向，略微向下倾斜，朝向鼓室迷路壁的上部和前部；它的基部对应着内耳道的底部，并有几个开口供蜗神经的耳蜗部分通过。耳蜗从底部到顶点的尺寸约为5mm，底部的宽度约为9mm。

它由一个圆锥形的中心轴，即蜗轴组成；一条内壁由中轴线形成的管腔，从底部到顶部螺旋盘绕 $2\frac{3}{4}$ 圈；和一个精巧的板状结构，即骨螺旋板，自从蜗轴发出后，沿着蜗管盘绕并将其分为两部分。基底膜从骨螺板旋的游离边界延伸到骨性耳蜗的外壁，将耳道完全分成两个通道，且这两个通道在蜗轴的顶点通过一个名为蜗孔的小开口相互连通。

耳蜗底转的前 3~4mm 称为耳蜗前庭下部分，因为它位于卵圆窗下的前庭下方。它与前庭通过一个裂隙隔开，裂隙的内壁由耳蜗第一圈的最后 1/4 形成；这是前庭耳蜗裂。基底转的下一部分由形成耳蜗的蜗孔结构向前移行而成。位置上非常接近 IAC 的底部。耳蜗底部通过螺旋孔束与 IAC 底部关系密切。后者是内耳道底部朝向耳蜗区域的一个开口，蜗神经纤维通过该开口离开骨迷路进入 IAC。该区域非常薄，并且很容易移除，因此可以在更尾部的位置开放 IAC 并暴露蜗神经。

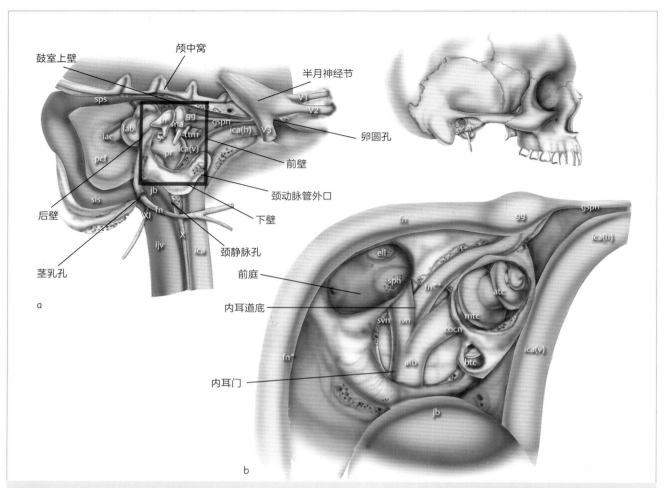

图 1.53 右侧。（a）鼓室各壁与颞骨及其内容物的解剖关系。（b）去除鼓岬后的鼓室内侧壁。该图表示经耳道入路中从内耳道底到内耳门的内耳道（IAC）解剖结构。可以看到面神经、蜗神经、前庭神经和 IAC 之间的解剖学关系。afb：面听束；atc：耳蜗顶转；btc：耳蜗底转；cocn：蜗神经；ell：椭圆囊隐窝；fn：面神经；fn*：面神经乳突段；fn**：面神经内耳道段；gg：膝状神经节；gspn：岩浅大神经；iac：内耳道；ica：颈内动脉；ica（h）：颈内动脉水平部；ica（v）：颈内动脉垂直部；ijv：颈内静脉；in：砧骨；ivn：前庭下神经；jb：颈静脉球；lab：迷路；ma：锤骨；mtc：耳蜗中转；pcf：颅后窝；pr：鼓岬；s：镫骨；sis：乙状窦；sph：球囊隐窝；sps：岩上窦；svn：前庭上神经；ttm：鼓膜张肌；V1：眼神经；V2：上颌神经；V3：下颌神经；X：迷走神经；XI：副神经

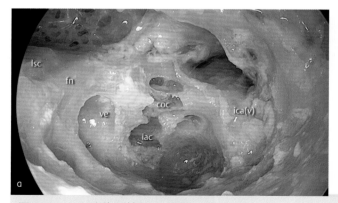
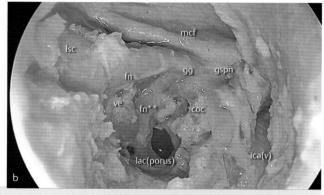

图 1.54 经耳道经鼓岬入路进入内耳道（IAC，右侧）。（a）去除听骨链，可见前庭开口，显露出耳蜗各转；轮廓化 IAC 底。（b）切开 IAC 硬脑膜，将面神经从鼓室段暴露到内耳门。coc：耳蜗；fn：面神经鼓室段；fn**：面神经进入 IAC；gg：膝状神经节；gspn：岩浅大神经；iac：内耳道；ica（v）：颈内动脉垂直段；lsc：外半规管；mcf：颅中窝硬脑膜；ve：前庭；iac（porus）：内耳门

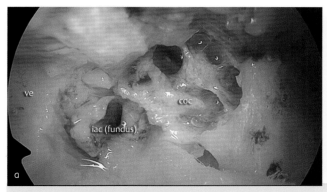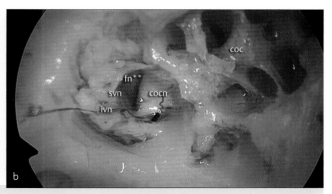

图 1.55　（a，b）右侧：经耳道经鼓岬入路术中观察内耳道（IAC）。面神经、蜗神经和前庭神经之间的解剖关系可以在 IAC 底通过经鼓岬手术径路观察到。coc：耳蜗；cocn：蜗神经；fn**：面神经进入 IAC；iac（fundus）：内耳道底；ivn：前庭下神经；svn：前庭上神经；ve：前庭

要到达 IAC 的底部，应去除鼓岬，暴露出耳蜗。探查耳蜗与前庭之间的骨质区域（耳蜗／前庭骨）。该部分骨质将鼓室与 IAC 底部分隔开。小心取出耳蜗前庭骨以暴露 IAC 的底部（▶图 1.48，▶图 1.49，▶图 1.50）。去除后，外科医生可以在浅表靠前的位置显露蜗神经，更直观地观察到神经入耳蜗的位置。前庭下神经进入球囊隐窝的位置靠近浅表和后部，面神经在其深方沿前上方走行。因此，通过开放耳蜗前庭骨质，在耳蜗和前庭下神经之间的深层平面上可以观察到面神经走行（▶图 1.55）。

IAC 的走行是从前到后、从上到下的大致方向，呈轻微的倾斜角度，特别是从靠近耳蜗前庭骨的最外侧前部／上部，到与颅后窝硬脑膜相关的内侧后下部，均位于孔隙中。

颅后窝的硬脑膜可通过鼓室内侧壁显露，探查方法是用磨钻磨除从 IAC 底部到筛孔区域的鼓岬并轮廓化 IAC。在该水平显露颅后窝硬脑膜可以使外科医生在面听束从脑干发出位置的前方进入 CPA（▶图 1.50）。

（杨睿哲　译，田　旭　审）

推荐阅读

Avci E, Dagtekin A, Akture E, et al. Microsurgical anatomy of the vein of Labbé. Surg Radiol Anat, 2011, 33 (7): 569 – 573

Belal A, Jr. Retrolabyrinthine surgery: anatomy and pathology. Am J Otol, 1986, 7 (1): 29 – 33

Bouthillier A, van Loveren HR, Keller JT. Segments of the internal carotid artery: a new classification. Neurosurgery, 1996, 38 (3): 425 – 432, discussion 432 – 433

Brackmann DE. The facial nerve in the infratemporal approach. Otolaryngol Head Neck Surg, 1987, 97 (1): 15 – 17

Bryant L, Goodmurphy CW, Han JK. Endoscopic and three-dimensional radiographic imaging of the pterygopalatine and infratemporal fossae: improving surgical landmarks. Ann Otol Rhinol Laryngol, 2014, 123 (2): 111 – 116

Cokkeser Y, Aristegui M, Naguib MB, et al. Identification of internal acoustic canal in the middle cranial fossa approach: a safe technique. Otolaryngol Head Neck Surg, 2001, 124 (1): 94 – 98

Cruz OLM. Surgical anatomy of the lateral skull base // Cummings Otolaryngology Head and Neck Surgery. 5th ed. Philadelphia, PA: Mosby, Elsevier, 2010: 2434 – 2441

Day JD, Kellogg JX, Tschabitscher M, et al. Surface and superficial surgical anatomy of the posterolateral cranial base: significance for surgical planning and approach. Neurosurgery, 1996, 38 (6): 079 – 1083, discussion 1083 – 1084

Dew LA, Shelton C, Harnsberger HR, et al. Surgical exposure of the petrous internal carotid artery: practical application for skull base surgery. Laryngoscope, 1997, 107 (7): 967 – 976

Dichiro G, Fisher RL, Nelson KB. The jugular foramen. J Neurosurg, 1964, 21: 447 – 460

Domb GH, Chole RA. Anatomical studies of the posterior petrous apex with regard to hearing preservation in acoustic neuroma removal. Laryngoscope, 1980, 90 (11 Pt 1): 1769 – 1776

Dolenc VV. Microsurgical Anatomy and Surgery of the Central Skull Base. New York, NY: Springer-Verlag, 2003

Donald PJ. Infratemporal fossa-middle cranial fossa approach // Donald PJ, ed. Surgery of the Skull Base. Philadelphia, PA: Lippincott Raven, 1998: 309–39

Donaldson A, Duckert LG, Lambert PM, ea al. Anson & Donaldson: Surgical Anatomy of the Temporal Bone. New York, NY: Raven Press, 1992

Fisch U, Esslen E. Total intratemporal exposure of the facial nerve: pathologic findings in Bell's palsy. Arch

Otolaryngol, 1972, 95 (4): 335 – 341

Fisch U, Fagan P, Valavanis A. The infratemporal fossa approach for the lateral skull base. Otolaryngol Clin North Am, 1984, 17 (3): 513 – 552

Fisch U, Mattox D. Microsurgery of the Skull Base. New York, NY: Thieme Medical Publishers, 1988

Geurkink NA. Surgical anatomy of the temporal bone posterior to the internal auditory canal: an operative approach. Laryngoscope, 1977, 87 (6): 975 – 986

Gibo H, Lenkey C, Rhoton AL, Jr. Microsurgical anatomy of the supraclinoid portion of the internal carotid artery. J Neurosurg, 1981, 55 (4): 560 – 574

Hacein-Bey L, Daniels DL, Ulmer JL, et al. The ascending pharyngeal artery: branches, anastomoses, and clinical significance. AJNR Am J Neuroradiol, 2002, 23 (7): 1246 – 1256

Harris FS, Rhoton AL. Anatomy of the cavernous sinus: a microsurgical study. J Neurosurg, 1976, 45 (2): 169 – 180

Irish JC, Gullane PJ, Gentili F, et al. Tumors of the skull base: outcome and survival analysis of 77 cases. Head Neck, 1994, 16 (1): 3 – 10

Joo W, Yoshioka F, Funaki T, et al. Microsurgical anatomy of the trigeminal nerve. Clin Anat, 2014, 27 (1): 61 – 88

Khonsary SA, Ma Q, Villablanca P, et al. Clinical functional anatomy of the pterygopalatine ganglion, cephalgia and related dysautonomias: a review. Surg Neurol Int, 2013, 4 Suppl 6: S422 – S428

Kveton JF, Cooper MH. Microsurgical anatomy of the jugular foramen region. Am JOtol, 1988, 9 (2): 109 – 112

Lang J. Clinical Anatomy of the Posterior Cranial Fossa and Its Foramina. New York, NY: Thieme, 1991

Lang J, Jr, Samii A. Retrosigmoidal approach to the posterior cranial fossa: an anatomical study. Acta Neurochir (Wien), 1991, 111 (3 – 4): 147 – 153

Lang J. Topographical anatomy of the skull base and adjacent tissues // Scheunemann H, Schurmann K, Helms J, eds. Tumors of the Skull Base. Berlin, NY: Walter de Gruyter, 1986: 3–28

Leonetti JP, Smith PG, Linthicum FH. The petrous carotid artery: anatomic relationships in skull base surgery. Otolaryngol Head Neck Surg, 1990, 102 (1): 3 – 12

Marchioni D, Alicandri-Ciufelli M, Mattioli F, et al. From external to internal auditory canal: surgical anatomy by an exclusive endoscopic approach. Eur Arch Otorhinolaryngol, 2013, 270 (4): 1267 – 1275

Marchioni D, Alicandri-Ciufelli M, Piccinini A, et al. Surgical anatomy of transcanal endoscopic approach to the tympanic facial nerve. Laryngoscope, 2011, 121 (7): 1565 – 1573

Marchioni D, Alicandri-Ciufelli M, Rubini A, et al. Exclusive endoscopic transcanal transpromontorial approach: a new perspective for internal auditory canal vestibular schwannoma treatment. J Neurosurg, 2017, 126 (1): 98 – 105

Marchioni D, Alicandri-Ciufelli M, Rubini A, et al. Endoscopic transcanal corridors to the lateral skull base: initial experiences. Laryngoscope, 2015, 125 Suppl 5: S1 – S13

Marchioni D, Soloperto D, Rubini A, et al. Endoscopic facial nerve surgery. Otolaryngol Clin North Am, 2016, 49 (5): 1173 – 1187

Maurer J, Pelster H, Amedee RG, et al. Intraoperative monitoring of motor cranial nerves in skull base surgery. Skull Base Surg, 1995, 5 (3): 169 – 175

Parisier SC. The middle cranial fossa approach to the internal auditory canal–an anatomical study stressing critical distances between surgical landmarks. Laryngoscope, 1977, 87 (4 Pt 2)Suppl 4: 1 – 20

Perese DM. Superficial veins of the brain from a surgical point of view. J Neurosurg, 1960, 17: 402 – 412

Renn WH, Rhoton AL, Jr. Microsurgical anatomy of the sellar region. J Neurosurg, 1975, 43 (3): 288 – 298

Rhoton AL, Jr, Buza R. Microsurgical anatomy of the jugular foramen. J Neurosurg, 1975, 42 (5): 541 – 550

Rhoton AL, Jr. Jugular foramen. Neurosurgery, 2000, 47 (3) Suppl: S267 – S285

Rhoton AL, Jr. Microsurgical anatomy of the brainstem surface facing an acoustic neuroma. Surg Neurol, 1986, 25 (4): 326 – 339

Rhoton AL, Jr. The cavernous sinus, the cavernous venous plexus, and the carotid collar. Neurosurgery, 2002, 51 (4) Suppl: S375 – S410

Rhoton AL, Jr. The cerebellopontine angle and posterior fossa cranial nerves by the retrosigmoid approach. Neurosurgery, 2000, 47 (3)Suppl: S93 – S129

Rhoton AL, Jr. The cerebral veins. Neurosurgery, 2002, 51 (4) Suppl:S159 – S205

Rhoton ALJ. Anatomy of the pituitary gland and sellar region // Thapar K, Kovacs K, Scheithauer BW, et al, eds. Diagnosis and Management of Pituitary Tumors. Totowa, NJ: Humana Press, 2000: 13 – 40

Sanna M, De Donato G, Taibah A, et al. Infratemporal fossa approaches to the lateral skull base. Keio J Med, 1999, 48 (4): 189 – 200

Sekhar LN, Estonillo R. Transtemporal approach to the skull base: an anatomical study. Neurosurgery, 1986, 19 (5): 799 – 808

Silva PS, Vilarinho A, Carvalho B, et al. Anatomical variations of the vein of Labbé: an angiographic study. Surg Radiol Anat, 2014, 36 (8): 769 – 773

Tanriover N, Abe H, Rhoton AL, Jr, et al. Microsurgical anatomy of the superior petrosal venous complex: new classifications and implications for subtemporal transtentorial and retrosigmoid suprameatal approaches. J Neurosurg, 2007, 106 (6): 1041 – 1050

Ulm AJ, Quiroga M, Russo A, et al. Normal anatomical variations of the V_3 segment of the vertebral artery: surgical implications. J Neurosurg Spine, 2010, 13 (4)3: 451 – 460

Watanabe A, Nagaseki Y, Ohkubo S, et al. Anatomical variations of the ten triangles around the cavernous sinus. Clin Anat, 2003, 16 (1): 9 – 14

Watanabe T, Igarashi T, Fukushim a T, et al. Anatomical variation of superior petrosal vein and its management during surgery for cerebellopontine angle meningiomas. Acta Neurochir (Wien), 2013, 155 (10): 1871 – 1878

第 2 章

侧颅底显微手术径路：概述

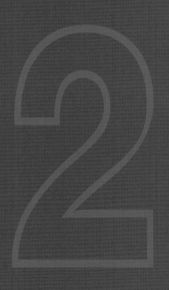

2 侧颅底显微手术径路：概述

Daniele Marchioni, Mohamed Badr El Dine, Luca Bianconi, Daniele Bernardeschi

摘 要

近年来，随着外科手术技术的革新和解剖学知识的进展，侧颅底肿瘤的切除变得更为安全，其致病率和致死率已达到可接受范围。然而，由于手术径路众多，具体选择何种手术径路，在外科医生之间仍存在争议。治疗侧颅底病变的最常用手术径路是经岩骨径路（其中包括经迷路径路、迷路后径路、经耳囊径路、经耳蜗径路）、乙状窦后径路、颅中窝径路和颞下窝径路。本章旨在根据这些径路与耳囊的解剖关系对其进行分类，并针对经迷路径路、迷路后径路和颞下窝径路来阐明这些径路的手术适应证。本章借助多组图片来帮助读者充分理解手术步骤。在对手术方法进行全面的描述之后，对于每种径路，"提示与技巧"部分将提供专家的见解。此外，本章补充说明了内镜辅助每种手术径路的作用。

关键词： 侧颅底，经迷路径路，迷路后径路，颞下窝径路，显微镜手术，桥小脑角手术。

2.1 引 言

由于侧颅底区解剖结构高度复杂，其内包含错综复杂的血管神经结构，而且此区病变种类繁多，因此，直到最近，侧颅底外科仍被认为是外科手术的"真空地带"。

颅底手术领域持续令人振奋的、前景光明的技术革新，使得曾经被认为是最困难的、手术无法到达的肿瘤可以获得安全的处理，其致病率和致死率已达到合理水平。

然而，对于神经外科医生和耳科医生而言，选择合适的手术径路是巨大的挑战。径路必须根据患者的临床情况、肿瘤大小和患者的听力状况进行个体化量身定制。外科医生的手术技巧和偏好对于最终的径路方案选择亦是至关重要的。近些年，若干种不同的手术径路在经历了许多改良和联合应用之后，得到了进一步的发展与进步。所有手术径路都需要确保在最低的致病率下完全切除肿瘤。该径路必须有利于外科医生很好地控制任何可能的出血，同时对大脑和神经结构的创伤最小化。

晚期肿瘤涉及多个解剖区，通常需要多学科合作进行手术处理。因此，需要多学科手术团队来优化这些存在技术性难点的手术径路，从而获得最低的致病率并达到最好的治疗结果。

侧颅底径路主要用于治疗颅后窝和颅中窝的颅内病变。这些径路可以向下到达颞下窝，向后到达颅颈交界处。此外，严重的颅外病变，如颞骨疾病，也可以通过侧颅底径路到达。

侧颅底区构成了神经外科和耳鼻咽喉科领域的解剖界限。由于侧颅底区存在重要的解剖结构，例如颈内动脉、耳囊和面神经，在这一区域的手术，对于这两个学科都具有挑战性。一些径路已经可以到达位于侧颅底、内耳道（IAC）底和岩尖的病变。该解剖区的病变，即使是良性且范围较小的病变，通常也需要宽敞的手术径路来到达术区并清除病变。经岩骨径路（经迷路径路、经耳囊径路和经耳蜗径路）、乙状窦后径路和颅中窝径路是最广泛使用的涉及侧颅底病变的手术径路。所有这些径路都是开放式的，且基于显微镜的运用。近年来，内镜手术治疗侧颅底病变已开始应用，但目前这些手术仅适用于位于侧颅底/内耳的、与外耳道在同一条直线上的、大小相对局限的病变（见第9章）。

综合所有的手术步骤，侧颅底径路可根据手术路径与耳囊的解剖关系进行分类。可分为经耳囊径路和保留耳囊的（不破坏耳囊的）径路。

- 经耳囊径路。
  牺牲听功能的径路：
  - 经迷路径路。
  - 经耳蜗/耳囊径路。
  - 经耳道/经鼓岬径路。
- 保留耳囊的径路。
  - 颅中窝径路（经耳囊上方）。
  - 经耳道膝状神经节上径路（经耳囊上方）。
  - 乙状窦后径路（经耳囊后方）。
  - 迷路后径路（经耳囊后方）。

– 经耳道耳蜗下径路（经耳囊下方）。

– 颞下窝径路 A 型（经耳囊下方）。

– 岩枕跨乙状窦径路（POTS，经耳囊下方）。

– 颞下窝径路 B 型、C 型和 D 型（经耳囊前方）。

在本章中，我们将阐述侧颅底显微外科的主要手术径路。经耳蜗 – 耳囊径路和经耳道（经鼓岬、膝状神经节上、耳蜗下）径路，如乙状窦后径路和颅中窝径路，不包括在本章中，它们将会在相应的章节中描述（见第 6、7、8、10、11 和 13 章）。

2.2 经迷路径路

2.2.1 适应证

伴有非实用听力的桥小脑角（CPA）肿瘤，伴或不伴内耳道（IAC）受累（听神经瘤、脑膜瘤、表皮样或皮样囊肿，▶图 2.1）。

2.2.2 优　点

·直接到达 IAC 和 CPA，避免牵拉小脑。

·直接显露位于 IAC 底的面神经。

2.2.3 局限性

·颅中窝、乙状窦和颈静脉球是该径路解剖学上的限制。

·由于此径路需要磨除耳囊，因此牺牲听力是必然的。

2.2.4 内镜的应用

由于应用显微镜技术可以很好地控制 CPA 和 IAC，因此内镜辅助手术是非必要的。仅仅对于表皮样囊肿的病变，推荐使用显微镜切除肿瘤后再使用内镜，用于探查 CPA 和颞骨表面的残留病变。

2.2.5 手术步骤（见临床病例 1）

患者取仰卧位，头偏向对侧；术中常规进行面神经电生理监测。

耳后沟后约 4cm 做 C 形切口（▶图 2.2）。分离肌肉和骨膜瓣，显露枕骨乳突部骨质（▶图 2.3 和 ▶图 2.4）。行扩大乳突切除术，探查上方的颅中窝硬脑膜和后下方的乙状窦；细致的轮廓化外耳道后壁（▶图 2.5）。磨除颅中窝和乙状窦之间的乳突气房，暴露鼓窦、砧骨短脚以及迷路。向下再磨除乙状窦和乳突尖、二腹肌嵴周围的乳突气房。进一步向前磨除乙状窦前方骨质，可以暴露颅后窝硬脑膜，以便于探查面神经乳突段。二腹肌嵴可以作为定位邻近茎乳孔部位的面神经乳突段最下方的标志（▶图 2.6 和 ▶图 2.7）。辨认面神经后，在面神经内侧向下轮廓化乙状窦，直到暴露颈静脉球，此时代表着经颞骨到达 IAC 和 CPA 径路的下界。磨除乙状窦和迷路之间的所有

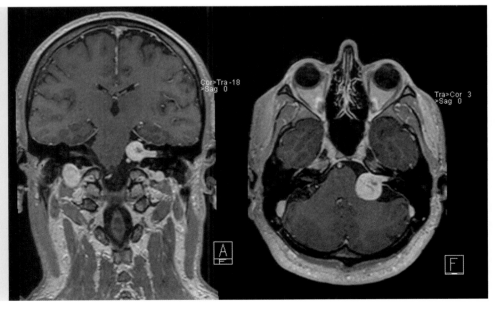

图 2.1　磁共振成像（MRI）显示：经迷路径路的典型适应证，听神经瘤伴内耳道和桥小脑角区受累

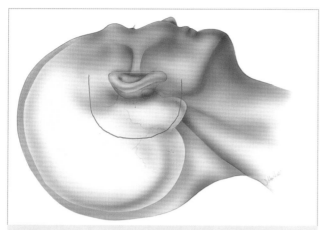

图 2.2 切口（红线）位于耳后沟后方约 4cm 处。外耳道前方的假想线（黄线）确定了切口的前缘

一步磨除半规管可显露深部的前庭，前庭是内耳道底的重要标志（▶图 2.10，▶图 2.11，▶图 2.12）。在不损伤面神经的前提下，磨除前庭，暴露内耳道硬脑膜及横嵴（▶图 2.13）。去除内耳道周围的最后骨质，是为了充分暴露岩骨内的内耳道。颈静脉球是骨质磨除的下界，颅后窝及内耳门为后界，颅中窝及岩上窦为上界。在此区域内磨除骨质，可以显露内耳道的外侧部。通过定位内耳道的上、下边界，并于内耳道上、下方钻磨两个骨槽，直达内耳门，来进一步暴露内耳道（▶图 2.14 和 ▶图 2.15）。需环形显露内耳道，即磨除颈静脉球与内耳道下表面之间的骨质，以及颅中窝和内耳道上表面之间的骨质。此时可见横嵴及内耳道内的神经轮廓（▶图 2.16）。打开内耳道硬脑膜，切断前庭上神经，以显露内耳道内的面神经（见临床病例 1 ▶图 2.27 至 ▶图 2.54）。切除前庭上神经后，在横嵴的上方、内耳道的内上侧可探查到面神经（见临床病例 1 ▶图 2.45）。进一步切开内耳道硬脑膜，可暴露直到内耳门的面神经（见临床病例 1 ▶图 2.46 和 ▶图 2.47）。沿着颞骨后表面和岩上窦下表面切开颅后窝硬脑膜（▶图 2.17）。听神经瘤位于桥小脑角处，其下界可见混合神经和小脑前下动脉（▶图 2.18），听神经瘤的上界可见三叉神经。从脑干表面开始剥离听神经瘤。放置脑棉片于脑干和小脑表面，以保

乳突气房，暴露后半规管后方的内淋巴囊（▶图 2.7）。如有需要，可轮廓化面神经第二膝和鼓索（见临床病例 1 ▶图 2.33 和 ▶图 2.34），并在鼓索和面神经之间行后鼓室开放术，探查砧镫关节和圆窗龛（见临床病例 1 ▶图 2.34 和 ▶图 2.35）。在经典的经迷路径路中，这一步骤是不必要的，但如果需要同期行人工耳蜗植入术，这一步骤则是必须要做的（见临床病例 2 ▶图 2.55 至 ▶图 2.67）。进一步显露面神经鼓室段直至膝状神经节，迷路与面神经之间的解剖关系清晰可见（见临床病例 1 ▶图 2.36）。然后行迷路切除术，打开外、上、后半规管，可见壶腹（▶图 2.8 和 ▶图 2.9）。进

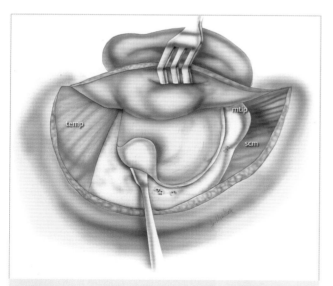

图 2.3 右侧：掀开皮瓣后，掀起骨膜瓣显露枕骨乳突骨质。mtip：乳突尖；scm：胸锁乳突肌；temp：颞肌

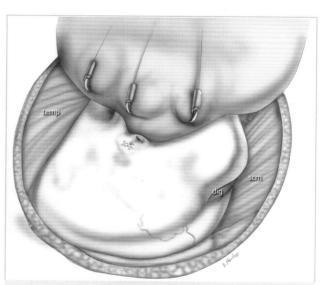

图 2.4 右侧：显露枕骨乳突骨质；探及外耳道后壁及道上棘（Henle 棘）。dig：二腹肌；scm：胸锁乳突肌；temp：颞肌

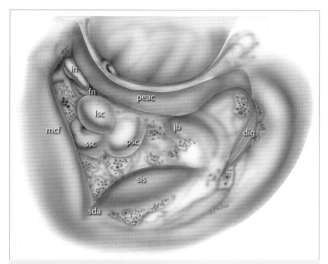

图 2.5 右侧：行扩大乳突切除术，暴露解剖标志。dig：二腹肌；fn：面神经；in：砧骨；jb：颈静脉球；lsc：外半规管；mcf：颅中窝；peac：外耳道后壁；psc：后半规管；sda：窦脑膜角；sis：乙状窦；ssc：前半规管

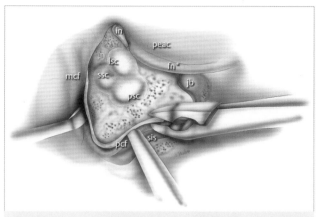

图 2.6 右侧：从乳突骨质表面轻柔地分离颅中窝及颅后窝硬脑膜。用咬骨钳咬除骨质。fn *：面神经乳突段；in：砧骨；jb：颈静脉球；lsc：外半规管；mcf：颅中窝；pcf：颅后窝；peac：外耳道后壁；psc：后半规管；sis：乙状窦；ssc：前半规管

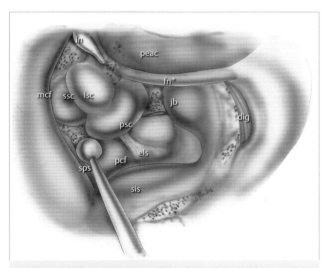

图 2.7 右侧：用金刚砂磨头磨除乳突骨质，显露颅后窝硬脑膜和岩上窦，显露内淋巴囊。dig：二腹肌嵴；els：内淋巴囊；fn *：面神经乳突段；in：砧骨；jb：颈静脉球；lsc：外半规管；mcf：颅中窝；pcf：颅后窝；peac：外耳道后壁；psc：后半规管；sis：乙状窦；sps：岩上窦；ssc：前半规管

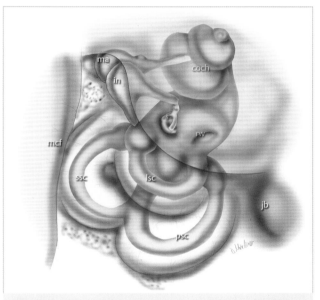

图 2.8 右侧：在经迷路径路中半规管相对前庭和耳蜗的解剖位置。coch：耳蜗；in：砧骨；jb：颈静脉球；lsc：外半规管；ma：锤骨；mcf：颅中窝；psc：后半规管；rw：圆窗；s：镫骨；sis：乙状窦；ssc：前半规管

护血管和神经结构。小心地分离蛛网膜，分离过程必须沿着肿瘤的表面进行（►图 2.19，►图 2.20，►图 2.21，►图 2.22，►图 2.23）。

对于大肿瘤的病例，必须辨认后组脑神经和三叉神经，并将神经从听神经瘤表面轻柔地分离。

可用脑棉在这些神经和肿瘤之间找到正确的剥离界面（►图 2.20）。肿瘤周围可能会遇到大血管，在这种情况下，术者需轻柔地解剖，从肿瘤表面分离血管结构。使用小号双极电凝对延伸至肿瘤的穿支血管进行止血电凝（►图 2.21）。对于大肿瘤的病例，应考虑对肿瘤进行中心减压，以游

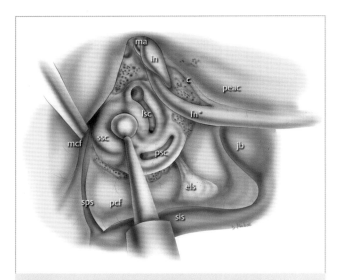

图 2.9 右侧：开始迷路切除术；半规管已打开。C：鼓索；Els：内淋巴囊；fn *：面神经乳突段；in：砧骨；jb：颈静脉球；lsc：外半规管；ma：锤骨；mcf：颅中窝；pcf：颅后窝；peac：外耳道后壁；psc：后半规管；sis：乙状窦；sps：岩上窦；ssc：前半规管

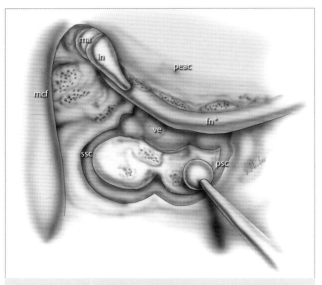

图 2.10 右侧：开放前庭。fn *：面神经乳突段；in：砧骨；ma：锤骨；mcf：颅中窝；peac：外耳道后壁；psc：后半规管；ssc：前半规管；ve：前庭

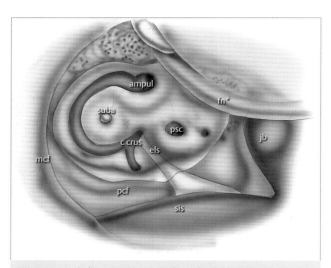

图 2.11 右侧：弓状下动脉、半规管和内淋巴囊解剖关系示意图。ampul：半规管壶腹；c crus：总脚；els：内淋巴囊；fn *：面神经乳突段；jb：颈静脉球；mcf：颅中窝；psc：后半规管；sis：乙状窦；suba：弓状下动脉

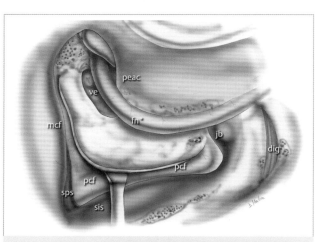

图 2.12 右侧：在开始轮廓化内耳道之前，先将颞骨与颅后窝硬脑膜分离。fn *：面神经乳突段；mcf：颅中窝；pcf：颅后窝；peac：外耳道后壁；sis：乙状窦；sps：岩上窦；jb：颈静脉球；dig：二腹肌；ve：前庭；**：耳蜗导水管

下探查桥小脑角，并观察面神经的完整性。经颞骨到达内耳道和桥小脑角的径路至此已完成（见临床病例 1 ▶图 2.50 和 ▶图 2.51）。已显露入脑干区的面神经。取下砧骨，用肌肉块填塞封闭鼓窦入口（▶图 2.25）。使用骨粉和纤维蛋白胶分隔中耳与乳突和桥小脑角（见临床病例 1 ▶图 2.53）。使用长条腹部脂肪填塞消除空腔（▶图 2.26）。复位缝合肌肉及骨膜，并紧密缝合皮肤。使用压力绷带包扎术区。

离整个听神经瘤，便于术者轻松地发现并从病变表面分离面神经（▶图 2.18）。面神经监护仪对于发现沿着肿瘤表面生长的面神经可能是有用的。仔细并逐步地从面神经上剥离听神经瘤。以这种方式，使整个肿瘤去血管化。切除听神经瘤的同时，面神经又得到保留（▶图 2.24）。在显微镜

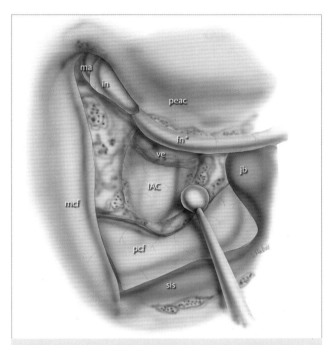

图 2.13 右侧：用金刚砂磨头在前庭周围轮廓化内耳道。fn＊：面神经乳突段；IAC：内耳道；in：砧骨；jb：颈静脉球；ma：锤骨；mcf：颅中窝；pcf：颅后窝；peac：外耳道后壁；sis：乙状窦；ve：前庭

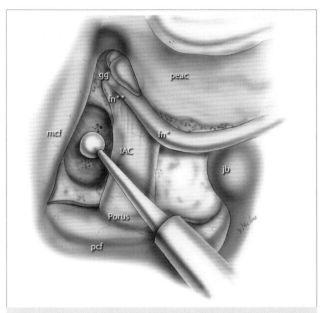

图 2.14 右侧：进一步显露内耳道；在内耳道上方磨出深骨槽。fn＊：面神经乳突段；fn＊＊：面神经迷路段；gg：膝状神经节；IAC：内耳道；jb：颈静脉球；mcf：颅中窝；pcf：颅后窝；peac：外耳道后壁；Porus：内耳门

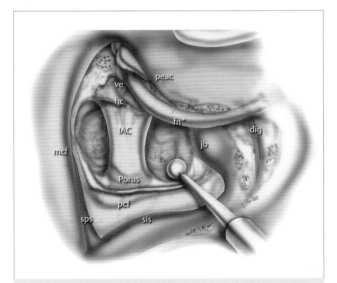

图 2.15 右侧：在内耳道与颈静脉球之间也磨出深骨槽。fn＊：面神经乳突段；hc：横嵴；IAC：内耳道；sis：乙状窦；jb：颈静脉球；mcf：颅中窝；pcf：颅后窝；peac：外耳道后壁；sps：岩上窦；ve：前庭；Porus：内耳门

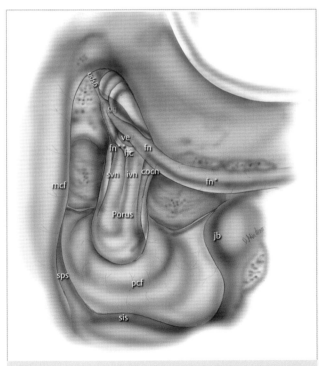

图 2.16 右侧：内耳道走行结构的解剖示意图。cocn：蜗神经；fn＊：面神经乳突段；fn＊＊：内耳道内的面神经；gg：膝状神经节；gspn：岩浅大神经；hc：横嵴；ivn：前庭下神经；sis：乙状窦；jb：颈静脉球；mcf：颅中窝；pcf：颅后窝；sps：岩上窦；svn：前庭上神经；ve：前庭

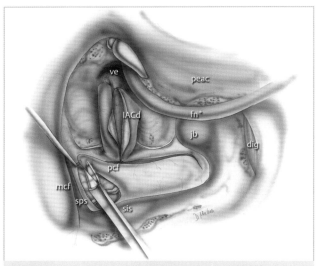

图 2.17 右侧：切开内耳道和颅后窝硬脑膜，进入桥小脑角。dig：二腹肌嵴；fn＊：面神经乳突段；IAC d：内耳道硬脑膜；jb：颈静脉球；mcf：颅中窝；pcf：颅后窝；peac：外耳道后壁；sps：岩上窦；ve：前庭

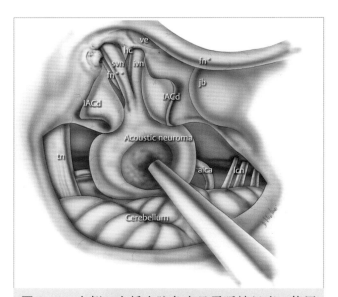

图 2.18 右侧：在桥小脑角内显露听神经瘤。使用Sonopet 吸切器对肿瘤进行中心减容。fn＊：面神经乳突段；fn＊＊：内耳道内的面神经；hc：横嵴；IAC d：内耳道硬脑膜；ivn：前庭下神经；jb：颈静脉球；lcn：后组脑神经；svn：前庭上神经；ve：前庭

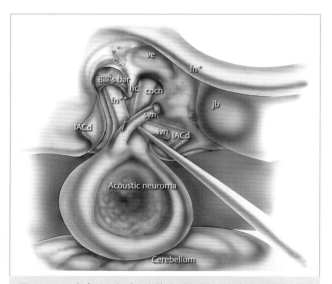

图 2.19 右侧：在内耳道底水平切断前庭神经，并辨认面神经。cocn：蜗神经；fn＊：面神经乳突段；fn＊＊：内耳道内的面神经；hc：横嵴；IAC d：内耳道硬脑膜；ivn：前庭下神经；jb：颈静脉球；svn：前庭上神经；ve：前庭；Bill's bar：Bill 嵴；Acoustic neuroma：听神经瘤；Cerebellum：小脑

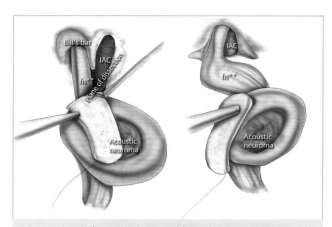

图 2.20 右侧：逐渐从面神经表面剥离肿瘤。明确了分离界面后，使用脑棉从面神经上剥离肿瘤。fn＊＊：面神经进入 IAC；IAC：内耳道；plane of dissection：分离界面；Bill's bar：Bill 嵴；Acoustic neuroma：听神经瘤

2.2.6 提示与技巧

· 由于面神经第二膝与迷路之间关系密切，在迷路切除开始之前，在外半规管前方，先使用金刚砂磨钻识别面神经第二膝。这一步非常重要，

可以避免在打开迷路时损伤面神经（见临床病例2）。在迷路切除时，使用大号的金刚砂磨头，并需要持续冲洗，以避免热损伤神经（见临床病例2 ▶ 图 2.56）。打开迷路之后，即可见半规管。必须保留外半规管前方的骨壁，以便在后续的步骤中便于保护面神经（见临床病例2 ▶ 图 2.57 和▶ 图 2.58）。确认前庭后，再开始解剖内耳道。

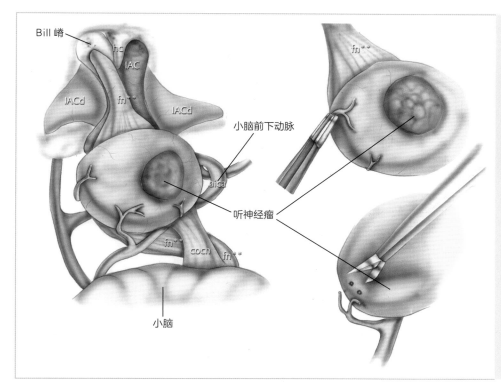

图 2.21　右侧：分离来源于小脑前下动脉的肿瘤血管结构。用精细双极电凝凝闭肿瘤周围的小血管。用显微剪切断邻近肿瘤的血管。cocn：蜗神经；fn**：内耳道和桥小脑角处的面神经；hc：横嵴；IAC：内耳道；IACd：内耳道硬脑膜

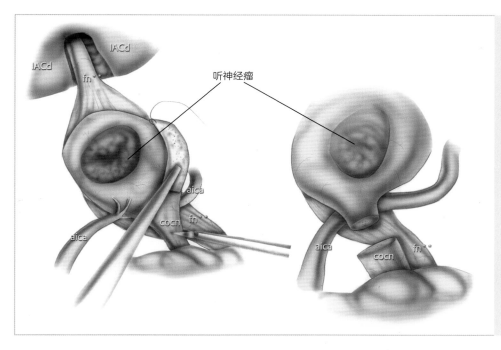

图 2.22　右侧：在靠近脑干处切断蜗神经。cocn：蜗神经；fn**：内耳道段和桥小脑角段面神经；IACd：内耳道硬脑膜

在手术过程中，需要使用金刚砂磨钻及持续不断地冲洗术区。术者必须十分小心，尤其是在磨除内耳道底最上部和最前部的骨质时，因为在该区域可能会显露面神经迷路段（见临床病例 2 ▶图 2.61 和 ▶图 2.62）。暴露内耳道后，打开邻近内耳门处的颅后窝硬脑膜。此步骤需要非常小心，

因为硬脑膜下面可能存在血管结构。为了保护血管，建议采用小切口（见临床病例 2 ▶图 2.63），在硬脑膜和桥小脑角之间放置脑棉，确保沿着颞骨轴线能够安全地切开颅后窝硬脑膜。在开始剥离肿瘤之前，建议打开外侧脑池，便于脑脊液释放和脑干松弛。之后从面神经上逐步分离肿瘤，

图 2.23 右侧：从桥小脑角内切除肿瘤。cocn：蜗神经；fn**：内耳道段和桥小脑角段面神经；IACd：内耳道硬脑膜；lcn：后组脑神经；tn：三叉神经；ve：前庭

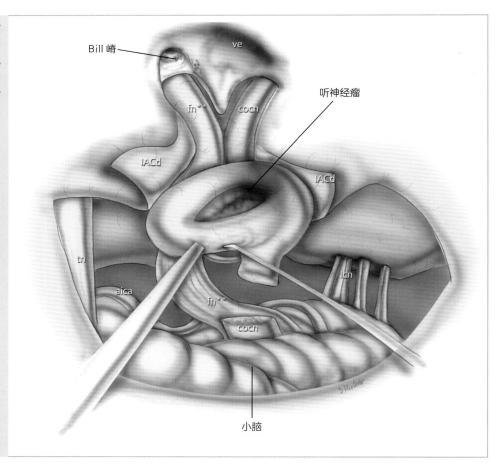

图 2.24 右侧：肿瘤切除后的显微镜镜下所见。面神经被保留。fn*：面神经乳突段；fn**：内耳道段和桥小脑角段面神经；hc：横嵴；IAC：内耳道；IACd：内耳道硬脑膜；jb：颈静脉球；lcn：后组脑神经；tn：三叉神经；ve：前庭

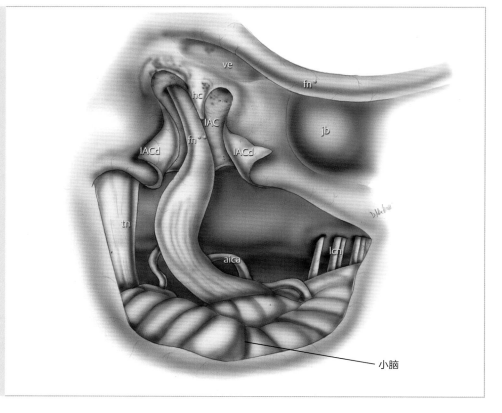

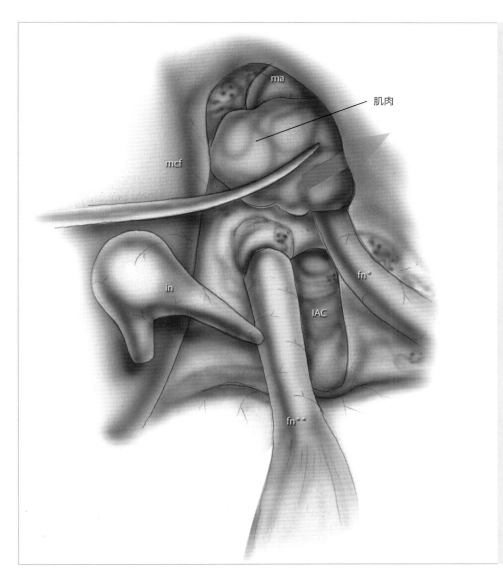

肌肉

图 2.25 右侧：用肌肉填塞鼓窦，隔断术腔与中耳的连通。将肌肉推入鼓窦内（红色箭头）。fn *：面神经乳突段；IAC：内耳道；in：砧骨；ma：锤骨；mcf：颅中窝；fn**：内耳道段和桥小脑角段面神经

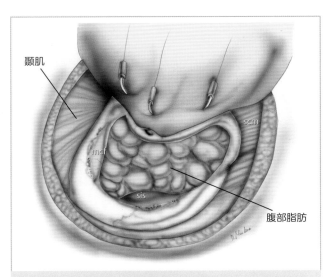

颞肌

腹部脂肪

图 2.26 右侧：用腹部脂肪填塞术腔。mcf：颅中窝；scm：胸锁乳突肌；sis：乙状窦

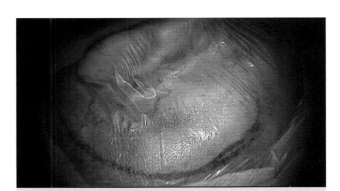

图 2.27 临床病例 1，左侧：在耳后沟后方 4cm 处做 C 形耳后切口。切口的上方必须位于耳廓附着处的上方。切口的下方必须位于乳突尖的下方

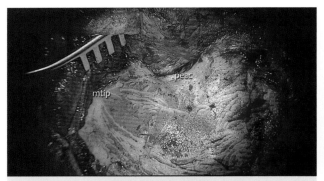

图 2.28　临床病例 1，左侧：剥离肌骨膜层，充分暴露乳突骨质。探及外耳道。mtip：乳突尖；peac：外耳道后壁

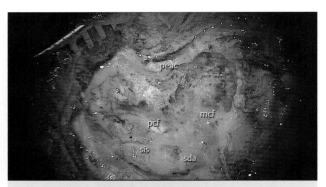

图 2.29　临床病例 1，左侧：行扩大乳突切除术，显露后方的窦脑膜角和乙状窦，以及上方的颅中窝。mcf：颅中窝；pcf：颅后窝；peac：外耳道后壁；sda：窦脑膜角；sis：乙状窦

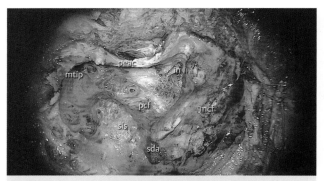

图 2.30　临床病例 1，左侧：轮廓化颅中窝和乙状窦。可见鼓窦和砧锤关节。显露乙状窦前方硬脑膜。in：砧骨；mcf：颅中窝；mtip：乳突尖；pcf：颅后窝；peac：外耳道后壁；sda：窦脑膜角；sis：乙状窦

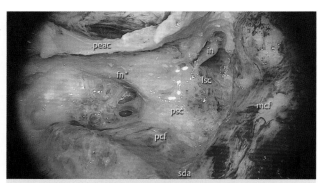

图 2.31　临床病例 1，左侧：暴露二腹肌嵴后，可见面神经乳突段。磨除面后气房。fn *：面神经乳突段；in：砧骨；lsc：外半规管；mcf：颅中窝；pcf：颅后窝；peac：外耳道后壁；psc：后半规管；sda：窦脑膜角；sis：乙状窦

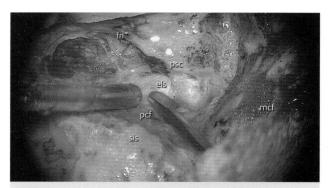

图 2.32　临床病例 1，左侧：从乳突骨质表面分离颅后窝硬脑膜，显露内淋巴囊，分离后半规管后方的颅后窝硬脑膜。fn *：面神经乳突段；mcf：颅中窝；pcf：颅后窝；psc：后半规管；sis：乙状窦

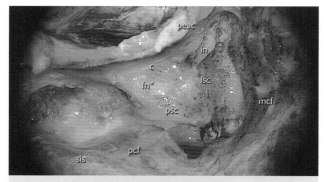

图 2.33　临床病例 1，左侧：显露面神经第二膝和鼓索。轮廓化迷路。c：鼓索；fn *：面神经乳突段；in：砧骨；lsc：外半规管；mcf：颅中窝；pcf：颅后窝；peac：外耳道后壁；psc：后半规管；sis：乙状窦

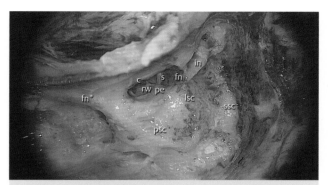

图 2.34 临床病例 1，左侧：开放后鼓室，暴露砧镫关节。可见面神经第二膝与外半规管的解剖关系。c：鼓索；fn：面神经鼓室段；fn *：面神经乳突段；in：砧骨；lsc：外半规管；pe：锥隆起；psc：后半规管；rw：圆窗；s：镫骨

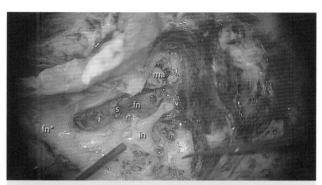

图 2.35 临床病例 1，左侧：去除砧骨，清晰可见面神经鼓室段。在经典的经迷路径路手术中，这一步骤是不必要的，但在计划行人工耳蜗植入的患者，为更好地显露面神经，需要行此手术步骤。fn：面神经鼓室段；fn *：面神经乳突段；in：砧骨；ma：锤骨；s：镫骨

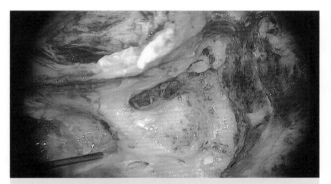

图 2.36 临床病例 1，左侧：可见面神经与迷路的解剖关系。膝状神经节位于匙突的上方

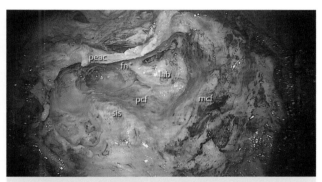

图 2.37 临床病例 1，左侧：术腔解剖结构整体观；可见颅后窝硬脑膜、颅中窝硬脑膜、乙状窦与窦脑膜角。可见自茎乳孔到膝状神经节的面神经走行，但并未打开骨管。已轮廓化迷路。fn *：面神经乳突段；lab：迷路；mcf：颅中窝；pcf：颅后窝；peac：外耳道后壁；sis：乙状窦

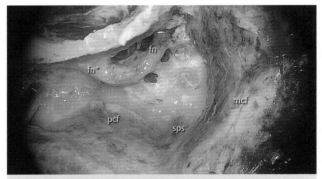

图 2.38 临床病例 1，左侧：行迷路切除，开放前、后、外半规管，保留外半规管最前部，通过定位外半规管和前半规管壶腹，保护面神经鼓室段。fn：面神经鼓室段；fn *：面神经乳突段；mcf：颅中窝；pcf：颅后窝；sps：岩上窦

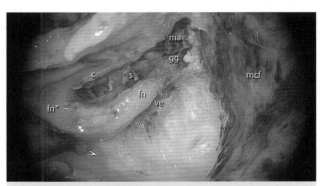

图 2.39 临床病例 1，左侧：进一步磨除迷路，显露前庭。c：鼓索；fn：面神经鼓室段；fn *：面神经乳突段；gg：膝状神经节；ma：锤骨；mcf：颅中窝；s：镫骨；ve：前庭

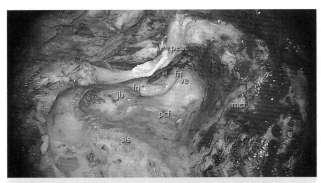

图2.40 临床病例1，左侧：开放前庭后的颞骨全貌。沿乙状窦向下，可达面后气房下方的颈静脉球。在切除迷路和开放前庭后，使用大号金刚砂磨头磨除颅后窝硬脑膜和颅中窝硬脑膜之间的颞骨骨质，辨认内耳门。fn：面神经鼓室段；fn*：面神经乳突段；jb：颈静脉球；mcf：颅中窝；pcf：颅后窝；peac：外耳道后壁；sis：乙状窦；ve：前庭

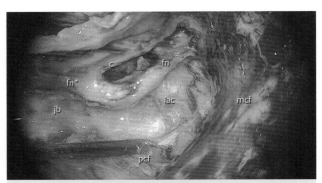

图2.41 临床病例1，左侧：在前庭下方可发现内耳道硬脑膜。平行于内耳道的走行磨除骨质，逐步辨认内耳道的上、下边界。c：鼓索；fn：面神经鼓室段；fn*：面神经乳突段；iac：内耳道；jb：颈静脉球；mcf：颅中窝；pcf：颅后窝

图2.42 临床病例1，左侧：磨除内耳道下方与颈静脉球之间的骨质，以及磨除内耳道上方与颅中窝硬脑膜之间的骨质，使内耳道硬脑膜呈270°暴露。fn：面神经鼓室段；fn*：面神经乳突段；iac：内耳道；jb：颈静脉球；mcf：颅中窝；pcf：颅后窝；sis：乙状窦；箭头：磨除内耳道周围的骨质，在内耳道硬脑膜的上方、下方各形成一个骨槽，从而270°显露内耳道

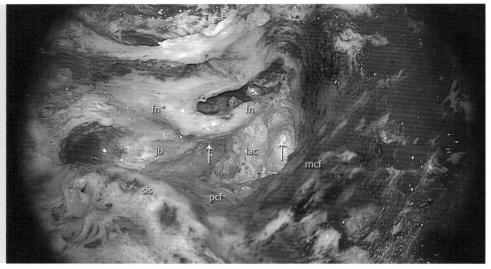

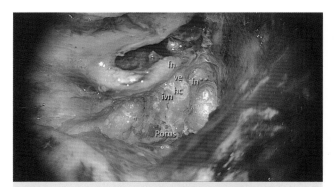

图2.43 临床病例1，左侧：显露内耳道底的横嵴（水平嵴），其分隔了上方的前庭上神经和下方的前庭下神经。fn：面神经鼓室段；fn**：面神经迷路段；hc：横嵴（水平嵴）；ivn：前庭下神经；ve：前庭

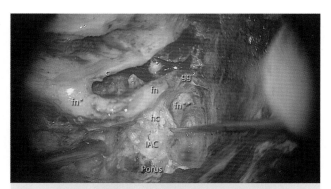

图2.44 临床病例1，左侧：在内耳道底处打开内耳道硬脑膜；可见横嵴上方的前庭上神经。面神经走行于前庭上神经的内侧。c：鼓索；fn：面神经鼓室段；fn*：面神经乳突段；fn**：面神经迷路段；gg：膝状神经节；hc：横嵴（水平嵴）；IAC：内耳道

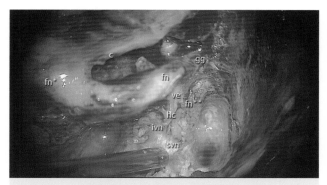

图 2.45 临床病例 1，左侧：分离前庭上神经，可见面神经。c：鼓索；fn：面神经鼓室段；fn *：面神经乳突段；fn **：面神经迷路段；gg：膝状神经节；hc：横嵴（水平嵴）；ivn：前庭下神经；svn：前庭上神经

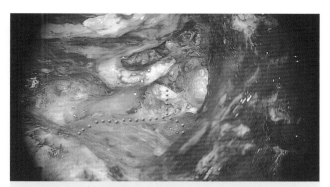

图 2.46 临床病例 1，左侧：切开内耳道硬脑膜至内耳门，并切开颅后窝硬脑膜。见星线所示

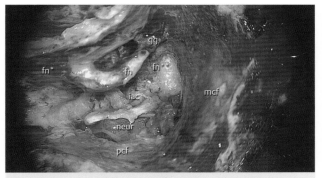

图 2.47 临床病例 1，左侧：用显微剪切开邻近内耳门处的颅后窝硬脑膜。分离桥小脑角处的肿瘤。c：鼓索；fn：面神经鼓室段；fn *：面神经乳突段；fn **：面神经迷路段；gg：膝状神经节；iac：内耳道；mcf：颅中窝；neur：听神经瘤；pcf：颅后窝

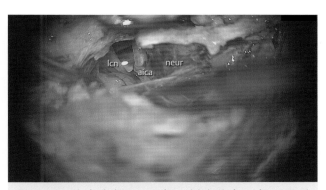

图 2.48 临床病例 1，左侧：桥小脑角下部可见后组脑神经。从脑干表面开始分离肿瘤。lcn：后组脑神经；neur：听神经瘤；aica：小脑前下动脉

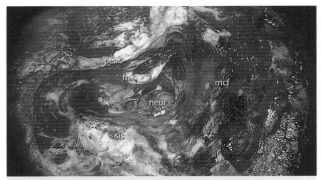

图 2.49 临床病例 1，左侧：肿瘤从内耳道分离至脑干，保留面神经。fn：面神经；mcf：颅中窝；neur：听神经瘤；pcf：颅后窝；peac：外耳道后壁；sis：乙状窦

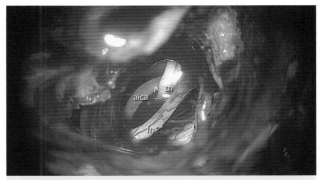

图 2.50 临床病例 1，左侧：肿瘤切除后，显微镜下桥小脑角处的面神经放大图像。注意面神经、三叉神经和小脑前下动脉之间的解剖关系。fn **：入脑干区的面神经；tn：三叉神经；aica：小脑前下动脉

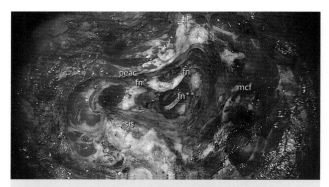

图 2.51 临床病例 1，左侧：听神经瘤切除后的术腔。可见从茎乳孔到入脑干区的面神经。fn：面神经；fn *：面神经乳突段；fn**：桥小脑角处的面神经；mcf：颅中窝；peac：外耳道后壁；sis：乙状窦

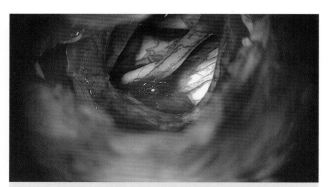

图 2.52 临床病例 1，左侧：在脑干表面的面神经入脑干区的显微镜下观

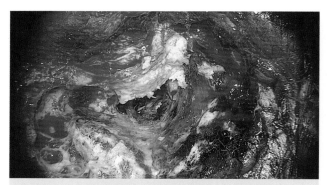

图 2.53 临床病例 1，左侧：在鼓窦入口处，用肌肉分隔鼓窦与鼓室和乳突的连接处，并用骨粉和纤维蛋白胶加固

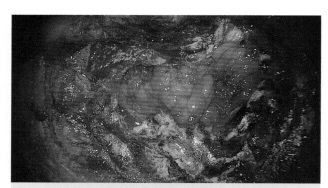

图 2.54 临床病例 1，左侧：腹部脂肪封闭术腔，并复位肌骨膜瓣。仔细缝合皮下组织和皮肤

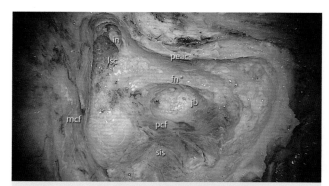

图 2.55 临床病例 2，右侧：迷路切除前，定位面神经乳突段至第二膝。fn *：面神经乳突段；in：砧骨；jb：颈静脉球；lsc：外半规管；mcf：颅中窝；pcf：颅后窝；peac：外耳道后壁；sis：乙状窦

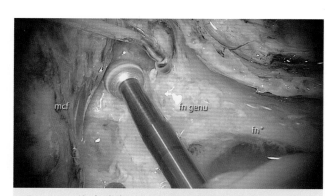

图 2.56 临床病例 2，右侧：开始迷路切除。在这一步骤中，使用大号的金刚砂磨头，并仔细冲洗术区，以避免面神经的损伤。fn *：面神经乳突段；fn genu：面神经第二膝；mcf：颅中窝

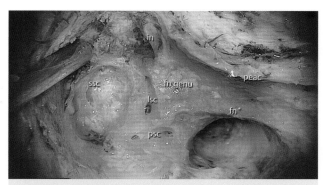

图 2.57 临床病例 2，右侧：打开外、上和后半规管。注意外半规管与面神经第二膝之间的密切解剖关系。fn *：面神经乳突段；fn genu：面神经第二膝；in：砧骨；lsc：外半规管；peac：外耳道后壁；psc：后半规管；ssc：前半规管

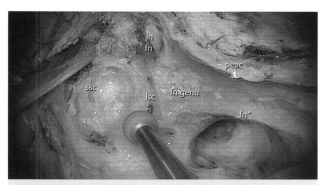

图 2.58 临床病例 2，右侧：磨除半规管时，应保留外半规管的最前部，以保护面神经，避免损伤其邻近的面神经第二膝。fn：面神经鼓室段；fn *：面神经乳突段；fn genu：面神经第二膝；in：砧骨；lsc：外半规管；peac：外耳道后壁；ssc：前半规管

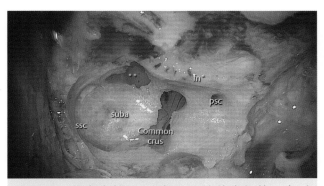

图 2.59 临床病例 2，右侧：开放前半规管，直到辨认壶腹和总脚。**：外半规管和前半规管壶腹连接处；fn *：面神经乳突段；psc：后半规管；suba：弓状下动脉；Common crus：总脚

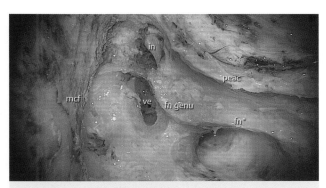

图 2.60 临床病例 2，右侧：开放前庭。面神经的迷路段走行于前庭的后、上端的内侧，进入内耳道底。fn *：面神经乳突段；fn genu：面神经第二膝；in：砧骨；mcf：颅中窝；peac：外耳道后壁；ve：前庭

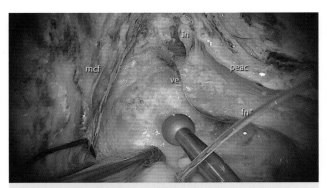

图 2.61 临床病例 2，右侧：冲洗术野，用金刚砂磨头钻辨认内耳道（IAC）。术者必须小心地磨除邻近内耳道底的内耳道前方和上方骨质，避免损伤内耳道入口处的面神经迷路段。fn *：面神经乳突段；in：砧骨；mcf：颅中窝；peac：外耳道后壁；ve：前庭

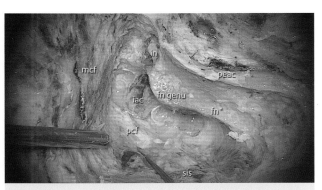

图 2.62 临床病例 2，右侧：暴露从内耳道底到内耳门的全程内耳道。fn *：面神经乳突段；fn genu：面神经第二膝；iac：内耳道；in：砧骨；mcf：颅中窝；pcf：颅后窝；peac：外耳道后壁；sis：乙状窦

并将其从桥小脑角处去除（见临床病例 2 ▶图 2.64 和 ▶图 2.65）。

·在高位颈静脉球的病例中，必须仔细解剖颈静脉球。当颈静脉球正好位于迷路下方时，为了在剥离内耳道肿瘤期间，保护颈静脉球，手术医生应该在颈静脉球的表面保留一薄层骨质（见临床病例 3 ▶图 2.68 和 ▶图 2.69）。如果颈静脉球已暴露，为了在迷路切除手术时，保护颈静脉球，可以在颈静脉球表面覆盖一片速即纱。这能够允许术者在钻磨迷路期间，始终显露颈静脉球的上表面。此操作之后，可以使用骨蜡向下推压颈静脉球，从而便于辨认内耳道。从内耳道底到内耳门的整个解剖过程中，应保持对颈静脉球的控制（见临床病例 3 ▶图 2.70 和 ▶图 2.71）。打开内耳道硬脑膜，暴露肿瘤。在肿瘤切除过程中，

使用脑棉片覆盖颈静脉球（见临床病例 3 ▶图 2.72 和 ▶图 2.73）。

·对于尺寸较大的听神经瘤病例，或向前方扩展的听神经瘤病例，可在内耳道周围向岩尖方向磨除（见临床病例 4 ▶图 2.74 和 ▶图 2.75）。在这些病例中，磨除内耳道上方和下方的骨质至岩尖部位，从而 360° 环形显露内耳道（见临床病例 5 ▶图 2.76 至 ▶图 2.78）。

2.3 经迷路径路和人工耳蜗植入

在特定情况下，可考虑同期进行人工耳蜗植入与经迷路径路手术。如果两种手术同期进行，那么术中需要监测蜗神经功能，并轻柔地切除瘤体，以保护蜗神经和耳蜗。

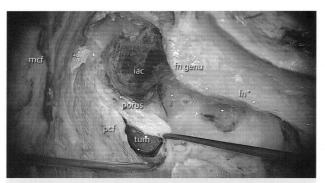

图 2.63 临床病例 2，右侧：切开颅后窝硬脑膜之前，使用双极电凝对切口处硬脑膜先行电凝。使用显微剪沿着颞骨表面剪开内耳门附近的硬脑膜，以避免损伤进入桥小脑角区的小脑组织。fn *：面神经乳突段；fn genu：面神经第二膝；iac：内耳道；mcf：颅中窝；pcf：颅后窝；tum：听神经瘤

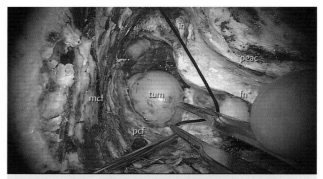

图 2.64 临床病例 2，右侧：肿瘤切除前，先打开外侧脑池，以便释放脑脊液。经此步操作，可松弛小脑和脑干，使切除肿瘤变得更加容易。fn *：面神经乳突段；in：砧骨；mcf：颅中窝；pcf：颅后窝；peac：外耳道后壁；tum：听神经瘤

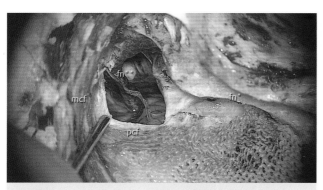

图 2.65 临床病例 2，右侧：肿瘤切除后，脑干区域的最终视图。fn *：面神经乳突段；fn**：进入桥小脑角部位的面神经；mcf：颅中窝；pcf：颅后窝

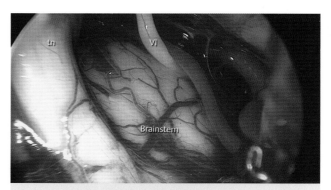

图 2.66 临床病例 2，右侧：通过经迷路术腔，在 0°内镜下观察桥小脑角区的放大图像。tn：三叉神经；Brainstem：脑干；Ⅵ：展神经

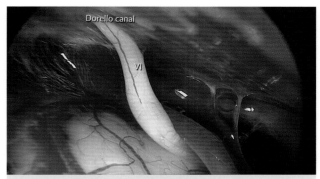

图 2.67 临床病例 2，右侧：内镜所示的桥小脑角处展神经（Ⅵ）放大图像。Dorello canal：Dorello 管

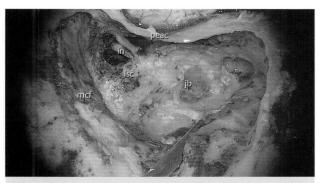

图 2.68 临床病例 3，右侧：该患者可见高位颈静脉球。轮廓化颈静脉球，确定与迷路有关的颈静脉球的最上方边界。in：砧骨；jb：颈静脉球；lsc：外半规管；mcf：颅中窝；peac：外耳道后壁

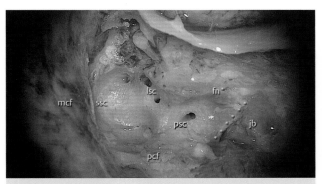

图 2.69 临床病例 3 右侧：开始切除迷路，注意颈静脉球与后半规管之间的关系。在迷路切除过程中，在颈静脉球上放置速即纱，用以保护颈静脉球，并在磨除骨质期间使用吸引器压低颈静脉球。fn*：面神经乳突段；jb：颈静脉球；lsc：外半规管；mcf：颅中窝；pcf：颅后窝；psc：后半规管；ssc：前半规管

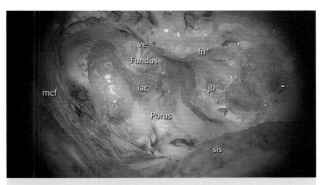

图 2.70 临床病例 3，右侧：轮廓化内耳道。可用骨蜡下压颈静脉球。fn*：面神经乳突段；iac：内耳道；jb：颈静脉球；mcf：颅中窝；sis：乙状窦；ve：前庭；Fundus：内耳道底；Porus：内耳门

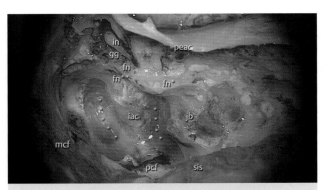

图 2.71 临床病例 3，右侧：磨除内耳道的上、下方骨质，形成两个骨槽（见 ****线）。在此步骤中，在颈静脉球和内耳道下方之间磨除骨槽必须非常小心。颈静脉球应由骨蜡覆盖并被向下挤压，以保护血管结构。fn：面神经鼓室段；fn*：面神经乳突段；fn**：面神经迷路段；gg：膝状神经节；iac：内耳道；in：砧骨；jb：颈静脉球；mcf：颅中窝；pcf：颅后窝；peac：外耳道后壁；sis：乙状窦

尽管此手术可行，但从文献来看，该手术仍存在争议，尤其是在我们不得不考虑术后患者长期听力功能效果时。目前，还没相关指南明确该手术的适应证。

2.3.1 适应证

作者建议在以下情况时考虑同期行人工耳蜗植入术和经迷路径路手术：

· 由于对侧耳的情况不稳定，例如伴有或不伴有胆脂瘤的慢性中耳炎，不推荐在听神经瘤部位进行保留听力的手术。

· 对侧耳的感音听力损失。

· 2 型神经纤维瘤病（NF2）合并双侧听神经瘤患者，由于肿瘤体积较小，可以保留蜗神经。

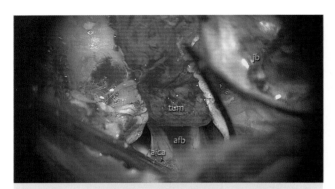

图 2.72 临床病例 3，右侧：切开颅后窝硬脑膜后可见肿瘤，肿瘤充满内耳道，直至内耳门。afb：面听束；jb：颈静脉球；tum：听神经瘤；aica：小脑前下动脉

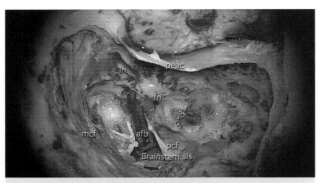

图 2.73 临床病例 3，右侧：肿瘤切除后的最终术腔。afb：面听束；fn*：面神经乳突段；in：砧骨；jb：颈静脉球；mcf：颅中窝；pcf：颅后窝；peac：外耳道后壁；sis：乙状窦；Brainstem：脑干

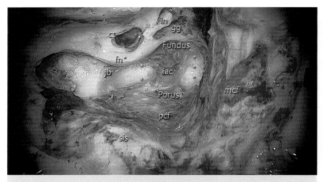

图 2.74 临床病例 4，左侧：磨除内耳道周围的骨质（见 *** 线），并向岩尖扩展。ct：鼓索；fn*：面神经乳突段；gg：膝状神经节；in：砧骨；jb：颈静脉球；mcf：颅中窝；pcf：颅后窝；peac：外耳道后壁；sis：乙状窦；Fundus：内耳道底；Porus：内耳门

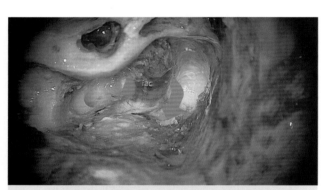

图 2.75 临床病例 4，左侧：行扩大经迷路径路，并向岩尖扩展。磨除内耳道周围的骨质，内耳道 360° 环形显露（见橙色箭头）。iac：内耳道

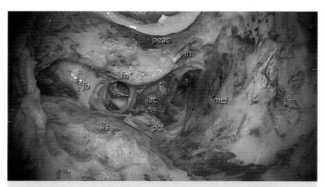

图 2.76 临床病例 5，左侧：行扩大经迷路径路伴岩尖扩展。打开内耳道周围的岩尖气房。fn*：面神经乳突段；iac：内耳道；in：砧骨；jb：颈静脉球；mcf：颅中窝；pcf：颅后窝；peac：外耳道后壁；sis：乙状窦

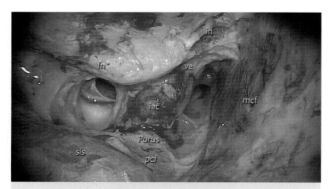

图 2.77 临床病例 5，左侧：行向岩尖扩展的扩大经迷路径路后，显微镜下内耳道的放大图像。fn*：面神经乳突段；iac：内耳道；in：砧骨；mcf：颅中窝；pcf：颅后窝；sis：乙状窦；ve：前庭

2.3.2 手术步骤

经迷路径路手术步骤如前所述。行后鼓室开放术，暴露鼓岬和圆窗龛（见临床病例6▶图2.79，▶图2.80，▶图2.81）。行迷路切除术，从内耳道底至内耳门游离内耳道。在打开硬脑膜之前，通过后鼓室开放，先使用小号金刚砂钻头行耳蜗开窗术，然后再开放颅后窝及内耳道硬脑膜（见临床病例7▶图2.90至▶图2.94）。磨除圆窗龛顶盖及前、后柱，直到暴露圆窗膜。打开圆窗，进入鼓阶（见临床病例6▶图2.82）。一旦暴露鼓阶，即刻于耳蜗开窗处放置一小片吸收性明胶海绵，然后打开内耳道硬脑膜，开始剥离肿瘤（见临床病例6▶图2.83和▶图2.84）。切断前庭上、下神经，分离蜗神经和面神经。在肿瘤和神经之间

放置浸湿的脑棉片，以便于保护神经结构。在此步骤中，术中监测可帮助外科医生判断正确的解剖界面，便于轻柔地分离并保护蜗神经和面神经（见临床病例7▶图2.91和▶图2.92），以及判断蜗神经的功能状态。切除肿瘤后，将人工耳蜗的接收–刺激器放置并固定于颞肌下，将电极阵列轻柔地插入耳蜗开窗处（见临床病例6▶图2.85和▶图2.86）。用小块肌肉固定电极阵列于耳蜗开窗处，并使用脂肪封闭桥小脑角与术腔的连接处。

使用颞肌封闭咽鼓管和后鼓室开放处，然后将骨粉再放置于肌肉外侧，隔绝鼓室和乳突腔（见临床病例6▶图2.87和▶图2.88）。使用纤维蛋白胶加固封闭术腔。腹部脂肪填塞整个术腔（见临床病例6▶图2.89）。

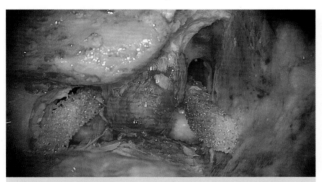

图2.78 临床病例5，左侧：行扩大经迷路径路伴岩尖扩展。360°磨除内耳道周围所有骨质后，沿着内耳道的内侧填入可吸收性明胶海绵

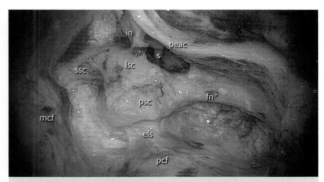

图2.79 临床病例6，右侧：轮廓化迷路，已定位面神经，行后鼓室开放术，显露圆窗龛及砧镫关节。els：内淋巴囊；fn*：面神经乳突段；in：砧骨；lsc：外半规管；mcf：颅中窝；pcf：颅后窝；peac：外耳道后壁；psc：后半规管；s：镫骨；ssc：前半规管

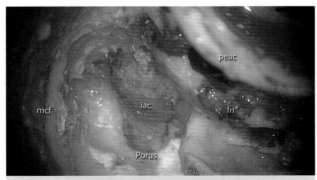

图2.80 临床病例6，右侧：切除迷路后，轮廓化从内耳道底到内耳门的内耳道。iac：内耳道；mcf：颅中窝；peac：外耳道后壁；Porus：内耳门

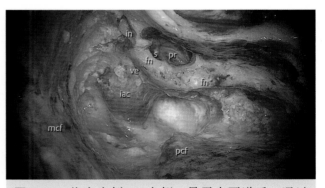

图2.81 临床病例6，右侧：暴露内耳道后，通过开放后鼓室行耳蜗开窗术。fn*：面神经乳突段；fn：面神经鼓室段；iac：内耳道；in：砧骨；mcf：颅中窝；pr：鼓岬；s：镫骨；ve：前庭

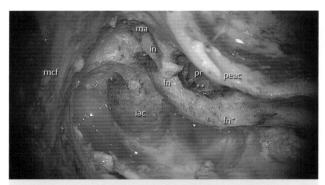

图 2.82 临床病例 6，右侧：使用小号金刚砂磨头磨除圆窗龛，直至暴露圆窗膜。此步骤之后，打开蜗窗进入鼓阶。fn：面神经鼓室段；fn*：面神经乳突段；iac：内耳道；in：砧骨；ma：锤骨；mcf：颅中窝；pr：鼓岬；**：圆窗耳蜗造口术

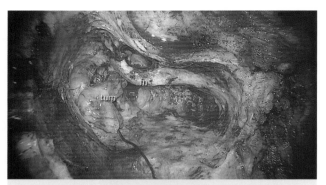

图 2.83 临床病例 6，右侧：从内耳道切除肿瘤。术者必须小心保护面神经和蜗神经。蜗神经位于前庭下神经内侧，在横嵴下方通过。fn*：面神经乳突段；tum：听神经瘤

图 2.84 临床病例 6，右侧：可见内耳道内的蜗神经和面神经已被保留。cocn：蜗神经；fn*：面神经乳突段；fn**：内耳道内的面神经；hc：水平（横）嵴；iac：内耳道；in：砧骨；pr：鼓岬；s：镫骨

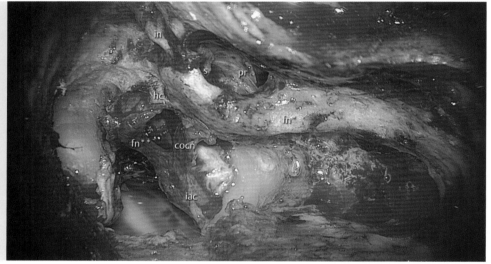

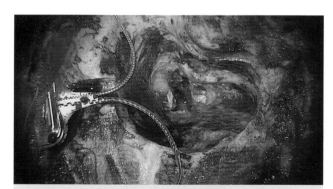

图 2.85 临床病例 6，右侧：固定人工耳蜗的刺激–接受器于骨槽内

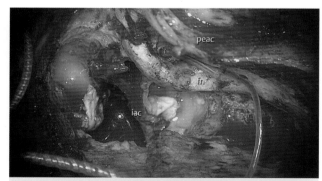

图 2.86 临床病例 6，右侧：将电极阵列放入耳蜗开窗处，并轻柔地推入鼓阶，直至电极最后标记处。fn*：面神经乳突段；iac：内耳道；peac：外耳道后壁

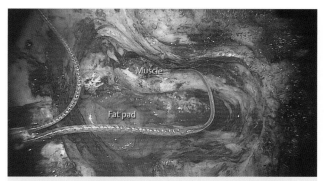

图 2.87　临床病例 6，右侧：放置小块肌肉组织于后鼓室开放处，用以固定电极和分隔鼓室与乳突腔。腹部脂肪被用来阻断桥小脑角和乳突的相通。Muscle：肌肉；Fat pad：脂肪块

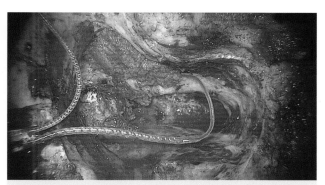

图 2.88　临床病例 6，右侧：使用骨粉封闭后鼓室和鼓窦入口

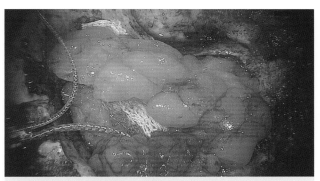

图 2.89　临床病例 6，右侧：用腹部脂肪充填和消除术腔

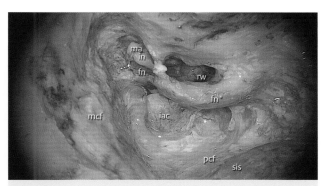

图 2.90　临床病例 7，右侧：行后鼓室开放术，切除迷路后，显露内耳道。fn：面神经鼓室段；fn *：面神经乳突段；iac：内耳道；in：砧骨；ma：锤骨；mcf：颅中窝；pcf：颅后窝；rw：圆窗；sis：乙状窦

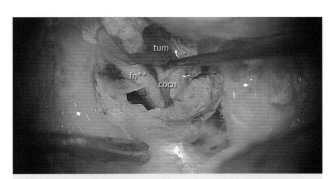

图 2.91　临床病例 7，右侧：从内耳道切除听瘤，并小心保护蜗神经。cocn：蜗神经；fn**：内耳道内的面神经；tum：听神经瘤

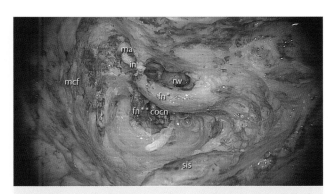

图 2.92　临床病例 7，右侧：肿瘤切除后的最终术腔图像；通过后鼓室开放的通道暴露圆窗。cocn：蜗神经；fn*：面神经乳突段；fn**：内耳道内的面神经；in：砧骨；ma：锤骨；mcf：颅中窝；rw：圆窗；sis：乙状窦

2.4　经迷路径路和脑干听觉植入

经迷路径路也可应用于脑干听觉植入手术，尤其适用于 2 型神经纤维瘤病（NF2）患者。在此类病例中，根据肿瘤切除后的听力状况，可考虑同期行脑干听觉植入。

2.4.1　适应证

脑干听觉植入适应证：

·听力较差的 2 型神经纤维瘤病（NF2）患者。
·双侧蜗神经未发育。

·双侧颞骨横断骨折伴双侧蜗神经离断。

·需切除唯一听力耳的听神经瘤，且蜗神经不能保留者。

需要牢记的是，双侧听神经发育不全、耳蜗和内耳畸形或耳蜗骨化的病例，在考虑脑干听觉植入之前，应先尝试人工耳蜗植入。对于这些病例，只有人工耳蜗植入术后效果不佳或植入失败时，才建议考虑行脑干听觉植入手术。

2.4.2 手术步骤（另见第7章）

解剖学上，外侧隐窝的末端形成 Luschka 孔，其位于桥延沟的边缘。该孔的上方，可见第Ⅶ和第Ⅷ对脑神经的神经根；在孔的下方，是第Ⅸ和第Ⅹ对脑神经的神经根。脉络丛附着于脉络膜的内表面，突出于第Ⅶ和第Ⅷ对脑神经根下方的 Luschka 孔，并移行与第Ⅸ和第Ⅹ对脑神经的后部重叠。绒球是从外侧隐窝边缘突出的小脑叶，附着在外侧隐窝的喙侧边缘和 Luschka 孔上（第四脑室）脉络带穿过外侧隐窝的顶部，勾勒出耳蜗腹侧核的区域。

从术中角度来看，经迷路径路肿瘤切除之后，如前所述（►图 2.68），在颞肌下制作颞骨骨槽，并固定脑干听觉植入的接收－刺激器复合体于颞骨骨槽内。显微镜下探查位于桥小脑角区的外侧隐窝，并辨认脉络丛。脉络丛向外突向脑干，沿其向后表面追踪，可以很容易地发现外侧隐窝的开口。同时，也需探查Ⅸ脑神经起始部、Ⅷ及Ⅶ脑神经根，以及脉络组织，因为所有这些解剖结构都汇聚于外侧隐窝的开口处。在脑干水平，外侧隐窝的开口恰好位于舌咽神经起始部的上方。肿瘤切除后，这一解剖标志尤其重要，因为它的位置是恒定的，而脑干表面可能是变形的。一旦发现外侧隐窝，应小心地开放隐窝，显露 Luschka 孔。应在脑干表面轻柔地移动，小心地放置电极片，并插入 Luschka 孔深部（见临床病例8 ►图 2.95 和►图 2.96）。

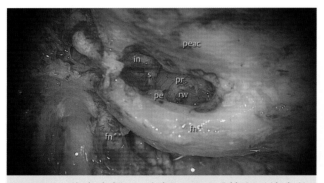

图 2.93 临床病例 7，右侧：通过后鼓室开放术的窗口，显微镜所示的圆窗区放大图像。fn*：面神经乳突段；fn**：内耳道内的面神经；in：砧骨；pe：锥隆起；peac：外耳道后壁；pr：鼓岬；rw：圆窗；s：镫骨

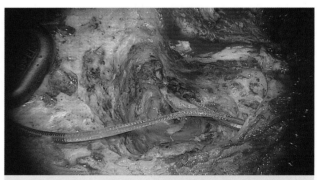

图 2.94 临床病例 7，右侧：人工耳蜗植入体放置于颞肌下，电极阵列插入耳蜗开窗处

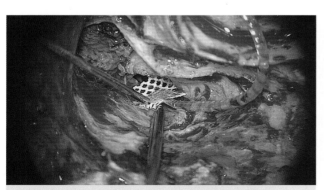

图 2.95 临床病例 8，右侧：经迷路径路术中，在Ⅷ和Ⅸ神经根之间发现外侧隐窝后，放置接收－刺激器于颞肌下，并将电极片轻轻推入桥小脑角

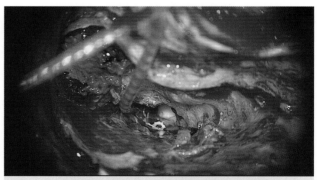

图 2.96 临床病例 8，右侧：通过外侧隐窝，将电极板轻柔地插入 Luschka 孔。此步手术操作后，术中电生理测试有助于找到植入体的最佳位置

电极板置入 Luschka 孔之后，电生理监测可以帮助调整植入体的方位，探寻蜗神经核的最佳听觉反应和刺激结果。植入完成后，在舌咽神经和电极板之间放置一块肌肉，以便将植入体与神经分离，从而避免非听觉刺激。用纤维蛋白胶固定电极板于孔内。用长条腹部脂肪封闭桥小脑角处植入体周围的术腔。

2.4.3 术后护理

患者术后需在重症监护病房监护 24h。

手术后 6h 行计算机断层扫描（CT，▶图 2.97）。患者应保持仰卧位 2d，并建议尽早下床活动，以降低肺栓塞或深静脉血栓形成的风险。术后 4d 拆除加压绷带。通常，患者在手术后 7d 左右出院；10d 后拆除缝线。手术后 1 年行磁共振成像（MRI）检查以检验手术效果。

2.4.4 并发症

虽然经迷路径路是一种安全的手术径路，但

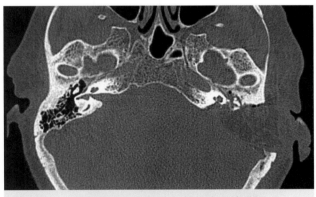

图 2.97 经迷路径路术后的计算机断层扫描

它仍然属于神经外科手术范畴，尤其是在切除较大的肿瘤时，应警惕并发症的发生：

- ·术后脑脊液漏。
- ·脑神经损伤（面神经和后组脑神经）。
- ·脑膜炎 / 感染。
- ·术后出血，桥小脑角血肿。
- ·脑缺血所致梗死或脑卒中。

2.5 迷路后入路

2.5.1 原　理

迷路后入路是对传统经迷路入路的一种改良，仅在迷路的后方通过。通过这一手术方式，使保留听力成为可能，并且在肿瘤切除期间必须保留蜗神经。该入路提供了到达桥小脑角（CPA）和内耳门区域的通路，而不需要牺牲迷路结构；但由于手术窗口有限，因此选择合适的患者对于获得听力功能方面的良好结果至关重要。

2.5.2 适应证

迷路后入路的适应证限于以下几种情况（▶图 2.98）：

- ·在术前听力良好的患者中，位于 CPA 或内耳门处的中小型肿瘤，不累及内耳道的最外侧部分。
- ·颅后窝脑膜瘤，伴颞骨后部近内耳门处存在粘连，术前听力良好（见临床病例 10 ▶图 2.124 至 ▶图 2.130）。
- ·面听束出 / 入脑干区（REZ）的神经血管压迫综合征。

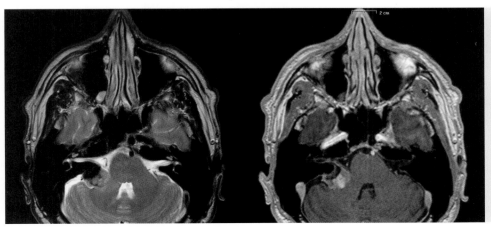

图 2.98　轴位磁共振成像（MRI）扫描显示右侧颅后窝脑膜瘤

· 梅尼埃病的前庭神经切断术。

2.5.3 优 点

· 直接到达 CPA 和 IAC 的最内侧部分，特别是通过耳囊后面的内耳门，以保留听力功能。

2.5.4 局限性

· 无法暴露内耳道底和内耳道的最外侧部分。

· 不适用于内耳道受累的肿瘤。

· 由于手术窗口大小的限制，对于大型肿瘤的暴露不够充分。

· 在高位颈静脉球的情况下，由于术野的显露非常有限，应用这一手术径路可能会非常困难。

2.5.5 内镜的使用

在这一技术中，应特别考虑内镜辅助手术，以充分暴露涉及内耳门区域的肿瘤。由于解剖结构的限制，手术区域中存在迷路的遮挡可能会使该解剖区域的显微镜下暴露变得十分困难，迫使术者不能对肿瘤进行直视下解剖分离操作（见临床病例 9 ▶图 2.111 至 ▶图 2.123）。

2.5.6 手术步骤

患者取仰卧位，头转向对侧；术中持续进行

面神经和蜗神经电的生理监测。

以类似于经迷路入路的方式，在耳后沟后约 4cm 处取 C 形切口（▶图 2.2）；制作并掀起纤维骨膜层，以显露出乳突和部分枕骨骨质（▶图 2.99）；然后行扩大的乳突切除术。上方骨槽从颧弓根延伸到星点，恰好位于颞线下方。前方骨槽垂直于上方骨槽，从外耳道后上缘向下延伸至乳突尖。广泛轮廓化上方的颅中窝硬脑膜和后下方的乙状窦（▶图 2.100）。需在乙状窦后方暴露约 1cm 的颅后窝硬脑膜。额外去除乙状窦后方的骨质可以允许向后牵拉乙状窦，从而改善对骨迷路内侧面的显露。

显露鼓窦和砧骨窝。广泛轮廓化乙状窦和窦脑膜角。向下向前追踪乙状窦直至到达颈静脉球。轮廓化二腹肌嵴。该解剖结构被用作定位靠近茎乳孔的面神经乳突段最下部的解剖标志。然后探查面神经乳突段。去除位于颅中窝硬脑膜、乙状窦和迷路之间的乳突气房，直到暴露出颅后窝硬脑膜。在这一步骤中，应在迷路周围仔细磨除迷路下气房，以保留耳囊。颅后窝硬脑膜在上方的颅中窝、后方的乙状窦和前方的迷路之间逐渐轮廓化。内淋巴囊刚好暴露在后半规管的后方；轻柔的牵拉乙状窦有助于这一操作。一旦颅后窝硬脑膜完全暴露在迷路周围，IAC 的最内侧部分，靠近内耳门处被轮廓化。当颅后窝硬脑膜完全暴

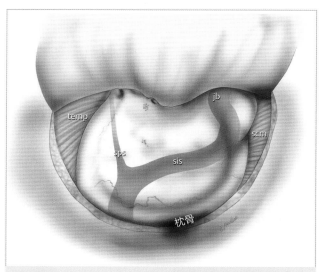

图 2.99 右侧：掀起皮瓣暴露乳突皮质骨。在乳突皮质骨表面可见乙状窦走行的投影。jb: 颈静脉球；scm: 胸锁乳突肌；sis: 乙状窦；sps: 岩上窦；temp: 颞肌

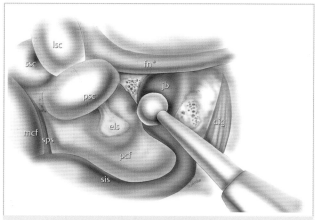

图 2.100 右侧：去除乳突皮质骨，显露颅后窝硬脑膜。后半规管后方可见内淋巴囊。dig: 二腹肌；els: 内淋巴囊；fn*: 面神经乳突段；jb: 颈静脉球；lsc: 外半规管；mcf: 颅中窝；pcf: 颅后窝；psc: 后半规管；sis: 乙状窦；sps: 岩上窦；ssc: 前半规管

露在乙状窦和后半规管之间时，颅后窝硬脑膜的切口正好位于乙状窦的前方并平行于乙状窦。切口必须位于内淋巴囊的外侧，以保护内淋巴囊（▶图 2.101）。

将硬脑膜瓣连同内淋巴囊一起翻向前方，暴露 CPA，释放脑脊液。从而可以显露出位于 CPA 内的肿瘤（▶图 2.102）。在大多数患者中，内耳门不能通过这一入路进行显露，因为乙状窦限制了相对于岩后嵴更钝的手术视角。在这种情况下，内镜辅助手术是必需的，以切除位于内耳门内的肿瘤（见内镜辅助手术）。在下方可见舌咽神经和迷走神经，即颈静脉球水平的前方。通过这一暴露也可以探查到三叉神经和基底动脉。用棉片保护肿瘤周围的脑干组织。位于 CPA 内的肿瘤在显微镜下以与经迷路入路相同的方式进行分离。为了保护蜗神经，应对面听束周围的肿瘤进行轻柔的分离。在肿瘤周围使用双极电凝是有用的，但必须避免内耳动脉的电凝，以免损伤内耳动脉，从而保护听力功能（▶图 2.103 和 ▶图 2.104）。如果遇到术中出血，可以在面听束上使用可吸收性明胶海绵，以便在分离肿瘤期间保护神经。

在这一操作中，蜗神经的术中神经电生理监测是必需的，以便通过在手术操作期间告知术者

该神经的功能状态来避免蜗神经的损伤。

2.5.7 内镜辅助手术（见临床病例 9）

如果在显微镜下步骤中发现肿瘤累及内耳门和内耳道内侧区域时，应考虑使用内镜辅助技术以避免在 IAC 中留下任何残余肿瘤。首先使用直径为 4mm、长度为 15cm 的 0° 内镜探查显微镜下肿瘤切除后的术腔（▶图 2.105）。内镜可以允许在寻找任何残余肿瘤时放大迷路后方内耳门和内耳道的内侧部分（▶图 2.106）。

残余肿瘤可能存在于面听束下方和内侧 IAC 内。为了探查 IAC 中的残留肿瘤，还应使用 45° 和 70° 内镜。一旦发现残余肿瘤，在内镜下将弯曲剥离子（见第 4 章）引入术腔（▶图 2.107）。操作手法应轻柔，从外向内，以便将肿瘤与 IAC 和神经分离，避免对神经的牵拉。在内镜操作过程中，应将棉片放置在小脑和脑干表面，通过避免器械和脑组织之间的直接接触来保护这些重要结构（▶图 2.107 和 ▶图 2.108）。为了去除残余肿瘤，不建议在 IAC 和靠近神经结构的地方使用

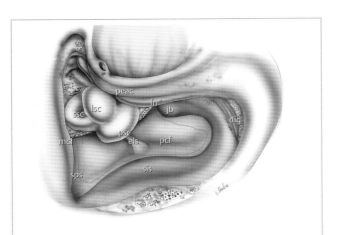

图 2.101 右侧：红线表示经颅后窝硬脑膜进入桥小脑角（CPA）的切口形状。切口应与乙状窦前缘平行，保留内淋巴囊。dig：二腹肌；els：内淋巴囊；fn*：面神经乳突段；jb：颈静脉球；lsc：外半规管；mcf：颅中窝；pcf：颅后窝；peac：外耳道后壁；psc：后半规管；sis：乙状窦；sps：岩上窦；ssc：前半规管

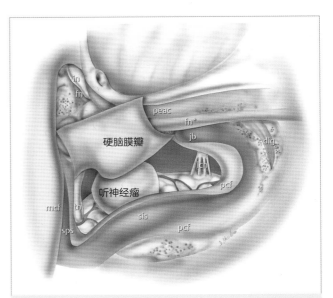

图 2.102 右侧：将硬脑膜瓣与内淋巴囊一起翻向前方，以暴露听神经瘤所涉及的桥小脑角（CPA）区域，包括面听束出 / 入脑干区、下方的后组脑神经和上方的三叉神经。dig：二腹肌；els：内淋巴囊；fn：面神经；fn*：面神经乳突段；in：砧骨；jb：颈静脉球；lcn：后组脑神经；mcf：颅中窝；pcf：颅后窝；peac：外耳道后壁；sis：乙状窦；sps：岩上窦；tn：三叉神经

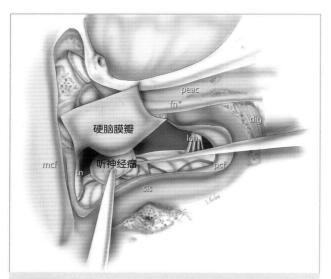

图 2.103 右侧：从保留蜗神经的面听束上分离肿瘤。dig：二腹肌；fn*：面神经乳突段；jb：颈静脉球；lcn：后组脑神经；mcf：颅中窝；pcf：颅后窝；peac：外耳道后壁；sis：乙状窦；tn：三叉神经

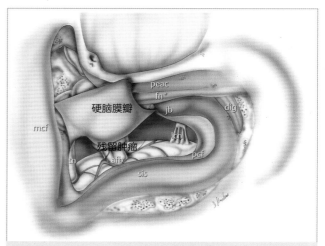

图 2.104 右侧：在显微镜下看不到内耳门区域是否残留肿瘤。内耳道（IAC）的指向阻碍了对于该区域的清晰暴露。afb：面听束；dig：二腹肌；fn*：面神经乳突段；jb：颈静脉球；lcn：后组脑神经；mcf：颅中窝；pcf：颅后窝；peac：外耳道后壁；sis：乙状窦；tn：三叉神经

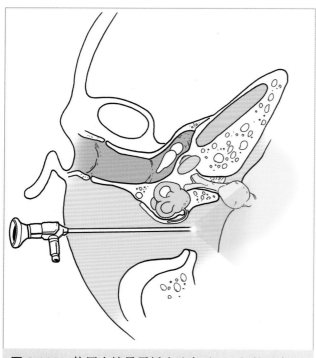

图 2.105 使用内镜暴露桥小脑角（CPA）的示意图

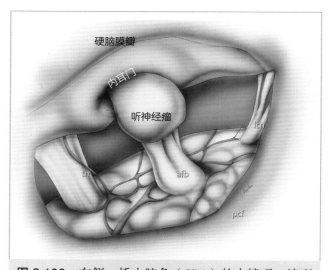

图 2.106 右侧：桥小脑角（CPA）的内镜观。清晰可见内耳门区域，以去除任何残留的肿瘤并确保肿瘤全切。afb：面听束；lcn：后组脑神经；pcf：颅后窝；tn：三叉神经

吸引器，因为吸引器可能会导致损伤神经。如果因 IAC 被出血覆盖而导致术野不清，应考虑轻轻冲洗 IAC 以清洁术野。如果在神经下有残余肿瘤，必须沿神经长轴进行分离操作（见临床病例 9）。如果神经表面出血，应在神经上放置可吸收性明胶海绵进行止血。在内镜下切除肿瘤后，用 70°

内镜对 IAC 进行最终检查（▶图 2.109）

2.5.8 关闭术腔

肿瘤切除后，用一颗肌块和骨屑覆盖中耳和乳突腔之间的鼓窦。尽可能复位并缝合颅后窝的硬膜层。在硬脑膜缺损的情况下，使用肌肉封堵缺损，腹部脂肪填充术腔（▶图 2.110）。复位并

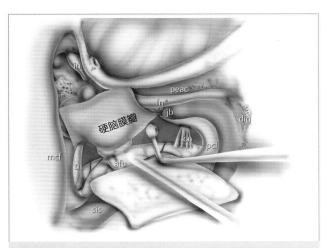

图 2.107 右侧：45° 和 70° 内镜以及弯曲剥离子可能有助于去除残余肿瘤并探查内耳道（IAC）。afb：面听束；fn*：面神经乳突段；in：砧骨；jb：颈静脉球；lcn：后组脑神经；mcf：颅中窝；peac：外耳道后壁；sis：乙状窦；tn：三叉神经

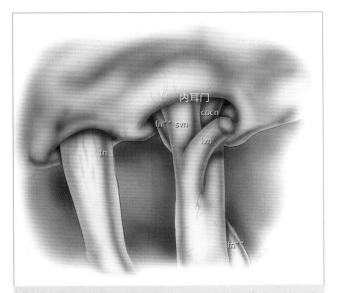

图 2.109 右侧：使用 70° 内镜对内耳道（IAC）进行最终检查。cocn：蜗神经；fn**：进入 IAC 的面神经；ivn：前庭下神经；svn：前庭上神经；tn：三叉神经

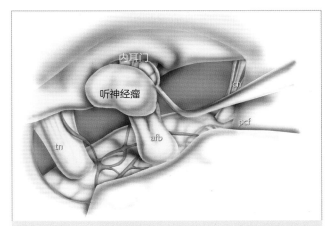

图 2.108 右侧：从内耳道（IAC）去除听神经瘤。afb：面听束；lcn：后组脑神经；pcf：颅后窝；tn：三叉神经

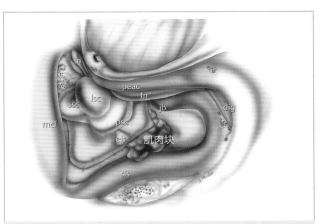

图 2.110 复位并缝合硬脑膜层。在硬脑膜缺损的病例中，需使用肌肉碎片来修补缺损。dig：二腹肌；els：内淋巴囊；fn*：面神经乳突段；in：砧骨；jb：颈静脉球；lsc：外半规管；mcf：颅中窝；peac：外耳道后壁；psc：后半规管；sis：乙状窦；ssc：前半规管

缝合骨膜瓣，并对皮肤进行水密缝合。使用加压绷带覆盖手术部位。

2.5.9 前庭神经切除术（见临床病例 11）

该适应证是有限的，仅适用于伴有单侧前庭障碍的顽固性眩晕（梅尼埃病是最常见的适应证），且对听力良好的患者进行药物治疗无效。

如果是双侧前庭疾病或是由于唯一听力耳引起的眩晕，手术是禁忌的。

如果听力丧失与前庭障碍位于同一侧，应考虑经耳道内镜选择性前庭神经切除术。

在迷路后入路的情况下，必须掌握从出 / 入脑干区到 IAC 的听神经位置的解剖学知识（►图 2.131）。手术入路与前文描述的相同。在手术过程中始终进行面神经的电生理监测。术中监测听觉诱发反应有助于提高术者以安全的方式保存听力的能力。

掀起硬脑膜瓣并悬吊硬脑膜后，在显微镜下显

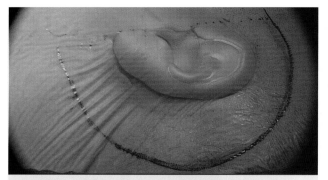

图 2.111 临床病例 9，左侧：取 C 形耳后切口，切口位于耳后沟后方 4cm。切口的前上部需超过耳廓前方附着处；切口的前下部刚好位于乳突尖的正下方

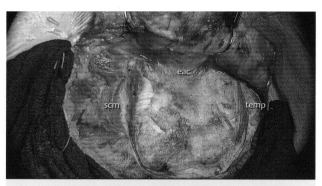

图 2.112 临床病例 9，左侧：掀起皮瓣，切开颞肌，形成肌骨膜瓣。eac：外耳道；scm：胸锁乳突肌；temp：颞肌

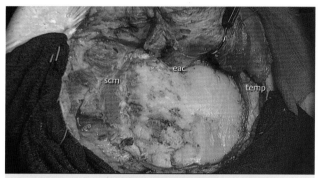

图 2.113 临床病例 9，左侧：掀起肌骨膜层后暴露乳突骨皮质。探查到外耳道（EAC）的后表面。eac：外耳道；scm：胸锁乳突肌；temp：颞肌

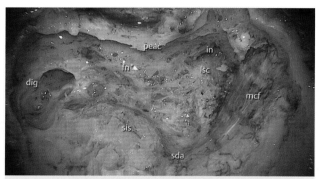

图 2.114 临床病例 9，左侧：行乳突切除术，暴露后方的乙状窦和窦脑膜角，上方的颅中窝硬脑膜。轮廓化窦脑膜角和颅中窝硬脑膜。dig：二腹肌嵴；fn*：面神经乳突段；in：砧骨；lsc：外半规管；mcf：颅中窝；peac：外耳道后壁；sda：窦脑膜角；sis：乙状窦

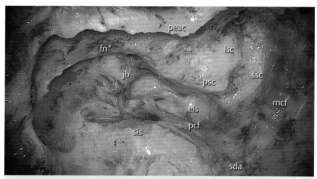

图 2.115 临床病例 9，左侧：去除颅后窝硬脑膜表面骨质，可见内淋巴囊刚好位于后半规管后方。els：内淋巴囊；fn*：面神经乳突段；jb：颈静脉球；lsc：外半规管；mcf：颅中窝；pcf：颅后窝；peac：外耳道后壁；psc：后半规管；sda：窦脑膜角；sis：乙状窦；ssc：前半规管

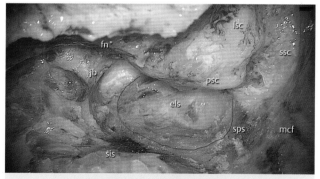

图 2.116 临床病例 9，左侧：红线表示颅后窝硬脑膜进入桥小脑角（CPA）的切口形状。切口应该与乙状窦平行，保留内淋巴囊。els：内淋巴囊；fn*：面神经乳突段；jb：颈静脉球；lsc：外半规管；mcf：颅中窝；psc：后半规管；sis：乙状窦；sps：岩上窦；ssc：前半规管

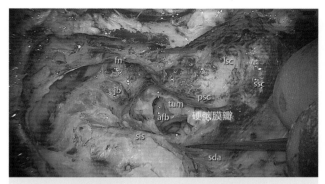

图 2.117　临床病例 9，左侧：掀起硬脑膜瓣，显露桥小脑角（CPA）。可见听神经瘤累及面听束直至出 / 入脑干区。afb：面听束；fn*：面神经乳突段；jb：颈静脉球；lsc：外半规管；psc：后半规管；sda：窦脑膜角；sis：乙状窦；ssc：前半规管；tum：听神经瘤

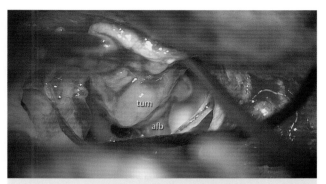

图 2.118　临床病例 9，左侧：切除听神经瘤。面听束在出 / 入脑干处清晰可见。afb：面听束；tum：听神经瘤

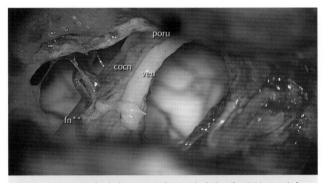

图 2.119　临床病例 9，左侧：肿瘤切除后的面听束。可见蜗神经被仔细保留下来。cocn：蜗神经；fn**：桥小脑角内的面神经（CPA）；ven：前庭神经；poru：内耳门

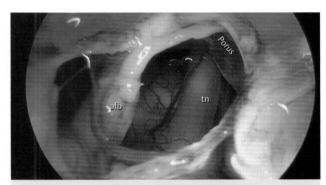

图 2.120　临床病例 9，左侧：桥小脑角（CPA）的内镜观。可见前方的三叉神经和进入内耳道（IAC）的面听束。afb：面听束；tn：三叉神经；Porus：内耳门

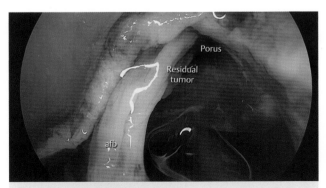

图 2.121　临床病例 9，左侧：在内镜下可见残余肿瘤位于面听束内侧，位于内耳门区域。afb：面听束；Residual tumor：残余肿瘤；Porus：内耳门

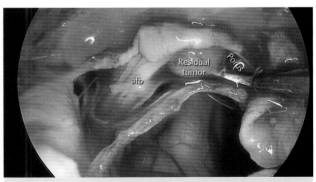

图 2.122　临床病例 9，左侧：在内镜下使用弯曲剥离子切除残余肿瘤。afb：面听束；Residual tumor：残余肿瘤；Porus：内耳门

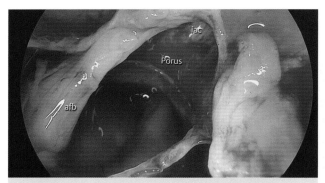

图 2.123 临床病例 9，左侧：使用内镜检查肿瘤切除后的最终术腔。afb：面听束；iac：内耳道；Porus：内耳门

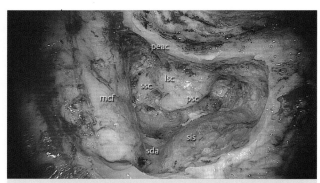

图 2.124 临床病例 10，右侧：行扩大的乳突切除术，以暴露前方的迷路、后方的乙状窦和上方的颅中窝硬脑膜。lsc：外半规管；mcf：颅中窝；peac：外耳道后壁；psc：后半规管；sda：窦脑膜角；sis：乙状窦；ssc：前半规管

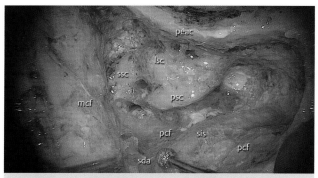

图 2.125 临床病例 10，右侧：轮廓化颅后窝硬脑膜。lsc：外半规管；mcf：颅中窝；pcf：颅后窝；peac：外耳道后壁；psc：后半规管；sda：窦脑膜角；sis：乙状窦；ssc：前半规管

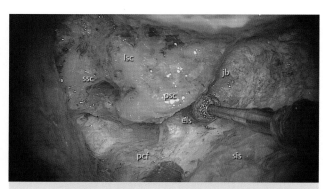

图 2.126 临床病例 10，右侧：内淋巴囊恰好暴露在后半规管的后方。els：内淋巴囊；jb：颈静脉球；lsc：外半规管；pcf：颅后窝；psc：后半规管；sis：乙状窦；ssc：前半规管

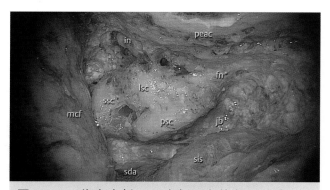

图 2.127 临床病例 10，右侧：在前方可见砧骨。砧骨短脚可作为定位面神经的解剖标志。fn*：面神经乳突段；in：砧骨；jb：颈静脉球；lsc：外半规管；mcf：颅中窝；pcf：颅后窝；peac：外耳道后壁；psc：后半规管；sda：窦脑膜角；sis：乙状窦；ssc：前半规管

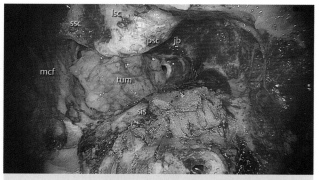

图 2.128 临床病例 10，右侧：切开颅后窝硬脑膜，暴露位于桥小脑角（CPA）的脑膜瘤。jb：颈静脉球；lsc：外半规管；mcf：颅中窝；psc：后半规管；sis：乙状窦；ssc：前半规管；tum：颅后窝脑膜瘤

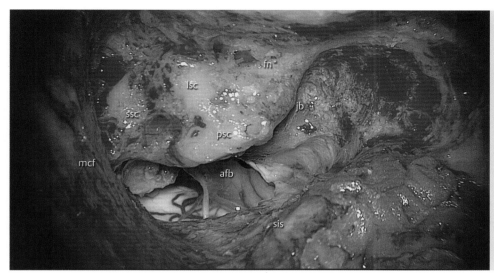

图 2.129　临床病例 10，右侧：肿瘤切除后的最终术腔。afb：面听束；fn*：面神经乳突段；jb：颈静脉球；lsc：外半规管；mcf：颅中窝；psc：后半规管；sis：乙状窦；ssc：前半规管

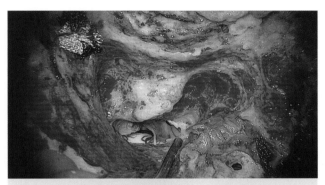

图 2.130　临床病例 10，右侧：术野的整体观，在面听束出 / 入脑干区可见面听束

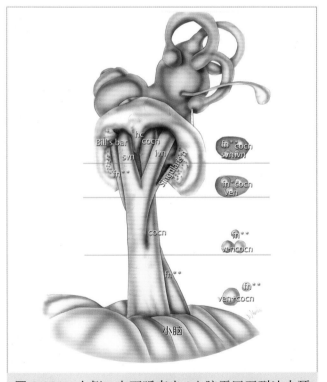

图 2.131　右侧：自面听束出 / 入脑干区至到达内耳道（IAC）内的面听束走行示意图。红线表示桥小脑角（CPA）和 IAC 内神经的横截面及结构关系。cocn：蜗神经；fn**：进入 IAC 和 CPA 的面神经；hc：横嵴；Bill's bar：Bill 嵴；Singularis n：单孔神经；ivn：前庭下神经；svn：前庭上神经

露 CPA，并探查到面听束（▶图 2.132）。下一步是在 CPA 中找到蜗神经和前庭神经之间的正确分隔平面。有几个标志物有助于找到分隔平面：前庭神经通常更灰，蜗神经更白；蜗神经纤维比前庭神经纤维更多；此外，在蜗神经和前庭神经纤维之间的表面上经常有一条细小的血管（▶图 2.133）。可以通过术腔内使用 0°、直径 4mm、长度 15cm 的内镜来观察前庭蜗神经的前表面，因为有时从该表面可以更清楚地看到分隔平面。内镜放大可帮助术者对分隔平面进行正确定向，并确认两条神经之间的不同纤维（见临床病例 11 ▶图 2.136 至 ▶图 2.150）。一旦确认了分隔平面，用剥离子轻轻地分离两条神经；然后用显微剪刀切断前庭神经（▶图 2.134 和 ▶图 2.135）。

复位硬脑膜瓣并将其水密缝合。在术腔内填塞脂肪组织。

2.5.10 提示与技巧

·在暴露迷路的过程中，必须在这些半规管的主轴旁使用金刚砂钻头小心地将半规管轮廓化，避免开放迷路。

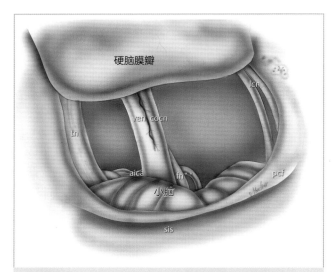

图 2.132　右侧：掀起颅后窝硬脑膜；暴露桥小脑角（CPA）并探查面听束。aica：小脑前下动脉；cocn：蜗神经；fn**：CPA 内的面神经；lcn：后组脑神经；pcf：颅后窝；sis：乙状窦；tn：三叉神经；ven：前庭神经；Dural flap：硬脑膜瓣

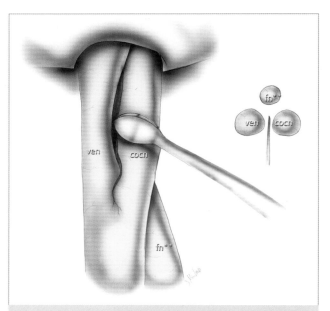

图 2.133　右侧：合适的裂隙平面通常由一条纤细的血管所指示，该血管经常在蜗神经和前庭神经纤维之间的表面走行。此外，前庭神经通常显得发灰，蜗神经则颜色更白。cocn：蜗神经；fn**：CPA 内的面神经；ven：前庭神经

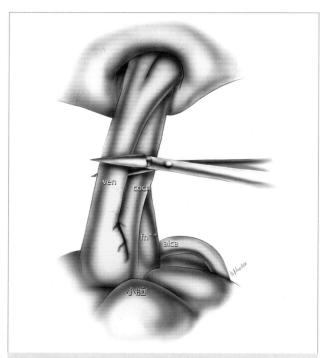

图 2.134　右侧：用显微剪刀切断前庭神经。aica：小脑前下动脉；cocn：蜗神经；fn**：桥小脑角内的面神经（CPA）；ven：前庭神经

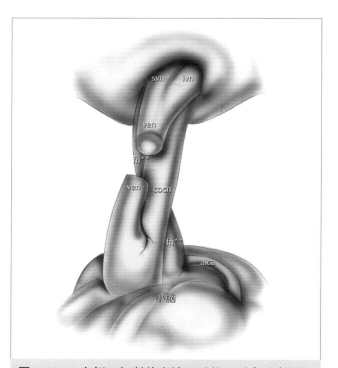

图 2.135　右侧：切断前庭神经后的面听束示意图。aica：小脑前下动脉；cocn：蜗神经；fn**：桥小脑角内的面神经（CPA）；ivn：前庭下神经；svn：前庭上神经；ven：前庭神经

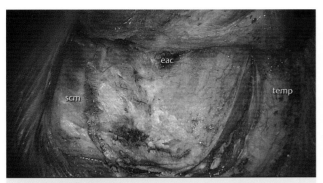

图 2.136 临床病例 11，左侧：取 C 形耳后切口，切口位于耳后沟后方 4cm。掀起皮瓣并切开颞肌以形成肌骨膜瓣。eac：外耳道；scm：胸锁乳突肌；temp：颞肌

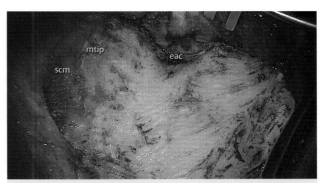

图 2.137 临床病例 11，左侧：掀起肌骨膜瓣后显露乳突皮质骨。eac：外耳道；mtip：乳突尖；scm：胸锁乳突肌

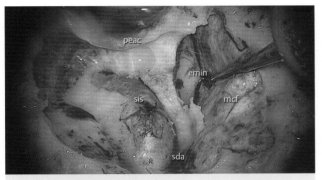

图 2.138 临床病例 11，左侧：充分轮廓化颅中窝和横窦。在岩骨的上表面，弓状隆起是定位前半规管的重要解剖标志。emin：弓状隆起；mcf：颅中窝；peac：外耳道后壁；sda：窦脑膜角；sis：乙状窦

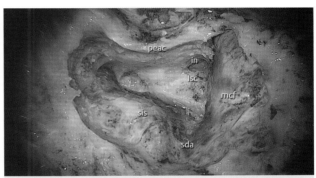

图 2.139 临床病例 11，左侧：探查到鼓窦和锤砧关节；颅后窝硬脑膜刚好暴露在乙状窦的前方。in：砧骨；lsc：外半规管；mcf：颅中窝；peac：外耳道后壁；sda：窦脑膜角；sis：乙状窦

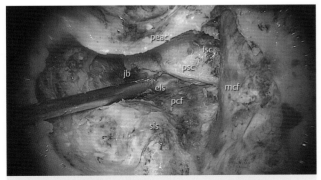

图 2.140 临床病例 11，左侧：轻柔地将颅后窝硬脑膜从乳突骨质表面分离。用金刚砂钻头磨除乳突骨质，显露颅后窝硬脑膜，同时暴露内淋巴囊。els：内淋巴囊；lsc：外半规管；mcf：颅中窝；pcf：颅后窝；peac：外耳道后壁；psc：后半规管；sda：窦脑膜角；sis：乙状窦

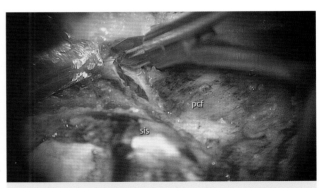

图 2.141 临床病例 11，左侧：平行于乙状窦切开颅后窝硬脑膜。pcf：颅后窝；sis：乙状窦

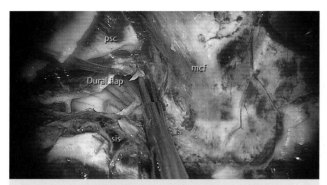

图 2.142 临床病例 11，左侧：沿着乙状窦和颅中窝（平行于岩上窦）切开硬脑膜瓣，暴露桥小脑角（CPA）。psc：后半规管；dural flap：硬脑膜瓣；mcf：颅中窝；sis：乙状窦

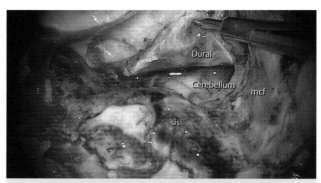

图 2.143 临床病例 11，左侧：向前翻开硬脑膜瓣，显露桥小脑角（CPA）。Dural：硬脑膜；mcf：颅中窝；sis：乙状窦；Cerebellum：小脑

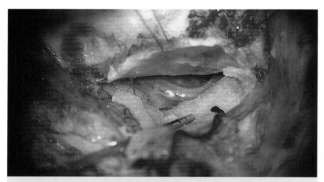

图 2.144 临床病例 11，左侧：用丝线固定硬脑膜瓣

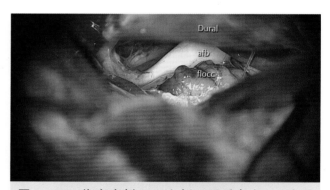

图 2.145 临床病例 11，左侧：面听束出 / 入脑干区的显微镜下观；在后方可见绒球。afb：面听束；flocc：绒球；Dural：硬脑膜

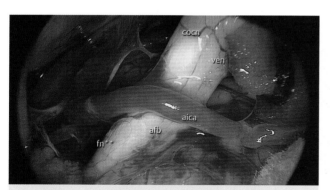

图 2.146 临床病例 11，左侧：面听束出 / 入脑干区的内镜观。afb：面听束；aica：小脑前下动脉；cocn：蜗神经；fn**：桥小脑角内的面神经（CPA）；ven：前庭神经

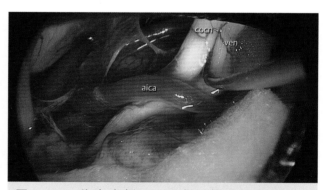

图 2.147 临床病例 11，左侧：使用锐性器械识别并分离合适的裂隙平面。aica：小脑前下动脉；cocn：蜗神经；ven：前庭神经

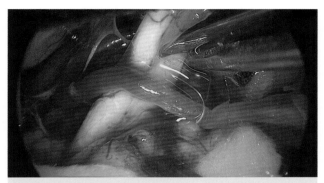

图 2.148 临床病例 11，左侧：用显微剪刀切断前庭神经

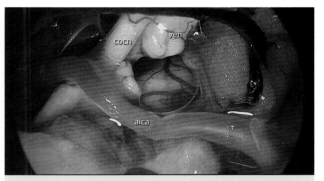

图 2.149 临床病例 11，左侧：在保留蜗神经的同时，切断前庭神经。术中对蜗神经功能进行电生理监测。aica：小脑前下动脉；cocn：蜗神经；ven：前庭神经

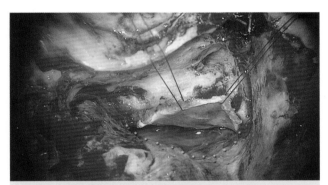

图 2.150 临床病例 11：将硬脑膜瓣复位，缝合硬脑膜

・应广泛轮廓化乙状窦和颅中窝硬脑膜。需在手术过程中牵拉这些结构，使术者能够在迷路后方的 CPA 中获得更多的操作空间。

・双极电凝可以在持续冲水的情况下，在颅中颅和颅后窝硬脑膜上使用，以使硬脑膜收缩，从而获得更多的手术空间。

・一旦打开硬脑膜，将 Merocel 放置于硬脑膜和脑干之间，以避免损伤沿着硬脑膜内侧表面走行的血管结构；使用显微剪刀安全地剪开硬脑膜。

・如果遇到面听束出血，则使用可吸收性明胶海绵覆盖神经表面以起到止血作用。

・如果乳突和迷路周围气房气化良好，在肿瘤切除后，使用骨屑填塞可能有助于封闭和消除这些气房，以避免术后脑脊液漏的发生。

2.5.11 术后护理和并发症

术后护理和术中可能出现的并发症与经迷路入路相同（见经迷路径路的并发症）。术后立即进行 CT 扫描（▶图 2.151）。

迷路后入路的潜在并发症包括硬膜窦出血、小脑水肿、蜗神经损伤、面神经损伤、颅内血管损伤、脑脊液漏、术后头痛以及腹部脂肪移植物疝入上鼓室所导致的传导性听力损失。

2.6 几种不同的颞下窝径路

Ugo Fisch 系统性地描述和总结了切除颞下窝病变的手术操作步骤。

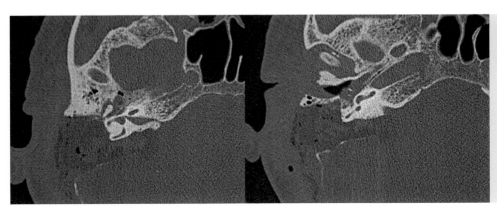

图 2.151 左侧：术后轴位 CT 显示迷路保存完整，清晰可见

Fisch 将这些技术分为三种基本的手术入路（►图 2.152）：

·A 型入路：在该型入路操作中，需要对颅底血管结构进行颈部的解剖分离，同时行岩骨次全切除术、颈静脉结扎术和面神经向前移位，以便到达颈静脉球、岩段颈内动脉垂直部和颞下窝后部。

·B 型入路：在该型入路操作中，需要进行岩骨次全切除术，同时牺牲下颌神经（V3）和脑膜中动脉，需要移位颞肌和颧弓，而不是移位面神经，以便到达岩尖、斜坡、岩段颈内动脉水平部和颅后窝。

·C 型入路：该型入路是 B 型入路的向前扩展。为了暴露颞下窝、翼腭窝、鞍旁区和鼻咽部，需要切除翼板并切断 V2、V3。

2.6.1 颞下窝径路 A 型

适应证

·典型的适应证是位于颞骨颈静脉孔区和向颞下窝扩展的良性肿瘤（C~D 型颈静脉孔副神经节瘤，后组脑神经鞘瘤）（►图 2.153）。

·岩尖或迷路上型胆脂瘤，向颈静脉孔和岩尖区扩展。

·腮腺深叶恶性肿瘤（如腺样囊性癌）向颈静脉孔区扩展或颈静脉孔软骨肉瘤（在这些病例中也考虑切除面神经，►图 2.154 和►图 2.202）。

局限性

·病变对侧迷走神经损伤时禁用该入路。

·术前评估中广泛的颈动脉受累伴侧支脑循环不良或无法耐受球囊闭塞试验。

·由于面神经移位，术后会出现Ⅲ级或Ⅳ级面瘫。

·由于该入路需封闭外耳道（EAC），会导致术后传导性听力损失。

·出现后组脑神经麻痹的风险高，尤其是在大型肿瘤中。

·不适用于侵犯破裂孔前部和海绵窦的肿瘤（此类病例中多采用 B-C 型联合入路）。

内镜的应用

·建议在此类手术中使用内镜，因为骨质的磨除并不总是必要的，尤其是在治疗 C1 型肿瘤时。

·在颞下窝径路 A 型中使用面神经桥技术（下文描述），可使用 45° 内镜检查面神经周围是否存在残余病变（►图 2.176）。

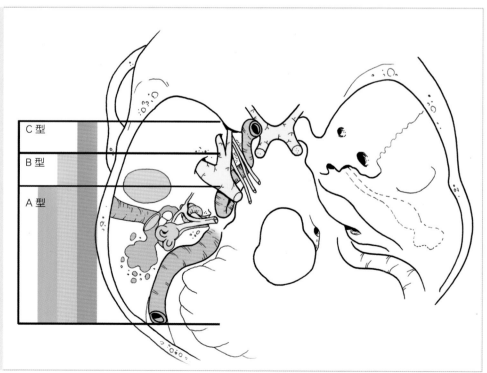

图 2.152 示意图显示不同的颞下窝径路所能暴露的范围（A~C 型）

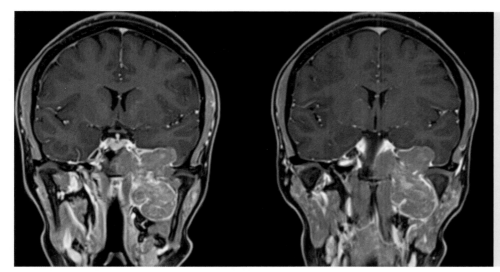

图 2.153　冠状位磁共振成像（MRI）。可见左侧颞骨 C4 级副神经节瘤

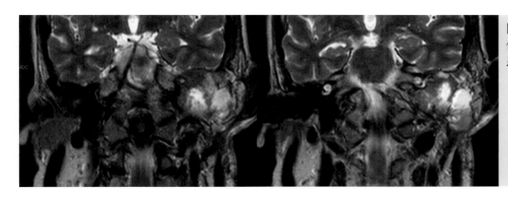

图 2.154　冠状位磁共振成像（MRI）。可见左侧颞骨恶性肿瘤伴颈静脉孔受累

・在 C2~C4 型或 D 型颈静脉孔副神经节瘤中，在显微镜下手术结束时，建议使用 0° 和 45° 内镜进行检查，特别是检查颈内动脉垂直段内表面和颈内动脉水平部直至破裂孔前部的残留病变。

术前评估

术前评估对于正确评估患者和选择安全的手术入路至关重要：

・在术前检查中，应进行 CT 扫描和 MR 血管造影（▶图 2.155）。由于在手术过程中切除了颈内静脉和乙状窦，因此必须考虑从大脑通过乙状窦的静脉回流。由于肿瘤同侧的横窦静脉引流，对于优势侧的乙状窦，这一手术是禁忌的。

・如果颈内动脉受累，应进行球囊闭塞试验，然后考虑封闭颈内动脉或置入支架。

・由于向前移位面神经，术后预计会出现 Ⅲ / Ⅳ 级（H-B 分级）面瘫。

・预期会出现后组脑神经功能缺陷，尤其是在颈静脉孔受累的大型肿瘤治疗过程中。

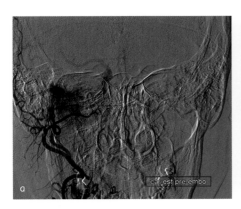

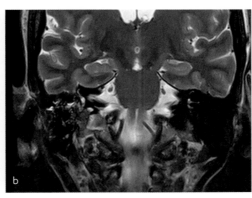

图 2.155　颞骨 C2 级副神经节瘤。（a）术前行脑血管造影分析。（b）同一患者的冠状位磁共振成像（MRI）

· 当计划进行血管性肿瘤切除术（C~D 型颈静脉孔副神经节瘤）时，必须在手术前 24~48h 对颈外动脉血管分支进行血管造影并栓塞。

手术步骤（见临床病例 12 ▶图 2.177 至 ▶图 2.189）

患者呈仰卧位，头转向对侧。面神经电生理监测装置放于眶和口的轮匝肌中；后组脑神经监测也是必要的。

从颞区开始，经过耳后沟后 3~4cm、乳突尖、沿着颈部，取大 C 形手术切口（▶图 2.156）。

在颞肌、筋膜和骨膜水平掀起耳后皮瓣。向前分离皮瓣，并在骨软骨连接处环形切断外耳道（EAC）。将 EAC 内侧面的皮肤与软骨分离，并通过耳道外翻并缝合皮肤，从而实现 EAC 的盲囊封闭。取一可以广泛覆盖乳突骨皮质的骨膜瓣。这一第二层骨膜可用于封闭耳道（▶图 2.157 和 ▶图 2.158）。

分离 EAC 的皮肤直至到达鼓环水平，并连同鼓膜一起去除（▶图 2.159）。一旦暴露出鼓室便可以分离砧镫关节，去除砧骨。切断鼓膜张肌肌腱，以去除锤骨。用显微剪刀剪断镫骨前、后弓，去除镫骨板上结构。

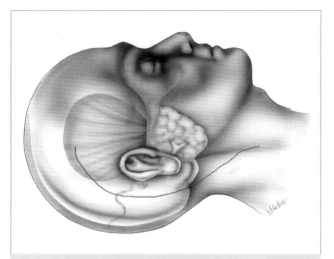

图 2.156 右侧：C 形切口从颞区开始，经过耳后沟后方 3~4cm 到达乳突尖，最后沿颈部结束

颈部解剖

在颈部水平，识别胸锁乳突肌（SCM）前缘，确认并保留耳大神经，直到颅侧分叉处，以备在肿瘤切除结束时作为移植物重建面神经。

然后进行颈部解剖。在靠近颅底的颈部分离胸锁乳突肌（SCM）前缘和二腹肌后腹，直到识别并初步分离颈部的主要血管（▶图 2.160）。小

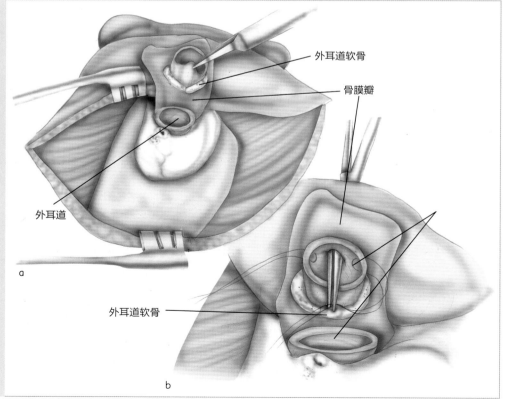

图 2.157 右侧。（a）横断外耳道（EAC），同时掀起骨膜瓣；从外耳道皮肤上分离外耳道软骨。（b）用一把弯钳穿过已经横断的外耳道夹住已缝合外耳道皮肤的两针缝合线，将外耳道皮肤向外翻出

外耳道软骨

骨膜瓣

外耳道

外耳道软骨

a

b

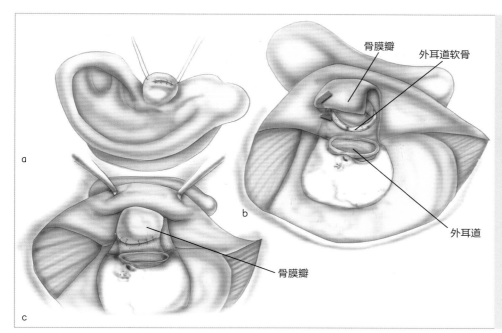

图 2.158　右侧。（a）外翻外耳道（EAC）皮肤，并用 4-0 Vicryl 缝线缝合。（b，c）将骨膜瓣翻折覆盖在外耳道的内表面，并缝合到外耳道软骨上

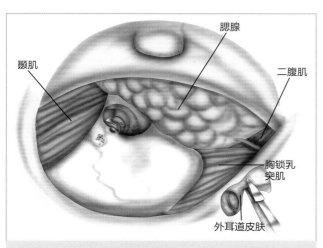

图 2.159　右侧：去除外耳道（EAC）的皮肤和鼓膜

心分离颈内静脉和颈总动脉及其内外分支，并暴露在颈部，直到颅底处。后组脑神经位于颅底；在颈总动脉的下外侧游离迷走神经和交感干。在后方的颈内静脉主干的和前方的颈外动脉主干之间分离出舌下神经。从颈部到颅底分离并保留这一神经。

对寰椎横突和上下斜肌进行解剖。在结束颈部解剖时，游离出颈内动脉直至其到达颅底，将颈外动脉在其分叉处上方结扎。

分离二腹肌后腹，直至乳突附着处。识别鼓乳缝，这两个解剖结构被用作定位面神经主干出

茎乳孔处的解剖标志。将 SCM 在其乳突水平附着处切开，显露出下方的乳突及部分枕骨（▶图2.160）。根据病变的范围，进行部分腮腺浅叶切除术。在茎乳孔水平分离并保留面神经，一直分离到面神经分叉处。

颞骨解剖

然后进行岩骨次全切除术，磨除 EAC 的后壁和前壁，直到暴露出颈静脉球和岩段颈内动脉。去除 EAC 前壁可以暴露颞下颌关节的最后部。进行广泛的乳突切除术，去除迷路周围气房，并对硬脑膜的中部和后部进行广泛的轮廓化。同时轮廓化窦脑膜角，显露乙状窦；沿着乙状窦一直追踪到颈静脉球，从茎乳孔水平一直到膝状神经节轮廓化面神经（▶图2.161 和▶图2.162）。仔细保留迷路，并在咽鼓管鼓室开口的下方轮廓化颞骨内颈内动脉垂直部。

在持续冲洗下，使用金刚砂钻头小心地去除面神经管薄层骨质；去除乳突尖（▶图2.163），用剥离子轻轻去除面神经周围的骨质，显露出自茎乳孔直至膝状神经节处的面神经全程。在咽鼓管上方的颧弓根处磨出一条新的面神经管（▶图2.164）。180° 去除面神经鼓室段表面覆盖的骨质，270° 去除面神经乳突段表面骨质。由于在茎乳孔水平面神经与周围纤维层的粘连，因此可以使用

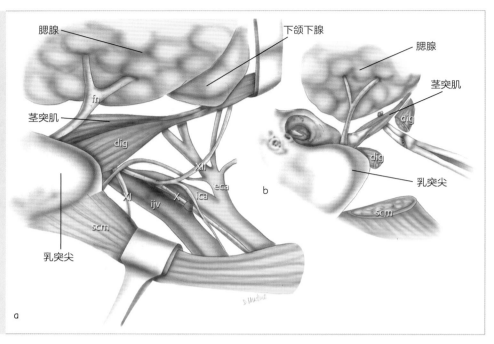

图 2.160 右侧。（a）解剖颈部；分离颈内静脉、颈内动脉和颈外动脉；在颅底处还应探查到后组脑神经和舌下神经的走行；在茎乳孔水平分离面神经的主干。（b）在乳突的附着处切断胸锁乳突肌；同时切断二腹肌和茎突肌。fn：面神经；dig：二腹肌；eca：颈外动脉；scm：胸锁乳突肌；ijv：颈内静脉；ica：颈内动脉

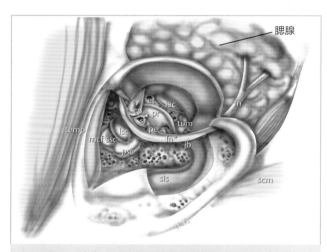

图 2.161 右侧：行岩骨次全切除术。从茎乳孔直到膝状神经节轮廓化面神经。cp：匙突；et：咽鼓管；fn*：面神经乳突段；fn：面神经；jb：颈静脉球；lsc：外半规管；mcf：颅中窝；pe：锥隆起；pr：鼓岬；psc：后半规管；s：镫骨；scm：胸锁乳突肌；sis：乙状窦；ssc：前半规管；temp：颞肌；tum：累及颈静脉孔的肿瘤

剪刀在该水平将面神经游离（▶图 2.165）。然后完全显露面神经乳突段，并使用 Beaver 刀切断面神经和面神经管之间的纤维连接（▶图 2.166）。

逐渐的将面神经从面神经管内轻柔掀起，一直掀至膝状神经节处。将面神经乳突段和鼓室段向前移位。为了保护移位的神经，在腮腺内做了

一个隧道供改道后的面神经走行。将靠近膝状神经节处的面神经鼓室段放置在颧骨根部之前磨出的新面神经管内（▶图 2.167 和 ▶图 2.168）。传统方法，将乙状窦在岩上窦下方压闭，方法是使用 Vicryl 线通过靠近乙状窦两旁的硬膜切口进行双重结扎（▶图 2.169）。这一操作有较高的术后脑脊液漏风险。作为替代方法，也可以通过窦腔外压迫静脉、用速即纱（可吸收止血剂）填塞血管腔以及将静脉按压至乳突骨面来封闭窦腔。在颈部水平双重结扎并切断颈内静脉。暴露颈静脉孔，分离肿瘤的管腔内部分。如果肿瘤出现硬膜外扩展，必须进行分离。在分离肿瘤之前，可以使用颞下窝牵开器，在下颌支后方使用长叶片，在皮肤后缘使用短叶片牵开术野（▶图 2.170）。该牵开器有助于将下颌前移，从而更好地观察颈内动脉的整个垂直部以及肿瘤向岩尖和斜坡方向的扩展范围。

肿瘤分离

从颈静脉孔开始分离病变，同时应尝试保留先前分离出的后组脑神经（▶图 2.171）。打开颈静脉球的外侧壁。在这一步骤中，预计会有来自岩下窦和髁导静脉开口的出血。用速即纱从这些开口填塞静脉腔即可控制出血。保留颈静脉球和颈内静脉在颅底入口处的内侧壁，以保护后组

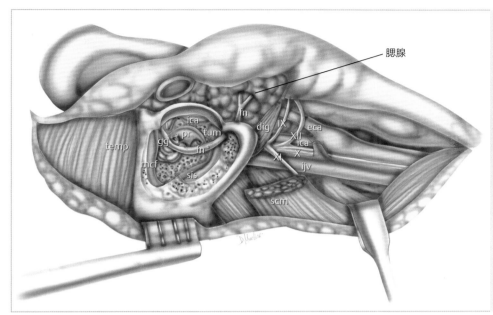

图 2.162 右侧：解剖颈部和颞骨后的术野整体观。dig：二腹肌；eac：颈外动脉；fn：面神经；fn*：面神经乳突段；gg：膝状神经节；ica：颈内动脉；ijv：颈内静脉；mcf：颅中窝；pr：鼓岬；scm：胸锁乳突肌；sis：乙状窦；temp：颞肌；tum：累及颈静脉孔的肿瘤；Ⅸ：舌咽神经；Ⅹ：迷走神经；Ⅺ：副神经；Ⅻ：舌下神经

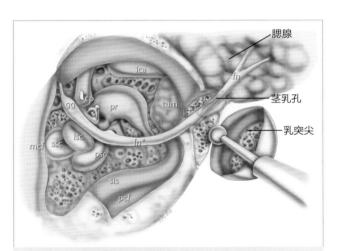

图 2.163 右侧：去除乳突尖，在茎乳孔水平分离面神经主干。cp：匙突；fn*：面神经乳突段；fn：面神经；gg：膝状神经节；ica：颈内动脉；lsc：外半规管；mcf：颅中窝；pcf：颅后窝；pr：鼓岬；psc：后半规管；s：镫骨；sis：乙状窦；ssc：前半规管；tum：累及颈静脉孔的肿瘤

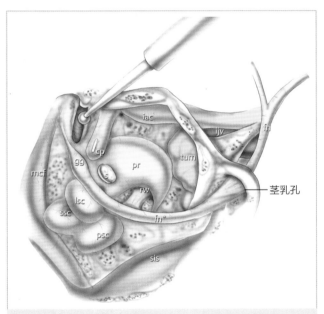

图 2.164 右侧：在咽鼓管上方磨除颧弓根骨质，在此处磨出一个新的容纳面神经走行的面神经管。cp：匙突；fn：面神经；gg：膝状神经节；fn*：面神经乳突段；ica：颈内动脉；ijv：颈内静脉；lsc：外半规管；mcf：颅中窝；pr：鼓岬；psc：后半规管；rw：圆窗；s：镫骨；sis：乙状窦；ssc：前半规管；tum：累及颈静脉孔的肿瘤

脑神经，因为这些神经从颈静脉孔一直走行到颈部，刚好位于该静脉的内侧（►图 2.172）。然后连同颈内静脉和颈静脉球一起将肿瘤切除。为了去除残留的病变，使用金刚砂钻头磨除迷路下气房。

当发现肿瘤包绕颈内动脉并向前扩展时，必须在显微镜下进行轻柔而仔细的分离，以便从主要血管结构中切除肿瘤。用金刚砂钻头磨除颈内动脉垂直部周围的骨质，直到咽鼓管开口处。使

用双极电凝颈鼓动脉，并减少颈内动脉周围肿瘤的大小。由于有损伤血管壁结构的风险，沿颈内动脉后曲逐渐分块切除残余的肿瘤（►图 2.173 和►图 2.174）。

如果肿瘤向硬膜内扩展，则通过乙状窦 – 颈

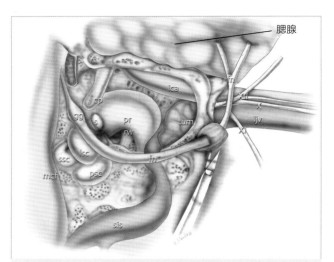

图 2.165　右侧：由于面神经在该水平面与周围纤维层粘连，面神经需在茎乳孔水平用剪刀松解。cp: 匙突；fn*: 面神经乳突段；gg: 膝状神经节；fn: 面神经；ica: 颈内动脉；ijv: 颈内静脉；lsc: 外半规管；mcf: 颅中窝；pr: 鼓岬；psc: 后半规管；rw: 圆窗；s: 镫骨；sis: 乙状窦；ssc: 前半规管；tum: 累及颈静脉孔的肿瘤；X: 迷走神经；XI: 副神经；XII: 舌下神经

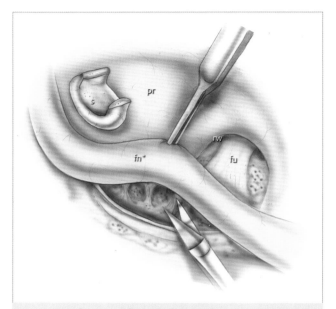

图 2.166　右侧：从面神经管移位面神经；开始将面神经向前移位。fn*: 面神经乳突段；fu: 龛下柱；pr: 鼓岬；rw: 圆窗；s: 镫骨

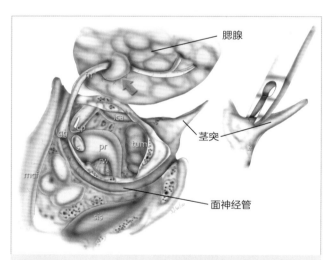

图 2.167　右侧。（a）面神经向前移位；在腮腺上做一个隧道用来放置和保护面神经。（b）去除茎突。cp: 匙突；gg: 膝状神经节；fn*: 面神经乳突段；ica: 颈内动脉；mcf: 颅中窝；pr: 鼓岬；rw: 圆窗；s: 镫骨；sis: 乙状窦；tum: 累及颈静脉孔的肿瘤

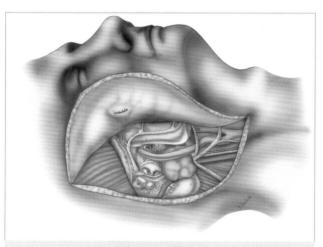

图 2.168　右侧：面神经向前移位后术野的整体观；现在可以接近颈静脉孔

筋膜移植物和腹部脂肪修补硬脑膜缺损。

面神经桥技术（见临床病例 13 ▶ 图 2.190 至 ▶图 2.201）

　　面神经桥技术是颞下窝径路 A 型的一种改良：轮廓化面神经，去除神经表面的部分骨质。将面神经保留在原位。为了避免向前移位面神经，在面神经周围的间隙进行肿瘤的切除。

　　该技术特别适用于颈静脉孔区神经鞘瘤或 C1型颈静脉孔副神经节瘤。

静脉系统进行经颈静脉孔开颅手术。结扎乙状窦后，暴露并切开颅后窝硬脑膜，进入颅后窝。通过这种方法，可以很好地暴露出颈静脉孔、后组脑神经、脑桥和延髓上部的颅内部分，肿瘤可以小心地从 CPA 内切除（▶ 图 2.175）。使用颞肌

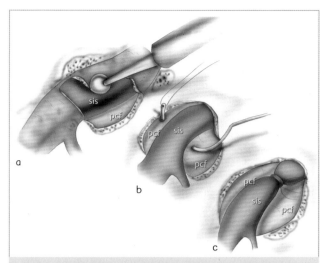

图 2.169 右侧。（a）轮廓化乙状窦，去除乙状窦周围的颅后窝硬脑膜表面的骨质。（b）将钝头动脉瘤针穿过乙状窦下方的硬脑膜层；将 Vicryl 缝线穿过针眼。（c）双重结扎乙状窦。pcf：颅后窝；sis：乙状窦

关闭术腔

用一块颞肌封闭咽鼓管。从腹部获取腹部脂肪。用脂肪填塞术腔。然后复位并缝合二腹肌后腹。复位肌骨膜瓣并将其缝合在颞肌上（►图 2.177）。缝合皮肤并放置加压绷带。

提示与技巧

· 在切除 C 级副神经节瘤时，应考虑单阶段手术，因为术区的解剖结构周围存在瘢痕组织，在手术的第二阶段从血管结构（如颈内动脉和面神经）中剥离肿瘤可能很困难。

· 对于 Di 级副神经节瘤（见第 5 章），应考虑分两阶段手术切除肿瘤，以尽可能降低手术并发症。在这种情况下，在手术的第一阶段，应只切除肿瘤的硬膜外部分，而必须保留肿瘤的硬膜内部分。第一次手术后 6 个月，再计划进行第二阶段手术切除硬膜内部分肿瘤。

由于存在面神经的阻碍，颈静脉球和颈内动脉垂直部的手术暴露受到限制，因此在该技术中，在显微镜下手术结束时需要内镜支持。使用 45°内镜检查面神经和颈内动脉周围是否存在残余肿瘤。用成角剥离子清除面神经乳突段和颈内动脉内侧的任何残留病变（►图 2.176）。

2.6.2 颞下窝径路 B 型和 C 型（见临床病例 14 ►图 2.221 至 ►图 2.236）

这两种入路是颞下窝径路 A 型的向前延伸，但在 B 型和 C 型径路中，不需要向前移位面神经（►图 2.203）。

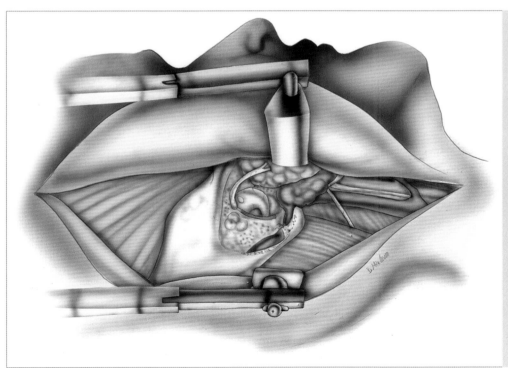

图 2.170 右侧：从头顶方向置入颞下窝牵开器，向前推开下颌支

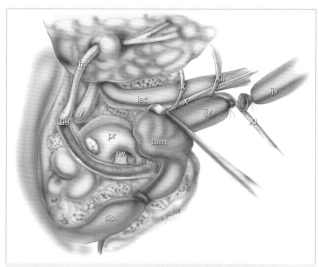

图 2.171 右侧：在靠近颅底的颈部结扎颈内静脉。从颈静脉孔和颈内动脉的岩骨内垂直部开始剥离肿瘤。fn*：面神经乳突段；gg：膝状神经节；ica：颈内动脉；ijv：颈内静脉；pr：鼓岬；rw：圆窗；s：镫骨；sis：乙状窦；tum：累及颈静脉孔的肿瘤；IX：舌咽神经；X：迷走神经；XI：副神经；XII：舌下神经

颞下窝径路 B 型适应证

· 涉及岩尖和斜坡的良性病变（▶图 2.204）。

· 累及颈内动脉区域（迷路下、岩尖）的岩骨胆脂瘤。

· 岩尖 / 斜坡的表皮样或皮样囊肿。

· 斜坡脊索瘤。

· 斜坡软骨肉瘤。

颞下窝径路 C 型适应证

· 良性病变扩展到翼腭窝、鞍区和鞍旁区以及鼻咽部。

· 侵犯颞下窝和颅内的大型青少年鼻咽血管纤维瘤。

· 残留的恶性鼻咽癌。

· 三叉神经鞘瘤。

· 腺样囊性癌。

局限性

· 这种手术技术需要牺牲三叉神经下颌支（V3），预计会导致传导性听力损失。

内镜支持

在颞下窝径路 B 型和 C 型中，强烈建议内镜支持，尤其是在清除位于颈内动脉垂直部和水平部内侧斜坡的残余病变时（▶图 2.215 和 ▶图 2.216）。

手术步骤

患者仰卧位。术中需使用面神经电生理监测，电极放置在口轮匝肌和眼轮匝肌上。

在耳后沟后方做一个宽的 C 形切口。切口在颞区向上延伸，止于眶外侧缘的上方和后方，并

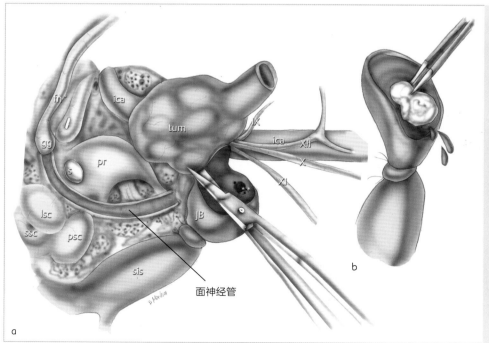

面神经管

图 2.172 右侧。（a）切开颈静脉球的外侧面，连同颈内静脉一起将肿瘤切除；在这一操作过程中，由于岩下窦和该区域的髁导静脉的开放，预计会出现静脉窦开口的出血。（b）用速即纱填塞颈静脉腔。fn*：面神经乳突段；gg：膝状神经节；ica：颈内动脉；jb：颈静脉球；lsc：外半规管；pr：鼓岬；psc：后半规管；s：镫骨；sis：乙状窦；ssc：前半规管；tum：累及颈静脉孔的肿瘤；**：岩下窦和髁导静脉的开口；IX：舌咽神经；X：迷走神经；XI：副神经；XII：舌下神经

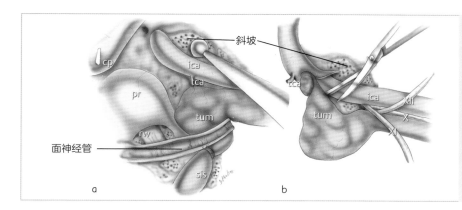

图 2.173 右侧。（a）当肿瘤累及岩段颈内动脉时，使用金刚砂磨钻对动脉进行轮廓化。（b）电凝颈鼓动脉，并从颈内动脉表面进行肿瘤剥离，以保持动脉壁的完整性。ica：颈内动脉；pr：鼓岬；rw：圆窗；sis：乙状窦；tca：颈鼓动脉；tum：累及颈静脉孔的肿瘤；X：迷走神经；XI：副神经；XII：舌下神经

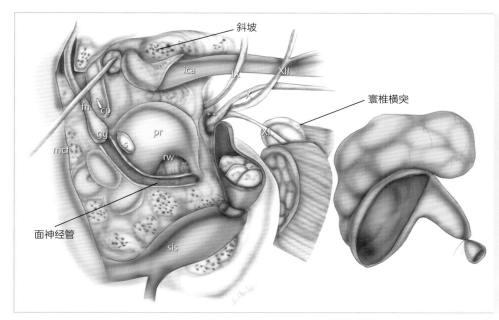

图 2.174 右侧：将颈内静脉连同肿瘤一起切除；从颞肌获取的一块肌肉被用来填塞封闭咽鼓管鼓室开口。cp：匙突；fn：面神经；gg：膝状神经节；ica：颈内动脉；mcf：颅中窝；pr：鼓岬；rw：圆窗；s：镫骨；sis：乙状窦；tum：累及颈静脉孔的肿瘤；**：岩下窦的开口；IX：舌咽神经；X：迷走神经；XI：副神经；XII：舌下神经

沿颈部向下延伸（▶图 2.205）。

掀起皮瓣，确认 SCM 的前缘，保留耳大神经。与 A 型径路类似，在骨与软骨交界水平横断 EAC，并对 EAC 进行盲囊封闭。在掀起颞区皮瓣时必须考虑颞肌筋膜的解剖层次。在解剖学上，我们要考虑到颞区的三层筋膜：颞顶筋膜、颞深筋膜浅层和颞深筋膜深层。颞顶筋膜（颞浅筋膜）是一与帽状腱膜相延续的浅筋膜。该筋膜层包含颞浅动脉和面神经额支。颞深筋膜比颞顶筋膜位置更深。颞深筋膜在颞线水平分为两层：浅层和深层。两层筋膜包裹颧弓，在颞深筋膜的浅层和深层之间有一个脂肪垫，正好位于颧弓的上方。出于这一解剖因素，在颞区掀起皮瓣时应在颞筋膜上方的浅层解剖平面开始。当解剖至接近颧突时，应识别并切开颞深筋膜浅层的平面，以便到达位于颞深筋膜浅层和深层之间的浅层脂肪垫。保持这一更深层次的解

剖平面，我们最终能够安全地掀起皮瓣，保留面神经额支，同时显露出颧弓（▶图 2.206）。

暴露腮腺，在外耳道软骨点（tragal pointer）水平的茎乳孔处显露面神经主干。循面神经主干追踪面神经进入腮腺，显露面神经分叉处。仔细分离和保留面神经额支。

沿着颧骨长轴切开并掀起颧弓表面的骨膜，保护面神经额支（▶图 2.206）。在颧弓上进行预电凝，为截骨做准备。然后进行截骨术。分离颧弓并向下移位，保持颧弓骨质和颞肌之间的肌肉附着（▶图 2.207）。截骨完成后，将整个颞肌从颞鳞上分离，并与颧弓一起向下移位，保持肌肉与冠突之间的连接，然后将牵开器放置在肌肉上，使下颌骨髁突向下移位（▶图 2.208）。在手术过程中，应避免损伤或牵拉面神经主干。和在颞下窝径路 A 型中的手术步骤一样，从 EAC 取出皮肤

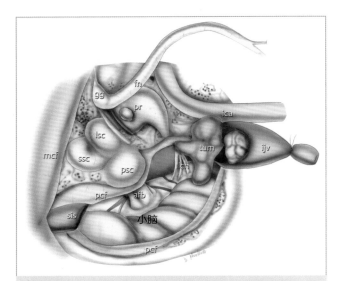

图 2.175 右侧：在肿瘤向硬膜内扩展的情况下，通过乙状窦—颈静脉系统进行经颈静脉孔开颅手术。结扎乙状窦；切除颅后窝的硬脑膜进入颅后窝；暴露位于桥小脑角（CPA）内的肿瘤并将其切除。afb: 面听束；fn: 面神经；gg: 膝状神经节；ica: 颈内动脉；ijv: 颈内静脉；lcn: 后组脑神经；lsc: 外半规管；pcf: 颅后窝；pr: 鼓岬；psc: 后半规管；sis: 乙状窦；ssc: 前半规管；tum: 累及颈静脉孔和 CPA 的肿瘤

和鼓膜。去除听骨链，保留镫骨足板。行开放式乳突切除术。从膝状神经节直至茎突孔识别和轮廓化面神经。使用金刚砂钻头，磨除前鼓室和下鼓室的气房，暴露出主要血管结构：颈静脉球和颈内动脉（▶图 2.209b）。在该手术过程中，应保留鼓岬和耳蜗，除非手术入路需要牺牲听力功能。进一步解剖颈内动脉并将其从岩段垂直部一直显露至水平部。去除匙突和鼓膜张肌半管，亦去除同名肌肉。磨除并开放咽鼓管的骨部，从而更好地显露颈内动脉的水平部，并沿该血管结构进一步向前方扩大暴露范围。

使用金刚砂钻头从窦脑膜角一直磨到前方靠近颞弓区域，广泛暴露颅中窝底。然后磨除并去掉下颌关节窝。磨除颅中窝底骨质可以使术者能够向前方对硬脑膜进行显露，直到识别出进入棘孔的脑膜中动脉和从卵圆孔穿出的三叉神经下颌支（V3，▶图 2.209a）。电凝并切断脑膜中动脉；切断 V3 以进入颞下窝。将牵开器放置在颞下颌关节和颞肌上，以便向前牵开下颌骨，更好地显露出颈内动脉和斜坡骨质（▶图 2.210）。在岩尖和斜坡区，相当于破裂孔前部水平，进一步向前暴露颈内动脉水平部，从而暴露位于岩尖的肿瘤（▶图 2.211；见临床病例 15 ▶图 2.237 和 ▶图 2.238）。

颞下窝径路 B 型的内镜支持（另见第 6 章）

在内镜时代之前，如果颈内动脉下方的斜坡区有大量病变，会对动脉进行 360° 解剖分离（▶图 2.212），同时必须小心、轻柔地将颈内动脉从颈动脉管中移位牵开，以清晰地显露后方隐藏的斜坡区域。必要时，磨除鼓岬并牺牲耳蜗，以便磨除颈内动脉周围的所有骨质，特别是当病变位于耳蜗内侧时，需要牺牲听力功能（▶图 2.213）。进一步从颈内动脉壁上去除骨，从而可以牵开血管结构，使其向前移位，显露出颈动脉内侧的斜坡区域（▶图 2.214）。

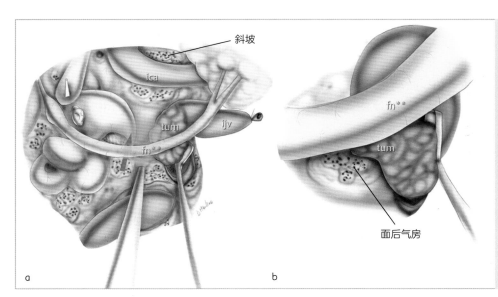

图 2.176 右侧。（a）在 C1 级副神经节瘤中，行面神经桥技术，将面神经保持在面神经管内不移位；使用 0° 内镜抵近放大观察颈静脉孔和面后区域，暴露肿瘤。（b）在内镜下使用弯曲剥离子用来切除面神经管内侧的残余肿瘤。fn*: 面神经乳突段；ica: 颈内动脉；ijv: 颈内静脉；tum: 累及颈静脉孔的肿瘤

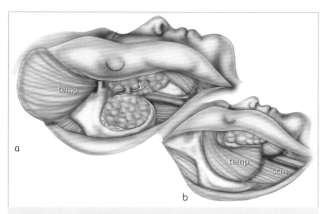

图 2.177 临床病例 12，右侧。（a）用腹部脂肪封闭术腔。（b）将颞肌向下转位并缝合到胸锁乳突肌上，以关闭术腔，将颈部和颞骨之间的术腔分开。scm：胸锁乳突肌；temp：颞肌

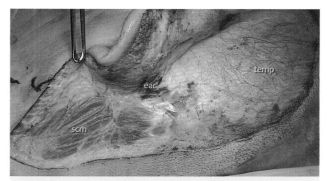

图 2.178 临床病例 12，左侧：C2 级副神经节瘤。掀起皮瓣。eac：外耳道；scm：胸锁乳突肌；temp：颞肌

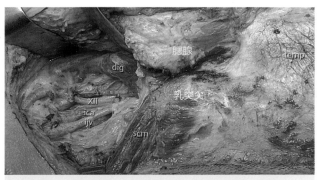

图 2.179 临床病例 12，左侧：横断外耳道（EAC）；解剖颈部，并在颅底分离主要的颈部大血管以及后组脑神经。dig：二腹肌；ica：颈内动脉；ijv：颈内静脉；scm：胸锁乳突肌；temp：颞肌；XII：舌下神经

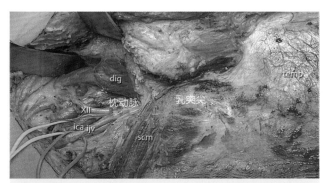

图 2.180 临床病例 12，左侧：在颅底颈部分离颈内动脉和颈内静脉，并用不同颜色标记。dig：二腹肌；ica：颈内动脉；ijv：颈内静脉；scm：胸锁乳突肌；temp：颞肌；XII：舌下神经

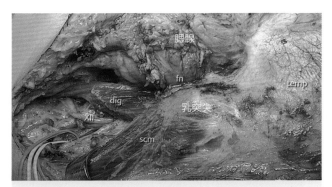

图 2.181 临床病例 12，左侧：行腮腺浅叶切除术，将面神经在茎乳孔水平分离。dig：二腹肌；fn：面神经；scm：胸锁乳突肌；temp：颞肌；XII：舌下神经

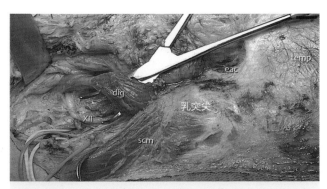

图 2.182 临床病例 12，左侧：切断二腹肌和茎突肌。dig：二腹肌；eac：外耳道；scm：胸锁乳突肌；temp：颞肌；XII：舌下神经

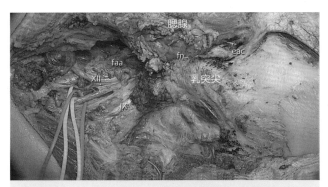

图2.183 左侧：在乳突尖处切断胸锁乳突肌，掀起骨膜瓣，显露乳突和部分枕骨。eac：外耳道；faa：面动脉；fn：面神经；XII：舌下神经；XI：副神经

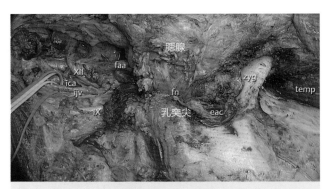

图2.184 左侧：暴露颧弓，去除外耳道（EAC）的皮肤。eac：外耳道；faa：面动脉；fn：面神经；ica：颈内动脉；ijv：颈内静脉；temp：颞肌；zyg：颧弓；XII：舌下神经；XI：副神经

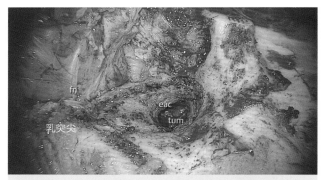

图2.185 临床病例12，左侧：已去除外耳道皮肤和鼓膜。可见位于鼓室内的肿瘤。eac：外耳道；fn：面神经；tum：肿瘤

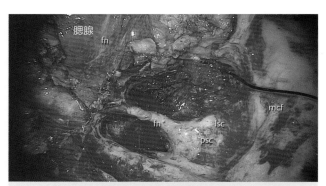

图2.186 临床病例12，左侧：行岩骨次全切除术，去除听骨链，并从鼓室腔中逐渐切除肿瘤；已在颞骨内轮廓化面神经。fn：面神经；fn*：面神经乳突段；lsc：外半规管；mcf：颅中窝；psc：后半规管

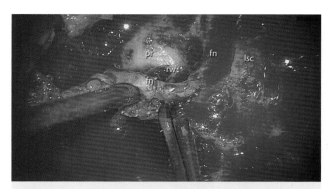

图2.187 临床病例12，左侧：开始将面神经向前移位；轻柔地将面神经乳突段自面神经管中移位；用显微剪刀剪断面神经和面神经管之间的粘连（*****）。fn：面神经；fn*：面神经乳突段；lsc：外半规管；rw：圆窗；pr：鼓岬

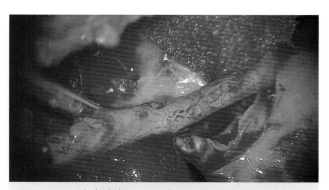

图2.188 临床病例12，左侧：在向前方移位过程中，在神经上使用类固醇皮质激素浸泡过的可吸收性明胶海绵来保护面神经

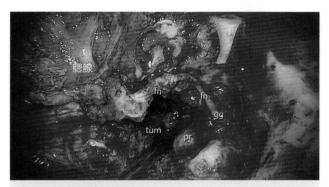

图 2.189　临床病例 12，左侧：已完成面神经的向前移位，暴露位于颈静脉孔区的肿瘤。fn：面神经；fn*：面神经乳突段；lsc：外半规管；pr：鼓岬；tum：累及颈静脉孔的肿瘤；gg：膝状神经节

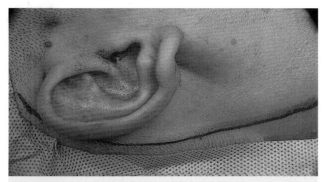

图 2.190　临床病例 13，右侧：C1 级副神经节瘤。面神经桥技术。标记切口线

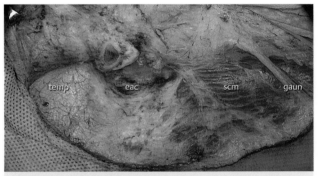

图 2.191　临床病例 13，右侧：掀起皮瓣，横断外耳道（EAC）。eac：外耳道；gaun：耳大神经；scm：胸锁乳突肌；temp：颞肌

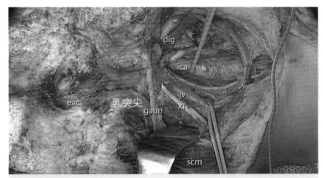

图 2.192　临床病例 13，右侧：在靠近颅底处分离颈部主要的血管结构和神经。dig：二腹肌；eac：外耳道；gaun：耳大神经；ica：颈内动脉；ijv：颈内静脉；scm：胸锁乳突肌；XI：副神经

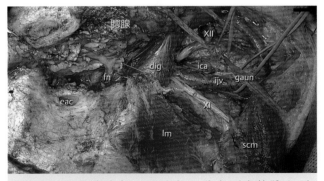

图 2.193　临床病例 13，右侧：分离颈内静脉和颈内动脉；在茎乳孔水平探查面神经；在乳突尖处切断胸锁乳突肌。dig：二腹肌；eac：外耳道；gaun：耳大神经；ica：颈内动脉；ijv：颈内静脉；lm：头夹肌；scm：胸锁乳突肌；fn：面神经；XII：舌下神经；XI：副神经

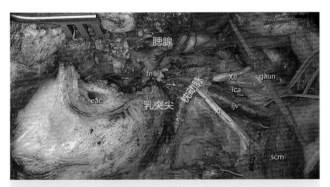

图 2.194　临床病例 13，右侧：切断二腹肌和茎突肌。掀起骨膜瓣，显露乳突及部分枕骨骨质。dig：二腹肌；eac：外耳道；gaun：耳大神经；ica：颈内动脉；ijv：颈内静脉；scm：胸锁乳突肌；fn：面神经；XII：舌下神经；XI：副神经

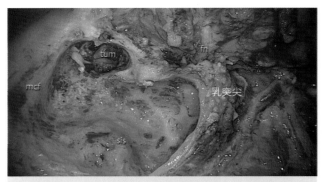

图 2.195 临床病例 13，右侧：开始行岩骨次全切除术；可见位于鼓室内的肿瘤。fn：面神经；mcf：颅中窝；sis：乙状窦；tum：肿瘤

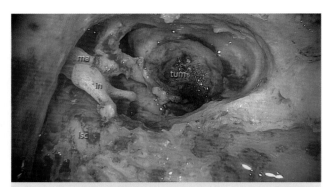

图 2.196 临床病例 13，右侧：逐渐电凝收缩肿瘤。in：砧骨；lsc：外半规管；ma：锤骨；tum：肿瘤

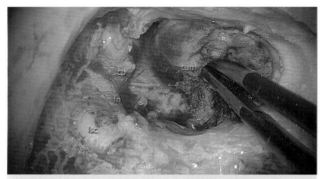

图 2.197 临床病例 13，右侧：去除听骨链；使用双极电凝分离并收缩肿瘤。cp：匙突；fn：面神经；lsc：外半规管；s：镫骨；tum：肿瘤

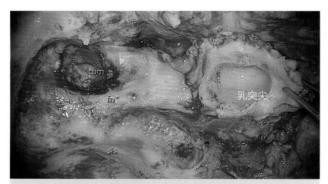

图 2.198 临床病例 13，右侧：去除乳突尖，探查面神经乳突段。fn*：面神经乳突段；sis：乙状窦；tum：肿瘤

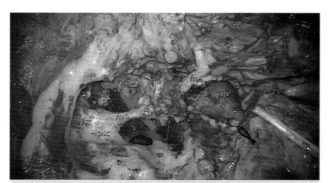

图 2.199 临床病例 13，右侧：将面神经从膝状神经节一直分离到腮腺段。面神经乳突段保持在原位。磨除面后气房，在颈静脉孔水平分离肿瘤。在颈部和面神经下方的颞骨间隙之间逐渐切除肿瘤（红色箭头）。在靠近颅底处结扎颈内静脉，将颈肿瘤静脉球与肿瘤一起切除。fn*：面神经乳突段；fn：面神经；ica：颈内动脉；ijv：颈内静脉；lsc：外半规管；pr：鼓岬；psc：后半规管

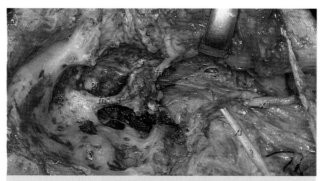

图 2.200 临床病例 13，右侧：肿瘤切除后术腔的最终视图。fn：面神经；fn*：面神经乳突段；pr：鼓岬；XII：舌下神经；XI：副神经

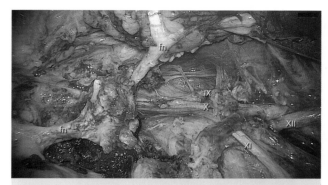

图 2.201　临床病例 13，右侧：保留了后组脑神经和舌下神经。颈静脉球的内侧部分留在原位，并用速即纱填塞，封闭岩下窦的开口（**）。fn：面神经；fn*：面神经乳突段；XII：舌下神经；IX：舌咽神经；X：迷走神经；XI：副神经

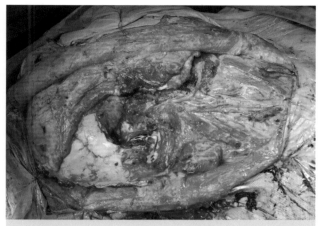

图 2.202　右侧：临床病例，腮腺恶性肿瘤累及颈静脉孔。图示肿瘤切除后的最终术腔。在这一病例中，采用颞下窝径路 A 型，牺牲面神经

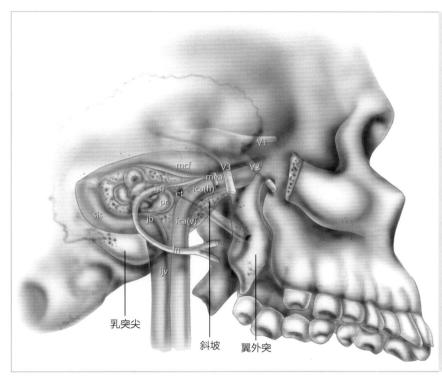

乳突尖　　斜坡　　翼外突

图 2.203　右侧：颞下窝径路 B 型和 C 型术中会涉及的解剖结构示意图。et：咽鼓管；fn：面神经；gg：膝状神经节；ica（h）：岩段颈内动脉水平部；ica（v）：岩段颈内动脉垂直部；ijv：颈内静脉；jb：颈静脉球；mcf：颅中窝；mea：脑膜中动脉；pr：鼓岬；sis：乙状窦；V1：眼神经；V2：上颌神经；V3：下颌神经

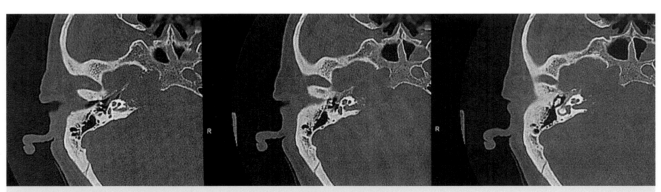

图 2.204　轴位 CT 扫描：可见岩尖病变扩展至斜坡，颈内动脉受累

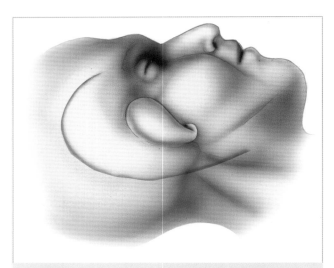

图 2.205 右侧：自上方的颞部至下方颈部，取 C 形手术切口

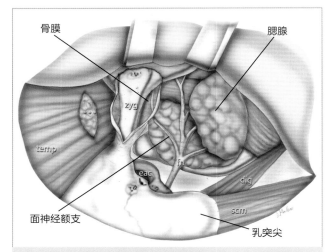

图 2.206 右侧：横断外耳道（EAC）；腮腺浅表切除术后，将面神经从茎乳孔处分离至周围支；掀起颞肌筋膜层，在颞深筋膜浅、深两层之间的浅脂肪垫处应予以剥离，将颞深筋膜浅层与脂肪垫一同掀起以保护面神经的额支，暴露颧弓。dig：二腹肌；eac：外耳道；fn：面神经；scm：胸锁乳突肌；temp：颞肌；zyg：颧弓；***：颞深筋膜浅层和深层之间的浅表脂肪垫

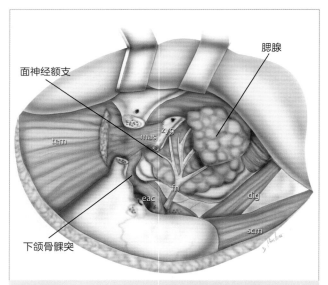

图 2.207 右侧：分离并向下移位颧弓，保持肌肉附着在骨质和颞肌之间。dig：二腹肌；eac：外耳道；fn：面神经；mass：咬肌；scm：胸锁乳突肌；temp：颞肌；zyg：颧弓

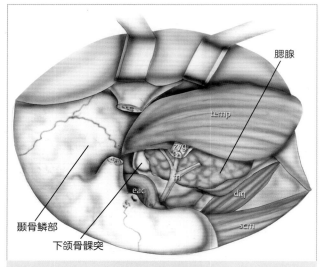

图 2.208 右侧：将颞肌连同颧弓一起向下方移位，未从冠突上去除颞肌。dig：二腹肌；eac：外耳道；fn：面神经；mass：咬肌；scm：胸锁乳突肌；temp：颞肌；zyg：颧弓

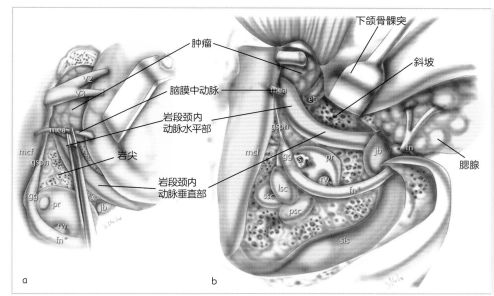

图 2.209 右侧。（a）行岩骨次全切除术；前方的颅中窝区域进行广泛暴露，显露脑膜中动脉和三叉神经下颌支（V3）。双极电凝脑膜中动脉。（b）暴露下颌骨髁突，并探查颈内动脉垂直部。et：咽鼓管；fn：面神经；fn*：面神经乳突段；gg：膝状神经节；jb：颈静脉球；lsc：外半规管；mcf：颅中窝；pr：鼓岬；psc：后半规管；rw：圆窗；s：镫骨；sis：乙状窦；ssc：前半规管；V2：上颌神经；V3：下颌神经

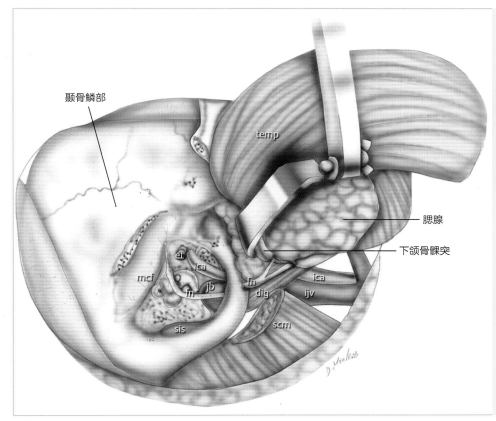

图 2.210 右侧：一旦去除下颌骨髁突的关节盘，就在下颌骨髁突和颞肌上方放置牵开器，使下颌骨向前移位，露出关节窝，并进一步暴露颞下窝。dig：二腹肌；et：咽鼓管；fn：面神经；fn*：面神经乳突段；ica：颈内动脉；ijv：颈内静脉；jb：颈静脉球；mcf：颅中窝；scm：胸锁乳突肌；sis：乙状窦；temp：颞肌

如果病变累及颈内动脉的上方和内侧区域，则由于颈内动脉的水平部只能进行很局限的移位，因此去除病变非常困难。在这种情况下，必须提供内镜的支持。

此外，在肿瘤位于颈内动脉垂直部内侧的情况下，强烈建议使用内镜支持，因为内镜手术可以帮助术者通过对血管的内侧部分进行操作来去除位于颈内动脉内侧的斜坡区病变，避免了对颈内动脉的游离和操作。

在涉及颈内动脉和斜坡的岩尖胆脂瘤或表皮样囊肿的病例中，在显微镜下使用金刚砂钻头磨除颈内动脉周围的残余骨质。用盐水浸泡的棉片

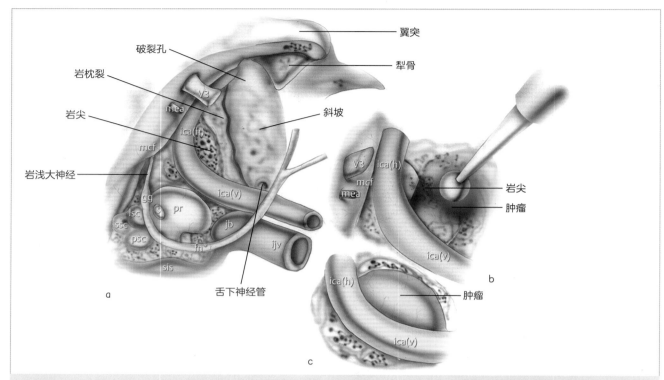

图 2.211 右侧。（a~c）进一步在岩尖和斜坡区，相当于破裂孔前部的位置，暴露颈内动脉的垂直部和水平部，显露出位于岩尖的肿瘤。fn*：面神经乳突段；gg：膝状神经节；ica（h）：岩段颈内动脉水平部；ica（v）：岩段颈内动脉垂直部；ijv：颈内静脉；jb：颈静脉球；lsc：外半规管；mcf：颅中窝；mea：脑膜中动脉；pr：鼓岬；psc：后半规管；s：镫骨；sis：乙状窦；ssc：前半规管；V3：下颌神经

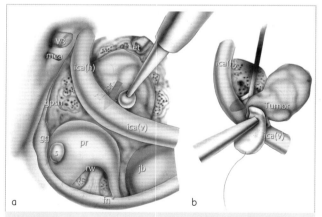

图 2.212 （a，b）右侧：当肿瘤向位于颈内动脉内侧的岩尖扩展时（红色箭头），在动脉周围使用金刚砂钻头磨除骨质以到达病变处；使用弯曲剥离子来分离肿瘤；由于颈内动脉的位置遮挡了肿瘤的最内侧部分，因此应尝试在显微镜下进行的盲剥离。fn*：面神经乳突段；gg：膝状神经节；gspn：岩浅大神经；ica（h）：岩段颈内动脉水平部；ica（v）：岩段颈内动脉垂直部；jb：颈静脉球；mea：脑膜中动脉；pr：鼓岬；rw：圆窗；s：镫骨；V3：下颌神经；Tumor：肿瘤

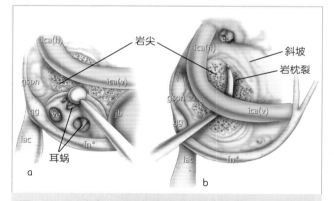

图 2.213 右侧。（a）在涉及岩尖和斜坡的大型病变病例中，需行迷路切除术，并牺牲前庭和耳蜗，从颈内动脉垂直部下方穿过到达斜坡骨质（b）。et：咽鼓管；fn*：面神经乳突段；gg：膝状神经节；gspn：岩浅大神经；iac：内耳道；ica（h）：岩段颈内动脉水平部；ica（v）：岩段颈内动脉垂直部；jb：颈静脉球；ve：前庭

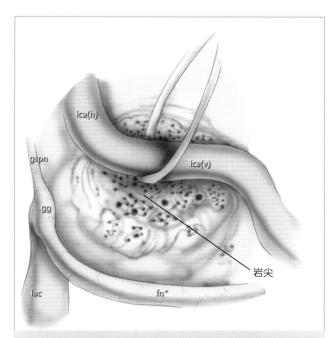

图 2.214　右侧：轮廓化颈内动脉。轻柔地向前移位颈内动脉，使术者能够在显微镜下直视观察岩尖区。fn*：面神经乳突段；gg：膝状神经节；gspn：岩浅大神经；iac：内耳道；ica（h）：岩段颈内动脉水平部；ica（v）：岩段颈内动脉垂直部

轻柔地擦拭动脉表面，以去除血管结构表面的基质和病变（▶图 2.212b）。一旦颈内动脉的垂直段和水平段完全暴露并去除可见基质，为了对斜坡的隐藏区域进行探查，将一个 45°、长 15cm、直径 4mm 的内镜置于颈内动脉垂直部分下方的手术区域，寻找残余病变。在保留耳蜗的情况下，应在受影响耳朵的对面进行内镜手术，以探查颈内动脉前界下方斜坡的最前部（▶图 2.215）。术者必须在监视器上显示以下解剖标志：颈内动脉垂直段和水平段、面神经和鼓岬（▶图 2.215 和第 4 章）。

如果斜坡中存在残留病变，则在颈内动脉表面放置一大棉片以保护血管结构，并在内镜下使用弯曲剥离子以去除残留疾病（▶图 2.216）。在分离病变期间，带角度的吸引器和弯曲剥离子可用于彻底去除病变。一旦残余病变被去除，在内镜下使用金刚砂钻头彻底磨除颈内动脉下方的斜坡骨质。进一步磨除斜坡骨质以显露颅后窝硬脑膜。

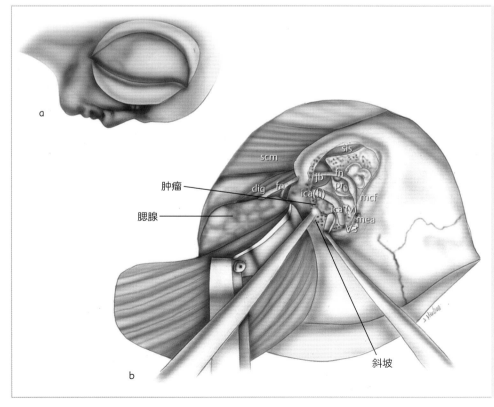

图 2.215　右侧：岩尖病变的内镜辅助手术。术者必须站在患侧耳的对面（参见患者头部的手术观，a）。术者应左手持 0°~45° 的内镜，右手拿一个弯曲的剥离子。将内镜导入颈内动脉垂直部前部下方的手术区域，暴露岩尖和斜坡的内侧表面，以到达残余病变所在区域（b）。dig：二腹肌；fn：面神经；fn*：面神经乳突段；ica（h）：岩段颈内动脉水平部；ica（v）：岩段颈内动脉垂直部；jb：颈静脉球；mcf：颅中窝；mea：脑膜中动脉；pr：鼓岬；scm：胸锁乳突肌；V3：下颌神经

如果病变为胆脂瘤或表皮样囊肿伴颈内动脉外膜受累，则在动脉上使用棉片，以便在显微镜下擦除动脉表面残留的基质。

在关闭术腔之前，对术腔进行最终检查。建议进行内镜检查，以避免在该区域留下任何残留病变。

关闭术腔

取腹部脂肪，用脂肪填充并消除乳突空腔。

应在颈内动脉周围放置脂肪组织，以保护血管结构。纤维蛋白胶用于加固脂肪填塞效果。

咽鼓管腔用 4-0 尼龙线缝合并封闭（▶图 2.217a）。可以在缝合前使用肌肉碎片来消除咽鼓管的残余管腔。

向后、下翻转颞肌与 SCM 对合覆盖封闭乳突腔（▶图 2.217b）。在 SCM 和颞肌之间进行了细致的缝合。逐层缝合皮肤和皮下组织，并加压包扎。

颞下窝径路 C 型

该入路是 B 型入路向前方的扩展暴露；暴露、磨除并去掉翼板。显露出翼突基底部和相连的肌肉（▶图 2.218）。

在翼窦基底部的上内侧暴露蝶窦，通过该路

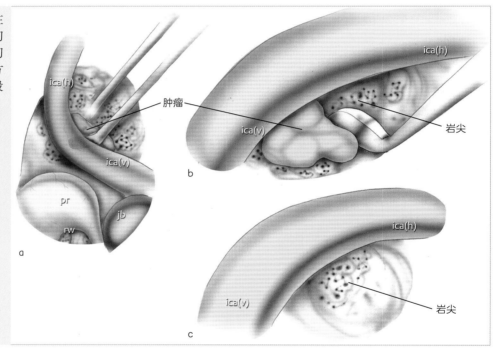

图 2.216　右侧。（a，b）在内镜下从颈内动脉的内侧切除残余肿瘤。（c）肿瘤切除后观察位于颈内动脉下方的斜坡骨。ica（h）：岩段颈内动脉水平部；ica（v）：岩段颈内动脉垂直部；jb：颈静脉球；pr：鼓岬；rw：圆窗

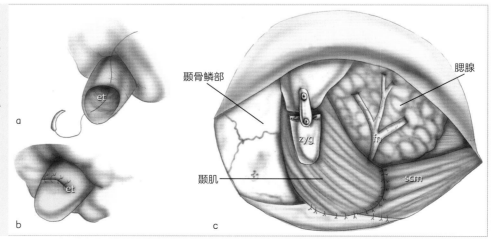

图 2.217　（a~c）右侧：膜性咽鼓管通过 Vicryl 缝线缝合，避免了鼻咽部对术腔的污染。用腹部脂肪填塞术腔。向下旋转颞肌，覆盖脂肪，并缝合在胸锁乳突肌上。复位颧弓。et：咽鼓管；scm：胸锁乳突肌；zyg：颧弓

径暴露鼻咽部（►图 2.219）。

如果肿瘤累及海绵窦，在蝶窦上方进一步向前磨除颅中窝骨质可使术者分离蝶鞍和上颌神经（V2）。切断 V2 后可以进一步暴露海绵窦及展神经（►图 2.220）。

内镜支持

建议颞下窝径路 C 型也采用内镜支持，其适应证与 B 型径路相同。

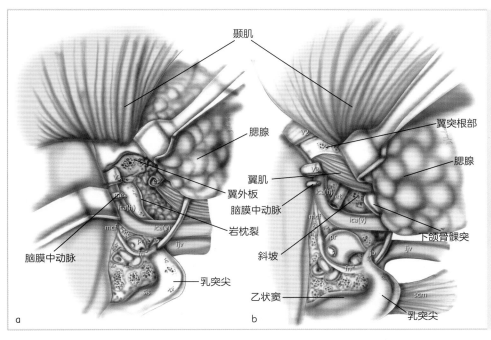

图 2.218 右侧：颞下窝径路 C 型。与 B 型径路一样，磨除硬脑膜表面的颅中窝底骨质。暴露位于棘孔内的脑膜中动脉和卵圆孔内的下颌神经（V3）。切断这些血管和神经结构。将颈内动脉一直暴露到破裂孔前部。暴露并磨除翼突（a），直到暴露出翼肌和右鼻腔外侧壁（b）。et：咽鼓管；fn*：面神经乳突段；fn：面神经；ica（h）：岩段颈内动脉水平部；ica（v）：岩段颈内动脉垂直部；ijv：颈内静脉；jb：颈静脉球；mcf：颅中窝；pr：鼓岬；scm：胸锁乳突肌；sis：乙状窦；V2：上颌神经；V3：下颌神经

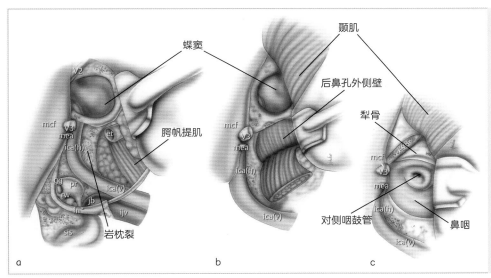

图 2.219 右侧。（a）通过颞下窝径路 C 型开放蝶窦。（b）右侧鼻腔的外侧壁暴露在蝶窦的下方。（c）沿着鼻咽上壁和后壁扩大切口。识别犁骨和对侧咽鼓管开口。et：咽鼓管；fn*：面神经乳突段；gg：膝状神经节；ica（h）：岩段颈内动脉水平部；ica（v）：岩段颈内动脉垂直部；jb：颈静脉球；mcf：颅中窝；mea：脑膜中动脉；pr：鼓岬；rw：圆窗；sis：乙状窦；V2：上颌神经；V3：下颌神经

图 2.220 右 侧。（a）一旦切断脑膜中动脉和下颌神经（V3），就可以抬起颞叶，以获得到达鞍旁和海绵窦水平的通道；暴露上颌神经（V2）。（b）为了暴露海绵窦，切断 V2，可以暴露出沿海绵窦外侧壁走行的展神经。ica（h）：岩段颈内动脉水平部；mcf：颅中窝；mea：脑膜中动脉；V2：上颌神经；V3：下颌神经；Ⅵ：展神经

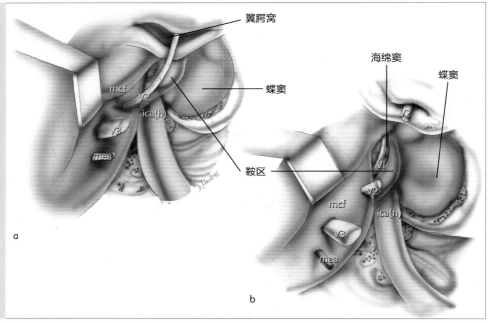

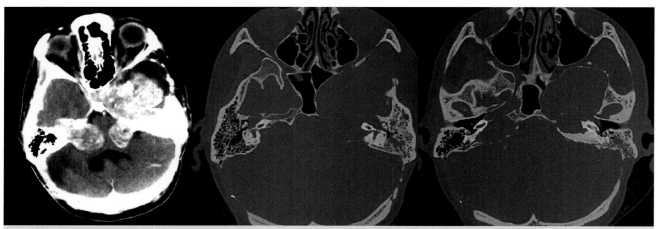

图 2.221 临床病例 14：计算机断层扫描（CT）轴位像。神经纤维瘤病 2 型（NF2）：可见侵犯岩尖、颞下窝和颅后窝的多发性肿瘤

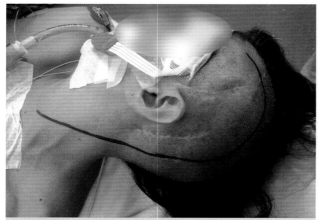

图 2.222 临床病例 14，左侧：颞下窝径路 B 型。可见皮肤切口线

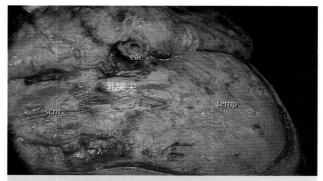

图 2.223 临床病例 14，左侧：掀起皮瓣，横断外耳道（EAC）。eac：外耳道；scm：胸锁乳突肌；temp：颞肌

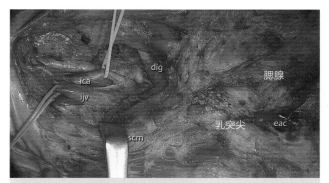

图 2.224 临床病例 14，左侧：在靠近颅底的颈部区域分离主要血管结构。dig：二腹肌；eac：外耳道；ica：颈内动脉；ijv：颈内静脉；scm：胸锁乳突肌

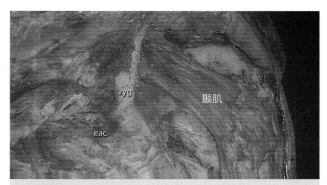

图 2.225 临床病例 14，左侧：分离颧弓。eac：外耳道；zyg：颧弓

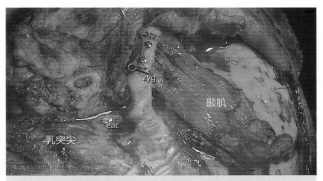

图 2.226 临床病例 14，左侧：进行颧弓截骨术。eac：外耳道；zyg：颧弓

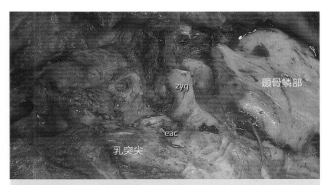

图 2.227 临床病例 14，左侧：将颞肌和颧弓向前下移位，露出颞鳞。eac：外耳道；zyg：颧弓

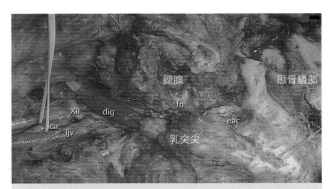

图 2.228 临床病例 14，左侧：在茎乳孔水平探查到面神经。dig：二腹肌；eac：外耳道；fn：面神经；ica：颈内动脉；ijv：颈内静脉；XII：舌下神经

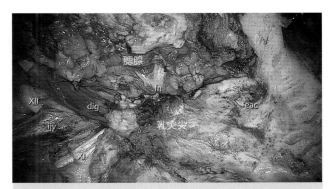

图 2.229 临床病例 14，左侧：去除外耳道（EAC）皮肤，暴露乳突及部分枕骨骨质，从乳突附着处切断胸锁乳突肌。dig：二腹肌；eac：外耳道；fn：面神经；ijv：颈内静脉；XI：副神经；XII：舌下神经

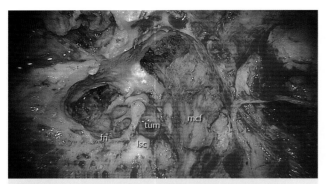

图 2.230 临床病例 14，左侧：行岩骨次全切除术；可见面神经瘤位于听骨链下方。fn：面神经；lsc：外半规管；mcf：颅中窝；tum：肿瘤

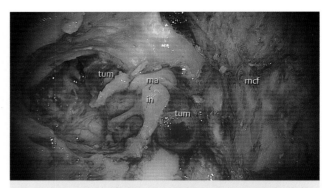

图 2.231 临床病例 14，左侧：听骨链下方的面神经瘤的显微镜下放大观。in：砧骨；ma：锤骨；mcf：颅中窝；tum：肿瘤

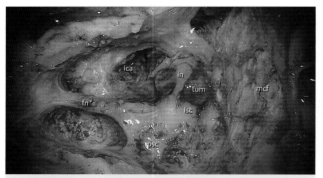

图 2.232 临床病例 14，左侧：轮廓化面神经乳突段，探查到颈内动脉垂直部。fn*：面神经乳突段；ica：颈内动脉；in：砧骨；lsc：外半规管；mcf：颅中窝；psc：后半规管

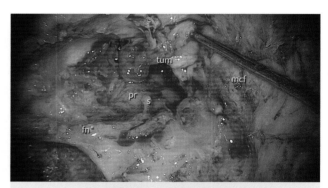

图 2.233 临床病例 14，左侧：切断面神经，从面神经鼓室段到颅中窝开始分离肿瘤。fn*：面神经乳突段；mcf：颅中窝；pr：鼓岬；s：镫骨；tum：肿瘤

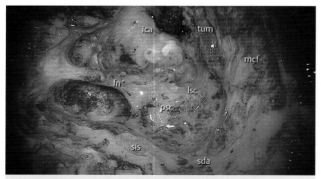

图 2.234 临床病例 14，左侧：切断面神经乳突段后的显微镜下观。在分离切除肿瘤后逐渐暴露出颅中窝。fn*：面神经乳突段；ica：颈内动脉；lsc：外半规管；mcf：颅中窝；psc：后半规管；sda：窦脑膜角；sis：乙状窦；tum：肿瘤

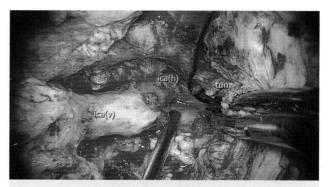

图 2.235 临床病例 14，左侧：采用颞下窝径路 B 型。一旦电凝脑膜中动脉并切断 V3，肿瘤就可以从颈内动脉的垂直部和水平部逐渐切除。ica（h）：岩段颈内动脉水平部；ica（v）：岩段颈内动脉垂直部；tum：肿瘤

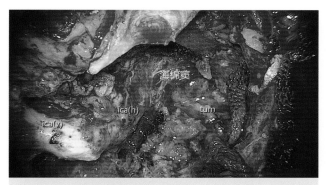

图 2.236　临床病例 14，左侧：颈内动脉一直暴露到破裂孔前部；探查海绵窦，并逐渐切除肿瘤。ica（h）：岩段颈内动脉水平部；ica（v）：岩段颈内动脉垂直部；tum：肿瘤

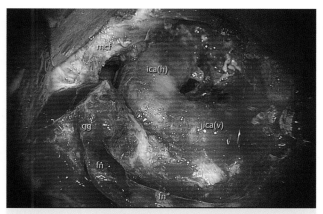

图 2.237　临床病例 15，右侧：颞下窝径路 B 型的临床病例。已切除肿瘤；在最终术腔中可见颈内动脉的垂直段和水平段。fn：面神经；fn*：面神经乳突段；gg：膝状神经节；ica（h）：岩段颈内动脉水平部；ica（v）：岩段颈内动脉垂直部；mcf：颅中窝

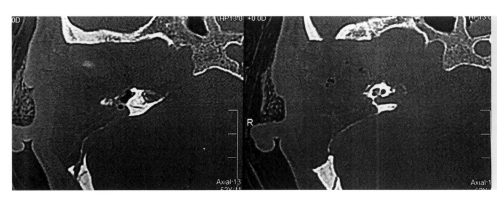

图 2.238　临床病例 15：计算机断层扫描（CT）轴位像。颞下窝径路 B 型的术后结果。可见手术路线

（何景春　张天洋　译，汤文龙　审）

推荐阅读

Angeli SI, De la Cruz A, Hitselberger W. The transcochlear approach revisited. Otol Neurotol, 2001, 22(5): 690 – 695

Arriaga MA, Lin J. Translabyrinthine approach: indications, techniques, and results. Otolaryngol Clin North Am, 2012, 45(2): 399 – 415, ix

Atlas MD, Moffat DA, Hardy DG. Petrous apex cholesteatoma: diagnostic and treatment dilemmas. Laryngoscope, 1992, 102(12 Pt 1): 1363 – 1368

Browne JD, Fisch U. Transotic approach to the cerebellopontine angle. Otolaryngol Clin North Am, 1992, 25(2): 331 – 346

Chamoun R, MacDonald J, Shelton C, et al. Surgical approaches for resection of vestibular schwannomas: translabyrinthine, retrosigmoid, and middle fossa approaches. Neurosurg Focus, 2012, 33(3): E9

Chanda A, Nanda A. Retrosigmoid intradural suprameatal approach: advantages and disadvantages from an anatomical perspective. Neurosurgery, 2006, 59(1) Suppl 1:ONS1 – ONS6, discussion ONS1 – ONS6

Chen JM, Fisch U. The transotic approach in acoustic neuroma surgery. J Otolaryngol, 1993, 22(5):331 – 336

Chole RA. Petrous apicitis: surgical anatomy. Ann Otol Rhinol Laryngol, 1985, 94 (3):251 – 257

Elhammady MS, Telischi FF, Morcos JJ. Retrosigmoid approach: indications, techniques, and results. Otolaryngol Clin North Am, 2012, 45(2):375 – 397, ix

Fisch U, Fagan P, Valavanis A. The infratemporal fossa approach for the lateral skull base. Otolaryngol Clin North Am, 1984, 17(3):513 – 552

Fisch U. Infratemporal approach for extensive tumors of the temporal bone and base of skull. In: Siverstein H, Norrel H, eds. Neurological Surgery of the Ear, Vol II. Birmingham: Aesculapius, 1977:34 – 53

Fisch U, Mattox D. Microsurgery of the Skull Base. Stuttgart: Georg Thieme Verlag, 1988

Fisch U, Pillsbury HC. Infratemporal fossa approach to lesions in the temporal bone and base of the skull. Arch Otolaryngol, 1979, 105(2):99 – 107

Fisch U. Transtemporal surgery of the internal auditory canal.

Report of 92 cases, technique, indications and results. Adv Otorhinolaryngol, 1970, 17: 203 – 240

Gantz BJ, Fisch U. Modified transotic approach to the cerebellopontile angle. Arch Otolaryngol, 1983, 109(4): 252 – 256

Haberkamp TJ. Surgical anatomy of the transtemporal approaches to the petrous apex. Am J Otol, 1997, 18(4): 501 – 506

House WF, Glasscock ME, Ⅲ. Glomus tympanicum tumors. Arch Otolaryngol, 1968, 87(5): 550 – 554

House WF, Hitselberger WE. The transcochlear approach to the skull base. Arch Otolaryngol, 1976, 102(6): 334 – 342

Isaacson B, Kutz JW, Roland PS. Lesions of the petrous apex: diagnosis and management. Otolaryngol Clin North Am, 2007, 40(3): 479 – 519, viii

Jackson CG. Glomus tympanicum and glomus jugulare tumors. Otolaryngol Clin North Am, 2001, 34(5): 941 – 970, vii

Jacob CE, Rupa V. Infralabyrinthine approach to the petrous apex. Clin Anat, 2005, 18(6): 423 – 427

Jenkins HA, Fisch U. The transotic approach to resection of difficult acoustic tumors of the cerebellopontine angle. Am J Otol, 1980, 2(2): 70 – 76

Lanman TH, Brackmann DE, Hitselberger WE, et al. Report of 190 consecutive cases of large acoustic tumors (vestibular schwannoma)removed via the translabyrinthine approach. J Neurosurg, 1999, 90(4): 617 – 623

Mamikoglu B, Wiet RJ, Esquivel CR. Translabyrinthine approach for the management of large and giant vestibular schwannomas. Otol Neurotol, 2002, 23(2): 224 – 227

Martin C, Prades JM. Removal of selected infralabyrinthine lesions without facial nerve mobilization. Skull Base Surg, 1992, 2(4): 220 – 226

Royer MC, Pensak ML. Cholesterol granulomas. Curr Opin Otolaryngol Head Neck Surg, 2007, 15(5): 319 – 322

Sanna M, Bacciu A, Falcioni M, et al. Surgical management of jugular foramen schwannomas with hearing and facial nerve function preservation: a series of 23 cases and review of the literature. Laryngoscope, 2006, 116(12): 2191 – 2204

Sanna M, Zini C, Gamoletti R, et al. Petrous bone cholesteatoma. Skull Base Surg, 1993, 3(4): 201 – 213

Telischi FF, Luntz M, Whiteman ML. Supracochlear approach to the petrous apex: case report and anatomic study. Am J Otol, 1999, 20(4): 500 – 504

第 3 章

耳内镜下侧颅底解剖

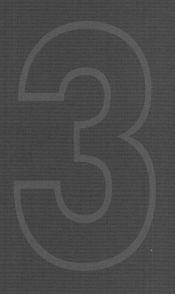

3 耳内镜下侧颅底解剖

Noritaka Komune

摘 要

本章展示了内镜下颞骨解剖，简要描述内镜下到达侧颅底的途径，并辅以手术图像。首先对颞骨的解剖进行概述，重点是内耳道的解剖和毗邻关系。我们以逐层解剖、层层深入的形式进行介绍，在整个过程中，通过逐步移除解剖结构的方式辨认各个结构。我们从侧方和上方两个视角来观察，来介绍侧颅底手术中可能遇到的情况。然后对内镜下的侧颅底解剖进行逐层介绍，详细描述了中耳的解剖结构以及其与面神经、内耳、颈内动脉、颈内静脉相关的结构的空间关系。接下来，我们介绍了内耳道及内含神经结构的内镜手术入路。最后描述了内镜下侧颅底手术的入路和范围，重点阐述了解剖结构及入路的边界。

关键词：侧颅底解剖，内耳道，颞骨解剖，鼓室解剖，岩尖，内镜下内耳解剖。

3.1 引 言

内镜已被普遍应用于经鼻前颅底手术，近年来已扩展到侧颅底手术[1-7]。内镜已经应用于中耳手术，特别是中耳胆脂瘤的治疗[8-9]。2013年Presutti等认为，内镜下经外耳道至侧颅底入路手术是治疗蜗神经鞘瘤的合适方法[10]。经侧颅底内镜手术的研究已有越来越多的报道，并证实了内镜下侧颅底手术的价值。由于颞骨的显微外科解剖非常复杂，术者需要熟练掌握解剖知识并经过良好的训练，才能确保内镜下侧颅底手术的成功进行。在本章中，我们介绍了对于显微镜以及内镜下颞骨解剖的研究成果，重点是关于内镜下侧颅底入路的颞骨解剖结构。

3.2 颞骨的概述：侧方及上方入路的显微解剖结构

首先，▶图 3.1 和▶图 3.2 分别显示了侧方视角和上方视角下的颞骨解剖结构，以及中耳及其周围颅底结构之间的位置关系。颞骨由五部分组成：鳞部、鼓部、乳突部、岩部和茎突。外耳道由颞骨的三个部分组成。外耳道的顶壁由鳞部构成，外耳道的前壁和底壁由颞骨的鼓部构成，外耳道的后壁由颞骨的乳突部构成。去除乳突气房后，我们可以看到颞骨的内部结构，以及这些结构与外耳道的位置关系。面神经向后下行到外耳道的后壁，并通过鼓部后方的茎乳孔进入颈部（▶图 3.1a）。切除颞骨部分骨质和颈静脉球外侧骨壁，暴露出颈静脉球、颈内静脉和颈内动脉（▶图 3.1b，c）。去除外耳道后壁和鼓膜，显露中耳腔及其与颈静脉球的关系（▶图 3.1c）。鼓索是面神经乳突段的分支，在中耳的锤骨和砧骨之间穿行（▶图 3.1c）。切除剩余的鼓骨、茎突、鼓膜、锤骨和砧骨，并将面神经前移，显示了中耳、颈静脉球和颈内动脉之间的关系（▶图 3.1d）。乙状窦沿前内方向向下，形成位于后半规管和圆窗窝正下方的颈静脉球。颈内动脉位于颈深部的颈动脉管内，颈内静脉的前内侧。在颞骨，颈内动脉位于咽鼓管的骨性开口的前内侧（▶图 3.1d）。如解剖结构所示，中耳鼓室有六个壁。鼓岬、圆窗和卵圆窗构成了内侧壁。上壁由颅中窝脑板构成。骨性咽鼓管的开口是中耳腔前壁的一部分。外侧壁由鼓膜形成。中耳的下壁是下鼓室。后壁由面神经管的乳突段和半规管组成。

从颅中窝角度观察，中耳被耳蜗、内耳道、半规管和外耳道包围（▶图 3.2）。内耳道位于外耳道的轴线附近。匙突位于膝状神经节的外下方，岩大神经是面神经鼓室段发出的分支，自膝状神经节发出。耳蜗位于耳蜗角内，位于岩大神经和面神经迷路段之间。半规管位于中耳腔的后内侧。鼓膜张肌构成咽鼓管的一部分。内耳道底部位于面神经鼓室段的正下方。

3.3 内镜下经外耳道侧颅底解剖

Presutti 和 Marchioni 报道了一种独特的技术，

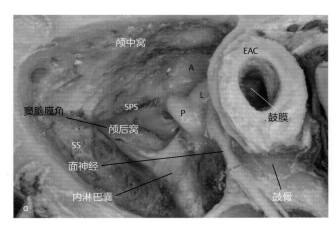
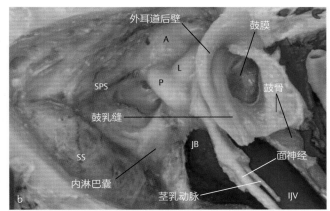
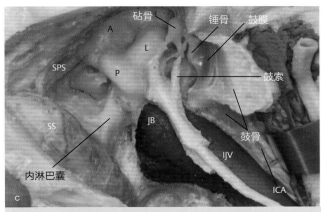
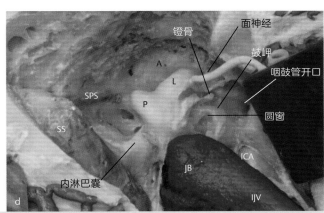

图 3.1 中耳鼓室与颅底之间的关系（侧方视角图）。（a）已完成乳突切除术。已去除乳突尖、二腹肌和鼓骨鞘突的外侧部。（b）已去除颈静脉球外侧壁和剩余的鞘突骨质。（c）去除外耳道后壁和鼓膜后半部，显露中耳鼓室与后下方结构的关系。（d）已去除外耳道前壁和茎突。前移面神经，移除砧骨和锤骨。A：前半规管；ICA.：颈内动脉；EAC：外耳道；IJV：颈内静脉；JB：颈静脉球；L：外半规管；P：后半规管；SPS：岩上窦；SS：乙状窦；红色虚线表示茎乳孔

称为经耳道至内耳道内镜手术技术[8,10-11]。本节描述了内镜下，经外耳道和中耳腔进入内耳道底部的逐层解剖过程。首先，进入外耳道，掀开鼓膜外耳道瓣进入中耳腔（▶图 3.3a，b）。鼓膜与前下鼓环相连。外耳道的皮肤牢固地附着在岩鼓裂和鼓乳裂上。颞骨鼓部与岩部和乳突部分别位于岩鼓裂和鼓乳裂水平。经过岩鼓裂和鼓乳裂，可以辨认出耳颞神经的一个分支和 Arnold 神经（▶图 3.3b）。鼓膜外耳道瓣切除后，暴露中耳腔。在中耳腔内，三块听小骨形成听骨链，它们将机械振动从鼓膜传导到内耳。只有经过解剖才能显露这些解剖结构。鼓索经砧骨长脚和锤骨柄之间穿过（▶图 3.3c，d）。去除鼓膜后，暴露了鼓室上隐窝（Prussak 间隙），该隐窝由外侧的鼓膜松弛部、内侧的锤骨颈、下方的锤骨短突和上方的锤骨外侧韧带所包围（▶图 3.3d）。锤骨外侧韧

带纤维发自锤骨颈，沿 Rivinus 切迹边缘嵌入。锤骨前韧带参与形成 Prussak 间隙的前缘。在前鼓室，可识别骨性咽鼓管的开口。这个开口的顶端由鼓膜张肌半管组成。该肌肉向后沿此管行至匙突。鼓膜张肌肌腱离开骨壁，绕过匙突，向外止于锤骨柄的内面（▶图 3.3e）。在咽鼓管开口的内侧壁上可以看到一个凸起的骨性区域。这块薄骨是颈动脉管外侧壁的一部分，它常常出现变异，从而使颈内动脉裸露（▶图 3.3e）。

打开鼓室盖，显露出上鼓室内结构。其中包含锤骨头和砧骨体，此二者形成了一个关节，称为锤砧关节，恰好位于颅中窝底的下方。在锤骨周围，除了附着在听小骨上的韧带，我们还可以看到砧骨、镫骨、鼓膜张肌半管以及一些膜性组织（▶图 3.3e，f）。切开鼓膜张肌肌腱后，可去除锤骨。去除听小骨后，可显示出面神经（管）

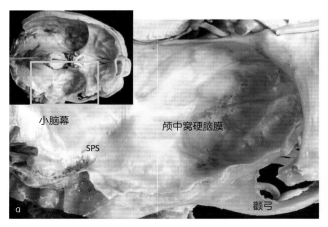

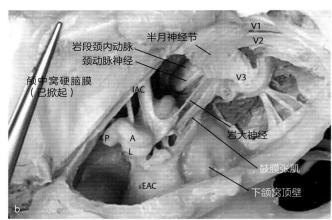

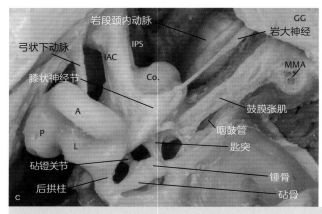

图 3.2 中耳腔与颅底的关系（上面观）。（a）从中颅底观察。左上角的黄色矩形在（a）图中放大。（b）已掀起颅中窝硬脑膜，磨除颞骨骨质，留下重要结构。（c）中耳周围的结构被放大。A：前半规管；Co：耳蜗；IAC：内耳道；IPS：岩下窦；L：外半规管；MMA：脑膜中动脉；P：后半规管；SPS：岩上窦；黄色方框显示视野区域

与匙突间的关系。该突起位于面神经水平部的下方（►图 3.3g）。鼓索在匙突下方向岩鼓裂走行（►图 3.3g，h）。中耳腔可分为前鼓室、上鼓室、中鼓室、下鼓室和后鼓室。中耳腔的内侧面凹凸不平。在中鼓室，较大的凸起是鼓岬，凹陷是圆窗龛。圆窗的突出部分可以被分成三个部分（盖板、前柱和后柱），从而形成圆窗龛（►图 3.3h）。详细了解鼓室的后内侧壁在胆脂瘤手术时很有必要[12]。后鼓室可分为后上鼓室和后下鼓室。岬末脚是将后下鼓室自下鼓室分隔出来的骨嵴。岬末脚将前柱和颈静脉穹顶所在的下鼓室底壁相连。岬下脚是连接后柱和茎突复合体的骨嵴，茎突复合体起源于第二鳃弓的上端，由锥隆起、茎突和鼓索隆起组成。岬小桥是从鼓岬到锥隆起的针状骨质，从中耳的后壁突出。它将鼓窦与卵圆窗分开，卵圆窗位于面神经水平部的正下方。鼓窦在

下方与岬下脚交界，在外侧与锥隆起和面神经交界，在上方以岬小桥为界。下鼓室窦上方与岬下脚、前下方与岬末脚、后外侧与茎突隆起为界（►图 3.3g，h）。在鼓岬的表面，可以看到走行有Jacobson 神经，它与颈动脉神经的分支（交感神经）和面神经的一个分支形成鼓室丛（►图 3.3i）。该神经丛发出岩小神经、岩大神经深支和鼓室支。

面神经第二膝从卵圆窗上方通过，卵圆窗被镫骨足板所覆盖。一般而言，面神经沿着一条被称为面神经管的骨管走行。然而，在靠近膝部的鼓室段附近，常可观察到该骨管缺失。匙突位于鼓岬的上方以及膝状神经节的下方。去除镫骨开放前庭，可见前庭有两个明显的凹陷：后上方的椭圆囊隐窝和前下方的球囊隐窝。椭圆囊牢固地附着在椭圆囊隐窝内，球囊附着在球囊隐窝内。前庭嵴位于与前庭导水管相通的两个隐窝之间。

蜗隐窝位于两个隐窝的正下方，球囊和椭圆囊与蜗导水管相连。蜗隐窝与耳蜗前庭阶相通。耳蜗鼓阶附着在圆窗上，在螺旋孔水平与前庭阶相通。前庭上神经支配上半规管和外半规管，发出椭圆囊支。前庭下神经向球囊隐窝发出球囊支。单孔神经是前庭下神经的后支，支配后半规管。球囊隐窝是内耳道开口的一个解剖标志。

透过卵圆窗，可以辨认出前庭内的球囊隐

窝。球囊隐窝位于前庭下神经附着处的筛区。前庭的筛区及匙突可作为找到内耳道的解剖标志，同时又避免损伤面神经。去除鼓岬，暴露出耳蜗底转。耳蜗腔分为三个区域：上方的前庭阶、中间的蜗管和下方的鼓阶（▶ 图 3.3j，k）。鼓阶和前庭阶由蜗顶的一个小孔连接，称为蜗孔。蜗孔位于蜗顶下方，靠近耳蜗的中转和顶转（▶图 3.3j）。蜗轴呈圆锥形，中轴含有与蜗神经相

图 3.3 耳内镜手术经外耳道入路显示内耳道。（a）鼓膜和外耳道的正常结构。（b）去除鼓膜外耳道瓣后，暴露中耳腔。（c）b 的放大图。（d）显示了 Prussak 间隙周围的结构。（e）放大的中耳腔内壁。（f）磨除部分盾板后暴露出包含锤砧关节的上鼓室

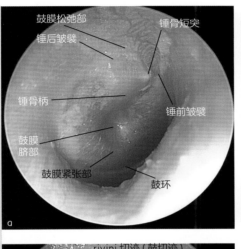

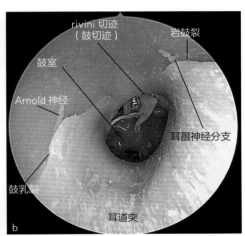

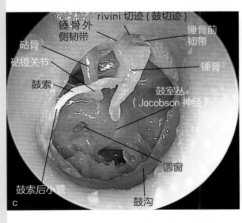

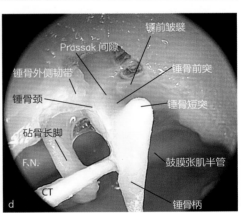

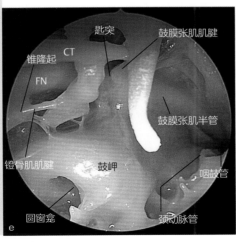

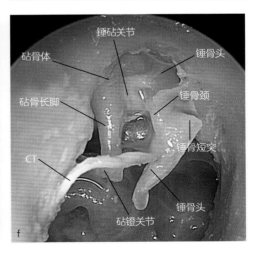

连的螺旋神经节（▶图 3.3k）。蜗轴是定位内耳道的解剖标志之一。在前庭球囊隐窝和耳蜗中转之间去除骨质，暴露出内耳道的硬脑膜（▶图 3.3k）。切开硬脑膜，暴露出穿过内耳道的脑神经：面神经、蜗神经、前庭上神经和前庭下神经（▶图 3.3l）。

三角区由三个点构成：①匙突，②后柱，③前柱。平均面积为 $6.40\text{mm}^2 \pm 2.44\text{mm}^2$（均数 ± 标准差）。形状近似一个完整的等腰三角形[13]。三角形的每一边都是中耳内侧壁后方结构的解剖标志，前方与耳蜗相对应。可沿蜗轴追踪到内耳道，其后方与面神经的膝部和前庭相对应，三角的顶即匙突，刚好位于面神经鼓室段的下外侧。颈静脉球的顶部低于这个三角形的底端。

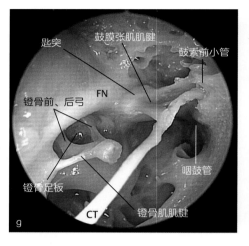

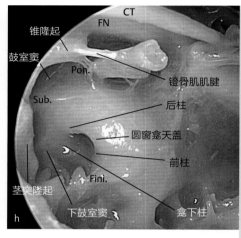

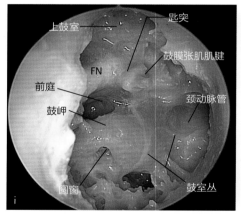

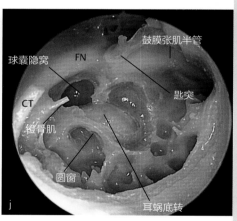

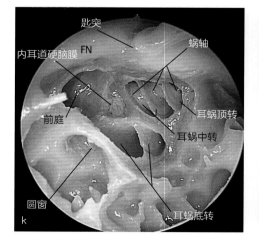

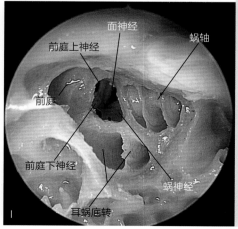

图 3.3（续）　（g）卵圆窗龛周围的结构。（h）圆窗龛周围的结构。（i）在移除镫骨后，开放前庭。暴露了由前、后缘（柱）和匙突组成的三角形标志。（j）（i）的放大图。通过卵圆窗可以观察到球囊隐窝。去除覆盖三角形标志物的骨质，暴露出耳蜗底转膜性结构。（k）将骨质磨至匙突正下方，可打开耳蜗的中转和顶转。通过三角形标志物从外侧去除骨质，暴露内耳道的硬脑膜。（l）切开内耳道硬脑膜，清楚地暴露出脑神经Ⅶ和Ⅷ。CT：鼓索；FN：面神经；Fini：岬末脚；Pon：岬小桥；Sub：岬下脚

3.4 内镜下侧颅底手术入路

内镜辅助手术已被广泛接受。接下来我们将看到在尸头标本上进行内镜辅助入路的几个显微解剖视角。经典显微镜下乳突切除术可暴露颅中窝硬脑膜、颅后窝硬脑膜、岩上窦、乙状窦、骨迷路、面神经乳突段和颈静脉球。侧方的鼓室探查术可以通过乳突进入中耳腔（▶图3.4a）。然而，

由于骨迷路、耳蜗、颈静脉球和面神经等结构会阻止此入路进入颞骨深部。通常情况下显微镜与内镜相结合的方法有助于进入这些区域。

迷路下入路（蓝色阴影区域；▶图3.4b）如▶图3.4c，d所示。在经典的乳突切除术后，有必要磨除后半规管下方和面神经乳突段后内侧的面后气房，暴露颈静脉球，以腾出空间置入内镜。该径路受迷路、耳蜗和内耳道的限制，面神经在前，

图3.4 内镜辅助下侧颅底手术入路。（a）已完成传统乳突切除术。（b）显示了先前报道过的内镜下乳突切除术视角。（c，d）迷路下入路的视角。（e，f）迷路上耳道上入路的视角。CT: 鼓索；FN: 面神经；A: 前半规管；L: 外半规管；P: 后半规管；JB: 颈静脉球；SPS: 岩上窦；SS: 乙状窦；V3: 下颌神经

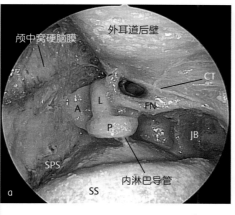

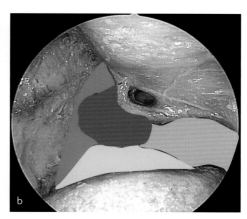

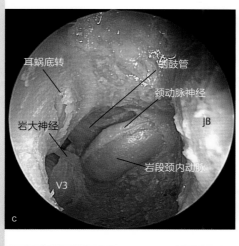

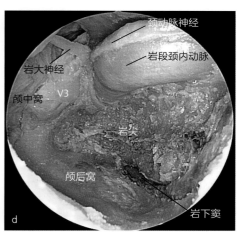

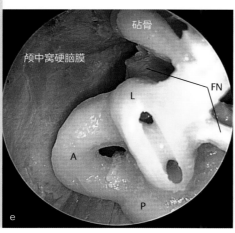

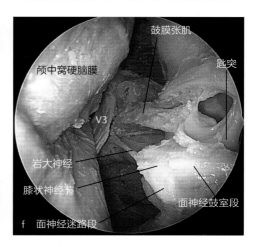

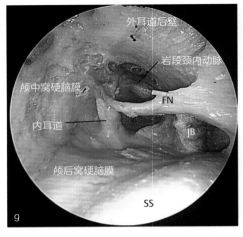

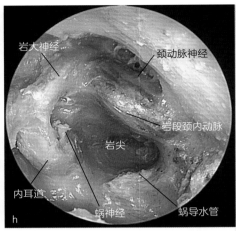

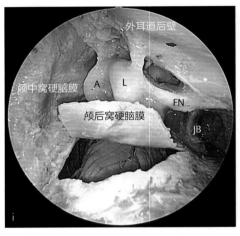

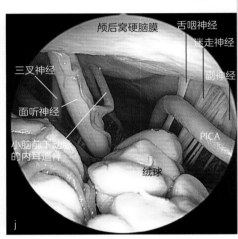

图 3.4（续） （g，h）经迷路经耳蜗入路视图。（i，j）乙状窦前迷路后入路视图。A：前半规管；FN：面神经；JB：颈静脉球；L：外半规管；P：后半规管；PICA：小脑后下动脉；SS：乙状窦

乙状窦和颅后窝硬脑膜在后，颈静脉球在下。内镜下切除岩尖部的病变时，应注意避免损伤神经血管结构。通过这种方法，可以在前方和内侧识别岩段颈内动脉。岩下窦向后下方注入颈静脉球，内耳道、三叉神经和岩大神经位于其上方。

迷路上耳道上入路（橙色阴影区；▶图 3.4b）如▶图 3.4e，f 所示。在经典的乳突切除术后，颅中窝硬脑膜清楚地暴露并从中颅底掀起。在将内镜置于骨迷路和颅中窝硬脑膜之间之后，从上面可以看到面神经的膝状神经节、迷路和鼓室、中耳腔、岩大神经、三叉神经和鼓室张肌。

经迷路经耳蜗入路（绿色阴影区域；▶图 3.4b）如▶图 3.4g，h 所示。经典的乳突切除术后，应磨除迷路、面后气房和耳蜗，以保留从迷路段到乳突段的面神经。岩段颈内动脉膝部刚好位于耳蜗的前下方。因此，应注意避免损伤岩段颈内动脉。岩大神经自膝状神经节发出，走行于三叉神经下方。

乙状窦前迷路后入路（黄色阴影区域；▶图 3.4b）如▶图 3.4i，j 所示。在经典的乳突切除术后，轮廓化自窦脑膜角到颈静脉球的乙状窦全程。将乙状窦前硬脑膜沿岩上窦和乙状窦切开。在掀起硬脑膜、牵开乙状窦后，置入内镜。这种入路可以到达内耳道。可详细观察脑神经 V、Ⅶ、Ⅷ及后组脑神经（Ⅸ～Ⅻ）。据 Iacangeli 等报道，内镜辅助下乙状窦前迷路后入路可以提供直接进入桥小脑角区的途径，可以保护迷路复合体，完整显示位于内耳道内的神经鞘瘤[14]。

致 谢

作者对已故的佛罗里达大学 Albert L. Rhoton，Jr 教授表示感谢，感谢教授在颞骨显微外科解剖方面的耐心教导。

（王 巍 译，林 鹏 审）

参考文献

[1] Fortes FS, Carrau RL, Snyderman CH, et al. Transpterygoid transposition of a temporoparietal fascia flap: a new method for skull base reconstruction after endoscopic expanded endonasal approaches. Laryngoscope, 2007, 117 (6):970-976

[2] Hartnick CJ, Myseros JS, Myer CM, III. Endoscopic access to the infratemporal fossa and skull base: a cadaveric study. Arch Otolaryngol Head Neck Surg, 2001, 127(11):1325-1327

[3] Ho B, Jang DW, Van Rompaey J, et al. Landmarks for endoscopic approach to the parapharyngeal internal carotid artery: a radiographic and cadaveric study. Laryngoscope, 2014, 124(9):1995-2001

[4] Hofstetter CP, Singh A, Anand VK, et al. The endoscopic, endonasal, transmaxillary transpterygoid approach to the pterygopalatine fossa, infratemporal fossa, petrous apex, and the Meckel cave. J Neurosurg, 2010, 113(5):967-974

[5] Hosseini SM, Razfar A, Carrau RL, et al. Endonasal transpterygoid approach to the infratemporal fossa: correlation of endoscopic and multiplanar CT anatomy. Head Neck, 2012, 34(3):313-320

[6] Kasemsiri P, Solares CA, Carrau RL, et al. Endoscopic endonasal transpterygoid approaches: anatomical landmarks for planning the surgical corridor. Laryngoscope, 2013, 123(4):811-815

[7] Raza SM, Donaldson AM, Mehta A, et al. Surgical management of trigeminal schwannomas: defining the role for endoscopic endonasal approaches. Neurosurg Focus, 2014, 37(4):E17

[8] Tarabichi M, Marchioni D, Presutti L, et al. Endoscopic transcanal ear anatomy and dissection. Otolaryngol Clin North Am, 2013, 46(2):131-154

[9] Tarabichi M. Transcanal endoscopic management of cholesteatoma. Otol Neurotol, 2010, 31(4):580-588

[10] Presutti L, Alicandri-Ciufelli M, Cigarini E, et al. Cochlear schwannoma removed through the external auditory canal by a transcanal exclusive endoscopic technique. Laryngoscope, 2013, 123(11):2862-2867

[11] Marchioni D, Alicandri-Ciufelli M, Rubini A, et al. Endoscopic transcanal corridors to the lateral skull base: initial experiences. Laryngoscope, 2015, 125 Suppl 5:S1-S13

[12] Marchioni D, Alicandri-Ciufelli M, Piccinini A, et al. Inferior retrotympanum revisited: an endoscopic anatomic study. Laryngoscope, 2010, 120(9):1880-1886

[13] Komune N, Matsuo S, Miki K, et al. The endoscopic anatomy of the middle ear approach to the fundus of the internal acoustic canal. J Neurosurg, 2017, 126(6):1974-1983

[14] Iacoangeli M, Salvinelli F, Di Rienzo A, et al. Microsurgical endoscopy-assisted presigmoid retrolabyrinthine approach as a minimally invasive surgical option for the treatment of medium to large vestibular schwannomas. Acta Neurochir (Wien), 2013, 155(4):663-670

第 4 章
手术器械及手术室布局

4 手术器械及手术室布局

Daniele Marchioni, Alessia Rubini, Stefano De Rossi, Muaaz Tarabichi, Gabriele Molteni

摘 要

本章对内镜下耳科和侧颅底手术中使用的器械进行了详细的介绍，并举例说明了此类器械的使用方法和手术室的布局。神经外科医生和耳鼻喉科医生均了解传统侧颅底手术主要在显微镜下进行，手术器械基于传统的显微镜手术而设计，然而在过去的几十年里，逐渐开发出了内镜下耳科手术专用的新器械。此外，外视镜的引入提供了 2D 或 3D 图像，为侧颅底手术开辟了新的入路，还为解剖和外科手术的教学提供了新方法。首先介绍设备和人员布局，对不同的手术方式所需要的配置进行了详细介绍。接下来介绍了显微手术和内镜手术中使用的主要仪器设备，特别是其规格和作用。还说明了在不同术式中首选哪些设备和器械。还有一节专门介绍了耳内镜手术的专用器械。此外，在介绍器械的过程中还分享了手术技巧，以帮助刚开始执业的术者（以及熟练掌握耳科手术的术者）理解器械这样改进的原因。

关键词：侧颅底手术，显微手术，内镜手术，外视镜入路，解剖器械，手术室设置。

4.1 引 言

本章提供了在显微镜和内镜下侧颅底手术中使用的设备和仪器的详细介绍和最新的插图。由于侧颅底手术多在显微镜下进行，目前所使用的手术器械主要基于传统的耳科和神经耳科手术器械。

在耳内镜手术时代，一些专门设计的特殊内镜设备和显微器械的引入满足了内镜下侧颅底手术的特殊要求。这些新的专门设计的器械拓宽了内镜手术的适应证并改进了手术技巧，从而可以更好地接近病变、分辨解剖结构，并允许进入以前无法或难以涉及的解剖结构，如面神经、颈内动脉和内耳道（IAC）周围的解剖间隙。

显微镜和内镜是进行侧颅底手术的关键工具，最近引入的外视镜使术者有了一种新的侧颅底手术方法；事实上，外视镜可以代替显微镜进行某些侧颅底手术。这一新兴的工具可以扩大手术范围，在手术过程中提供高质量的解剖细节图像。一些外视镜使用 3D 眼镜提供三维视图，在手术过程中还提供了精确的景深感知。

侧颅底手术中的手术室布局必须使所有工作人员都能够观察到手术情况，因而，在进行侧颅底手术时，配备高清摄像机和集成视频监控系统以便所有人观察手术术野的情况非常必要。

内置高清摄像机的磁控显微镜可在使用高清监视器进行内镜手术的同时进行连续的视频记录。连续的视频监控可确保麻醉师、器械护士和其他人员能够观摩手术并跟上手术进度。录像也可以用于教学。

4.2 手术室布局

根据手术入路的不同，手术室的设置可能会有所不同，通常有三种不同的布局。

4.2.1 显微镜和内镜下侧颅底手术的布局（▶图 4.1）

患者仰卧位躺在手术台上，头部转向患耳的对侧。

用无菌罩包裹显微镜，放置在术者的对侧，以保证显微镜臂能够灵活移动，同时准备好内镜。内镜显示器面向术者，并放置在与术者眼睛相同的高度。器械护士坐在术者的对面，将另一个内镜显示器放在器械护士的对面，以便护士可以看到手术视野。

麻醉师和麻醉机位于手术台的脚侧，所有的侧颅底入路手术都采用这个位置。

4.2.2 显微镜和内镜下颅中窝手术的布局（▶图 4.2）

如果采用颅中窝入路，则布局修改如下：患者仰卧位于手术台上，头转向患耳对侧。

显微镜被放置在手术台的头侧，在可移动范围的水平上，以便灵活地移动显微镜塔。内镜塔

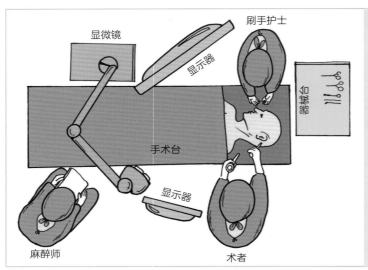

图 4.1　大部分显微镜 / 内镜颅底入路时的手术室布置示意图

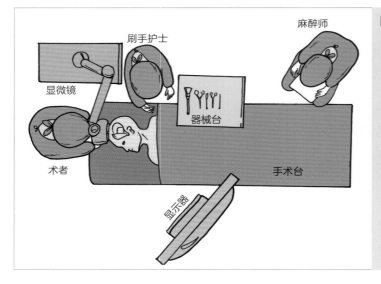

图 4.2　颅中窝及岩前入路的手术室布置示意图

直接面对术者，显示器放置于患耳的对侧，与术者眼睛位于相同的高度。刷手护士坐在内镜塔的对面。麻醉师和麻醉车位于手术台的脚侧。

4.2.3 外视镜侧颅底手术的布局（▶图 4.3 和 ▶图 4.4）

如果采用外视镜入路至侧颅底，则布局应再次修改如下：患者仰卧位于手术台上，头部转至患耳对侧。

为了获得最佳的视觉效果，将 3D 外视镜放置在手术台的头侧，并将摄像头放置在靠近术野的前方。术者应该使用 3D 眼镜，像显微镜手术一样用双手进行操作，并像内镜下手术一样目视显示器。助手站在显示器对面，使用 3D 眼镜和控制器（图像导航器）在手术过程中调整焦距、放大或

移动视野。刷手护士坐在术者的对面，另一个监视器放置在护士的对面，以便让护士看到手术操作。麻醉师和麻醉车位于手术台的脚侧。

在现代手术室中，我们根据所使用的工具不同将手术入路分为三种：

· 显微镜入路（使用手术显微镜）。
· 内镜入路（使用内镜）。
· 外视镜入路（使用外视镜）。

4.3 手术显微镜（▶图 4.5 和 ▶图 4.6）

对于大多数侧颅底外科手术而言，手术显微镜是必备的，因为在大多数情况下，需要进行大范围的解剖和广泛的骨质磨除。显微镜应该将可视化、连接性和数据管理结合在一起。显微镜必

图 4.3 外视镜下侧颅底手术时的手术室布局示意图

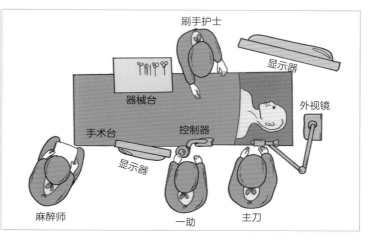

图 4.4 3D 外视镜下侧颅底入路的手术室布局。术者坐在镜塔对面，面对显示器，像显微镜手术一样用双手进行操作，助手握住控制器来调整焦距和手术视野。3D 眼镜是产生 3D 立体视觉所必需的

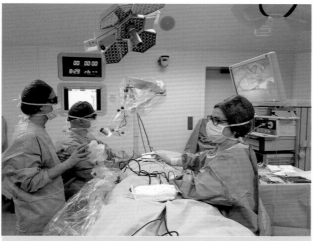

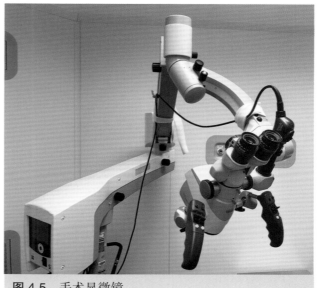

图 4.5 手术显微镜

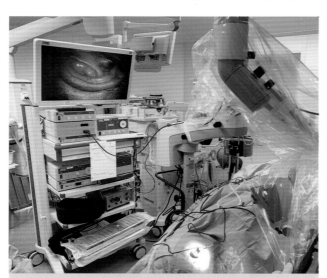

图 4.6 手术显微镜集成了一个连接到高清医疗显示器的高清（HD）摄像机，以便在手术过程中为助手、护士和住院医生提供最佳的可视化效果

须是性能完好的，无菌的，并在只进行内镜侧颅底手术时也准备好，以便在需要时将内镜手术转为显微镜手术。

手术显微镜应该与连接有高清医疗显示器的高清摄像头集成在一起，从而获得最佳的可视化效果。符合人体工程学的手柄设计和无摩擦电磁离合器为手术提供了理想的灵活性，保证了在整台手术过程中显微镜和内镜之间的轻松切换。

4.4 硬质内镜（▶图 4.7）

霍普金斯棒状透镜系统是为了提供长度、直径和视角可变的内镜而开发的。用于侧颅底手术的硬质内镜直径通常为 3mm 或 4mm。所有新的内镜都是经过高压灭菌的。内镜下侧颅底手术的最

佳工作长度为 14cm 和 15cm。直径越大，图像显示越好，可以向手术野传输的光量越多。因此，在开放的术野 [如桥小脑角（CPA）]，建议使用直径为 4mm 的内镜；而在全内镜下经耳道入路手术中（如耳蜗下入路、经鼓岬入路或膝状神经节上入路），可使用直径 3mm 的内镜，从而更方便地经耳道进行手术。

最常用的是 0° 和 45° 的内镜，其次是 70° 的内镜。角度越大的内镜，如 70°，操作起来更加困难，更容易迷失方向，只能用于通过乙状窦后入路检查和分离位于内耳道底的肿瘤；在这种手术中，使用 70° 内镜可能是至关重要的，以获得内耳道底更广泛的视野来探查残留的病变。

在经颞骨入路中，为了围绕面神经和颈内动脉操作，可以使用 45°、长 15cm、直径 4mm 的内镜，以寻找任何残留的病变，从而清除难以到达区域的病变。

4.5 3D 外视镜（▶图 4.8）

在所有需要开放入路的颅底手术中，VITOM 3D 外视镜（Karl Storz GmbH，Tuttlingen，Germany）

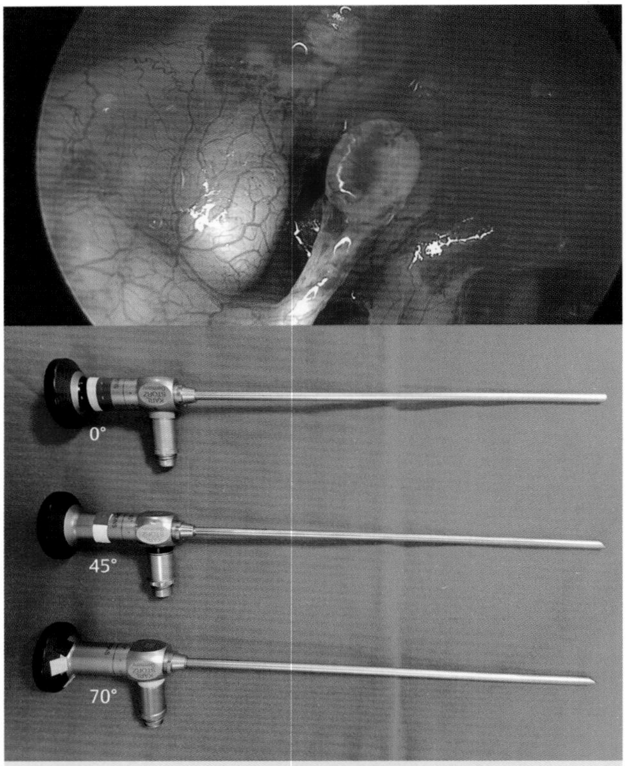

图 4.7 不同角度的手术内镜，直径 4mm，长 15cm，可以抵近术区进行放大的高清画面进行观察，使术者能够观察到解剖细节

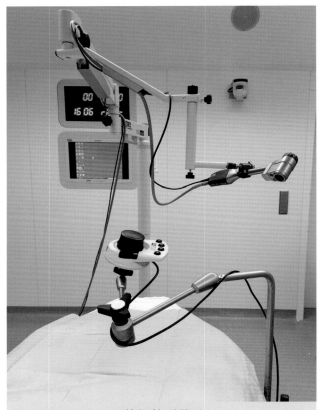

图 4.8 VITOM 3D 外视镜系统（Karl Storz GmbH，Tuttlingen，Germany）

可替代手术显微镜作为专用工具。该系统由放置在术野前方的 VITOM 3D 支持臂和光纤组成，可提供广泛的视野，并在 N-inch 3D 显示屏上显示为全高清（Nump 分辨率）图像。将屏幕放置在术者的前方，以便在手术过程中直接观看。术者应该使用 3D 偏振眼镜（对于戴矫正眼镜的术者，可以使用夹片式眼镜）。

将用于控制焦距、放大或移动视野的控制器（图像导航器）放置在术者旁边，它由另一个支持臂保持在适当的位置。

4.6 内镜手术用氙气光源

照明由强大的冷光源提供，并通过 180cm 长的光纤传输到内镜。不同类型的光源（卤素、氙气、LED）提供不同亮度的光。目前，一般选用氙气光源。

4.7 神经完整性监测仪（▶图4.9）

在所有侧颅底手术过程中，面神经完整性监测仪（NIM）用于面神经监测。将电极放置在眼轮匝肌和口轮匝肌内，从而对面神经进行连续的肌电监测。

4.8 手术器械

除了软组织手术入路所需的常用手术器械（手术刀、镊子、单/双极电刀等）外，特殊的神经耳科器械包括：

- 不同尺寸的自持式乳突牵开器（▶图4.10）。
- 磨钻器械：显微钻头、微电机手柄（直柄和弯柄）。
- 一套不同尺寸的钨钢切割钻头和金刚砂钻头。
- 传统吸引器。
- 传统软组织剥离子、大小剪刀、有齿和无齿镊、骨膜剥离子。

一般而言，需要一套完整的显微外科手术器械，这些都是耳科医生非常熟悉的：显微手术钳（显微杯状钳和显微鳄鱼嘴钳）；直型和弯型显微剪（▶图4.11）；神经外科弹簧剪（▶图4.12）；不同角度和长度的显微钩针、直针；剥离子、各种大小和形状的刀具（如圆刀，▶图4.13）；Plester垂直切割刀，以及各种弧度的镰状刀（▶图4.14）；Rosen剥离子；大号和小号House刮匙（▶图4.15）等。

4.9 侧颅底牵开器

颅中窝硬脑膜Fisch牵开器可用于颅中窝或岩前入路，牵开颅中窝硬脑膜，以便在岩尖和颈内动脉附近进行手术（▶图4.16和▶图4.17）。

在乙状窦后入路中可能会用到不同大小的

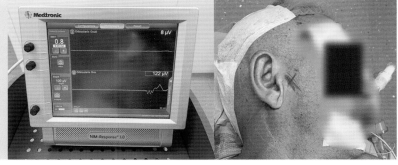

图4.9　面神经手术中神经完整性监测（NIM）系统

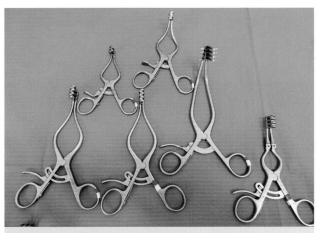

图4.10　不同大小的自持式乳突牵开器

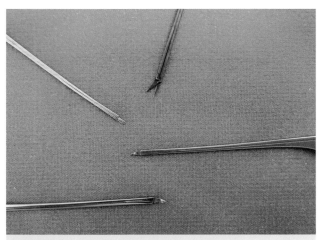

图4.11　一套直、弯的显微剪刀

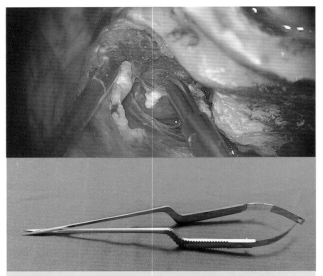

图 4.12 神经外科弹簧剪；此器械在切除肿瘤和硬脑膜切开时特别有用

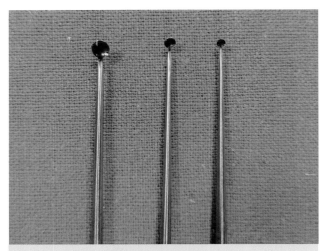

图 4.13 一套不同尺寸的圆刀

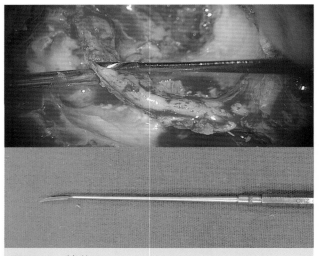

图 4.14 镰状刀

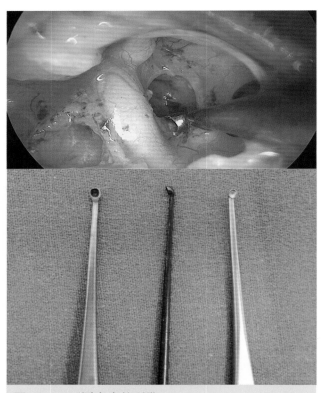

图 4.15 不同大小的刮匙

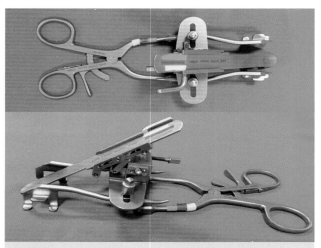

图 4.16 颅中窝硬脑膜 Fisch 牵开器

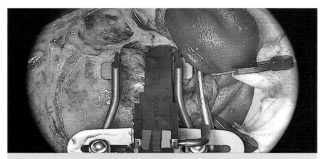

图 4.17 颅中窝手术中硬脑膜 Fisch 牵引器的放置

Leyla 牵开器，用于在桥小脑角手术中轻柔地牵拉小脑，或在颅中窝入路牵拉颞叶表面的硬脑膜（▶图4.18）。

4.10 咬骨钳

准备不同型号的咬骨钳是必要的，特别是在侧颅底经颞骨入路将硬脑膜从骨壁分离后大量去骨质时会用到（▶图4.19）。

4.11 内镜／显微侧颅底手术特殊器械

内镜越来越多地用于神经外科和颅底手术中，并与显微镜结合使用。然而，桥小脑角和颅底手术有其自身的特点，手术范围受到很大的限制，而且通常比标准的耳科手术位置要深。因此，标准的耳外科手术器械，在长度方面是不够的。因此，已经专门改进和设计了用于内镜颅底手术的

各种专用显微器械，包括显微剪刀、显微剥离子、吸引器头、双极电凝等。这些显微器械需要改装得更长、更薄，并制作成不同角度的尖端。吸引器头也进行了改进，包括更长的成角吸引器头，特别是 Brackmann 吸引器头，使术者能够在颈内动脉或重要结构周围的成角视野下工作。

4.12 钻头和显微钻头

在大多数侧颅底手术中使用传统的显微钻头。不同尺寸和类型的钻头需要配置齐全。在经颞骨入路中，大的切割钻是用于去除大量骨质的重要器械，而金刚砂钻头用于颅中窝和颅后窝的硬脑膜以及轮廓化乙状窦和颈静脉球，并可用于骨面止血（▶图4.20）。

对于内镜下侧颅底手术而言，笔式、小型、强力、轻便、高性能的显微磨钻在性能和可操作性间取得了良好的平衡，使术者能够在狭小的空

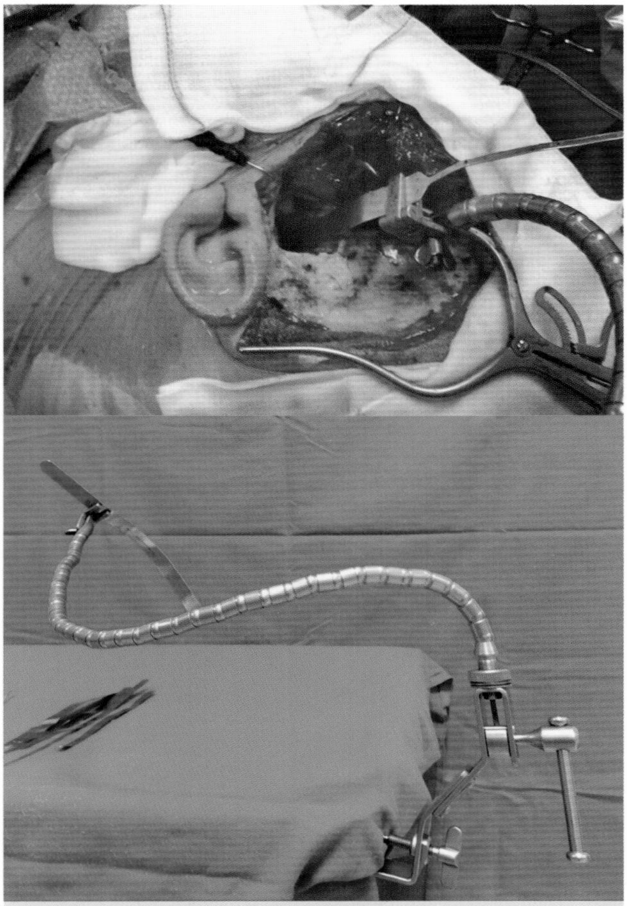

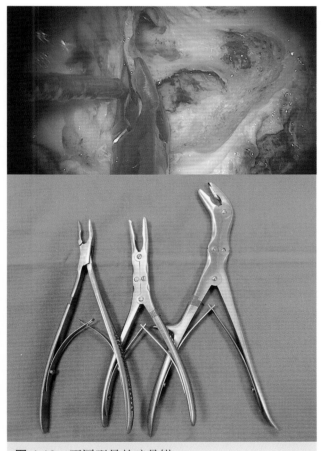

图 4.18 Leya 牵开器用于侧颅底手术

图 4.19 不同型号的咬骨钳

间内操作，例如经耳道经膝状神经节上入路或经耳道经鼓岬入路。特别是，将钻头旋转的范围限制在钻头尖端附近，可避免在磨除骨质的同时误伤外耳道的皮肤和骨质（▶图 4.21）。

4.13 超声骨刀（▶图 4.22）

超声骨刀是由 Mectron 专门为切除骨质设计的。尽管超声骨刀不能代替磨钻的磨骨作用，但它提供了磨骨手术中最先进的技术。超声骨刀机器中包含的压电陶瓷圆盘将微振动传输到专门为某种手术设计的配件上。这样设计的优点是既能尽可能减少对软组织的损伤，又能尽可能提高操作

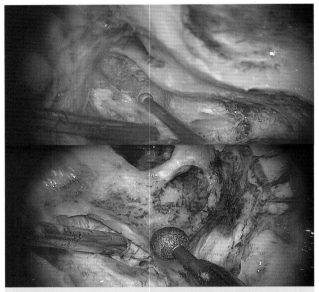

图 4.20 不同长度的金刚砂钻头，特别是在处理中、颅后窝硬脑膜时，例如在轮廓化内耳道（IAC）时使用

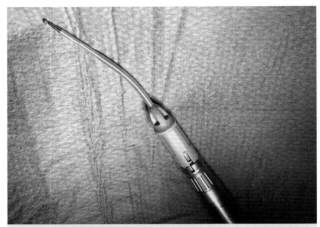

图 4.21 用于耳科和神经耳科手术的 VISAO 高速耳科显微磨钻，特别适用于内镜下经耳道手术

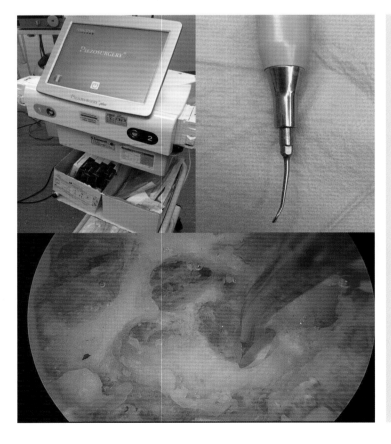

图 4.22 Piezosurgery 超声骨刀为内镜下经耳道手术设计的特殊尖端

精度，减少术中出血，改善术野。微米级切割刀非常精细的移动使术中操作非常准确。其骨切口仅0.3~0.6mm 宽，避免了骨坏死。类型丰富的手术配件便于适配不同的使用场景，包括完全内镜下的侧颅底手术。尤其是在经鼓岬和鼓岬下入路以及膝状神经节上入路中，使用超声骨刀去除内耳道底的骨质，避免对神经结构的损伤和触及。这个切骨过程是在有水环境中进行的，而持续的冲洗可以让术者始终保持手术视野的清洁，减少热损伤。

为内镜下经耳道手术设计的特殊器械在精细解剖时非常有益，例如面神经减压、内耳道减压和迷路切除，特别是在经耳道入路时。超声骨刀在经乙状窦后入路开放内耳道手术过程中切除骨质也很有用。

4.14 双极电凝

在侧颅底手术中，双极电凝器是至关重要的；尤其是不同的尖端和大小对于处理颅底肿瘤、颅中窝、颅后窝的硬脑膜以及颅内的桥小脑角是必不可少的。应使用小尺寸的双极来电凝肿瘤周围的小血管，并可直接在肿瘤上使用中等大小的双极电凝来清除肿瘤，从而控制出血。

在手术中，使用 Vesalius 双极，特别是在处理硬脑膜和进行颅内分离时（▶图 4.23）。Vesalius（Telea 电子工程）是一种特殊的双极 / 单极输出设备，使术者能够以极其精细的方式进行手术，同时保留组织和生物结构。这些双极可以用来止血或切割组织，或者切割止血同时进行。

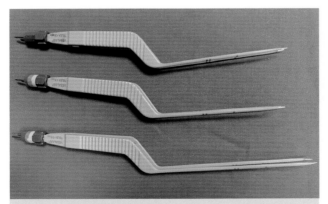

图 4.23　用于侧颅底手术的不同长度和大小的 Vesalius 双极电凝

量子分子共振（QMR）采用将能量以高频电场的形式传递到生物组织的特殊方式，使这些电场与组织本身相互作用。这种技术并不靠温度的升高达到切割效果，而是通过诱导共振效应导致的细胞破裂达到效果。在切割模式下，温度升至 45℃，使用相同的共振进行能量传递也可以获得凝血效果。需要强调的是，切割不是通过在组织中产生高热得到的结果，而是通过分子键断裂实现的，因此整个过程没有温度升高。事实上 Vesalius 的温度上升非常温和，约为 63℃，足以通过蛋白质变性过程达到凝血效果；避免了周围细胞过热坏死，因此 Vesalius 提供的切割和凝血效果极其精确、精细，并且热损害最小。双极有不同的大小和长度，专门为侧颅底手术设计，从而方便处理颅中窝、颅后窝的硬脑膜和分离桥小脑角内的肿瘤，避免对精细神经结构的热损伤。

4.15 剥离子

在侧颅底手术中，不同大小、形状和长度的剥离子是必不可少的。尤其是在内镜下，Rhoton 剥离子可用于从面神经和其他脑神经表面对肿瘤进行显微解剖（▶图 4.24），而弯曲剥离子可专门用于去除沿颈内动脉内侧表面或面神经周围的

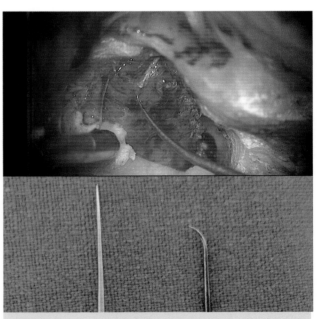

图 4.24　Rhoton 显微外科剥离子专门用于操作和分离侧颅底和桥小脑角（CPA）肿瘤中非常精细的神经

残留病变（►图 4.25 和►图 4.26）。在乙状窦后入路中，为了在内镜下将残留肿瘤从内耳道底去除，使用长而弯曲的剥离子是至关重要的（►图 4.27）。

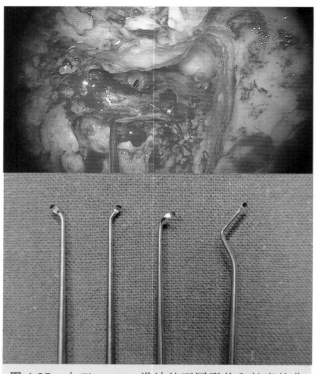

图 4.25 由 Thomassin 设计的不同形状和长度的曲棍形剥离子在经颞骨手术入路中在颈内动脉和面神经周围的受阻挡区域进行分离操作时非常有用

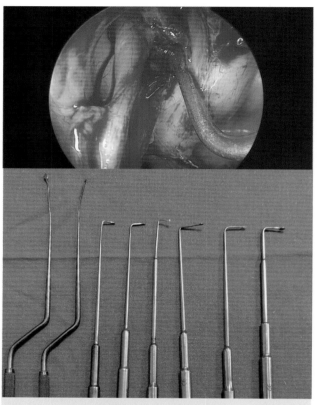

图 4.27 在内镜辅助下乙状窦后入路中，长而弯曲的剥离子尤其适用于内耳道（IAC）内的操作

4.16 吸引器管

不同长度和形状的硬质吸引管在内镜手术中尤为重要。弯头吸引管在内镜辅助手术中特别有用，用于清除位于特殊解剖结构和区域（如颈内动脉和面神经）周围以及岩尖和斜坡内的残留病变（►图 4.28）。

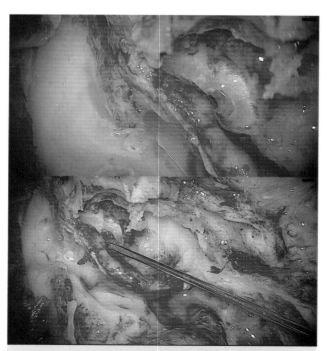

图 4.26 弯曲剥离子用于探查经耳囊入路时面神经周围是否存在残留病变

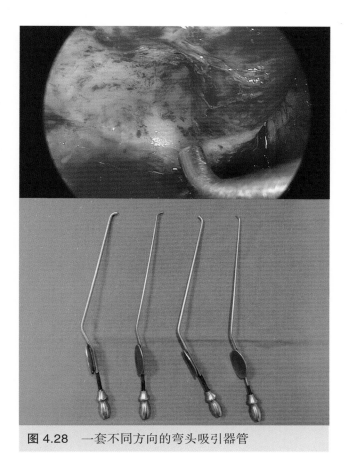

图 4.28 一套不同方向的弯头吸引器管

（王 巍 宋志斌 译，林 鹏 审）

推荐阅读

Badr-El-Dine M, El-Garem HF, Talaat AM, et al. Endoscopically assisted minimally invasive microvascular decompression of hemifacial spasm. Otol Neurotol, 2002, 23(2):122–128

Badr-El-Dine M, James AL, Panetti G, et al. Instrumentation and technologies in endoscopic ear surgery. Otolaryngol Clin North Am, 2013, 46(2):211–225

Garneau JC, Laitman BM, Cosetti MK, et al. The use of the exoscope in lateral skull base surgery: advantages and limitations. Otol Neurotol, 2019, 40(2):236–240

Marchioni D, Alicandri-Ciufelli M, Rubini A, et al. Endoscopic transcanal corridors to the lateral skull base: initial experiences. Laryngoscope, 2015, 125 Suppl 5:S1–S13

Marchioni D, Carner M, Rubini A, et al. The fully endoscopic acoustic neuroma surgery. Otolaryngol Clin North Am, 2016, 49(5):1227–1236

Marchioni D, Carner M, Soloperto D, et al. Expanded transcanal transpromontorial approach: a novel surgical technique for cerebellopontine angle vestibular schwannoma removal. Otolaryngol Head Neck Surg, 2018, 158(4):710–715

Marchioni D, De Rossi S, Soloperto D, et al. Intralabyrinthine schwannomas: a new surgical treatment. Eur Arch Otorhinolaryngol, 2018, 275(5):1095–1102

Marchioni D, Gazzini L, Boaria F, et al. Is endoscopic inspection necessary to detect residual disease in acoustic neuroma surgery? Eur Arch Otorhinolaryngol, 2019, 276(8):2155–2163

Marchioni D, Rubini A, Nogueira JF, et al. Transcanal endoscopic approach to lesions of the suprageniculate ganglion fossa. Auris Nasus Larynx, 2018, 45(1):57–65

Marchioni D, Soloperto D, Rubini A, et al. Endoscopic facial nerve surgery. Otolaryngol Clin North Am, 2016, 49(5):1173–1187

Presutti L, Alicandri-Ciufelli M, Rubini A, et al. Combined lateral microscopic/endoscopic approaches to petrous apex lesions: pilot clinical experiences. Ann Otol Rhinol Laryngol, 2014, 123(8):550–559

Piezosurgery medical manufactured by Mectron medical technology. Peizosurgery S.R.L., Via Portobello 12, 16039 Sestri Levante (GE), Italy. www.piezosurgery.com

VESALIUS® MC bipolar coagulation/cutting device. By Telea Electronic Engineering. Via Leonardo Da Vinci, 13–36066 Sandrigo–Vicenza–Italy. www.vesalius.it, www.teleamedical.com

第5章

侧颅底手术的影像学评估

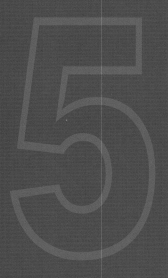

5 侧颅底手术的影像学评估

Davide Soloperto, Elisa Ciceri, Daniele Marchioni

摘 要

颅底构成了颅腔的底部，将颅脑与面部结构和舌骨上区分隔开。颅底解剖结构复杂，难以对其进行直观的临床评估。影像学在明确病理诊断和肿瘤的术前分期、确定肿瘤的侵犯和转移、规划手术路径、监测肿瘤复发和随访中起着至关重要的作用。基于颅底病变的组织特征和解剖位置关系，高分辨率计算机断层扫描（HRCT）、磁共振成像（MRI）标准 T1 和 T2 序列以及钆增强 T1 和 T2 序列是诊断颅底病变的主要的放射学方法。F-氟脱氧葡萄糖正电子发射断层扫描（PET）或 PET-CT 通常用于评估颅底病变的代谢活性，并确定是原发灶还是来自颅底以外的其他类似病变。在治疗颈动脉包膜受侵的头颈部病变时，也会同期或分期进行血管造影术、颈动脉闭塞试验和颈动脉支架置入术。颅底病变可起源于颅底或源自颅内硬脑膜或颅外结构生长累及。因此，许多具有挑战性的肿瘤和不同细胞类型的肿瘤样非肿瘤性病变可涉及颅底，因此，准确的影像学评估对于明确诊断和手术选择是非常必要的。

关键词：侧颅底，CT 扫描，DWI 序列，颈动脉栓塞，影像学评估。

5.1 引 言

5.1.1 侧颅底的解剖

颅底构成了颅腔的底部，将颅脑与面部结构和舌骨上区分隔开。颅底解剖结构复杂，难以对其进行直观的临床评估。影像学在明确病理诊断和肿瘤的术前分期、确定肿瘤的侵犯和转移、规划手术路径、监测肿瘤复发和随访中起着至关重要的作用。后颅底的前缘由斜坡的后表面形成。斜坡是由蝶骨及枕骨的基底部融合而成。后颅底外侧份由上方的颞骨岩部后面和下方的枕骨髁部构成。后颅底的后份由颞骨乳突部和枕骨鳞部构成。岩锥像屏障一样，将颅后窝与颅外颅底的后外侧部分和岩斜坡区分隔开。颈静脉孔（JF）位于岩枕缝的后端。动静脉嵴将颈静脉球与颈动脉管外口分隔开。沿着内侧部分，颈静脉结节的骨性凸起分隔了颈静脉球与走行舌下神经的舌下神经管。纤维或骨性分隔将颈静脉球分为前内侧神经部和后外侧血管部。神经部较小，大小相对恒定，走行脑神经IX（舌咽神经）及其鼓室支（Jacobson神经）和岩下窦。血管部较大，体积变化更大，走行颈内静脉（IJV）、脑神经X（迷走神经）及其耳支（Arnold神经）、脑神经XI（副神经）和脑膜后动脉。JF 的解剖形态变化较大，有时脑神经IX和X会穿行神经部。

5.2 侧颅底 CT 和 MRI 总论

基于颅底病变的组织特征和解剖位置关系，HRCT 以及 MRI 标准 T1 和钆增强的 T2 加权序列是诊断颅底病变的主要放射学方法。由于颅底复杂的解剖结构和与骨性结构的密切关系，首选影像学评估颅底的解剖和病理。通常使用计算机断层扫描（CT）和 MRI 进行颅底病变的诊断和术前计划，特别是在规划病变切除和最佳手术径路时。为了准确地观察病变、了解其性质、作出诊断并为患者制定最佳手术方案，精准的放射学评估是非常必要的。CT 是确定颅底骨性解剖结构和反映颅底神经血管孔隙薄层边缘的最佳选择。一般而言，它用于确定是否有骨质受侵，例如侵蚀、反应性骨形成、硬化、纤维骨性颅底病变和钙化。缓慢生长的未侵蚀骨质的病变往往表现出边缘光滑的膨胀性改变和骨重塑，骨皮质层完整，而侵袭性肿瘤或感染通常会侵袭骨质，广泛破坏相邻的骨皮质。CT 扫描也是评估颅底骨折和明确脑脊液（CSF）漏的金标准技术。多层 CT 扫描，可以获得颅底区域 0.5~0.6mm 的薄层图像，并可进行多平面重建。这些图像使用骨窗和软组织算法进行重建。特别是疑似有血管源性肿物时，可进行增强后评估。颅底 CT 的另一个作用是辨认脑脊液漏时的骨缺损。交互式多平面评价（轴位、冠状位、矢状位和斜矢状位）对于识别并准确描述脑脊液漏的骨缺损非常重要。除了提供重要的骨结构特征，CT还可以通过计算机断层血管造影（CTA）提供关于病变与邻近血管结构关系的宝贵信息；特别是对于岩段、海绵窦段和床突上段颈内动脉（ICA）的评估，以及在侵犯海绵窦肿瘤的术前规划中非常重要。在术后随访中，由于可在残余或复发的病变与含气空腔间可产生强烈的反差，因此HRCT是评估术后中耳和乳突的极佳方法。

MRI作为具有更好软组织分辨率的检查方式，可以精确评估病变的形态及其与周围结构的关系。MRI在评估血管浸润、颅内受侵和耳蜗后病变方面也更胜一筹。在一些CT和其他技术无法提供所需信息的情况下，MRI是可以提供解决方案的一种方法。增强MRI通常用于评估颅底病变，对于大多数肿瘤，如神经瘤，它是诊断的金标准。MRI可以显示颅内（硬脑膜、软脑膜和脑实质侵犯）范围、神经和血管旁扩散以及骨髓受累情况。快速自旋回波序列的轴位和冠状位T1和T2图像可通过脂肪抑制技术，使用3mm层厚的更小视场以获得强化图像。另外可获得短时间反转恢复序列（STIR）图像。STIR图像具有更好的脂肪抑制，但扫描需要花费更长时间，并且容易受到脉流伪影的影响。梯度回波T2图像可能有助于显示病变内的顺磁性物质，如钙化物、血液降解产物或黑色素。弥散加权成像（DWI）可用作颅底病变特

征、病理分级评估和随访治疗效果的无创检查方法，特别是可根据表观弥散系数（ADC）值协助鉴别良恶性肿瘤。弥散成像技术在中枢神经系统（CNS）成像中的作用已得到公认，其在身体其他部位的应用也是研究的热点。DWI和ADC越来越多地用于识别头颈部肿瘤和随访对治疗的反应。传统DWI采用单激发平面回波成像（ss-EPI）技术，该成像易受伪影影响，并且在组织-空气界面（如颅底）的分辨率相对较低。在术后发现鼓室盖或窦板区域缺损时，同样强烈建议进行MRI检查。鼓室盖缺损处突出的软组织肿块可能提示脑膜膨出或脑膜脑膨出。MRI很容易鉴别肿块内是否存在脑组织，并确认肿块与相邻脑组织的毗邻关系。MRI提供了患者小脑和乙状窦表面骨质缺损的关键信息（▶图5.1，▶图5.2，▶图5.3）。

F-氟脱氧葡萄糖正电子发射断层扫描（PET）或PET-CT通常用于评估颅底病变的代谢活跃程度，并确定颅底区域以外的原发肿瘤或其他类似病变。复发和术后纤维化很容易与原发肿瘤鉴别。然而，脑组织明显的生理摄取是其评估颅底病变的缺点。奥曲肽扫描显像成像已应用于头颈部神经内分泌肿瘤（NET）的诊断，包括副神经节瘤、Merkel细胞癌、甲状腺髓样癌和嗅神经母细胞瘤，以及复发性副神经节瘤。然而，最新一代的放射性示踪剂已被开发，这些更特异性的分子标记可以进行靶向分子成像。此外，使用正电子发射放射性示踪剂可以获得更高分辨率的图

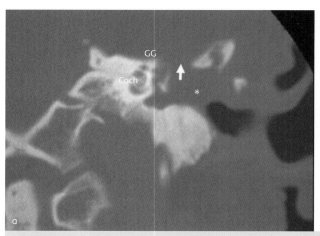
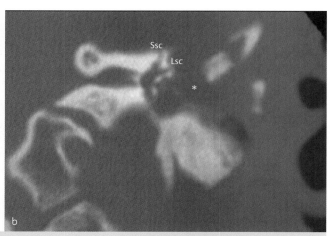

图5.1 左侧弥漫性胆脂瘤，累及中耳和乳突。（a）颅中窝底受到破坏（白色箭头）。（b）乳突受侵，伴骨质破坏（*）。Coch：耳蜗；GG：膝状神经节；Lsc：外半规管；Ssc：前半规管

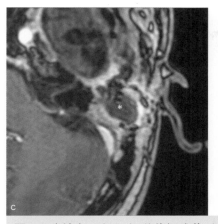
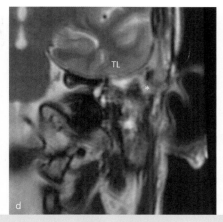
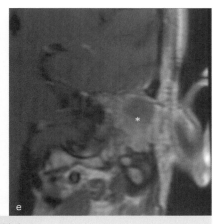

图 5.1（续）　（c~e）磁共振成像（MRI）表现，无硬脑膜受侵（＊）。TL：颞叶

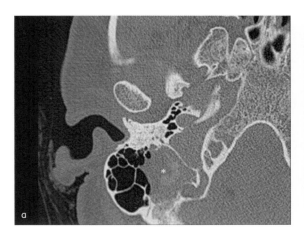
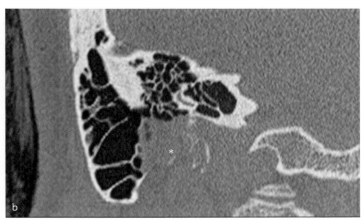
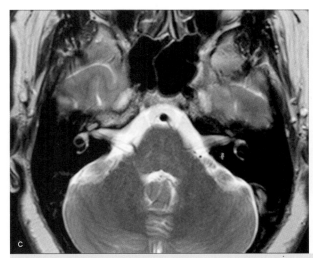
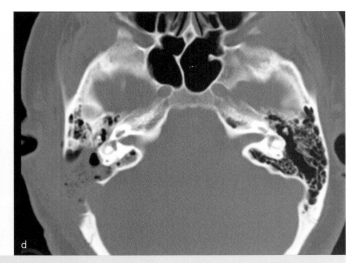

图 5.2　计算机断层扫描（CT）显示右侧乳突软组织密度影，位于面后区域。（a，b）肿物位于茎突附近（＊）。（c）磁共振成像（MRI）T2 序列未显示。（d）行迷路后入路术后 CT 扫描

像，这些图像比较容易与 CT 图像配准以创建高质量的图像。

有时联合或单独进行血管造影、颈动脉闭塞试验和颈动脉支架置入术，以治疗颈动脉被包裹的头颈部病变（▶图 5.4 和▶图 5.5）。血管造影通过对这些病变富含血管特性的显示提供了补充

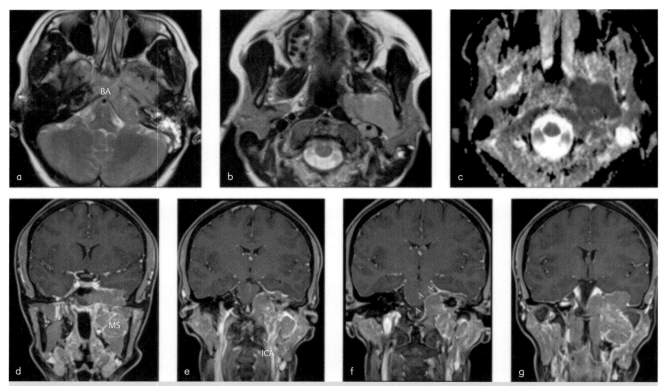

图 5.3 成感觉神经细胞瘤的 MRI 表现。（a，b）T 2 序列显示巨大病灶，累及几乎所有的侧颅底及颈部区域。（c）具有表观弥散系数（ADC）的弥散序列。（d～g）T 1 增强显示海绵窦受累（d 中＊），脑干受压（f 中浅蓝色三角形），咀嚼肌间隙浸润（g 中浅蓝色三角形）。BA：基底动脉；ICA：颈内动脉；MS：咀嚼肌间隙

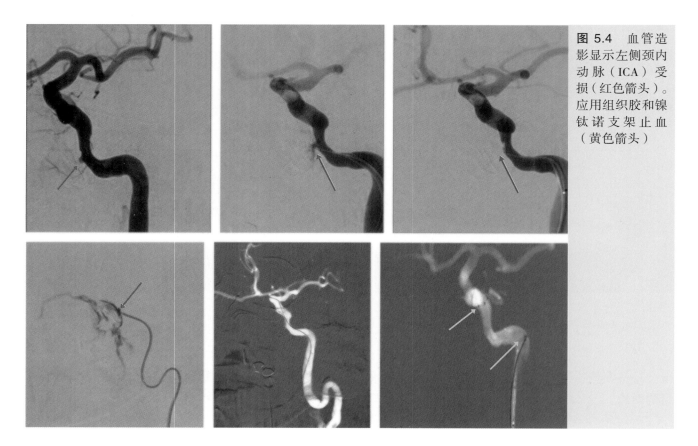

图 5.4 血管造影显示左侧颈内动脉（ICA）受损（红色箭头）。应用组织胶和镍钛诺支架止血（黄色箭头）

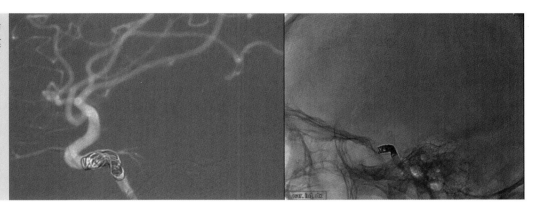

图 5.5 左侧颈内动脉（ICA）弹簧圈栓塞

诊断信息，通常在术前同期进行栓塞治疗。它可以识别主要的供血血管，然后（选择性）进行栓塞以减少手术切除时的失血，并可以在肿瘤闭塞大静脉窦时，准确评估对侧静脉系统的通畅程度。

研究表明，颈静脉孔副神经节瘤的术前栓塞可减少手术时间和术中失血量，术前栓塞有利于彻底切除血管肿瘤，如颈静脉孔副神经节瘤或颈动脉副神经节瘤（▶图 5.6）。

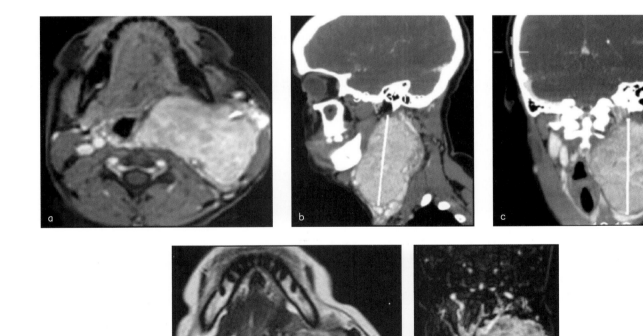

图 5.6 磁共振成像（MRI）（a，d，e）和计算机断层扫描（CT）（b，c）左侧颈动脉副神经节瘤。（d，e）轴位和冠状位 MRI 图。（b，c）显示病变向颅底延伸，同时气道受压

5.3 侧颅底病变

颅底病变可起源于颅底内侧或源自颅内硬脑膜或颅外结构生长累及。因此，许多肿瘤和不同细胞类型的肿瘤样非肿瘤性病变可涉及颅底。从放射学的角度，我们可以将扩散到侧颅底的病变分为：

· 累及外耳道（EAC）、中耳、乳突的病变。

· 累及内耳道（IAC）和桥小脑角（CPA）的病变。

· 累及颈静脉孔（JF）的病变。

· 累及岩尖的病变。

5.3.1 累及外耳道（EAC）、中耳和乳突病变

鳞状细胞癌

鳞状细胞癌（SCC）可自外耳道扩散，也可以起源于中耳。它是该部位最常见的恶性肿瘤的细胞类型。慢性中耳炎和既往放疗史被认为是中耳鳞状细胞癌的重要易感因素。患者通常年龄较大，表现为耳痛和耳漏。鳞状细胞癌侵袭性强，局部浸润生长，有向颅内侵犯的倾向。肿瘤的扩散是多向性的，并可能利用自然的解剖间隙，如Santorini裂隙、岩鳞缝和Huschke孔（鼓室孔），导致在无骨质破坏时扩散到颞下颌关节（TMJ）和腮腺。向内侧延伸可导致中耳、耳囊或咽鼓管受侵。向后延伸可导致乳突侵蚀。头尾轴方向的延伸可累及颅内、面神经和颈静脉球，这些是预后不良的影响因素。10%~20%的病例发生淋巴结转移，起自腮腺和耳周淋巴结。CT有助于界定骨质破坏的范围，但MRI可以更好地评估软组织的范围，同时也可以区分肿瘤组织和积液。尽管如此，影像学是非特异性的，可能很难鉴别恶性外耳炎症与癌；必须进行组织活检以明确诊断（▶图5.7和▶图5.8）。

中耳胆脂瘤

胆脂瘤可以是中耳先天性或后天获得性的病变。获得性胆脂瘤又分为原发性和继发性胆脂瘤：

· 原发性，来源于鼓膜松弛部或紧张部的内陷。

· 继发性，继发于鼓膜穿孔、外伤或医源性。

这些病变通常不会扩散进入侧颅底，但在进展期，或者病变侵入内耳时，可能需要对颅中窝、颅后窝硬脑膜，鼓室盖和鼓窦顶壁进行骨质修复，

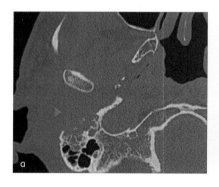
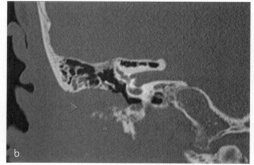
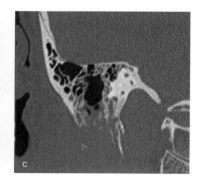
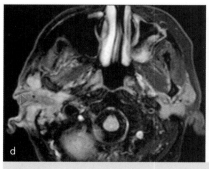
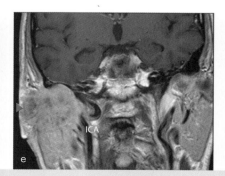
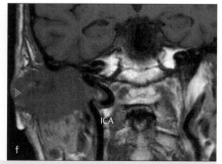

图 5.7 计算机断层扫描（CT）和磁共振成像（MRI）显示右侧腮腺腺癌（ * ）。（a~c）轴位和冠状位显示骨质侵蚀（红色三角形）。（d~f）MRI更好地显示了在不同序列中病变的扩散范围（红色三角）。ICA：颈内动脉

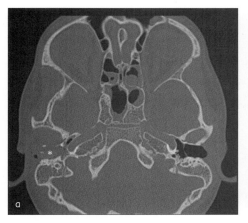
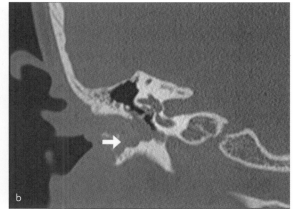
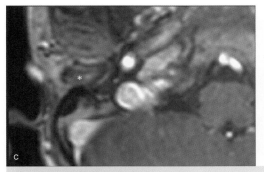
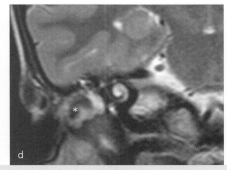
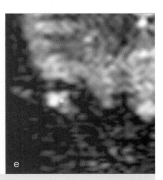

图 5.8 右侧小儿外耳道（EAC）胆脂瘤（＊）。（a，b）胆脂瘤的轴位和冠状位 CT 扫描（＊）。注意外耳道下壁的骨质侵蚀（白色箭头）。（c~e）轴位、冠状位和扩散加权序列

或者对侧颅底进行手术（具体见岩骨胆脂瘤章节）。如果不及时治疗，可导致进行性局部破坏，并伴有耳漏、听力下降和眩晕。骨质受侵破坏是胆脂瘤存在的最重要的影像学表现，HRCT 通常是主要的成像方法。自 20 世纪 80 年代初引入以来，颞骨 HRCT 一直是胆脂瘤成像的金标准。CT 中可见非孤立的软组织，通常累及上鼓室和 Prussak 间隙，盾板变钝（典型见于后天原发性上鼓室胆脂瘤），听骨链受累（典型为锤骨和砧骨），鼓窦入口变宽都提示胆脂瘤。当发现听骨或乳突骨质受侵伴软组织肿块时，HRCT 可以识别胆脂瘤，特异性在 80%~90%。胆脂瘤也可累及其他结构，常发生在无症状患者，可侵蚀面神经管、鼓室盖、外半规管、乙状窦骨板或外耳道后上部。HRCT 也有助于明确解剖结构，揭示乳突气化类型和含气情况或乙状窦和鼓室盖的位置及变异，这些有助于通过明确病变范围来进行手术规划，以便确定是经耳道内镜或是联合径路。由于 HRCT 无法区分颞骨软组织密度，有时液体、炎症与胆脂瘤

碎屑并存，因此补充颞骨 MRI 非平面回波 DWI 序列是有价值的。一般而言，在术后随访中 MRI 可更好地区分复发 / 残留病变，因为复发或残留的胆脂瘤表现为弥散受限，而肉芽组织则没有，或者是为了明确颅内并发症，如颞部脓肿或脑膜膨出 / 脑膜脑膨出。在 MRI 上，胆脂瘤在 T1 加权成像上表现为中等信号，在 T2 加权成像上表现为高信号，在延迟增强上表现为无增强或边缘增强，在 DWI 上表现为高信号，在 ADC 图上表现为低信号（▶图 5.9，▶图 5.10，▶图 5.11，▶图 5.12，▶图 5.13，▶图 5.14，▶图 5.15，▶图 5.16）。

颞骨内面神经鞘瘤 / 血管瘤

颞内面神经鞘瘤（FNS）占颞骨肿瘤的不足 1%。根据所涉及的神经节段可分为：

·鼓室段和乳突段面神经鞘瘤。

·膝状神经节段面神经鞘瘤。

·迷路、IAC、CPA 段面神经鞘瘤。

面神经鞘瘤是中耳最常见的神经鞘瘤，侵及鼓室段的分叶状中耳肿物可导致听骨移位或受侵，

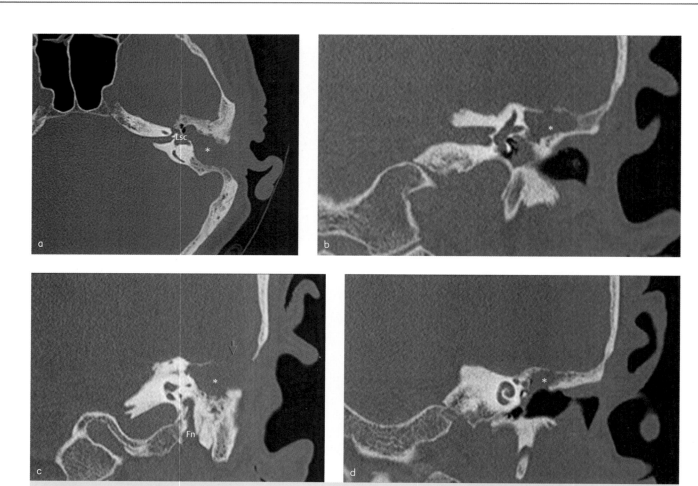

图 5.9 左侧胆脂瘤的 CT 扫描图（＊）。（a~c）乳突受侵（＊），颅中窝底骨质缺损（红色箭头）。（d）膝状神经节区胆脂瘤（＊）。Fn：面神经乳突段；Lsc：外半规管

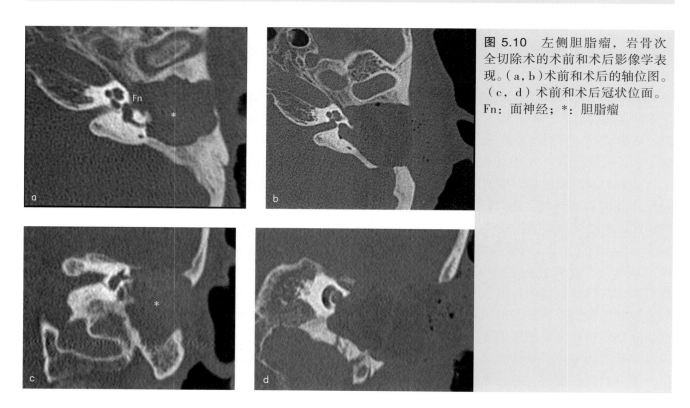

图 5.10 左侧胆脂瘤，岩骨次全切除术的术前和术后影像学表现。（a，b）术前和术后的轴位图。（c，d）术前和术后冠状位面。Fn：面神经；＊：胆脂瘤

图 5.11 左上鼓膜胆脂瘤。计算机断层扫描（CT）未见鼓室盖受累。（a，b）冠状位，显示左侧上鼓室胆脂瘤。Ch：胆脂瘤；Coch：耳蜗；GG：膝状神经节；ICA：颈内动脉

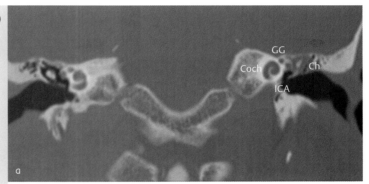

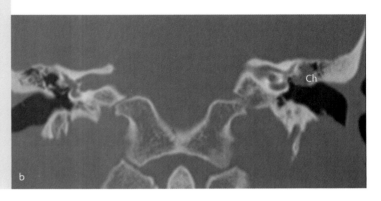

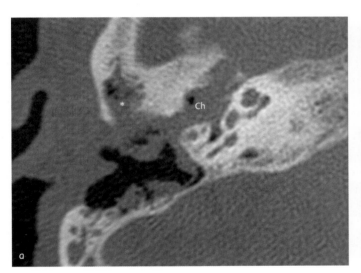

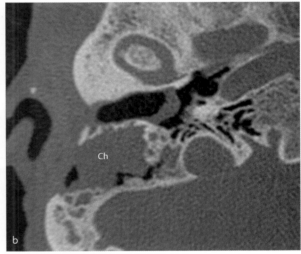

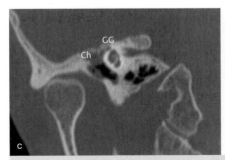

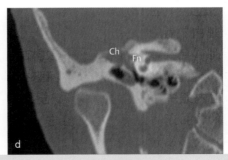

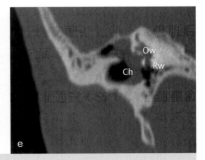

图 5.12 右侧胆脂瘤伴前方和乳突的侵蚀。（a，b）计算机断层扫描（CT），轴位（*：向前侵犯到颞弓）。（c~e）CT扫描，冠状位。Ch：胆脂瘤；Fn：面神经；GG：膝状神经节；Ow：卵圆窗；Rw：圆窗

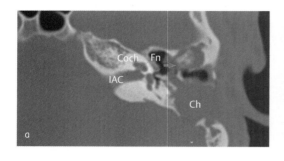

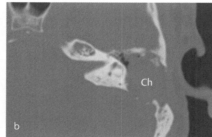

图 5.13　左侧胆脂瘤的 CT 扫描（a）颞下颌关节受侵（浅蓝色箭头）。（b，c）大面积的乳突侵犯，乙状窦和颅中窝骨质受累（浅蓝色三角形）。Ch：胆脂瘤；Coch：耳蜗；Fn：面神经；IAC：内耳道

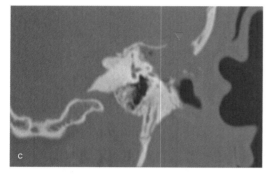

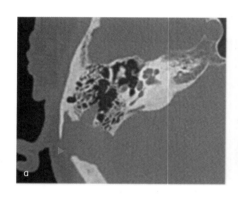

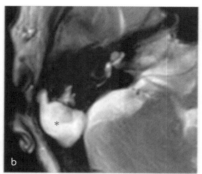

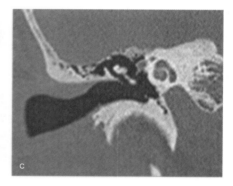

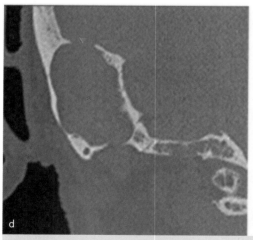

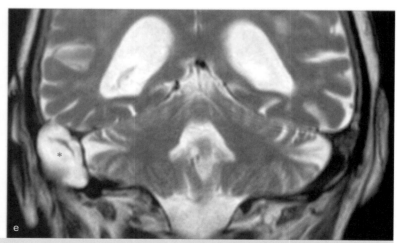

图 5.14　右侧乳突后迷路后胆脂瘤（a，c，d）显示椭圆形乳突内侵犯（浅蓝色三角形），未累及鼓室腔。（b，e）磁共振成像（MRI）T 2 加权像的胆脂瘤表现（＊）

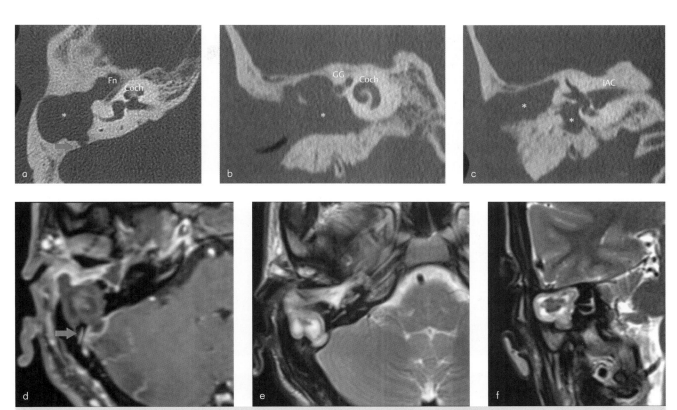

图 5.15 右侧弥漫型胆脂瘤（＊）。（a~c）轴位和冠状位计算机断层扫描（CT）。显示乙状窦区后方骨质缺损。（d~f）不同层面的磁共振成像（MRI）。T1 增强像上的硬脑膜反应和 T2 像（蓝色箭头）。Coch：耳蜗；GG：膝状神经节；IAC：内耳道；Fn：面神经

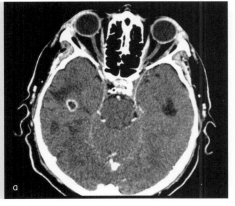
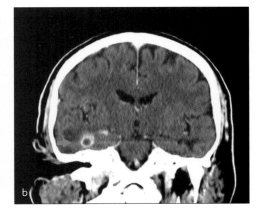

图 5.16 胆脂瘤患者右侧颞叶脓肿的计算机断层扫描（CT）（蓝色箭头）。（a）轴位。（b）冠状位

并引起传导性听力下降。乳突段内的面神经鞘瘤通常具有不规则的骨边缘，因为肿瘤会破入乳突气房内，看上去像侵袭性病变。神经鞘瘤也可起源于鼓索，表现为中耳肿物。神经鞘瘤引起面神经管光滑的扩张，骨边缘清晰整齐。膝状神经节病变在 CT 上比非增强 MRI 显示得更清楚。在 CT 上，这些病变可显示出瘤内骨刺和不规则边缘。与典型的神经鞘瘤相比，面神经鞘瘤在 T1 加权像

上表现为等信号到轻度信号，在 T2 加权像上表现为显著高信号。MRI 上可见与骨刺对比强烈的非均匀信号。薄层扫描和进行增强 MRI 可提升 MRI 效果。面神经血管瘤（FNH）是罕见的良性肿瘤，起源于面神经周围的静脉丛，由于膝状神经节区域有丰富的毛细血管丛，因此肿瘤多起源于此。该病变与前庭神经鞘瘤相比，感音神经性聋（SNHL，内耳道病变）和面神经麻痹（膝状神经

节病变）的起病更快。病变的骨边缘通常不规则，可见强化程度但不均匀。CT 和 MRI 可发现瘤内骨针（见名词"骨化血管瘤"）。这些肿瘤的手术治疗存在争议。膝状神经节面神经鞘瘤生长缓慢，但其进展可累及颅窝和岩尖。

在面神经功能正常时，建议首选"等待和观察"策略。然而，如果是完全性面神经麻痹，肿瘤体积巨大，或生长迅速，伴有硬脑膜受侵的病例，则更建议手术治疗，牺牲神经并进行神经移植修复。手术的目标是尽可能完全切除肿瘤，重建面神经功能并保留听力。当存在听力下降时，通常选择经迷路入路，听力正常时选择颅中窝入路联合经乳突入路。不久前报道了一例经耳内镜下经耳道膝状神经节上入路切除膝状神经节肿瘤的手术；采用耳大神经移植重建离断的神经节段（见第 10 章；另见 ▶ 图 5.17 和 ▶ 图 5.18）。

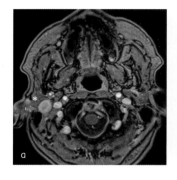
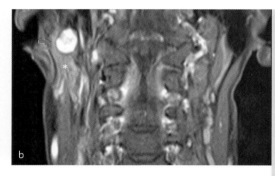
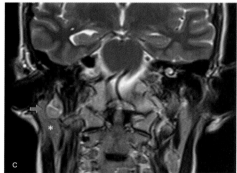
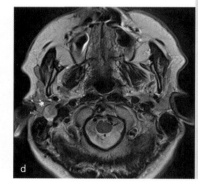

图 5.17 右侧面神经鞘瘤的 MRI 表现。（a~d）腮腺（*）组织中肿瘤（浅蓝色箭头）的轴位和冠状位图像

图 5.18 左侧面神经血管瘤：计算机断层扫描（CT）显示瘤内骨刺的典型外观（**）。磁共振成像（MRI）显示颅中窝硬脑膜浸润性肿瘤（白色箭头）

中耳和乳突副神经节瘤

头颈部副神经节瘤是起源于特化神经嵴细胞的肿瘤。最常见的部位是颈动脉体以及迷走神经、颈动脉和鼓室球部。对于岩骨副神经节瘤，Fisch 基于 HRCT 检查，根据其位置和累及范围将鼓室颈静脉孔副神经节瘤分为 A、B、C 和 D 型（►图 5.19）：

- A：鼓室丛起源的副神经节瘤。

- B：累及下鼓室的副神经节瘤；颈静脉球上方皮质骨完整。

- C1：副神经节瘤累及颈动脉孔。

- C2：累及颈动脉垂直部的副神经节瘤。

- C3：累及颈动脉水平部的副神经节瘤：破裂孔完整。

- C4：副神经节瘤累及破裂孔和海绵窦。

- De1/2：副神经节瘤侵犯颅内但在硬膜外，根据硬脑膜移位情况（De1 < 2cm，De 2 > 2cm）。

- Di1/2/3 副神经节瘤侵犯颅内并进入硬膜，根据侵犯颅后窝的深度（Di1 < 2cm，Di2 > 2cm，

Di3 > 4cm）。

A 型副神经节瘤是最常见的良性中耳肿瘤（鼓室球瘤），起源于鼓岬表面走行的鼓室神经丛上的副神经节。在胚胎学上，副神经节瘤起源于神经嵴，表现为副神经节细胞在富含血管的环境中增殖。病变的部位决定了临床表现，颈静脉孔病变表现为脑神经Ⅸ ~ Ⅻ功能障碍，鼓室病变表现为搏动性耳鸣伴传导性听力下降。

中耳的红色、搏动性肿块并不是副神经节瘤的特有表现，实际上两种不同的颞骨副神经节瘤，其临床表现也可以基本相同。CT 是理想的影像学评估方式，它显示鼓岬层面的局限性肿块，可能会包裹但不会侵蚀听骨；乳突和咽鼓管亦可受累。MRI 可通过其明显增强，与先天性胆脂瘤或慢性中耳炎区相鉴别。T2 加权像由于瘤内流空血管影而呈现出最经典的"盐胡椒"征，在病变较小时则可能难以观察到（►图 5.20，►图 5.21，►图 5.22）。

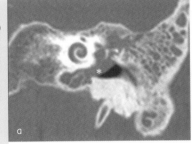
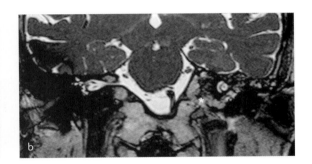
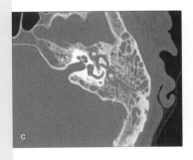
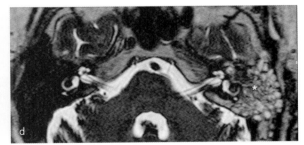
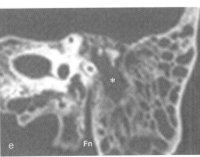
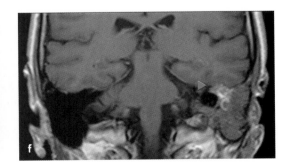

图 5.19 鼓室乳突副神经节瘤。计算机断层扫描（CT）和磁共振成像（MRI）扫描（a~f）。显示下鼓室侵犯和乳突受累（＊）。浅蓝色三角形：毗邻病变的硬脑膜反应。Fn：面神经

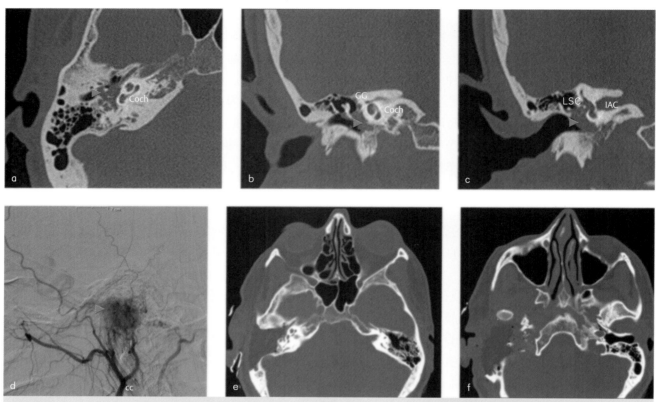

图 5.20　右侧鼓室乳突副神经节瘤。（a~c）中耳肿物累及下鼓室。（d）血管造影术及肿瘤的丰富血供（浅蓝色三角：鼓室乳突副神经节瘤）。（e，f）术后计算机断层扫描（CT）。CC：颈总动脉；Coch：耳蜗；GG：膝状神经节；IAC：内耳道；Lsc：外半规管

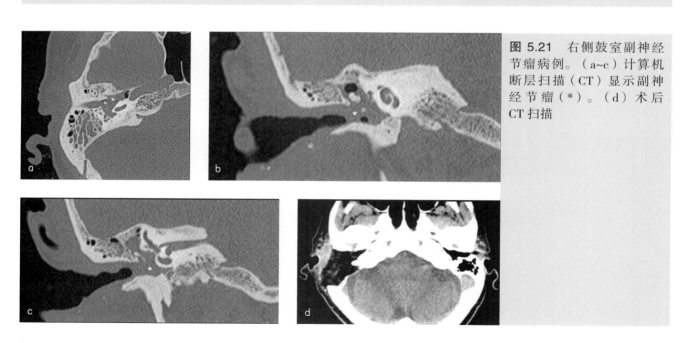

图 5.21　右侧鼓室副神经节瘤病例。（a~c）计算机断层扫描（CT）显示副神经节瘤（*）。（d）术后CT扫描

5.3.2 内耳道（IAC）和桥小脑角（CPA）病变

　　桥小脑角池属于蛛网膜下腔，脑脊液中包含脑神经和血管。CPA 池由脑桥、小脑前部和被硬脑膜覆盖的颞骨岩部围成。它的中心是内耳道，它从第 Ⅴ 脑神经向尾侧延伸到第 Ⅸ－Ⅹ－Ⅺ 脑神经复合体。前庭神经鞘瘤占桥小脑病变的70%~80%，脑膜瘤占 10%~15%，表皮样囊肿占

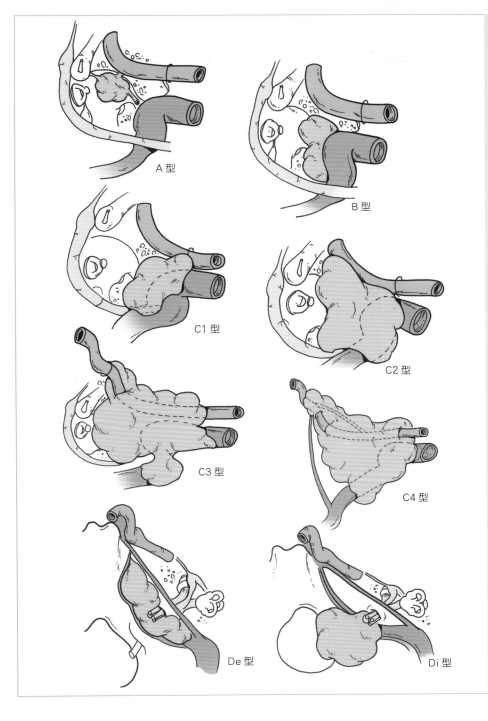

图 5.22 颞骨副神经节瘤的 Fisch 分型

5%。剩下的一些病变，占比不到 1%，种类较多且不常见，包括混合性周围神经鞘瘤、脑神经神经鞘瘤、多形性胶质母细胞瘤、转移瘤、原发性腺癌、蛛网膜囊肿、脂肪瘤、脂肪脉络膜瘤、黑色素瘤和海绵状血管瘤。MRI 是评估 IAC 和 CPA 池占位性病变的最佳工具。进行影像学检查的最常见情况是用于不对称感音神经性听力下降的患者以除外蜗后病变，尽管这些患者中只有 1%~7.5%

最终被诊断为前庭神经鞘瘤。CT 在 IAC 病变的影像学评估中作用有限，但可用于评估骨质边缘（例如前庭神经鞘瘤的光滑膨胀性扩张）和骨的改变，如骨质增生和脑膜瘤硬化等。

前庭神经鞘瘤

前庭神经鞘瘤（VS）是最常见的颅底神经鞘瘤，占所有颅底神经鞘瘤的 80% 以上。VS 存在不同的分级体系，但使用最多的是 1998 年提出的

Koos 分级体系，将 VS 分为四级（►图 5.23）：

· Ⅰ级，肿瘤完全位于 IAC 内。

· Ⅱ级，肿瘤直径 ≤ 2cm，同时存在于内耳道和桥小脑角，但未累及脑干。

· Ⅲ级，肿瘤接触但不压迫脑干，直径在 2~3cm。

· Ⅳ级，肿瘤造成脑干受压，> 3cm。

大多数前庭神经鞘瘤由 IAC 内前庭下神经的施万鞘起源并缓慢生长。然后，它们光滑地侵蚀内耳道的后边缘，并可能在 CPA 池中形成圆形或椭圆形的形态，从而产生典型的"冰激凌蛋卷"征。内耳道内小神经鞘瘤影像学表现与感染性/炎性病变的首要鉴别点是突发的 Bell 麻痹和 Ramsay Hunt 综合征。较大病变的病例中，CT 扫描可见内耳道的扩大并有助于进行手术决策。在 CT 中，神经鞘瘤通常是等密度的，并在注射对比剂后增强。MRI 上，前庭神经鞘瘤表现为典型 T1 等信号、T2 高信号，IAC 内病变均匀强化，CPA 处呈混杂信号。

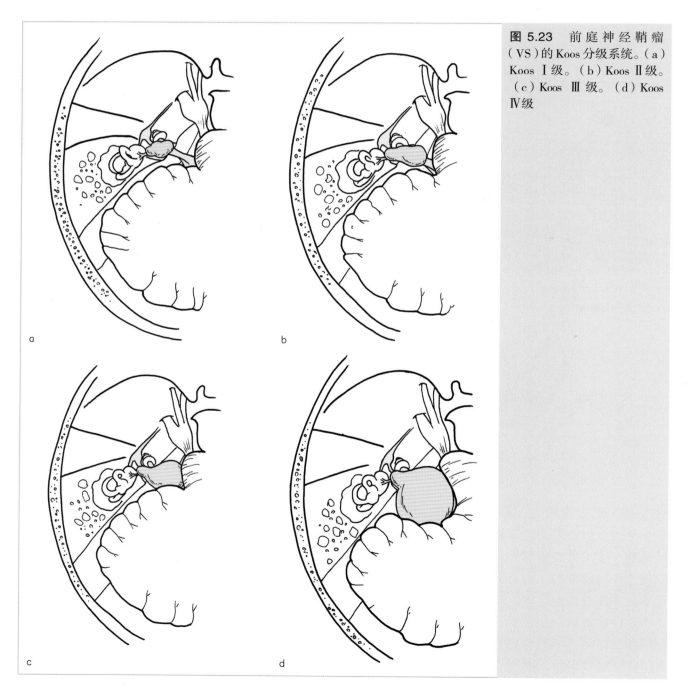

图 5.23 前庭神经鞘瘤（VS）的 Koos 分级系统。(a) Koos Ⅰ级。(b) Koos Ⅱ级。(c) Koos Ⅲ级。(d) Koos Ⅳ级

前庭神经鞘瘤有三种不同的增强 MRI 表现：均质强化（50%~60%）、不均匀强化（30%~40%）和囊性（5%~15%）。囊性改变发生在高达 48% 的病例中，继发于 Antoni B 区黏液变性性状。前庭神经鞘瘤的高 ADC 值可能与肿瘤基质中细胞外水含量增加有关。对于考虑手术治疗的前庭神经鞘瘤，MRI 检查非常重要。

除了前庭神经鞘瘤外，与常见的"听"神经鞘瘤有不同处理的罕见病变为迷路内神经鞘瘤（ILS）。它们被定义为主要起源于膜迷路内的肿瘤：耳蜗、前庭或半规管的肿瘤。它们可以被如下分类（Kennedy 分类）（▶图 5.24）：

· 耳蜗内肿瘤，位于耳蜗各转内。

· 前庭内肿瘤，位于前庭内，伴或不伴半规管累及。

· 前庭耳蜗肿瘤，充斥于耳蜗和前庭，但没有累及到中耳或内耳道。

· 经蜗轴肿瘤，从耳蜗经蜗神经管经耳蜗蜗轴延伸进入 IAC。

· 经前庭筛区肿瘤，从前庭筛区延伸进入 IAC。

· 经耳囊肿瘤，从迷路延伸进入 IAC 和中耳。

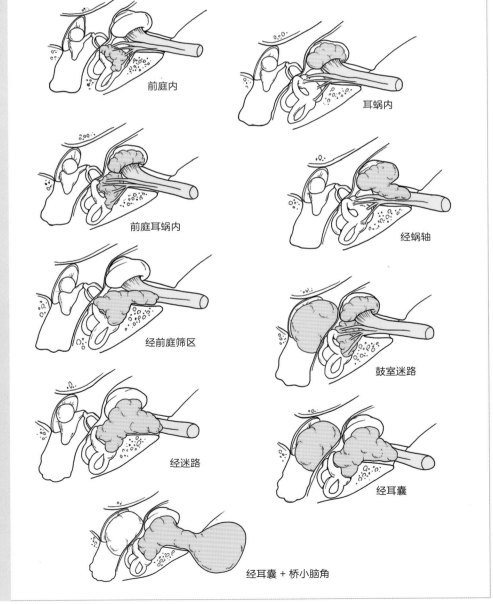

图 5.24 迷路内神经鞘瘤的分类系统

在 T2 加权像上，这些病变表现为局灶性充盈缺损，取代了液体的正常高信号。增强后显像表现为局灶性均匀强化的肿物。患者在 T2 和增强图像的病变同时呈现高信号，还有一些病变可以在增强 MRI 上与 ILS 比较相似，包括迷路炎（病因学上典型为病毒性）、骨化性迷路炎、出血或脂肪瘤。

累及进入 IAC 的病变（如 VS）的手术径路大家是比较熟悉并已被广泛应用。乙状窦后径路、颅中窝径路和经迷路径路是 VS 手术中最常用且已经非常完善的入路。入路的正确选择取决于外科医生的偏好和习惯、病变的体积和范围、保留听力的可能性、面神经面临的风险以及术后并发症等因素。为了进入 IAC 和 CPA，所有这些入路都需要外部大切口和不同程度的颞骨切除，因此发展出了一种替代的手术方法来处理局限于 IAC 的 VS，最大限度地减少术中和术后并发症。在乙状窦后径路中联合使用内镜，在内镜下进行操作来切除内耳道内肿瘤开始。在 2012 年，首次报道了 IAC 的全内镜径路。该手术用于 1 例对药物治疗无效的 40 岁听力下降、耳鸣和眩晕的患者前庭神经鞘瘤的切除，该病变累及了 IAC 和耳蜗。这种方法被称为"经耳道经鼓岬径路"。对于面神经功能的保护情况，95.9% 的患者术后整体面神经功能完好，末次随访时功能稳定。如果与其他方案（"等待和观察"，放疗和传统的显微镜手术）相比，这些结果是非常令人鼓舞的，并且在作者看来，通过完全经耳道内镜径路（TTEA）和（或）扩大经耳道径路（ETA）技术，可以被纳入前庭神经鞘瘤的治疗方案中。新的研究正在改变我们对未来耳蜗保存和人工耳蜗植入的观点（▶图 5.25，▶图 5.26，▶图 5.27，▶图 5.28，▶图 5.29，▶图 5.30，▶图 5.31，▶图 5.32，▶图 5.33，▶图 5.34）。

ILS 的治疗取决于肿瘤的位置、症状和进展速度。在切除 ILS 时，听力保存实际上是不可能的；

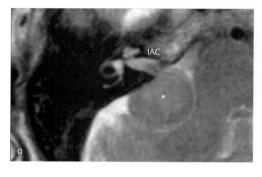
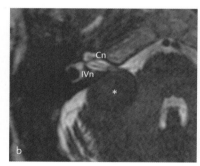
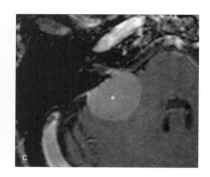
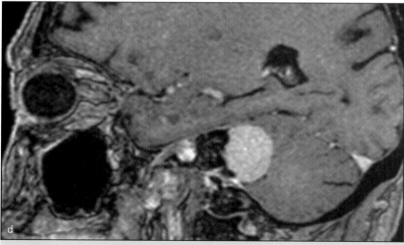
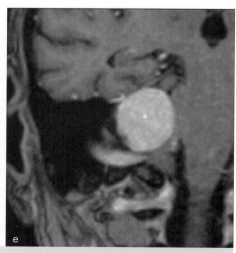

图 5.25 磁共振成像（MRI）显示右侧前庭神经鞘瘤（VS，*）。（a~c）T 2 和 T1 信号显示桥小脑角（CPA）VS，内耳道部分较小。（d，e）增强 MRI 显示矢状位和冠状位增强的病灶。Cn：蜗神经；IAC：内耳道；IVn：前庭下神经

图 5.26 左侧迷路内神经鞘瘤。（a）CT 扫描，未见内耳道（IAC）扩大。（b，c）耳蜗附近发现小的蜗神经鞘瘤（浅蓝色三角形）

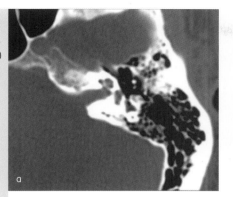
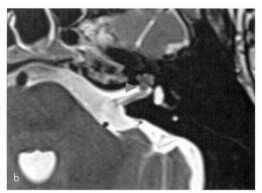
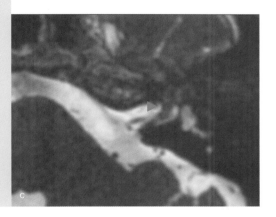

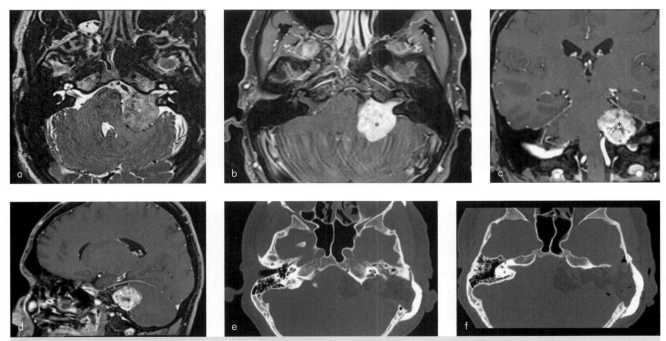

图 5.27 左侧前庭神经鞘瘤（VS，*）。（a～d）轴位 T2，增强的轴位、冠状位和矢状位 MRI T1 像显示巨大的神经鞘瘤从内耳道（IAC）扩展至桥小脑角（CPA）。（e，f）经迷路入路术后计算机断层扫描（CT）

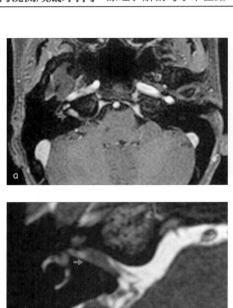

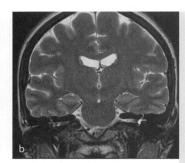

图 5.28 右侧前庭神经鞘瘤（VS）。（a）T1 增强信号。（b，c）T2 信号显示小的内耳道（IAC）前庭神经鞘瘤（浅蓝色箭头）

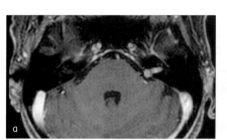

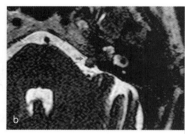

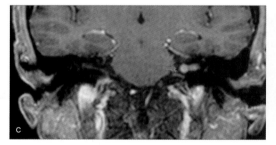

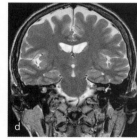

图 5.29 左侧前庭神经鞘瘤。（a，b）轴位显示病变从内耳道（IAC）底扩展至桥小脑角（CPA）。（c，d）T1 增强与 T2 的冠状位（浅蓝色三角；VS 向内侧扩展到 CPA）

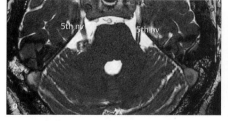

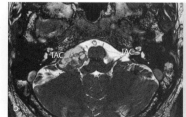

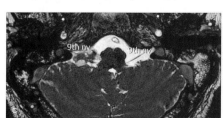

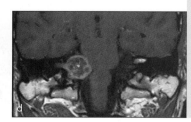

图 5.30 包含囊性成分的右侧前庭神经鞘瘤（VS）。显示从三叉神经（a）扩展至后组脑神经（b，c）。（d）T1 序列冠状位。5th nv：三叉神经；9th nv：舌咽神经；IAC：内耳道

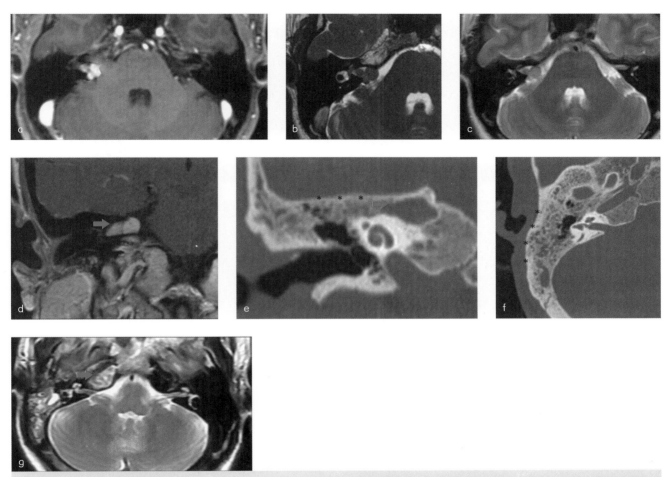

图 5.31 右侧前庭神经鞘瘤（VS）囊性变。（a~d）T1 增强，T2 轴位和冠状位可见听神经瘤。显示内耳道（IAC）内的肿瘤呈分叶状外观（红圈）。（e，f）同一患者右侧岩尖软组织密度影（浅蓝色箭头），可见膝状神经节上区的密质骨（*）。（g）岩尖病变的磁共振成像（MRI）（浅蓝色箭头），有乳突内积液信号

图 5.32 2 型神经纤维瘤病患者。（a，b）磁共振成像（MRI）显示双侧前庭神经鞘瘤（VS，*），同时存在脑干压迫。（c，d）术后计算机断层扫描（CT）图像，浅蓝色箭头为听力重建进行的听觉脑干植入电极

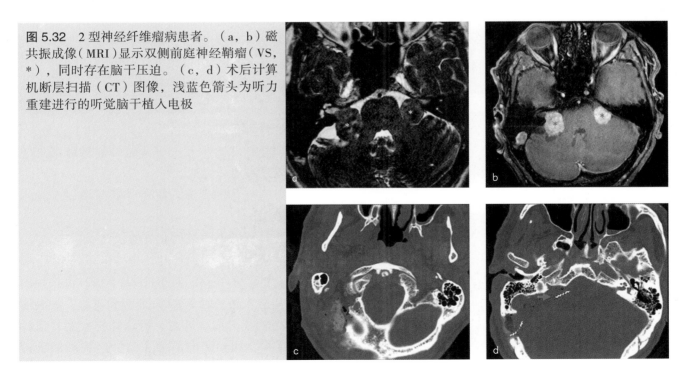

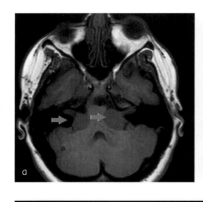
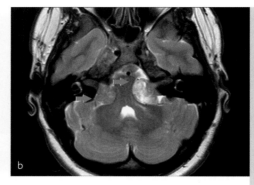

图 5.33　2 型神经纤维瘤病患者。（a~d）双侧前庭神经鞘瘤（VS）（浅蓝色箭头），伴左侧视神经、上矢状窦和脑干处的脑膜瘤

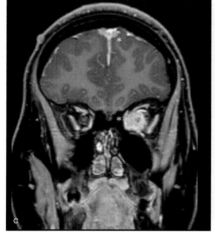
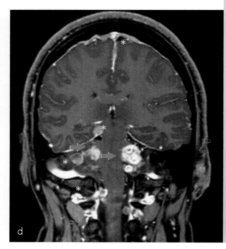

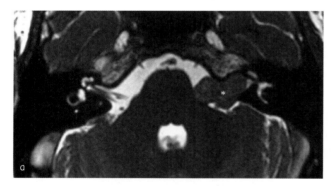
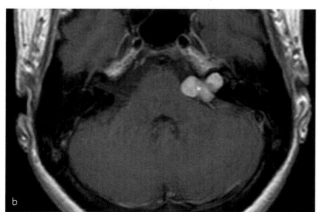

图 5.34　左侧前庭神经鞘瘤。（a，b）显示肿瘤向前扩展进入桥小脑角（CPA，*）

因此，治疗通常是定期进行 MRI 复查，以避免出现并发症。对于难治性眩晕或有肿瘤从膜迷路生长进入 IAC 或中耳时，具有手术治疗指征。在需要安全且微创的手术技术治疗的病例中，肿瘤可以通过内镜经耳道入路得到满意的切除。

　　在规划手术入路时，应进行一些影像学方面的评估：

　　·CT 扫描是评估所必需的：

　　－内耳道的长度和深度——较短的内耳道更好进行经耳道手术。

　　－颈静脉球的位置——高位颈静脉球增加了手术的难度或难以完成。

　　－高度气化的乳突；需要骨蜡封填以避免术后脑脊液漏。

　　·MRI 检查是评估所必需的：

　　－根据听神经瘤的尺寸，进行 Koos 分级，以规划适合的手术入路。对于 Koos Ⅰ 级，可选择内镜下经耳道入路；对于 Koos Ⅱ 级和Ⅲ级，如肿瘤沿内耳道轴线方向扩展时，可选择扩大经耳道径路（ETA）。如肿瘤向前方三叉神经或后组脑神经方向扩散，则建议采用经迷路入路。

– 如果发现小脑前下动脉（AICA）走行异常或成襻进入 IAC，则必须采用双手技术来处理血管，以避免术中出血。

脑膜瘤

脑膜瘤可分为岩骨脑膜瘤和岩斜脑膜瘤。

岩骨脑膜瘤

它们起源于颞骨的硬脑膜，根据硬脑膜主体附着处与 IAC 之间的关系，分为内耳道后脑膜瘤、内耳道周脑膜瘤和内耳道前脑膜瘤。

内耳道后脑膜瘤（岩骨后脑膜瘤）起源于岩骨后硬脑膜，位于 IAC 后壁和乙状窦沟之间。它们占据 CPA 的后部，通常使面听束发生前–上移位。这些病变也可以通过迷路后入路切除。

内耳道周脑膜瘤起源于与 IAC 接触的硬脑膜，相关神经的移位难以预测。内耳道前脑膜瘤（岩前脑膜瘤）起源于三叉神经孔周围的硬脑膜［岩尖（PA）脑膜瘤］或直接来自斜坡的硬脑膜（岩斜脑膜瘤）。它们占据了 CPA 的前部，紧邻岩骨后硬脑膜，可使面听束发生后下移位。

脑膜瘤是 CPA 区第二常见的病变（10%~15%），通常发生在内耳门附近，并进一步扩展到内耳道内（83%）。此类生长缓慢的肿瘤来自蛛网膜脑膜上皮细胞，与其他部位的脑膜瘤一样，更常见于 40 岁以上的患者。在 CPA 中，这些肿瘤往往起源于颞骨岩部背侧的硬脑膜。与 VS 不同，它很少引起内耳道扩大，但可能发生钙化（约 20% 的病例），或与毗邻骨质增生有关；这些改变在 CT 中可以更好地识别，它们通常与邻近骨面形成钝角，并且可能表现为经小脑幕延伸至颅中窝。占位在 MRI 上表现为 T1 和 T2 加权像上与大脑皮层等信号，增强后可表现为明显的强化。由于脑膜瘤可累及内耳门并延伸至 IAC，因此对脑膜尾征的观察是鉴别脑膜瘤与 VS 的关键（▶图 5.35 和 ▶图 5.36）。

岩斜脑膜瘤是另一类病变，其往往从斜坡开始，向岩骨方向生长，进一步向外延伸至 IAC 再

图 5.35 左侧颞叶脑膜瘤。（a~d）显示脑膜瘤的存在（*）和下表面增强的脑膜反应

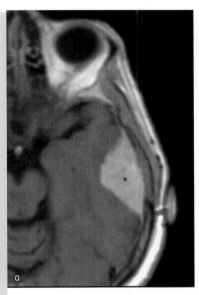
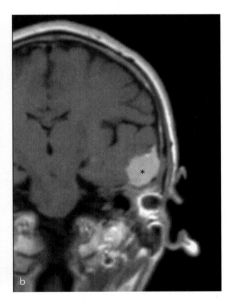
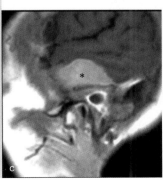
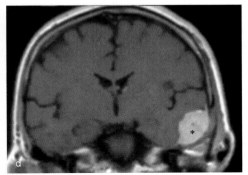

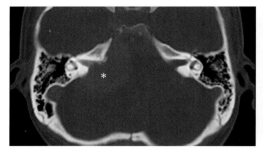
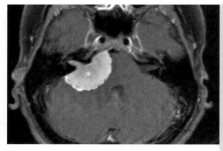
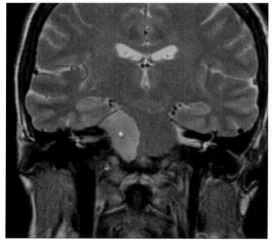
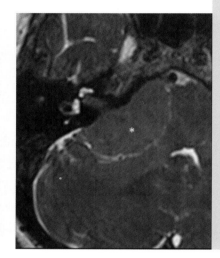

图 5.36 右侧桥小脑角（CPA）脑膜瘤。（a）计算机断层扫描（CT）；可见内耳道（IAC）内的骨质沉积。（b~d）磁共振成像（MRI）图像，病变最前部可见硬膜尾征。*：脑膜瘤

向上到斜坡的上 1/3。常累及海绵窦和颅中窝（蝶岩斜脑膜瘤）。

常累及大多数颅后窝内的脑神经、小脑动脉、基底动脉及其穿支。

表皮样囊肿和蛛网膜囊肿

表皮样囊肿约占 CPA 占位性疾病的 5%，仅次于脑膜瘤（6%）和 VS（90%）。它们约占颅内表皮样瘤的 40%，约 2/3 的 CPA 胆脂瘤伴有三叉神经痛（TN）。少数患者可表现为轻度面肌痉挛和舌咽神经痛（▶图 5.37，▶图 5.38，▶图 5.39，▶图 5.40）。他们最早可发生于早期胚胎发育过程中，在神经管融合过程中包含了外胚层上皮组织。囊肿伴随囊内脱屑和角蛋白和胆固醇的累积而逐渐变大。这些分叶状、易形变的肿块有逐步沿脑神经和血管长入的趋势。正是由于其具备这一特性，因此往往只有当肿块已经生长到体积较大时才能被诊断出来。表皮样肿瘤在 CT 和 MRI 上多无明显强化，在大多数序列上与脑脊液的密度和信号一致。表皮样包涵囊肿在标准 MRI 序列上呈脑脊液样表现，T1 加权像呈等信号，T2 加权像呈高信号。在这些序列上，表皮样囊肿与蛛网膜囊肿的鉴别是非常困难的，因为蛛网膜囊肿也可能具有与脑脊液相一致的信号。在重 T2 加权序列和 FLAIR 序列上，蛛网膜囊肿的信号仍与脑脊液类似，但表皮样包涵体囊肿在这些重 T2 加权序列上则表现为高 - 低混合信号，在 FLAIR 序列上表现为非均质的高信号。表皮样肿瘤的这一特征有助于与蛛网膜囊肿的鉴别诊断，并有助于术后随访中发现肿瘤的残留。一种罕见的所谓"白色表皮样变"在 MRI 上可表现出相反的信号特征。

蛛网膜囊肿是蛛网膜内的先天性良性囊样病变，其内充满正常的脑脊液。其确切来源尚不确定，可能与胚胎脑膜分裂有关。它们通常位于幕上，约 70% 位于颞窝，大多在左侧，位于颞极前方。只有 10% 的蛛网膜囊肿位于颅后窝，最常见于 CPA。在神经影像学上，单纯蛛网膜囊肿在所有序列上的衰减和信号强度与脑脊液完全一致，无明显增强，因此在常规 T1 和 T2 加权像上可能与表皮样囊肿相似。然而，蛛网膜囊肿多推挤相邻的颅内动脉和脑神经，而不是像表皮样囊肿那样将其包裹。蛛网膜囊肿边缘多呈现为圆形，边界平滑，继而使得邻近脑组织变形或将骨结构推

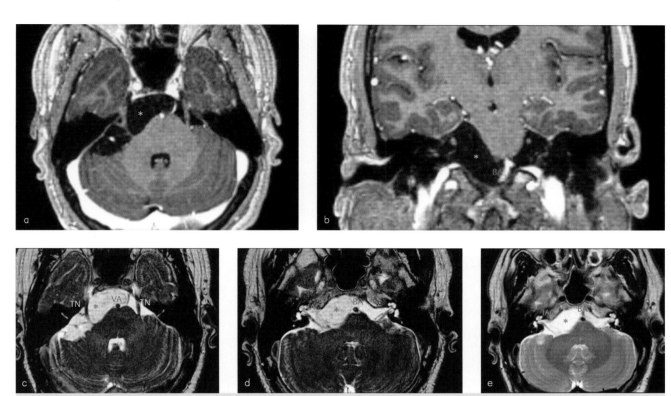

图 5.37 右侧表皮样囊肿（＊）。（a，b）T1 增强磁共振成像（MRI）显示病变向内侧和对侧延伸以及与基底动脉的关系。（c~e）病变（＊）位于两侧的三叉神经之间，累及基底动脉并扩展至右侧内耳道内。BA：基底动脉；IAC：内耳道；TN：三叉神经；VA：椎动脉

图 5.38 乳突切除术后左侧岩骨胆脂瘤（＊）。（a~d）注意计算机断层扫描（CT）和磁共振成像（MRI）显示其扩展至岩尖和内耳道（IAC）。（e）注意病变位于耳蜗上方。（f）MRI 高信号。Coch：耳蜗；IAC：内耳道；PA：岩尖；V：前庭

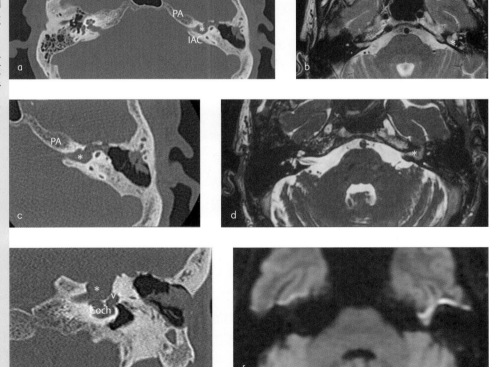

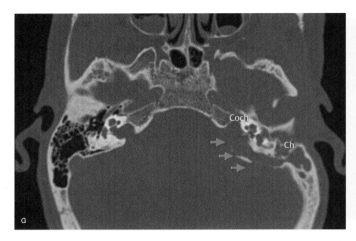
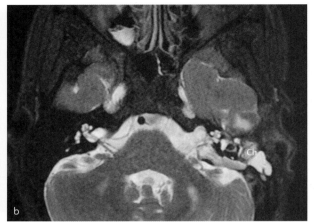
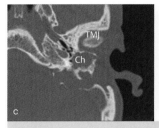
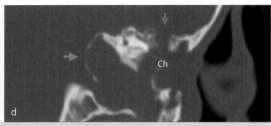
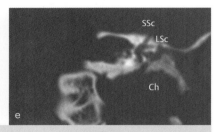

图 5.39 左侧岩骨胆脂瘤（PBC）。患者在中耳胚胎性横纹肌肉瘤放疗后出现 PBC。显示骨侵蚀（a，c，e，浅蓝色箭头）和颅中窝底缺损（d，红色箭头）。（b）胆脂瘤的 T2 磁共振成像（MRI）。Ch：胆脂瘤；Coch：耳蜗；LSc：外半规管；SSc：前半规管；TMJ：颞下颌关节

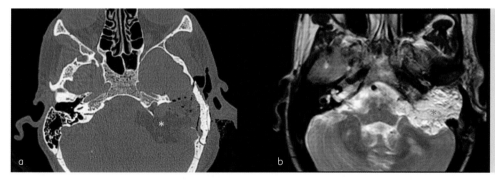

图 5.40 经耳蜗入路切除岩骨胆脂瘤（PBC）后的术后影像。（a）计算机断层扫描（CT）。（b）MRI 可见用于封闭术腔的脂肪（＊）

挤呈扇形。此外，蛛网膜囊肿 FLAIR 序列信号完全被抑制，DWI 序列上这些病变的弥散受限，这一特征有助于在鉴别诊断中排除表皮样囊肿。

其他脑神经的神经鞘瘤

颅后窝神经鞘瘤可发生于第Ⅴ（三叉神经）至第Ⅻ（舌下神经）内的任一脑神经。这些非 VS 与 VS 具有相同的 CT 和 MRI 特征，但它们的表现症状及其与脑神经和颅底孔隙的确切关系往往不同。影像学上多表现为穿过孔隙沿神经走行的哑铃形肿块。在 MRI 上，T2 加权像可以显示这些病变内的囊性成分。CT 上最容易观察到当病变延伸

至颅底孔隙，骨边缘的光滑破坏、孔隙变宽。三叉神经鞘瘤是非 VS 中最常见的病变。它位于 VS 的头侧，在 CPA 池呈前－后位置，并可沿三叉神经分支延伸到 Meckel 囊。面神经鞘瘤有时难以与小的 VS 区分开。增强 MRI 上可见强化，自膝状神经节方向延伸至迷路段。三叉神经鞘瘤最为常见，按位置可分为以下几类：

· Ⅰ型：肿瘤主要位于颅中窝。
· Ⅱ型：肿瘤主要位于颅后窝，局部累及颅中窝。
· Ⅲ型：肿瘤主要位于颅中窝、颅后窝。

· Ⅳ型：累及颞下窝及其周围结构的硬膜外肿瘤。

当考虑诊断为面神经鞘瘤时，建议行 CT 检查明确是否存在面神经管扩大。IAC 中的面神经鞘瘤更有可能出现感音神经性听力下降（SNHL）。在 MRI 图像上，面神经鞘瘤可表现为分叶状肿块（位于 CPA 池、IAC、鼓室段和腮腺间隙）或梭形扩张（位于迷路和乳突段）。最后，舌咽神经鞘瘤、迷走神经鞘瘤和副神经鞘瘤，也称为颈静脉孔神经鞘瘤，可向头侧延伸，大部分肿瘤内容物反向进入 CPA，尤其是囊性变时，并类似脑池内 VS（见神经鞘瘤 / 脑膜瘤部分）。然而，肿瘤中心向尾侧通过扩大的颈静脉孔是诊断的关键特征（▶图 5.41）。

转移瘤

肺癌或乳腺癌、黑色素瘤或更罕见的其他恶性肿瘤的脑膜转移可侵袭 CPA。已明确原发恶性肿瘤的患者出现眩晕或其他脑神经症状时，应考虑 CPA 转移。然而，对于在 CPA 中发现病变时尚未发现原发恶性肿瘤的患者，术前精准诊断往往很困难。影像学无明显特异性表现。这些病变可以通过 CT、MRI 和骨扫描发现。通常情况下，

多发性颅内病变高度提示转移，但 CPA 转移也可能是孤立的，类似 CPA 的良性肿瘤，或者是双侧的，类似 2 型神经纤维瘤病。皮肤黑色素瘤转移是 CPA 黑色素细胞瘤最常见的病因。T1 加权像增强前成像最有助于显示正常脂肪骨髓消失，DWI 序列可见由于典型的肿瘤细胞增多而出现的抑制。另一个可能有诊断意义的检查是磁共振频谱分析，在显示转移时脂质可呈现出显著峰值。

血管畸形

血管病变仅占所有 CPA 病变的 3.4%，包括血管畸形、动脉瘤和海绵状血管瘤。小脑后下动脉或椎动脉动脉瘤是最常见的病变。无症状性 AICA 的血管襻进入内耳门的情况并不少见。有时，可能会引起半面痉挛和耳鸣。

5.3.3 累及颈静脉孔（JF）的病变

JF 是颅底神经血管结构深在的复杂交通要道。它有一个复杂的斜向通道，先向前，然后向外侧，最后向下穿过颅底进入颈动脉间隙。前正中由动静脉嵴与颈动脉管分隔开，内下方由颈静脉结节与舌下神经管分隔。JF 病变可能源于其内在内容物，也可能源于周围结构，继发累及颈静

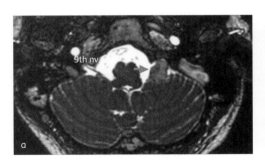
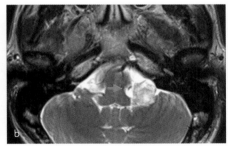
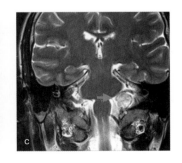
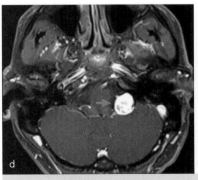
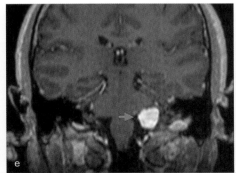
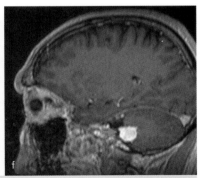

图 5.41　左侧混合神经神经鞘瘤（蓝色箭头）（a~c）T2 磁共振成像（MRI）信号；可见对侧舌咽神经。（d~f）轴位、冠状位和矢状位 MRI T1 序列图像。9th nv：舌咽神经

脉孔。正常的变异和成像伪影，伪病变，在这一区域并不少见。症状包括疼痛、后组脑神经麻痹、耳科症状。

解剖变异（高位颈静脉球，裸露）

应该认识到有一些重要的颈静脉球变异和异常。传统上，高位颈静脉球被定义为其顶部延伸到鼓环下缘的颈静脉球。有作者以耳蜗基底转下缘作为判断的标准。高位颈静脉球多见于右侧，发生率为4%~24%。CT扫描确实有助于清楚地了解颈静脉球的解剖结构，特别是在经迷路入路处理CPA病变或人工耳蜗植入手术前的评估。有时，高位颈静脉球可能与颈静脉（乙状窦）骨板局灶性缺损有关，使得颈静脉球的上外侧突出进入后下鼓室。患者可无症状或表现为搏动性耳鸣或传导性听力下降。另一方面，研究横窦、颈静脉球和颈内静脉的静脉引流系统非常重要，在所有涉及侧颅底的手术入路中术前均应进行评估，并确定优势侧或在极少数情况下仅存在单侧引流，以明确是否有可能安全关闭静脉腔，避免术后出现脑水肿（▶图5.42）。

JF可受累于：

- 炎症状态。
- 起源于JF的原发肿瘤（副神经节瘤、神经鞘瘤、脑膜瘤）。
- 转移癌。

感染/炎症

颞骨骨髓炎通常合并严重的外耳道炎、中耳炎或乳突炎，随后累及JF。

老年糖尿病患者尤其容易出现这个问题。

CT常显示出骨质破坏的证据。

MRI可显示出现在颞骨各处的炎症反应。

几种原发性颅底肿瘤虽然不常见，但也应考虑作为JF肿块的鉴别诊断。

JF也可能被来自内耳道或内淋巴囊的颞骨恶性肿瘤局部侵及。

内淋巴囊肿瘤是与von Hippel–Lindau病相关的罕见肿瘤。

鼻咽癌向后外侧延伸可浸润颈动脉间隙和JF，伴混合性神经麻痹（▶图5.43和▶图5.44）。

原发性JF肿瘤

原发性JF肿瘤是由孔内固有结构引起的肿瘤，其中颈静脉孔副神经节瘤（GJP）是迄今为止最常见的，其次是神经鞘瘤和原发性颈静脉孔脑膜瘤（PJFM）。

颞骨副神经节瘤

C型和D型副神经节瘤是颞骨仅次于VS的第二常见肿瘤，也是JF最常见的肿瘤。它们在5%~10%的病例中可能是多发的，家族性副神经节瘤的发病率上升到25%~50%。目前认为该病与1型多发性内分泌瘤病综合征和1型神经纤维瘤病有相关性。GJP占JF原发肿瘤的80%。它们起源于颈静脉球外膜的副神经节、迷走神经的上神经节，或来自Jacobson神经和Arnold神经。大多数GJP是良性的，但局部具有侵袭性；恶变的发生率为3%~4%。在CT上，由于肿瘤可通过哈弗森管系统浸润，JF周围呈现典型的"虫蚀性"的侵蚀性破坏性骨变化。这类肿瘤倾向于沿"最小抵抗处"扩散，特别是通过颈静脉孔骨板进入中耳，故称为"颈鼓副神经节瘤"。MRI上，较大的病变可能在T1加权像上表现出特征性的"盐和胡椒"征。低信号的"胡椒"代表肿瘤内滋养动脉分支的高速流空信号（在T2加权图像上也可能很明显），而少量的高信号

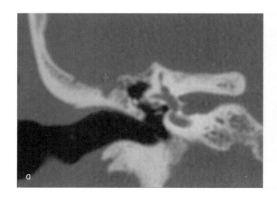
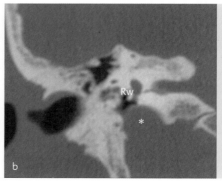

图5.42 CT扫描见同一患者左侧颞骨脑膜膨出（a，浅蓝色箭头）和高位颈静脉球（b，*）。为修复缺损，患者进行了内镜辅助人工耳蜗植入及微创颅骨缺损修补手术。Rw：圆窗

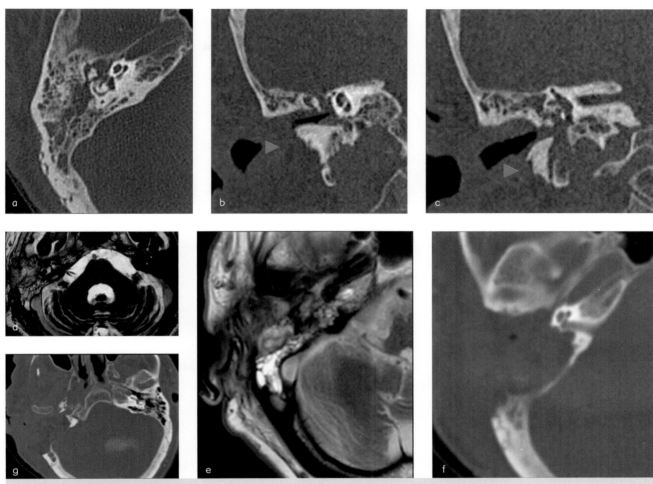

图 5.43　右侧颞骨真菌病。（a~c）计算机断层扫描（CT），外耳道（EAC）和乳突尖部受侵（浅蓝色三角形）。（d, e）磁共振成像（MRI）显示感染的真实范围。（f, g）经耳囊入路后的术后 CT 扫描

"盐"则是由亚急性出血的潜在病灶引起的。然而，这一特征并不是 GJP 的病理特征，因为在 JF 的富血管转移瘤和浆细胞瘤中也有报道。静脉造影后 GJP 明显增强。常规血管造影为外科医生提供了血供的路线图，术前血管内栓塞已被证明可以减少肿瘤的血管容量，减少术中出血。

　　C 型副神经节瘤在其发展过程中可累及岩骨内 ICA，因此根据 Fisch 系统将其分类为（▶图 5.22）：

　　·C1 型：肿瘤破坏 JF 和颈静脉球，有限的颈动脉管垂直部部分受累。

　　·C2 型：肿瘤侵犯颈动脉管垂直部。

　　·C3 型：肿瘤侵犯颈动脉管水平部。

　　·C4 型：肿瘤到达前破裂孔前部。

　　D 型：仅定义颅内肿瘤延伸，应作为 C 型的补充（De, 硬膜外；Di, 硬膜内的）：

　　·De1：硬脑膜外移位不超过 2cm 的肿瘤。

　　·De2：硬脑膜外移位超过 2cm 的肿瘤。

　　·Di1：硬脑膜内延伸不超过 2cm 的肿瘤。

　　·Di2：硬脑膜内延伸超过 2cm 的肿瘤。

　　·Di3：向硬脑膜内的颅内空间延伸过多无法手术的肿瘤。

　　这些病变必须在术前对于静脉引流系统和动脉血供进行评估，肿瘤通常由颈外动脉系统供血，也可以由 ICA 系统和椎动脉系统供血。在 C 型肿瘤中，主要的血供来自咽升动脉。根据颈动脉管的受累程度，也可能存在来自 ICA 的额外血供。在 D 型肿瘤中，颅内硬脑膜外延伸可由咽升动脉、枕动脉和脑膜中动脉的脑膜分支、ICA 的斜坡脑膜分支和椎动脉的脑膜分支提供。硬脑膜内延伸由小脑后下动脉和前下动脉供应。

　　必须进行准确的血管造影以精准明确动脉血

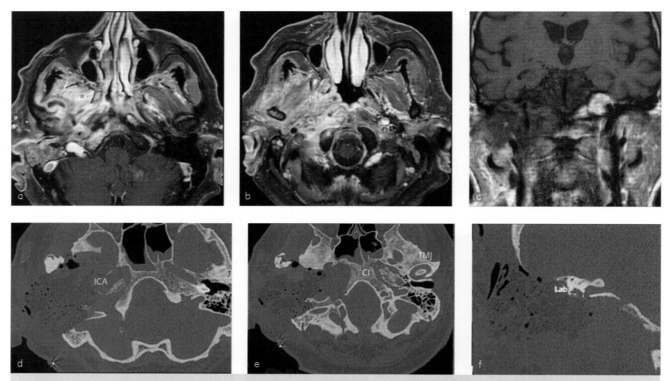

图 5.44 右侧真菌性岩部炎。（a~c）可见所有颞骨、颈部、桥小脑角（CPA）和咀嚼肌间隙均被广泛累及（＊）。（d~f）颞下窝入路 A 型联合经耳蜗入路后术后计算机断层扫描（CT）。Cl：斜坡；ICA：颈内动脉；Lab：迷路；Pt：翼肌；TMJ：颞下颌关节

供，并寻找可疑血管壁异常，特别是在血管外膜，建议术前对颈动脉进行治疗。血管的术前管理是通过直接封闭受损的血管或通过血管内放置支架来完成的，这样可以安全地将肿瘤从动脉中剥离出来。管腔狭窄、岩骨内水平段内管壁受累或颈动脉包膜受侵是提示需要进行动脉术前处理的一些指征（▶图 5.45）。

术中可能发生血管破裂时，如在放疗后手术，可通过闭塞试验完成评估。在此之前进行 ICA 的球囊闭塞试验，以检查是否有足够的侧支循环。在闭塞试验中当球囊保持充气 30min 时，患者是清醒的，并通过一系列神经系统检查来监测是否有新的缺血，并通过血管造影评估侧支循环，包括椎动脉和对侧 ICA。如果闭塞无不良影响且对侧循环令人满意，那么外科医生就可在手术中必要时阻断 ICA（▶图 5.46，▶图 5.47，▶图 5.48，▶图 5.49，▶图 5.50）。

神经鞘瘤、脑膜瘤

颈静脉孔神经鞘瘤（JFS）是一种具有包膜的良性肿瘤，起源于第 Ⅸ 至 Ⅺ 对脑神经外的施万细胞，少部分起源于 Jacobson 神经和 Arnold 神经。它们最常起源于神经胶质施万细胞连接处，JF 内第 Ⅸ 和第 Ⅹ 脑神经神经节周围的施万细胞特别容易发生肿瘤。在没有 2 型神经纤维瘤病的情况下，JFS 是罕见的，仅占所有颅内神经鞘瘤的 3%。这些病变应与主要起源于内耳道的 VS 鉴别。CT 示边缘平滑、锐利的 JF 明显扩大。

神经鞘瘤因脂质含量丰富，CT 上可见等密度或低密度。CT 上的低密度特性尤其具有特征性。在 MRI 图像中，它们呈现出 T1 的低信号和 T2 高信号的肿物。增强像中明显强化，在高达 25% 的肿瘤中可见到肿瘤囊变。脑膜瘤在 JF 区并不常见，起源于 JF 中沿第 Ⅸ 至 Ⅺ 脑神经的蛛网膜脑膜帽细胞。CT 示高密度肿物，在 T1 和 T2 加权 MRI 图像上均为低信号到等信号。CT 上的相对高衰减和 MRI T2 低信号是来源于其内部的组织密度。此外，PJFM 的颅外成分在 T1、T2 和 T1 增强加权像上显示的信号强度明显低于颅内成分，可能是由于其纤维化和胶原蛋白含量增加。与其他脑膜瘤一样，脑膜尾征、广泛的骨内浸润伴骨质增生以及周围

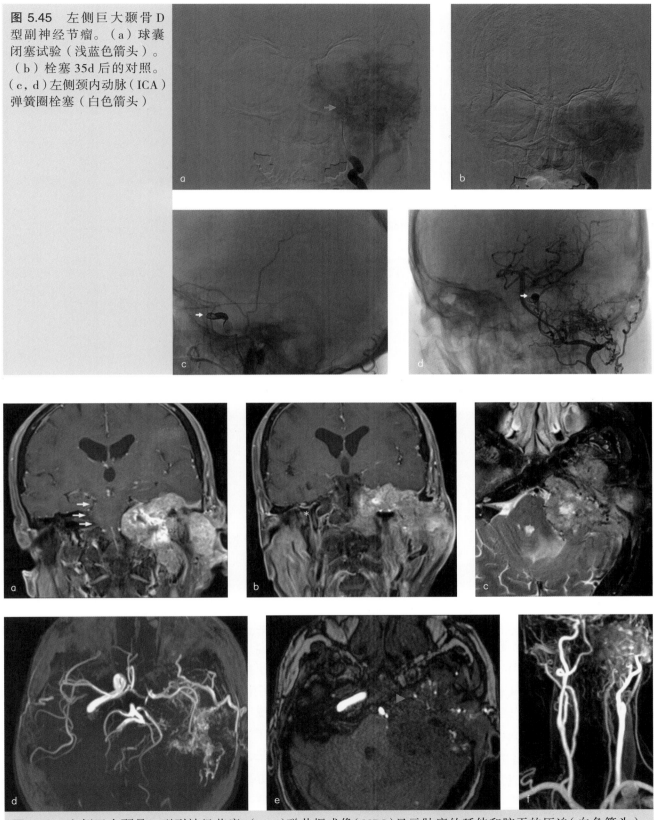

图 5.45　左侧巨大颞骨 D 型副神经节瘤。（a）球囊闭塞试验（浅蓝色箭头）。（b）栓塞 35d 后的对照。（c, d）左侧颈内动脉（ICA）弹簧圈栓塞（白色箭头）

图 5.46　左侧巨大颞骨 D 型副神经节瘤。（a~c）磁共振成像（MRI）显示肿瘤的延伸和脑干的压迫（白色箭头）。（d）血管磁共振成像显示肿瘤的血供。（e）可见左颈内动脉（ICA）（浅蓝色三角形）无信号显影。（f）肿瘤的冠状位观

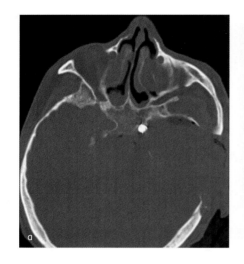
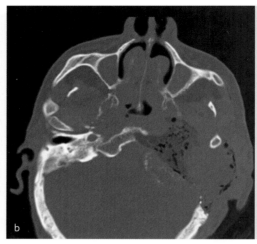

图 5.47 术后计算机断层扫描（CT）。（a）已闭塞颈内动脉（ICA）。（b）第一次手术（颞下窝入路B型＋经耳蜗入路）切除肿瘤硬膜外成分后的常规术后表现；在小脑表面残留下少量硬膜内病变（应计划二期手术）。脑干未见压迫

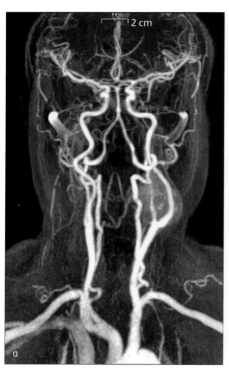
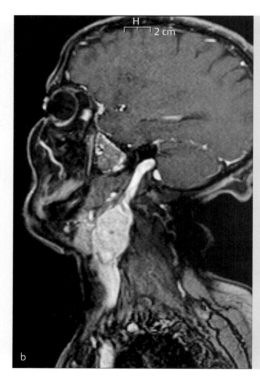

图 5.48 左侧颈动脉副神经节瘤。（a，b）冠状位和矢状位血管磁共振成像（血管MRI）

颅底的浸润性硬化也常见于这些病变。

转移瘤

  该区域的转移性疾病可以从乳腺癌、肺癌和前列腺癌转移。CT通常表现为侵袭性溶骨性病变侵犯颅底孔隙周围。可表现为多发病变。MRI可以显示转移的软组织范围，并且可以在CT上还没有出现神经周围肿瘤骨质破坏之前发现病灶。来自黑色素瘤、肾癌和甲状腺癌的血管转移在MRI图像上可能与GJP相似，并有瘤内流空或出血的表现。

岩　尖

  由于岩尖通常是临床上不可见的区域，影像学诊断往往是明确岩尖可疑病变的唯一手段。在很多情况下，是在扫描一个不相关的部位时，偶然发现了岩尖病变。HRCT和钆增强MRI均可有效地显示累及岩尖的各种病变程度。MRI通常可以确诊并识别颅内延伸。HRCT在显示骨破坏和确定病变与周围颞骨内结构（如颈动脉、迷路和IAC）之间的关系方面非常有用。但要警惕不要将不对称的影像考虑为病理性的。最常见的例子是一侧岩尖由髓质骨构成，而另一侧则由含气骨

图 5.49 左侧颈静脉孔（JF）副神经节瘤（a，b）。可见左侧 ICA（c）的走行和以 JF 为中心的病变（d~f，*）。（f）三维重建。ICA：颈内动脉

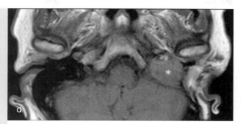
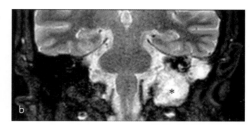
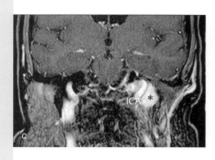
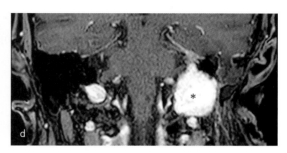
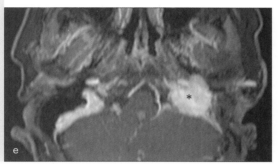
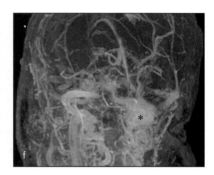

图 5.50 左侧颈静脉孔（JF）D 型副神经节瘤。（a，b）磁共振成像（MRI）轴位图；可见肿瘤的前内侧部分邻近 ICA，JF 受侵（*）。（c，d）MRI T2 冠状位；可见明显的脑干受压（白色箭头）。ICA：颈内动脉；JB：颈静脉球；JF：颈静脉孔

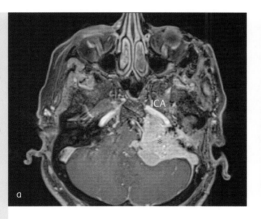
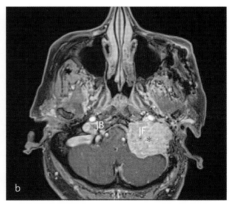
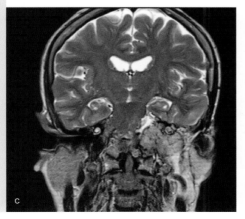
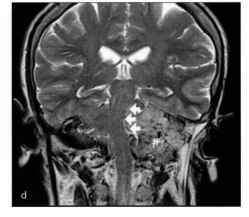

构成。由髓质骨构成的一侧由于脂肪含量高，骨髓在 T1 加权 MRI 上显示高亮信号。当 T2 加权显示信号减弱时，可以排除病理情况。脂肪抑制技术也可以排除这种情况下的病理情况。岩尖有许多可辨认出的血管和神经通道。岩段颈内动脉和 IAC 是穿过或毗邻岩尖的最大通道，但 Dorello 管、弓状下动脉管、单孔和 Meckel 囊是较小的通道，但它们在高分辨率薄层 CT 或 MRI 图像上同样清晰可见（▶图 5.51）。

不同的病变可扩散至岩尖：

- 炎症病变。
- 黏液囊肿。
- 胆固醇肉芽肿。
- 岩骨胆脂瘤（PBC）。
- 脑膨出。
- 脊索瘤。
- 软骨肉瘤。
- 转移瘤。

岩尖炎

岩骨岩尖炎可能是症状最统一的岩尖病变。岩尖炎患者通常表现为急性非特异性发热和典型的 Gradenigo 三联征（耳痛、展神经麻痹和面部疼痛）中部分或全部症状。岩尖炎可能的并发症包括脑膜炎、脑脓肿形成和静脉窦血栓形成。即使临床可以诊断，影像学检查也可以在鉴别岩尖内脓肿形成或相关硬膜外脓肿或脑脓肿方面发挥作用。MRI 上 T1、T2 加权像均呈高信号，钆增强更强。周围硬脑膜也可增强。HRCT 显示局部模糊的软组织密度影，伴或不伴有骨性间隔的破坏。

岩尖积液 / 黏液囊肿

在近 1/3 的人群中，岩尖通过直接与中耳乳突相通的气房进行气化。

无症状的无菌性液体也可以积聚在岩尖气房中，有时是由中耳裂感染（岩尖积液）引起的。

通常，MRI T1 和 T2 加权像上的液体信号是潴留液体的表现，HRCT 上无骨质受侵（▶图 5.52）。

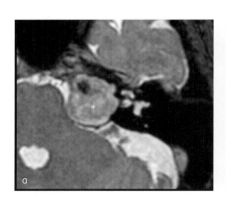
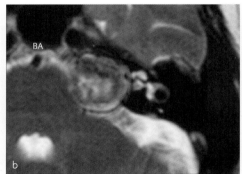
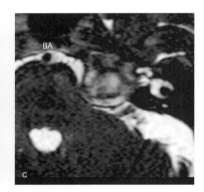
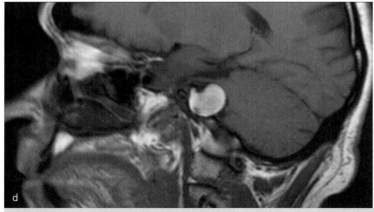
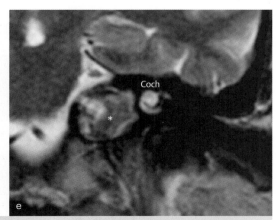

图 5.51 左前庭神经鞘瘤（VS）（*，红色圆圈）。（a~c）磁共振成像（MRI）显示内耳道（IAC）、桥小脑角（CPA）以及岩尖扩展的病变。（d，e）矢状位可见病变（白色星号）与耳蜗之间的关系。BA：基底动脉；Coch：耳蜗

胆固醇肉芽肿

胆固醇肉芽肿是发生于岩尖最常见的病变。通常发生在岩尖气化和有慢性中耳炎病史的患者身上。囊肿内充满黏稠的棕色液体、肉芽组织和胆固醇结晶，常包裹在缺乏真正上皮内膜的厚纤维囊内。在诊断时，胆固醇肉芽肿可以很大。这些囊肿生长引起的膨胀性骨改变可能导致长期严重骨重塑引起所谓的"骨隔"，会被误认为是骨破坏。通过 MRI 可以对胆固醇肉芽肿作出可靠的诊断。其他大多数岩尖病变在 T1 加权像上呈低信号或中等信号，而胆固醇肉芽肿通常在 T1 和 T2 加权像上都是高信号。非气化岩尖的骨髓信号强度通常随患者年龄而变化。在较年轻的患者中，由于红骨髓密度较高，骨髓在常规序列可显示中等强度信号。在成人中，红骨髓被脂肪骨髓所取代，脂肪骨髓在 T1 加权像上具有更高的信号强度。当双侧不对称时，高信号强度的脂肪骨髓在 T1 加权图像上可能被误认为胆固醇肉芽肿。缺乏肿物表现，同时在其他序列上仔细观察信号强度可协助正确的诊断。特别有用的是，来自正常脂肪骨髓的信号在压脂图像上会被抑制。CT 显示未气化的岩尖中的正常骨小梁，与颅底其他含骨髓的骨具

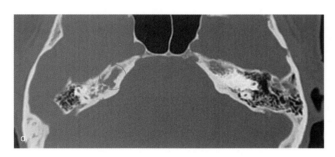

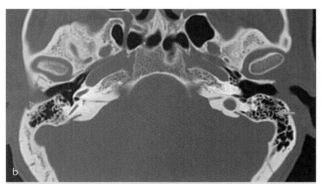

图 5.52 右侧岩尖黏液囊肿。（a）可见位于岩尖的潴留液体（红圈）。（b）正常的左侧颞骨与右侧患侧的对比

有类似的密度。

对于巨大的肉芽肿或进展性病变，则需要手术处理。根据患者术前听力功能和解剖特点，手术可选择：颅中窝、经耳囊、经蝶和耳蜗下入路。

手术的目标是建立一个到达岩尖的通气通道，引流潴留的分泌物；所以 CT 扫描对于手术规划是非常重要的，因为它可以检查：

· 颈静脉球的位置：高位颈静脉球会使内镜下经耳道耳蜗下入路变得困难或无法实施。

· 耳蜗下方的气化，尤其是耳蜗下通道的发育程度。在 A 型耳蜗下小管的病例中，可以通过经耳蜗下途径到达岩尖。

· 蝶窦的气化：如果肉芽肿位于岩尖上方、IAC 前方，则可以行经鼻蝶入路。

· 不利的解剖条件：当存在不利条件时，如果术前听力较差，建议采用经耳囊入路，如果希望保留术前听力功能，则建议采用颅中窝入路（▶图 5.53，▶图 5.54，▶图 5.55，▶图 5.56）。

岩骨胆脂瘤

岩骨胆脂瘤和上皮样囊肿占所有岩尖病变的 4%~9%。胆脂瘤可分为后天性和先天性，其中先天性岩尖胆脂瘤更为常见。先天性胆脂瘤源于胚胎发生过程中被埋入的异常外胚层；如果进行组织学分析，则由内衬复层鳞状上皮并充满角化碎屑的囊肿组成。岩骨胆脂瘤的位置和延伸的分类最初是由 Fisch 提出的，他分成了迷路上病变和迷路下病变。1993 年，Sanna 等将 PBC 分为五型：Ⅰ型，迷路上型；Ⅱ型，迷路下型；Ⅲ型，迷路下岩尖型；Ⅳ型，广泛型；Ⅴ型，岩尖型（▶图 5.57）。

迷路上型

典型的迷路上型胆脂瘤是先天性的，也可由后天获得性鼓室胆脂瘤的长驱直入引起。它累及前鼓室，向内侧 IAC、前方颈内动脉延伸。胆脂瘤可向骨迷路后方及乳突迷路后气房延伸。

迷路下型

迷路下胆脂瘤起源于下鼓室和迷路下区域，向前延伸至 ICA，向后延伸至颅后窝。

广泛迷路型

广泛迷路型胆脂瘤可扩散到整个迷路后和迷路前。是由迷路上或迷路下胆脂瘤的起源并发展

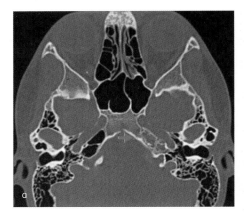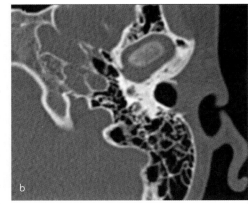

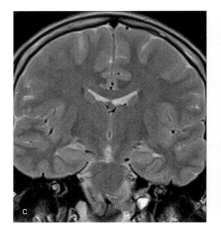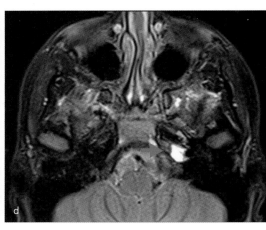

图 5.53 左侧岩尖胆固醇肉芽肿。（a，b）计算机断层扫描（CT）；见病变与正常右侧气房对比（浅蓝色箭头）。（c，d）病灶的磁共振成像（MRI）T2 高信号（浅蓝色箭头）

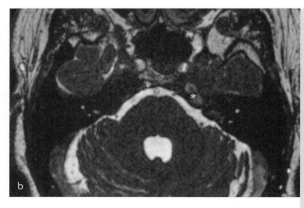

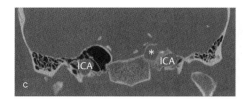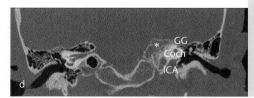

图 5.54 左侧岩尖胆固醇肉芽肿。（a~d）可见病变位置（*）相对于水平段和垂直段 ICA 以及内耳道（IAC）的关系。Coch：耳蜗；Fn：面神经鼓室段；GG：膝状神经节；ICA：颈内动脉

导致。它通常由后天原发性胆脂瘤发展而来。

迷路下 – 岩尖型

迷路下 – 岩尖型胆脂瘤可能起源于迷路下或岩尖分隔。前者向前延伸至岩尖，可能累及蝶窦和 ICA 水平段。后者起源于岩尖分隔，向上延伸至蝶窦，向下延伸至迷路下气房。它们通常是先天性起源。

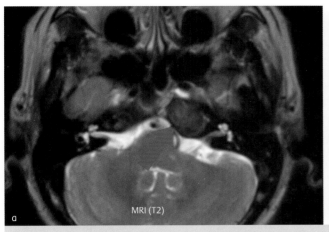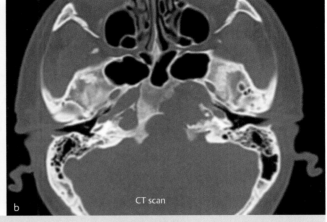

图 5.55 （a）经鼻入路手术治疗左侧胆固醇肉芽肿（蓝色箭头）。（b）计算机断层扫描（CT）下蝶窦的结构

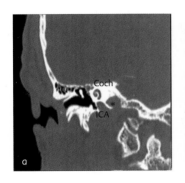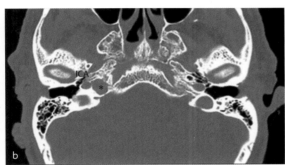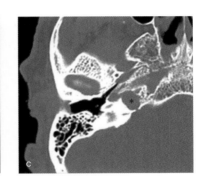

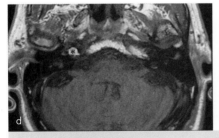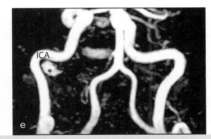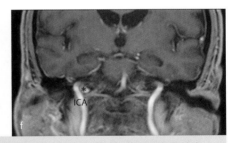

图 5.56 右侧岩尖病变。（a~c）在计算机断层扫描（CT）上，可见病变位于颈内动脉（ICA）水平段和垂直段内侧。（d~f）磁共振成像（MRI）明确了病变的具体位置。在血管 MRI 上发现了血管病变（*），但颅中窝入路（MCF）显示存在岩部胆固醇肉芽肿。Coch：耳蜗

岩尖型

岩尖型胆脂瘤为先天性病变。它可能只累及颞骨岩部。这可能会导致 ICA 受累。它可能向颅后窝或向前扩展至三叉神经。在 CT 扫描中，胆脂瘤表现为非增强性、膨胀性岩尖病变，可引起不同程度的骨质破坏。当没有或仅有轻微的骨质破坏时，仅用 CT 难以将其与胆固醇肉芽肿区分开。在 MRI 中，胆脂瘤在 T1 加权像上通常具有中等至低信号。在 T2 加权和液体衰减反转恢复序列上，

它们通常具有高强度信号。DWI 有助于诊断胆脂瘤，因为病变通常显示弥散受限，这一特征对于手术切除后胆脂瘤的复发监测特别有用。影像学评估对病理分期至关重要；特别是涉及耳囊的，在这些耳蜗和迷路广泛受累的胆脂瘤病例中，需要经耳蜗或经耳囊入路，听力保存是不可能的。然而，如果是小的迷路上型胆脂瘤，没有后方受累，则可以行颅中窝或经耳道内镜下膝状神经节上入路来保留听力。胆脂瘤可浸润面神经，因此部分患者

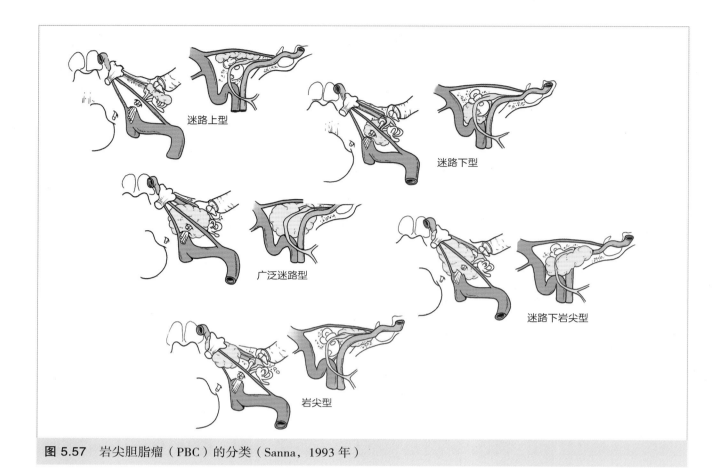

图 5.57 岩尖胆脂瘤（PBC）的分类（Sanna，1993 年）

在手术前可表现为面神经麻痹。在这些情况下，应采取经耳蜗入路并进行神经修复，在作者看来，如果术前没有出现面瘫，内镜辅助经耳囊入路则是一个很好的手术选择。像副神经节瘤一样，在这些病例中，术前对血管系统的评估也很重要。

应注意明确颈内动脉包裹情况，如有必要应进行球囊闭塞试验，或将颈内动脉封闭或置入支架以避免颈内动脉损伤。

CT 扫描和 MRI 也应用于乙状窦和（或）静脉腔内的术前评估。如果需要结扎或闭塞这些结构（例如，颞下窝入路 A 型），则必须进行此评估，避免阻塞了唯一的静脉引流系统而导致脑水肿。

最后，应通过 MRI 正确评估硬脑膜浸润，以便计划切除或修复硬脑膜或用双极电凝去除基质以保留硬脑膜（▶图 5.58 和 ▶图 5.59）。

脑膨出

岩尖脑膨出是一种罕见的病变，表现为蛛网膜或硬脑膜的突出，通常由 Meckel 囊进入岩尖。岩尖脑膨出与空蝶鞍和 Usher 综合征有关，通常

为双侧，女性比男性多见。病变可能是被偶然发现的，少数情况下，也会侵蚀耳囊或气化的岩尖气房，引起头痛、听力下降或脑脊液耳漏。它们边缘光滑，与所有 MRI 序列中，具有与脑脊液相同的信号强度特征。CT 扫描可显示广泛的非侵袭性岩尖受侵，边缘光滑或呈扇形。对于有症状的病变，建议用脂肪或肌肉封堵囊腔，对于无症状的病变，应定期进行影像学观察（▶图 5.60，▶图 5.61，▶图 5.62）。

脊索瘤

脊索瘤是一种罕见的肿瘤，起源于脊索的胚胎残余，可发生在颅底到骶骨的任意部位。颅底脊索瘤是典型的起源于斜坡的中线病变，但也可向外侧延伸累及岩尖。在 CT 扫描中，颅底脊索瘤表现为斜坡处的局部破坏性软组织肿块。常见钙化，为残余的骨小梁；真正的肿瘤钙化可能发生在脊索瘤的软骨骨化。偶可见低密度区，代表肿瘤中含有胶质成分的部分。

在 MRI 中，脊索瘤在 T1 加权像上呈低信号，

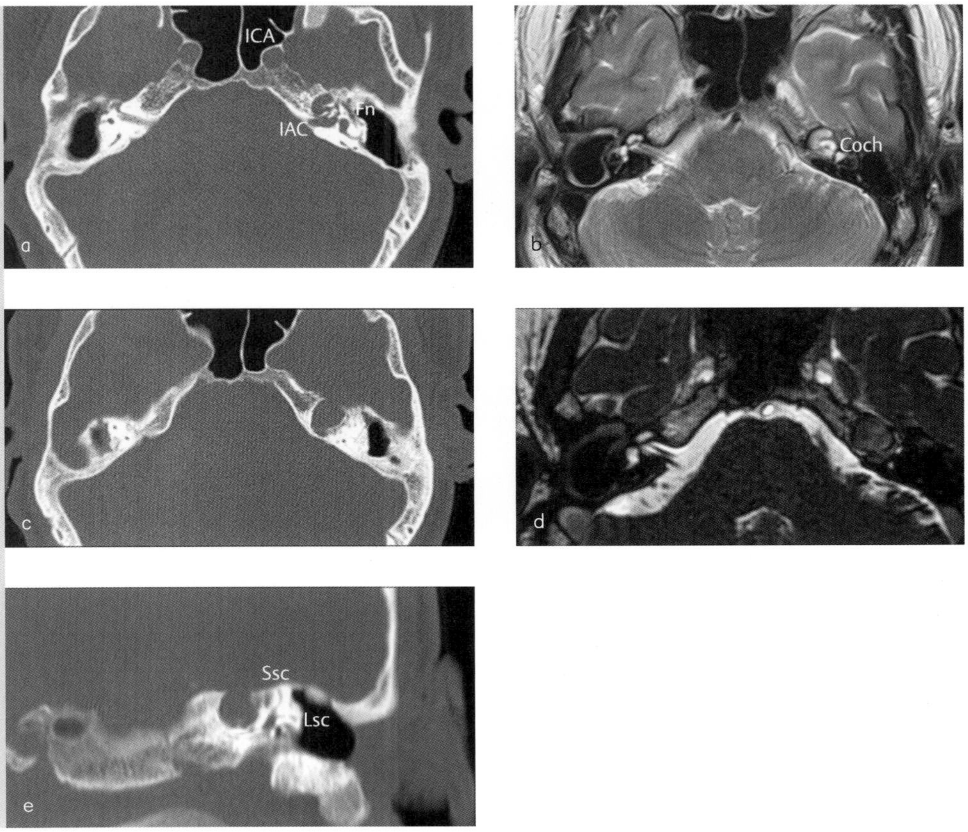

图 5.58　行双侧开放术式后的左侧岩骨胆脂瘤（红色圆圈：胆脂瘤）。（a~d）比较计算机断层扫描（CT）和磁共振成像（MRI）图像，显示胆脂瘤在岩尖的位置；可见双侧开放式乳突切除术后改变。（e）CT扫描冠状位；可见位于迷路内侧的病变。Coch：耳蜗；Fn：面神经鼓室段；IAC：内耳道；ICA：颈内动脉；Lsc：外半规管；Ssc：前半规管

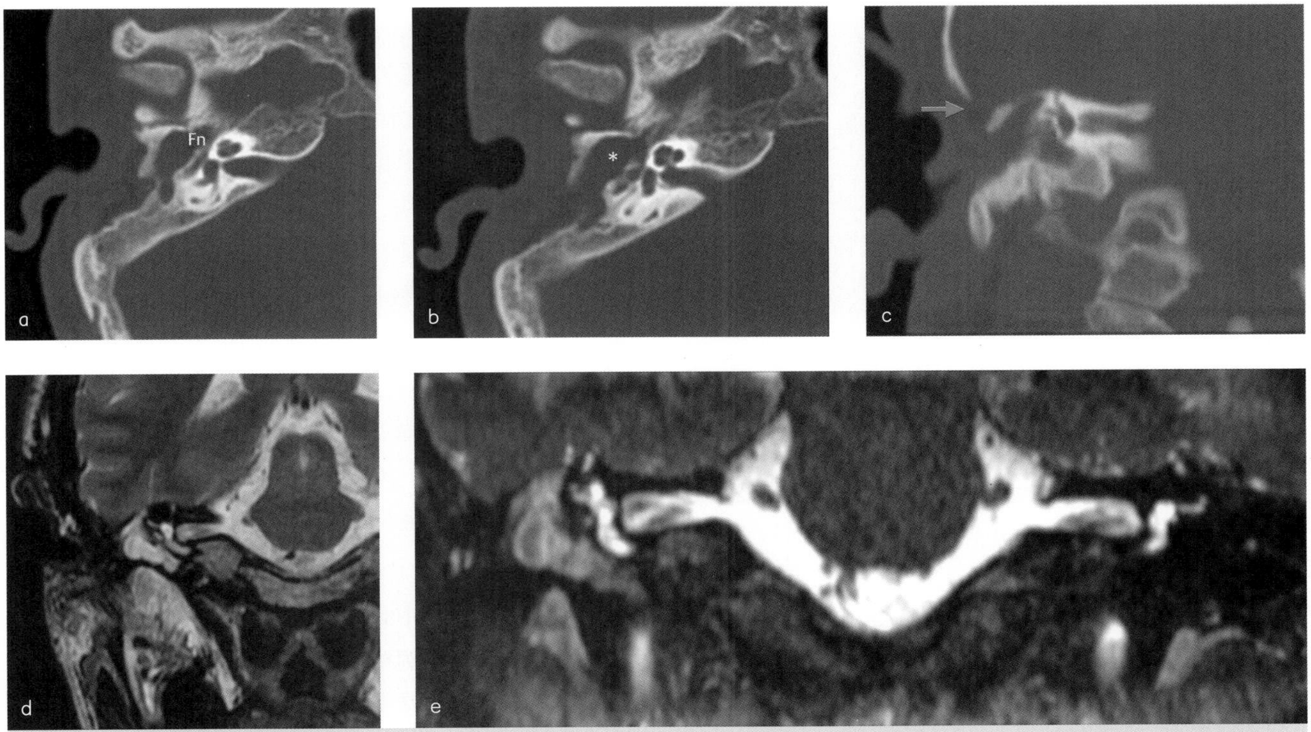

图 5.59　（a~e）右侧胆脂瘤。可见病变扩展至中耳（＊），颞骨的骨质缺损（浅蓝色箭头），及其在磁共振成像（MRI）上的表现。Fn：面神经

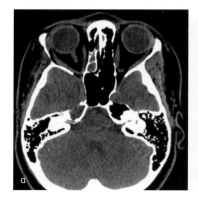
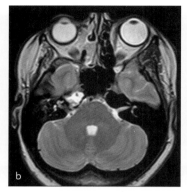
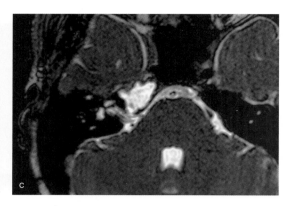
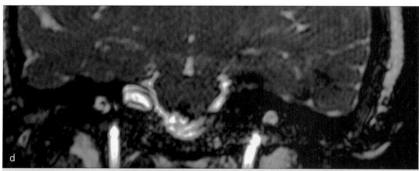
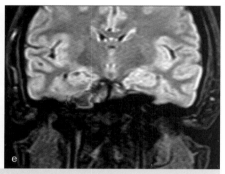

图 5.60 （a~d）右侧岩尖脑膜脑膨出。（e）磁共振成像（MRI）T1 冠状位明确病变

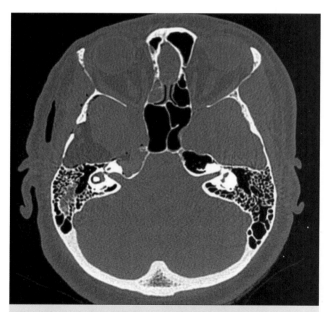

图 5.61 右侧颅中窝入路术后 CT 扫描发现岩尖脑膜脑膨出

在 T2 加权像上呈高信号。增强扫描表现为不均匀强化，并且可能具有特征性的蜂窝样强化形态。对于这些患者，手术联合强子治疗是最好的选择。近来，根据病变的范围和类型，引入经鼻内镜技术，是该部分病例手术治疗的良好替代方案，与传统

的开放术式相比，有较低的发病率和术后并发症（▶图 5.63 和▶图 5.64）。

软骨肉瘤

软骨肉瘤是恶性软骨肿瘤，典型发生于 20~30 岁。累及岩尖的软骨肉瘤，通常起源于岩斜和岩蝶软骨联合处。在影像学检查中，CT 扫描可见具有破坏性的岩尖肿块，伴有弧形和环形钙化，这也反映了肿瘤的软骨特性。在 MRI 中，与脑组织相比，病变在 T1 加权像上具有低到中等信号强度，而在 T2 加权像上具有高强度信号。可见信号不均匀，在某种程度上可能是由于出现软骨样基质的骨化。这些肿瘤在注射造影剂后表现出不同程度的强化。此外，对于有这些病变的患者，手术结合强子治疗是最好的选择（▶图 5.65）。

转移瘤 / 其他

岩尖是颞骨中最常见的转移部位（83% 的病例），31% 的病例中颞骨是唯一受累部位。转移到岩尖的肿瘤最常见的是乳腺癌，其次是肺癌、前列腺癌和肾细胞癌。岩尖转移瘤的影像学特征是非特异性的。通常表现为明显的骨破坏和明显的强化。CT 扫描通常显示侵袭性溶骨性病变破坏

图 5.62　右侧上鼓室脑膜脑膨出，经颅中窝入路切除。（a）脑膜脑膨出的冠状位图，伴有鼓室盖的缺损（浅蓝色箭头）。（b）T2 磁共振成像。（c，d）手术后 3 周，颞叶脓肿引流术后出现的水肿（*）

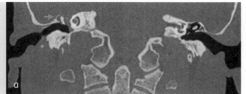
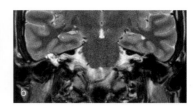
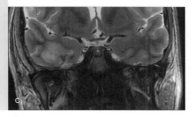
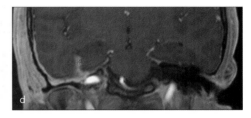

图 5.63　斜坡脊索瘤。（a）计算机断层扫描（CT）轴位图像。（b，c）磁共振成像（MRI）

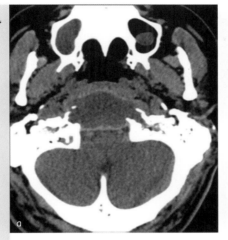
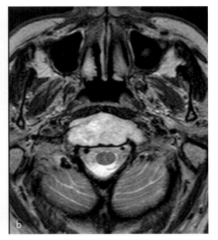
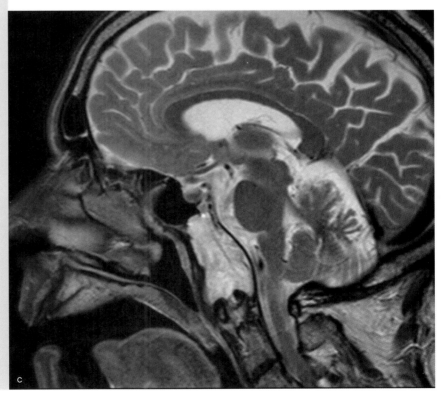

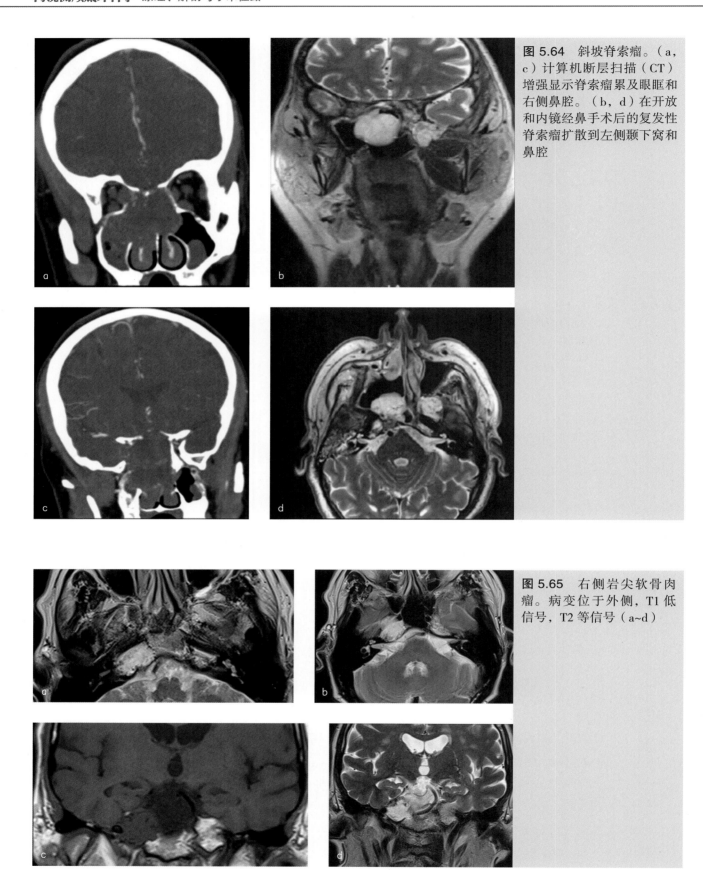

图 5.64 斜坡脊索瘤。（a，c）计算机断层扫描（CT）增强显示脊索瘤累及眼眶和右侧鼻腔。（b，d）在开放和内镜经鼻手术后的复发性脊索瘤扩散到左侧颞下窝和鼻腔

图 5.65 右侧岩尖软骨肉瘤。病变位于外侧，T1 低信号，T2 等信号（a~d）

颅底。MRI 显示转移癌的软组织范围，在 T1 加权像上通常具有低至中等信号强度，在 T2 加权像上具有不均匀的信号强度；增强像也是不均匀的（▶图 5.66，▶图 5.67，▶图 5.68）。

图 5.66　右侧颅中窝脑膜瘤。（a，c）计算机断层扫描（CT）显示上鼓室肿物（红圈），位于听骨链内侧，未累及膝状神经节。（b，d）磁共振成像（MRI）T1 序列上的"脑膜尾"征和强化（浅蓝色箭头）

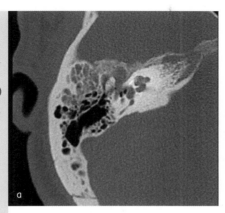
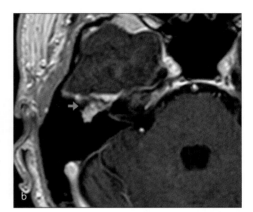
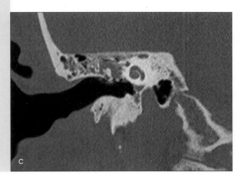
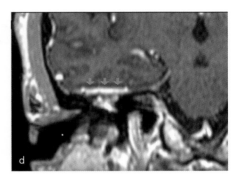

图 5.67　左侧颞下窝腺样囊性腺癌。（a~c）可见肿瘤通过卵圆孔（浅蓝色箭头）向颅内生长。（d）经鼻经颞入路术后的计算机断层扫描（浅蓝色三角形）

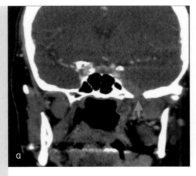
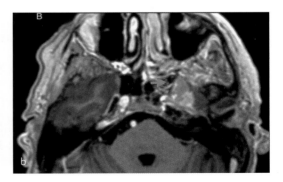
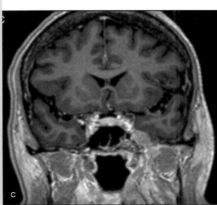
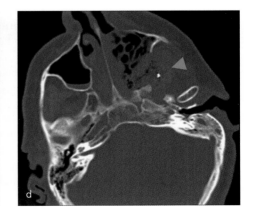

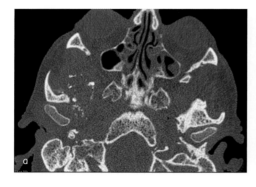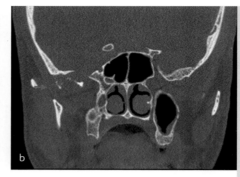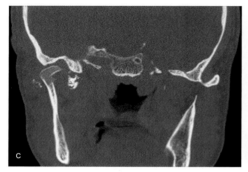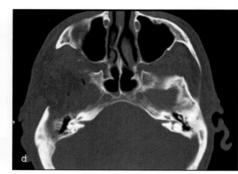

图 5.68 右侧颞下窝病变。（a~c）计算机断层扫描（CT）在不同层面均可见一个具有特征性骨质钙化的颞下窝病变（红色箭头）。（d）颞下窝入路 B 型的术后 CT 扫描

（张 珂 林曾萍 译，汤文龙 陈 阳 审）

推荐阅读

Abdel Razek A, Mossad A, Ghonim M. Role of diffusion-weighted MR imaging in assessing malignant versus benign skull-base lesions. Radiol Med (Torino), 2011, 116(1):125 – 132

Alicandri-Ciufelli M, Marchioni D, Grammatica A, et al. Tympanoplasty: an up-todate pictorial review. J Neuroradiol, 2012, 39(3):149 – 157

Alicandri-Ciufelli M, Marchioni D, Kakehata S, et al. Endoscopic management of attic cholesteatoma: long-term results. Otolaryngol Clin North Am, 2016, 49(5):1265 – 1270

Al-Mefty O, Fox JL, Smith RR. Petrosal approach for petroclival meningiomas. Neurosurgery, 1988, 22(3):510 – 517

Alorainy IA. Petrous apex cephalocele and empty sella: is there any relation? Eur J Radiol, 2007, 62(3):378 – 384

Atlas MD, Fagan PA, Turner J. Calcification of internal auditory canal tumors. Ann Otol Rhinol Laryngol, 1992, 101(7):620 – 622

Balkany T, Fradis M, Jafek BW, et al. Hemangioma of the facial nerve: role of the geniculate capillary plexus. Skull Base Surg, 1991, 1(1):59 – 63

Bennett M, Haynes DS. Surgical approaches and complications in the removal of vestibular schwannomas. Otolaryngol Clin North Am, 2007, 40(3):589 – 609, ix – x

Benoit MM, North PE, McKenna MJ, et al. Facial nerve hemangiomas: vascular tumors or malformations? Otolaryngol Head Neck Surg, 2010, 142(1):108 – 114

Bigelow DC, Eisen MD, Smith PG, et al. Lipomas of the internal auditory canal and cerebellopontine angle. Laryngoscope, 1998, 108(10):1459 – 1469

Bonneville F, Sarrazin JL, Marsot-Dupuch K, et al. Unusual lesions of the cerebellopontine angle: a segmental approach. Radiographics, 2001, 21(2):419 – 438

Bonneville F, Savatovsky J, Chiras J. Imaging of cerebellopontine angle lesions:an update. Part 1: enhancing extra-axial lesions. Eur Radiol, 2007, 17(10):2472 – 2482

Bou-Assaly W, Srinivasan A, Mukherji SK. Head and neck high-field imaging: oncology applications. Neuroimaging Clin N Am, 2012, 22(2):285 – 296, xi

Brown RV, Sage MR, Brophy BPCT. CT and MR findings in patients with chordomas of the petrous apex. AJNR Am J Neuroradiol, 1990, 11(1):121 – 124

Buis DR, Peerdeman SM, Vandertop WP. Metastatic adenocarcinoma in the cerebellopontine angle, presenting as a meningioma: a case report of rare occurrence. Acta Neurochir (Wien), 2004, 146(12):1369 – 1372, discussion 1372

Bulakbasi N, Kocaoglu M, Ors F, et al. Combination of single-voxel proton MR spectroscopy and apparent diffusion coefficient calculation in the evaluation of common brain tumors. AJNR Am J Neuroradiol, 2003, 24(2):225 – 233

Bustillo A, Telischi FF. Octreotide scintigraphy in the detection of recurrent paragangliomas. Otolaryngol Head Neck Surg, 2004, 130(4):479 – 482

Bustillo A, Telischi F, Weed D, et al. Octreotide scintigraphy in the head and neck. Laryngoscope, 2004, 114(3):434 – 440

Caldemeyer KS, Mathews VP, Azzarelli B, et al. The jugular

foramen: a review of anatomy, masses, and imaging characteristics. Radiographics, 1997, 17(5):1123 – 1139

Calzada AP, Go JL, Tschirhart DL, et al. Cerebellopontine angle and intracanalicular masses mimicking vestibular schwannomas. Otol Neurotol, 2015, 36(3):491 – 497

Carvalho GA, Tatagiba M, Samii M. Cystic schwannomas of the jugular foramen: clinical and surgical remarks. Neurosurgery, 2000, 46(3):560 – 566

Chapman PR, Shah R, Curé JK, et al. Petrous apex lesions: pictorial review. AJR Am J Roentgenol, 2011, 196(3) Suppl:WS26 – WS37, Quiz S40 – S43

Charabi S, Tos M, Thomsen J, et al. Cystic vestibular schwannoma~clinical and experimental studies. Acta Otolaryngol Suppl, 2000, 543 S543:11 – 13

Cheng CJ, Yao NS. Isolated temporal bone metastasis in a patient with non-small cell lung cancer. Eur J Radiol Extra, 2005,55(3):75 – 77

Chin RY, Nguyen TBV. Synchronous malignant otitis externa and squamous cell carcinoma of the external auditory canal. Case Rep Otolaryngol, 2013, 2013:837169

Chong VFH, Fan YF. Radiology of the jugular foramen. Clin Radiol, 1998, 53(6):405 – 416

Chong VF, Khoo JB, Fan YF. Imaging of the nasopharynx and skull base. Neuroimaging Clin N Am, 2004, 14(4):695 – 719

Connor SE, Leung R, Natas S. Imaging of the petrous apex: a pictorial review. Br J Radiol, 2008, 81(965):427 – 435

Curtin HD, Jensen JE, Barnes L, Jr, et al. "Ossifying" hemangiomas of the temporal bone: evaluation with CT. Radiology, 1987, 164(3):831 – 835

Cushing H. Tumors of the Nervus Acousticus and the Syndrome of the Cerebellopontine Angle. Philadelphia, PA: WB Saunders, 1917

De Foer B, Vercruysse JP, Bernaerts A, et al. Middle ear cholesteatoma: non-echo-planar diffusion-weighted MR imaging versus delayed gadolinium-enhanced T1-weighted MR imaging—value in detection. Radiology, 2010, 255(3):866 – 872

DiMaio S, Mohr G, Dufour JJ, et al. Distal mycotic aneurysm of the AICA mimicking intracanalicular acoustic neuroma. Can J Neurol Sci, 2003, 30(4):388 – 392

Fisch UMD. Microsurgery of the Skull Base. Stuttgart: Thieme, 1988

Fleck SK, Baldauf J, Langner S, et al. Arachnoid cyst confined to the internal auditory canal-endoscope-assisted resection: case report and review of the literature. Neurosurgery, 2011, 68(1):E267 – E270

Fortnum H, O'Neill C, Taylor R, et al. The role of magnetic resonance imaging in the identification of suspected acoustic neuroma: a systematic review of clinical and cost effectiveness and natural history. Health Technol Assess, 2009, 13(18):iii – iv,ix – xi, 1 – 154

Friedman DP, Rao VMMR. MR and CT of squamous cell carcinoma of the middle ear and mastoid complex. AJNR Am J Neuroradiol, 1991, 12(5):872 – 874

Frisch CD, Jacob JT, Carlson ML, et al. Stereotactic radiosurgery for cystic vestibular schwannomas.

Neurosurgery, 2017, 80(1):112 – 118

Gerganov VM, Hore N, Herold C, et al. Bilateral malignant melanoma metastases to the internal auditory canal/ cerebellopontine angle: surgical management and preservation of function. J Neurosurg, 2008, 108(4):803 – 807

Gillespie MB, Francis HW, Chee N, et al. Squamous cell carcinoma of the temporal bone: a radiographic-pathologic correlation. Arch Otolaryngol Head Neck Surg, 2001, 127(7):803 – 807

Ginat DT, Mangla R, Yeaney G, et al. Diffusion-weighted imaging for differentiating benign from malignant skull lesions and correlation with cell density. AJR Am J Roentgenol, 2012, 198(6):W597 – 601

Gloria-Cruz TI, Schachern PA, Paparella MM, et al. Metastases to temporal bones from primary nonsystemic malignant neoplasms. Arch Otolaryngol Head Neck Surg, 2000, 126(2):209 – 214

Goel A, Muzumdar D, Raman C. Trigeminal neuroma: analysis of surgical experience with 73 cases. Neurosurgery, 2003, 52(4):783 – 790, discussion 790

Guthikonda B, Theodosopoulos PV, van Loveren H, et al. Evolution in the assessment and management of trigeminal schwannoma. Laryngoscope, 2008, 118(2):195 – 203

Hariharan S, Zhu J, Nadkarni MA, et al. Metastatic lung cancer in the cerebellopontine angles mimicking bilateral acoustic neuroma. J Clin Neurosci, 2005, 12 (2):184 – 186

Harnsberger R, Hudgins P, Wiggins R, et al. Diagnostic Imaging: Head and Neck. 1st ed. Salt Lake City, USA: AMIRSYS, 2004

Higgins TS, Antonio SA. The role of facial palsy in staging squamous cell carcinoma of the temporal bone and external auditory canal: a comparative survival analysis. Otol Neurotol, 2010, 31(9):1473 – 1479

Ikushima I, Korogi Y, Hirai T, et al. MR of epidermoids with a variety of pulse sequences. AJNR Am J Neuroradiol, 1997, 18(7):1359 – 1363

Isaacson B, Coker NJ, Vrabec JT, et al. Invasive cerebrospinal fluid cysts and cephaloceles of the petrous apex. Otol Neurotol, 2006, 27(8):1131 – 1141

Isaacson B, Kutz JW, Roland PS. Lesions of the petrous apex: diagnosis and management. Otolaryngol Clin North Am, 2007, 40(3):479 – 519, viii

Isaacson B, Telian SA, El-Kashlan HK. Facial nerve outcomes in middle cranial fossa vs translabyrinthine approaches. Otolaryngol Head Neck Surg, 2005, 133(6):906 – 910

Jackler RK, Dillon WP, Schindler RA. Computed tomography in suppurative ear disease: a correlation of surgical and radiographic findings. Laryngoscope, 1984, 94 (6):746 – 752

Jackson CG. Glomus tympanicum and glomus jugulare tumors. Otolaryngol Clin North Am, 2001, 34(5):941 – 970, vii

Jackson CG, Welling DB, Chironis P, et al. Glomus tympanicum tumors: contemporary concepts in conservation surgery. Laryngoscope, 1989, 99(9):875 – 884

Jain A, Ablett M, Wardrop P. Vanishing tumour of the internal auditory meatus. J Laryngol Otol, 2009, 123(5):563 – 565

Jazrawy H, Wortzman G, Kassel EE, et al. Computed tomography of the temporal bone. J Otolaryngol, 1983, 12(1):37 – 44

Jefferson G. The trigeminal neurinomas with some remarks on malignant invasion of the gasserian ganglion. Clin Neurosurg, 1953, 1:11 – 54

Kawano H, Tono T, Schachern PA, et al. Petrous high jugular bulb: a histological study. Am J Otolaryngol, 2000, 21(3):161 – 168

Kaye AH, Hahn JF, Kinney SE, et al. Jugular foramen schwannomas. J Neurosurg, 1984, 60(5):1045 – 1053

Khemani SC, Singh A, Lingam RK, et al. Radiological imaging of cholesteatoma. The Otorhinolaryngologist, 2010, 3(2):69 – 78

Khemani S, Singh A, Lingam RK, et al. Imaging of postoperative middle ear cholesteatoma. Clin Radiol, 2011, 66(8):760 – 767

Koos WT, Day JD, Matula C, et al. Neurotopographic considerations in the microsurgical treatment of small acoustic neurinomas. J Neurosurg, 1998, 88(3):506 – 512

Kumar Y, Khaleel M, Boothe E, et al. Role of diffusion weighted imaging in musculoskeletal infections: current perspectives. Eur Radiol, 2017, 27(1):414 – 423

Kumar Y, Wadhwa V, Phillips L, et al. MR imaging of skeletal muscle signal alterations: systematic approach to evaluation. Eur J Radiol, 2016, 85 (5):922 – 935

La Fata V, McLean N, Wise SK, et al. CSF leaks: correlation of high-resolution CT and multiplanar reformations with intraoperative endoscopic findings. AJNR Am J Neuroradiol, 2008, 29(3):536 – 541

Las Heras F, Martuza R, Caruso P, et al. 24-year-old woman with an internal auditory canal mass: hybrid peripheral nerve sheath tumor with schwannoma/perineurioma components. Brain Pathol, 2013, 23 (3):361 – 362

Lemmerling MM, De Foer B, VandeVyver V, et al. Imaging of the opacified middle ear. Eur J Radiol, 2008, 66(3):363 – 371

Lin ZM, Young YH. Investigating the causes of vertigo in breast cancer survivors. Eur Arch Otorhinolaryngol, 2005, 262(5):432 – 436

Lo WW, Solti-Bohman LG. High-resolution CT of the jugular foramen: anatomy and vascular variants and anomalies. Radiology, 1984, 150(3):743 – 747

Mafee MF, Kumar A, Heffner DK. Epidermoid cyst (cholesteatoma) and cholesterol granuloma of the temporal bone and epidermoid cysts affecting the brain. Neuroimaging Clin N Am, 1994, 4(3):561 – 578

Magnan J, Chays A, Lepetre C, et al. Surgical perspectives of endoscopy of the cerebellopontine angle. Am J Otol, 1994, 15(3):366 – 370

Majithia A, Lingam RK, Nash R, et al. Staging primary middle ear cholesteatoma with non-echoplanar (half-Fourier-acquisition single-shot turbo-spin-echo) diffusion-weighted magnetic resonance imaging helps plan surgery in 22 patients: our experience. Clin Otolaryngol, 2012, 37(4):325 – 330

Malone A, Bruni M, Wong R, et al. Pneumatization patterns of the petrous apex and lateral sphenoid recess. J Neurol Surg B Skull Base, 2017, 78(6):441 – 446

Marchioni D, Alicandri-Ciufelli M, Rubini A, et al. Exclusive endoscopic transcanal transpromontorial approach: a new perspective for internal auditory canal vestibular schwannoma treatment. J Neurosurg, 2017, 126 (1):98 – 105

Marchioni D, Carner M, Soloperto D, et al. Expanded transcanal transpromontorial approach: a novel surgical technique for cerebellopontine angle vestibular schwannoma removal. Otolaryngol Head Neck Surg, 2018, 158(4):710 – 715

Marchioni D, De Rossi S, Soloperto D, et al. Intralabyrinthine schwannomas: a new surgical treatment. Eur Arch Otorhinolaryngol, 2018, 275(5):1095 – 1102

Marchioni D, Musumeci A, Fabbris C, et al. Endoscopic transnasal surgery of clival lesions: our experience. Eur Arch Otorhinolaryngol, 2018, 275 (5):1149 – 1156

Marchioni D, Soloperto D, Genovese E, et al. Facial nerve hemangioma of the geniculate ganglion: an endoscopic surgical approach. Auris Nasus Larynx, 2014, 41(6):576 – 581

Marchioni D, Soloperto D, Masotto B, et al. Transcanal transpromontorial acoustic neuroma surgery: results and facial nerve outcomes. Otol Neurotol, 2018, 39 (2):242 – 249

Marchioni D, Soloperto D, Rubini A, et al. Endoscopic facial nerve surgery. Otolaryngol Clin North Am, 2016, 49(5):1173 – 1187

Marchioni D, Soloperto D, Rubini A, et al. Endoscopic exclusive transcanal approach to the tympanic cavity cholesteatoma in pediatric patients: our experience. Int J Pediatr Otorhinolaryngol, 2015, 79(3):316 – 322

Marchioni D, Veronese S, Carner M, et al. Hearing restoration during vestibular schwannoma surgery with transcanal approach: anatomical and functional preliminary report. Otol Neurotol, 2018, 39(10):1304 – 1310

Marques E, Brandis A, Samii M, et al. Late metastasis of breast adenocarcinoma into internal auditory canal and cerebellopontine angle: case report. Arq Neuropsiquiatr, 2002, 60 3–A:639 – 642

Martin N, Sterkers O, Murat M, et al. Brain herniation into the middle ear cavity: MR imaging. Neuroradiology, 1989, 31(2):184 – 186

McKiever ME, Carlson ML, Neff BA. Aberrant petrous carotid artery masquerading as a glomus tympanicum. Otol Neurotol, 2014, 35(8):e228 – e230

Megerian CA, McKenna MJ, Nadol JB, Jr. Non-paraganglioma jugular foramen lesions masquerading as glomus jugulare tumors. Am J Otol, 1995, 16(1):94 – 98

Megerian CA, McKenna MJ, Nuss RC, et al. Endolymphatic sac tumors: histopathologic confirmation, clinical characterization, and implication in von Hippel-Lindau disease. Laryngoscope, 1995, 105(8 Pt 1):801 – 808

Meng L, Yuguang L, Feng L, et al. Cerebellopontine angle epidermoids presenting with trigeminal neuralgia. J Clin

Neurosci, 2005, 12(7):784 - 786

Moffat D, Chiossone-Kerdel J, Da Cruz M. Squamous cell carcinoma//Jackler RK, Driscoll CLW, eds. Tumors of the Ear and Temporal Bone. Philadelphia: Lippincott Williams & Wilkins, 2000:67 - 77

Moody SA, Hirsch BE, Myers EN. Squamous cell carcinoma of the external auditory canal: an evaluation of a staging system. Am J Otol, 2000, 21(4):582 - 588

Moore KR, Fischbein NJ, Harnsberger HR, et al. Petrous apex cephaloceles. AJNR Am J Neuroradiol, 2001, 22(10):1867 - 1871

Mundada P, Purohit BS, Kumar TS, et al. Imaging of facial nerve schwannomas: diagnostic pearls and potential pitfalls. Diagn Interv Radiol, 2016, 22(1):40 - 46

Murphy TP, Brackmann DE. Effects of preoperative embolization on glomus jugulare tumors. Laryngoscope, 1989, 99(12):1244 - 1247

Nakamura M, Roser F, Mirzai S, et al. Meningiomas of the internal auditory canal. Neurosurgery, 2004, 55(1):119 - 127, discussion 127 - 128

Neely JG. Reversible compression neuropathy of the eighth cranial nerve from a large jugular foramen schwannoma. Arch Otolaryngol, 1979, 105(9):555 - 560

Nemec S, Donat M, Hoeftberger R, et al. Chondrosarcoma of the petrous apex: a diagnostic and therapeutic challenge. Eur J Radiol Extra, 2005, 54:87 - 91

Nofsinger YC, Mirza N, Rowan PT, et al. Head and neck manifestations of plasma cell neoplasms. Laryngoscope, 1997, 107(6):741 - 746

Noonan PT, Choi IS. Diagnostic imaging, angiography, and interventional techniques for jugular foramen tumors. Oper Tech Neurosurg, 2005, 8:13 - 18

Oghalai JS, Buxbaum JL, Jackler RK, et al. Skull base chondrosarcoma originating from the petroclival junction. Otol Neurotol, 2005, 26(5):1052 - 1060

Ong CK, Fook-Hin Chong V. Imaging of jugular foramen. Neuroimaging Clin N Am, 2009, 19(3):469 - 482

Ong CK, Pua U, Chong VFH. Imaging of carcinoma of the external auditory canal: a pictorial essay. Cancer Imaging, 2008, 8(1):191 - 198

Ong CK, Pua U, Chong VF. Imaging of carcinoma of the external auditory canal: a pictorial essay. Cancer Imaging, 2008, 8:191 - 198

Osborn AG, Preece MT. Intracranial cysts: radiologic-pathologic correlation and imaging approach. Radiology, 2006, 239(3):650 - 664

Overton SB, Ritter FN. A high placed jugular bulb in the middle ear: a clinical and temporal bone study. Laryngoscope, 1973, 83(12):1986 - 1991

Parmar H, Gujar S, Shah G, et al. Imaging of the anterior skull base. Neuroimaging Clin N Am, 2009, 19(3):427 - 439

Pisaneschi MJ, Langer B. Congenital cholesteatoma and cholesterol granuloma of the temporal bone: role of magnetic resonance imaging. Top Magn Reson Imaging.2000, 11(2):87 - 97

Pont E, Mazón M, FerrerÁR. Cerebellopontine angle epidermoid cyst. Acta Otorrinolaringol Esp, 2015,66(1):63 - 64

Presutti L, Alicandri-Ciufelli M, Cigarini E, et al. Cochlear schwannoma removed through the external auditory canal by a transcanal exclusive endoscopic technique. Laryngoscope, 2013,123(11):2862 - 2867

Quaranta N, Cassano M, Maselli Del Giudice A, et al. A rare case of jugular foramen schwannoma arising from Jacobson's nerve. Acta Otolaryngol, 2007,127(6):667 - 672

Rao AB, Koeller KK, Adair CF, Armed Forces Institute of Pathology. From the archives of the AFIP. Paragangliomas of the head and neck:radiologic-pathologic correlation. Radiographics, 1999,19(6):1605 - 1632

Raut AA, Naphade PS, Chawla A. Imaging of skull base: pictorial essay. Indian J Radiol Imaging, 2012, 22(4):305 - 316

Razek AA, Huang BY. Lesions of the petrous apex: classification and findings at CT and MR imaging. Radiographics, 2012,32(1):151 - 173

Robertson JH, Gardner G, Cocke EW, Jr. Glomus jugulare tumors. Clin Neurosurg, 1994, 41:39 - 61

Roditi RE, Kesarwani P, Barker EM, et al. Imaging case of the month: bilateral internal auditory canal melanoma. Otol Neurotol, 2012, 33 (9):e77 - e78

Rohlfs AK, Burger R, Viebahn C, et al. Uncommon lesions in the internal auditory canal (IAC): review of the literature and case report. J Neurol Surg A Cent Eur Neurosurg, 2012,73(3):160 - 166

Roland PS, Meyerhoff WL, Judge LO, et al. Asymmetric pneumatization of the petrous apex. Otolaryngol Head Neck Surg, 1990,103(1):80 - 88

Roser F, Nakamura M, Dormiani M, et al. Meningiomas of the cerebellopontine angle with extension into the internal auditory canal. J Neurosurg, 2005,102(1):17 - 23

Safronova MM, Vaz AR, Resende M, et al. Cavernous malformation of the internal auditory canal: a diagnostic challenge. Otol Neurotol, 2009, 30(7):1015 - 1017

Salzman KL, Childs AM, Davidson HC, et al. Intralabyrinthine schwannomas: imaging diagnosis and classification. AJNR Am J Neuroradiol, 2012, 33(1):104 - 109

Samii M, Migliori MM, Tatagiba M, et al. Surgical treatment of trigeminal schwannomas. J Neurosurg, 1995, 82(5):711 - 718

Sanna M, Zini C, Gamoletti R, et al. Petrous bone cholesteatoma. Skull Base Surg, 1993, 3(4):201 - 213

Saunders JE, Kwartler JA, Wolf HK, et al. Lipomas of the internal auditory canal. Laryngoscope, 1991, 101(10):1031 - 1037

Schmalfuss IM. Petrous apex. In Skull Base Imaging. Elsevier, 2018:233 - 246

Schmalfuss IM. Petrous apex. Neuroimaging Clin N Am, 2009, 19(3):367 - 391

Schweinfurth JM, Johnson JT, Weissman J. Jugular foramen syndrome as a complication of metastatic melanoma. Am J Otolaryngol, 1993, 14(3):168 - 174

Sener RN. Diffusion magnetic resonance imaging of solid vestibular schwannomas. J Comput Assist Tomogr, 2003, 27(2):249 - 252

Shimono T, Akai F, Yamamoto A, et al. Different signal intensities between intra-and extracranial components in jugular foramen meningioma: an enigma. AJNR Am J Neuroradiol, 2005, 26(5):1122 - 1127

Shinogami M, Yamasoba T, Sasaki T. Bilateral isolated metastases of malignant melanoma to the cerebellopontine angle. Otolaryngol Head Neck Surg, 1998, 118 (2):276 - 279

Smith JD, Harvey RN, Darr OA, et al. Head and neck paragangliomas: a two-decade institutional experience and algorithm for management. Laryngoscope Investig Otolaryngol, 2017, 2(6):380 - 389

Snow JB, Wackym PA. Ballenger's Otorhinolaryngology Head and Neck Surgery, 17th ed. Shelton (CT), Hamilton (Canada), London: People's Medical Publishing House/BC Decker, 2009

Som PM, Curtin HD. Head and Neck Imaging. 4th ed. St Louis: Mosby 2003,1275 - 1360

Song MH, Lee HY, Jeon JS, et al. Jugular foramen schwannoma:analysis on its origin and location. Otol Neurotol, 2008,29(3):387 - 391

Stark TA, McKinney AM, Palmer CS, et al. Dilation of the subarachnoid spaces surrounding the cranial nerves with petrous apex cephaloceles in Usher syndrome. AJNR Am J Neuroradiol, 2009, 30(2):434 - 436

Sweeney AD, Carlson ML, Wanna GB, et al. Glomus tympanicum tumors. Otolaryngol Clin North Am, 2015, 48(2):293 - 304

Tahara A, de Santana PA, Jr, Calfat Maldaun MV, et al. Petroclival meningiomas: surgical management and common complications. J Clin Neurosci, 2009, 16(5):655 - 659

Tasar M, Yetiser S. Glomus tumors: therapeutic role of selective embolization. J Craniofac Surg, 2004,15(3):497 - 505

Tien R, Dillon WP, Jackler RK. Contrast-enhanced MR imaging of the facial nerve in 11 patients with Bell's palsy. AJNR Am J Neuroradiol, 1990,11(4):735 - 741

Wanna GB, Sweeney AD, Carlson ML, et al. Subtotal resection for management of large jugular paragangliomas with functional lower cranial nerves. Otolaryngol Head Neck Surg, 2014,151(6):991 - 995

Wackym PA, Friedman I. Unusual tumors of the middle ear and mastoid. In: Jackler RK, Driscoll CLW, eds. Tumors of the Ear and Temporal Bone. Philadelphia:Lippincott Williams & Wilkins,2000:128 - 143

Weber PC, Patel S. Jugulotympanic paragangliomas. Otolaryngol Clin North Am, 2001,34(6):1231 - 1240, x

Weiss RL, Zahtz G, Goldofsky E, et al. High jugular bulb and conductive hearing loss. Laryngoscope, 1997,107(3):321 - 327

Wester K, Svendsen F, Hugdahl K. [Intracranial arachnoidal cysts—localization, gender and sidedness]. Tidsskr Nor Laegeforen, 1999,119(28):4162 - 4164

Wharton SM, Davis A. Familial paraganglioma. J Laryngol Otol, 1996,110(7):688 - 690

Wiggins RH, III, Harnsberger HR, Salzman KL, et al. The many faces of facial nerve schwannoma. AJNR Am J Neuroradiol, 2006,27(3):694 - 699

Wilson MA, Hillman TA, Wiggins RH, et al. Jugular foramen schwannomas: diagnosis, management, and outcomes. Laryngoscope, 2005,115(8):1486 - 1492

Wu B, Liu W, Zhu H, et al. Primary glioblastoma of the cerebellopontine angle in adults. J Neurosurg, 2011, 114(5):1288 - 1293

Yuh WT, Mayr-Yuh NA, Koci TM, et al. Metastatic lesions involving the cerebellopontine angle. AJNR Am J Neuroradiol, 1993, 14(1):99 - 106

Som PM, Curtin HD. Head and Neck Imaging. USA:Elsevier Health Sciences,2002

第6章

内镜辅助下经耳蜗及经耳囊径路

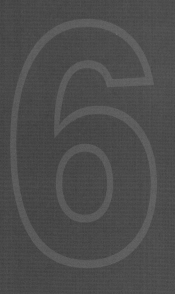

6 内镜辅助下经耳蜗及经耳囊径路

Daniele Marchioni, George Wanna, Mustafa Kapadia, Nicola Bisi, Luca Bianconi

摘 要

经耳蜗或经耳囊径路是通过磨除耳囊，牺牲听力的一类经颞骨径路。这些技术旨在处理广泛受累的岩骨病变，包括颈静脉球、岩段颈内动脉、桥小脑角、桥前池及基底动脉。经耳蜗径路是经迷路径路向前方的延伸，同时附加去除外耳道、中耳内容物和耳蜗。经耳囊径路与经耳蜗径路相似，但是面神经不移位，像桥一样保留在面神经管内，以保留面神经的功能。这些手术技术允许直接和广泛地进入岩尖、内耳道、颈静脉球、岩段颈内动脉和桥小脑角，并有可能向前延伸，在不牵拉小脑情况下，解剖暴露基底动脉。在这些技术中，内镜辅助手术并非总是必要的，但非常有帮助，因为它可以探查隐藏的区域，例如在经耳囊径路中无需牵拉面神经的内侧部分即可显露岩段颈内动脉的内侧部分，去除任何残留病变。

关键词：侧颅底手术，经耳囊径路，经耳蜗径路，听神经瘤手术，桥小脑角手术，显微侧颅底手术，内镜辅助手术。

6.1 引 言

经耳蜗或经耳囊径路通过磨除耳囊结构需牺牲听力。经耳蜗径路是经迷路径路向前方的扩展，同时附加去除外耳道（EAC）、中耳内容物和耳蜗。这种手术技术使外科医生能够在内耳道（IAC）前和颈内动脉（ICA）周围进入岩尖，但为了暴露斜坡、岩段颈内动脉（ICA）和颈静脉球下方，面神经必须向后移位。House 和 Hitselberger 在 1976 年报道经耳蜗径路用于处理大型岩尖脑膜瘤和胆脂瘤。

但手术中移位面神经会引起即刻的、严重的面瘫，术后的恢复情况不一。

Gantz 和 Fisch 提出该径路的一种变化。事实上，他们提出了经耳囊径路。这一径路需要面神经向前移位，因术后面神经功能恢复效果不佳，随后对该径路进行了改良，使面神经保留在面神经管内，以保持面神经的完整性，同时完全去除

耳囊结构，以进入岩尖前部。

6.2 经耳蜗径路

6.2.1 适应证

· 广泛的桥小脑角（CPA）病变扩展到桥前池，位于脑干腹侧（▶图 6.1）。

· 斜坡脊索瘤。

· 岩斜脑膜瘤、颞骨受累的脑膜瘤（见临床病例 2）。

· 岩骨胆脂瘤伴面神经麻痹，无实用听力（见临床病例 1）。

6.2.2 优 点

· 直达脑干腹侧及桥小脑角（CPA）。

· 在硬脑膜内直接暴露斜坡、基底动脉、脑干和脑神经（双侧Ⅵ脑神经，Ⅴ、Ⅶ、Ⅷ、Ⅸ、Ⅹ 和Ⅻ脑神经），无需牵拉脑组织。

6.2.3 局限性

· 因面神经向后移位，可能出现术后面神经麻痹。

· 因为该径路需要磨除耳囊结构，所以会牺牲听力。

6.2.4 内镜的使用

这一技术并非都需要应用内镜辅助。只有在表皮样囊肿或岩骨胆脂瘤的病例中，才建议在显微镜下去除肿瘤后使用内镜进行探查，以发现脑干和颈内动脉（ICA）周围的残留病变。

6.2.5 手术径路

患者取仰卧位，头部转向对侧。面神经监测是标准程序。在耳后沟后方约 5cm 处做一个 C 形切口，从耳廓上方约 1cm 处的颞肌区开始，向下止于颈部靠近下颌骨角处（▶图 6.2a）。尤其是

图 6.1 经耳囊径路的主要手术指征示意图。（a）可见岩尖迷路上胆脂瘤。（b）耳蜗神经鞘瘤累及岩尖。（c）累及脑干中线的病变，是经耳蜗径路的典型指征

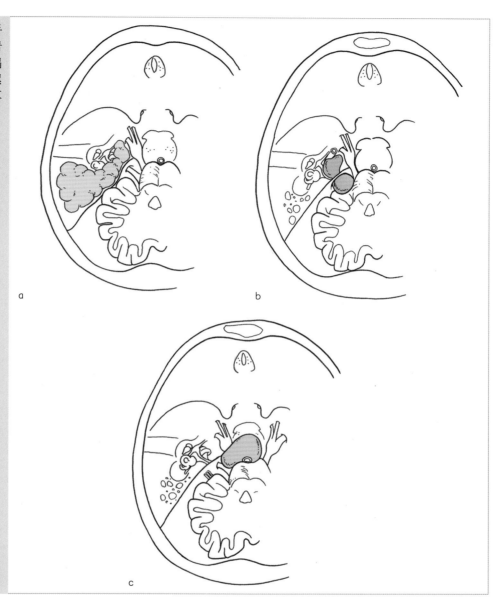

预期累及岩段颈内动脉时，皮肤切口应沿胸锁乳突肌延伸至颈部，以便解剖靠近颅底的颈部，分离颈内动脉（ICA）、颈内静脉及后组脑神经，控制主要血管结构（见临床病例 1 ▶图 6.16）。

掀起皮瓣，暴露颞肌筋膜。向前分离皮瓣，直到发现外耳道（EAC）后壁。在骨 – 软骨连接处环形切开外耳道（EAC）的皮肤（▶图 6.2b）。掀起的皮瓣在腮腺浅筋膜上方向前延伸。这一操作可环形暴露外耳道皮肤。横断外耳道（EAC）皮肤，将软骨与皮肤分离。外翻缝合外耳道（EAC）皮肤的上、下两端，然后将缝线从耳道取出，使皮筒外翻。用 3-0 Vicryl 线缝合皮肤（▶图 6.2c，d）。做一基底位于上方的乳突 – 骨膜和颞肌瓣并向上

牵开以暴露出乳突 – 枕骨表面和颧骨的顶部。

封闭外耳道盲端后，如果可能，将外耳道（EAC）剩余皮肤连同鼓膜一起完整去除（▶图 6.3a）。行广泛乳突切除术，暴露出颅中窝硬脑膜、乙状窦和窦脑膜角（▶图 6.3b）。同时，在其后部轮廓化横窦，暴露枕下硬脑膜。在此步骤中，发现乳突导静脉并将其电凝。乳突去除完成后，显露鼓窦，内含砧骨窝和外半规管（LSC）。磨除迷路区迷路周围气房。以外半规管（LSC）的方向作为标志，发现面神经乳突段，找到面神经第二膝上缘。以二腹肌嵴为定位标志，找到近茎乳孔处的面神经乳突段。识别面神经乳突段后，去除外耳道（EAC）骨性管壁，暴露鼓室。此步骤中，

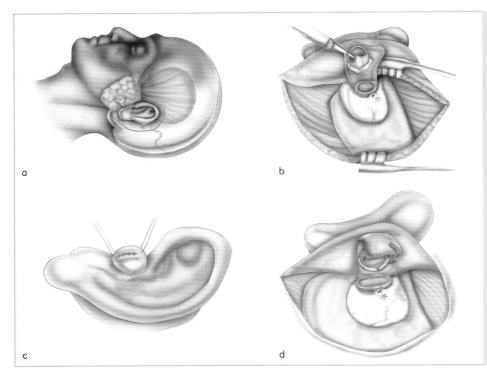

图 6.2 左耳。（a）在耳后沟后方约 5cm 处做一个 C 形切口。（b）在骨-软骨连接处环形切开外耳道（EAC）的皮肤。（c）将外耳道（EAC）的管状皮瓣外翻并缝合。（d）将骨膜层翻转在外耳道（EAC）的内层表面，缝合以闭合外耳道

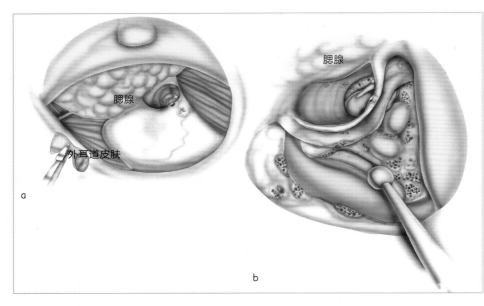

图 6.3 左耳。（a）暴露乳突骨质，去除外耳道（EAC）皮肤和鼓膜。（b）行广泛的乳突切除术，显露颅中、后窝硬脑膜、窦脑膜角和乙状窦。eac：外耳道；in：砧骨；lsc：外半规管；ma：锤骨；mcf：颅中窝；pcf：颅后窝；psc：后半规管；scm：胸锁乳突肌；sis：乙状窦；temp：颞肌；tmj：颞下颌关节

使用金刚砂钻头磨除外耳道（EAC）的前骨壁。颞下颌关节是磨除的前界。磨除外耳道（EAC）的上、后、下三部分，直至在显微镜下看到整个鼓室（►图 6.4）。去除听骨链，暴露面神经自膝状神经节至茎乳孔的全程走行。解剖向前推进至横窦，磨除面神经窦间气房和面后气房，暴露颅后窝硬脑膜，沿横窦向下暴露颈静脉球。在此步骤中，去除耳蜗导水管。小心地用咬骨钳或金刚砂钻头去除覆盖于岩上窦表面的岩骨嵴骨质，以

避免出血。横断内淋巴导管，去除覆盖于乙状窦前硬脑膜上的骨质，直至识别出内耳门。

然后与经迷路径路相同的方式行迷路切除术（►图 6.5）。暴露并磨除外、上和后半规管，直至识别出前庭，之后将其连同球囊和椭圆囊一起去除。磨除并暴露内耳道（IAC）硬脑膜的外、上、下部分，暴露内耳道（IAC）底至内耳门全程。在内耳道（IAC）底可见镰状嵴（横嵴）和 Bill 嵴（垂直嵴）。这些解剖结构被用作在内耳道底寻找面

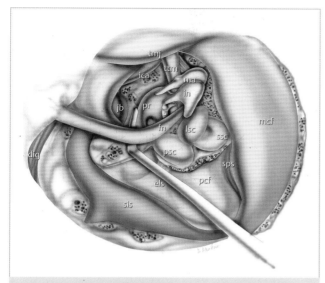

图 6.4 左耳。去除外耳道（EAC）骨壁，轮廓化茎乳孔至鼓室段面神经，广泛暴露颅后窝和颅中窝硬脑膜，将乙状窦减压至颈静脉球，去除面后气房（注意弯曲剥离子的位置），探查颈内动脉的垂直部，轮廓化迷路。dig：二腹肌沟；els：内淋巴囊；fn：面神经；ica：颈内动脉；in：砧骨；jb：颈静脉球；lsc：外半规管；ma：锤骨；mcf：颅中窝；pcf：颅后窝；pr：鼓岬；psc：后半规管；s：镫骨；sis：乙状窦；sps：岩上窦；ssc：前半规管；tmj：颞下颌关节；ttm：鼓膜张肌半管

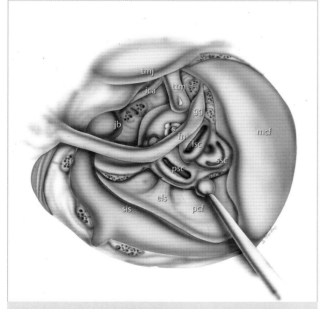

图 6.5 左耳。行迷路切除术。els：内淋巴囊；fn：面神经；gg：膝状神经节；ica：颈内动脉；jb：颈静脉球；lsc：外半规管；mcf：颅中窝；pcf：颅后窝；psc：后半规管；s：镫骨；sis：乙状窦；ssc：前半规管；tmj：颞下颌关节；ttm：鼓膜张肌半管

神经的标志。

自内耳道（IAC）底至内耳门行 270° 轮廓化。

小心地去除匙突，向前推开鼓膜张肌，暴露膝状神经节（▶图 6.6）。下一步是将面神经向后移位，将其垂直部暴露 270°，水平部暴露 180°，以方便其移位。将岩浅大神经与颅中窝硬脑膜分离。然后在膝状神经节前端水平将该神经锐性切断（▶图 6.7a）。这一步是为了防止在移位过程中面神经受到不必要的牵拉和扭结。术中需要将面神经与镫骨肌之间进行锐性分离，尤其是在乳突段和第二膝附近，将内耳道（IAC）至茎乳孔段整个面神经向后折叠、移位。神经需保持湿润，并在整个操作过程中保护其不受钻杆旋转的影响（▶图 6.7b 和 ▶图 6.41）。

要 点

必要时应考虑采用伴面神经向前移位的经耳蜗径路，尤其是当肿瘤累及颈静脉球时，以便直达颞骨下表面（见临床病例 2）。

一旦面神经移位后，将蜗神经在其进入耳蜗处切断。

现在可清楚暴露鼓岬，从耳蜗底转开始完全去除（▶图 6.8），去除耳蜗的顶转和中转，继续向前磨除，完全轮廓化岩段颈内动脉垂直部和水

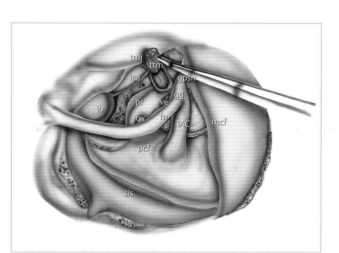

图 6.6 左耳。行迷路切除术后，轮廓化内耳道（IAC），去除镫骨，暴露前庭，去除匙突和锤骨的鼓膜张肌，暴露膝状神经节和岩浅大神经。fn：面神经；gg：膝状神经节；gpsn：岩浅大神经；iac：内耳道；ica：颈内动脉；jb：颈静脉球；mcf：颅中窝；pcf：颅后窝；sis：乙状窦；tmj：颞下颌关节；ttm：鼓膜张肌半管

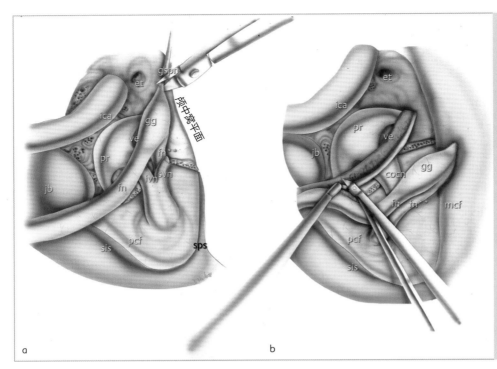

图 6.7 左耳。（a）面神经从茎乳孔至内耳道（IAC）段全程减压。打开内耳道（IAC）处硬脑膜，并切断前庭上神经，暴露内耳道（IAC）内走行的面神经。将岩浅大神经与颅中窝硬脑膜分离并切断。（b）面神经向后移位。将面神经锐性分离出面神经管。cocn: 蜗神经；et: 咽鼓管；fn: 面神经；fn**: 面神经进入内耳道（IAC）；gg: 膝状神经节；gspn: 岩浅大神经；iac: 内耳道；ica: 颈内动脉；ivn: 前庭下神经；jb: 颈静脉球；mcf: 颅中窝；pcf: 颅后窝；pr: 鼓岬；sis: 乙状窦；sps: 岩上窦；svn: 前庭上神经；ve: 前庭

平部。向下扩大去除骨质，完全暴露颈静脉球和岩下窦。沿岩上窦和 Meckel 囊去除其上缘骨质，并向内侧进入斜坡。

在颈内动脉（ICA）的垂直部下方，骨质去除的前界是硬脑膜 – 骨质"变直"的深界，其在中线上代表斜坡后面。在此步骤中，当预期会出现斜坡气房出血，骨蜡和 Surgicel（可吸收止血纱）有助于控制该区域的出血（▶图 6.8b）。

这种广泛的骨质去除界定了一个由硬脑膜覆盖的三角形空间；其顶为 Meckel 囊，上缘为岩上窦，下缘为岩下窦。骨质去除向前扩展至岩段颈内动脉，向内扩展至斜坡。

如果病变向硬膜外扩展，如岩骨胆脂瘤，应尽可能保持颅后窝和颅中窝硬脑膜层面的完整性。在二次手术时，可预见硬脑膜层会出现不同程度的缺损，因此硬脑膜层的表皮样物需要术

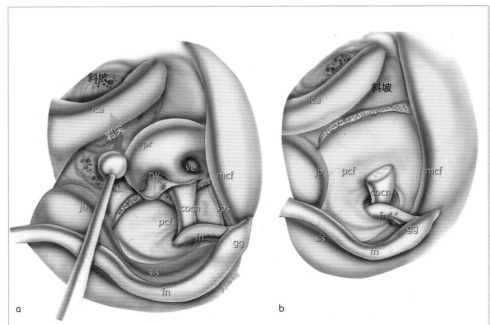

图 6.8 左耳。（a）一旦完成面神经向后移位，颈内动脉（ICA）已被轮廓化，用磨钻去除鼓岬和耳蜗，到达颈内动脉下方的岩尖（红色箭头）。（b）去除颈内动脉垂直部周围骨质，到达岩尖直至斜坡处骨质。切断蜗神经，广泛暴露颅后窝硬脑膜。cocn: 蜗神经；fn: 面神经；fn**: 面神经进入内耳道（IAC）；gg: 膝状神经节；ica: 颈内动脉；jb: 颈静脉球；mcf: 颅中窝；pcf: 颅后窝；pr: 鼓岬；rw: 圆窗；sis: 乙状窦；sps: 岩上窦；ve: 前庭

中仔细处理，以避免残留任何病变，且在手术结束时，硬脑膜层可能会被开放（见临床病例1）。双极电凝可用于将表皮样物质自硬脑膜层剥离，显微剪也用于剥离硬脑膜层，以去除残留胆脂瘤。

如病变向硬膜内扩展，根据病理类型和扩展程度打开硬脑膜。为安全、完整地去除肿瘤，切口尽可能向前延伸（▶图6.9a；见临床病例2）。

切开硬脑膜后，可以获得一个宽敞的到达桥小脑角（CPA）的通道，特别是暴露中线区域和桥前池（▶图6.9b）。无需牵拉脑干即可显露出脑桥的前、外侧面，包括展神经和基底动脉。暴露向颅内扩展的肿瘤并分块切除（见临床病例2 ▶图6.42 至 ▶图6.66）。对于向前方中线生长的听神经瘤，需首先行瘤内切除减压，并与经迷路手术径路相同，将蛛网膜层从肿瘤周围的血管和神经结构中仔细剥离出来。

6.2.6 内镜辅助手术

显微镜下手术完成并在显微镜下去除肿瘤后，建议对术腔行内镜检查，以寻找残留病变，彻底清除，避免残留。

首先使用0°、直径4mm、长度15cm的内镜，以获得整个术腔的正确方位。将内镜轻轻置于术腔内，左手持镜，右手操作手术器械，整体辨识术野内结构。

6.2.7 硬膜外病变

位于岩段颈内动脉周围的斜坡深部骨质附近是最常见的硬膜外病变残留部位。尤其是岩骨胆脂瘤，在颈内动脉垂直部和水平部的中间残留病变是可以预料的。在这种情况下，建议内镜辅助下对血管结构进行重要操作，可避免在显微镜下操作时对颈内动脉的牵拉。

45°、直径4mm、长度15cm的角度内镜可用于探查沿颈内动脉（ICA）内侧表面残留的病变。应小心使用弯曲吸引器分离血管结构表面的残留病变，并可在动脉表面覆盖湿棉片，以保护和清洁血管结构。此外，可使用弯曲剥离子进行轻柔解剖（▶图6.10；见临床病例1 ▶图6.12 至 ▶图6.41）。

要 点

当需要双手操作技术时，第二位术者可持内镜检查残留病变，这样第一位术者可使用双手进行残留病变的分离操作。

这种三手技术尤其推荐在开放手术中对关键部位进行处理时使用，如颈内动脉（ICA）的内侧面和桥小脑角（CPA），去除沿基底动脉中线的残留（特别是桥小脑角的表皮样囊肿）。

6.2.8 硬膜内病变

建议对桥小脑角（CPA）进行最后的内镜检查，尤其是表皮样病变、听神经瘤和岩斜脑膜瘤。

表皮样囊肿通常位于中线外，在胚胎形成的

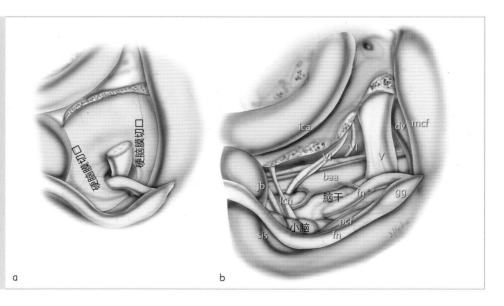

图6.9 左耳。（a）病变位于硬脑膜时，切开颅后窝硬脑膜（红线），进入桥小脑角（CPA）。（b）切开硬脑膜后显露神经血管结构全景，可见暴露出位于脑干中线的结构。baa: 基底动脉；dv: Dandy静脉（岩静脉）；fn: 面神经；fn**: 面神经内耳道（IAC）段；gg: 膝状神经节；ica: 颈内动脉；jb: 颈静脉球；lcn: 后组脑神经；mcf: 颅中窝；pcf: 颅后窝；sis: 乙状窦；sps: 岩上窦

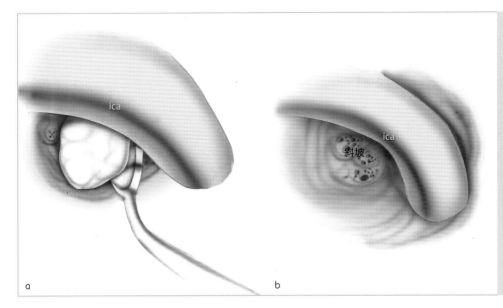

图6.10 左耳。（a）用45°内镜观察颈内动脉（ICA）周围的岩尖和斜坡区域，可见残留病变，用弯曲剥离子将其清除。（b）去除肿瘤后的斜坡骨质内镜观。ica：颈内动脉

第3~5周，神经管闭合过程中外胚层包涵体形成。病变包绕血管和神经，其内容物由分化良好的鳞状上皮产生的层状无核鳞状上皮组成，常伴有角质透明蛋白粒。

内镜非常有利于去除隐藏在硬脑膜后的肿瘤部分，例如，在小脑幕以及沿岩骨表面一些角落处，其位于脑神经穿行的骨孔内，隐藏在神经血管结构后方。在内镜手术过程中须持续冲洗，避免内镜尖端热量传导至血管结构。使用弯曲和直吸引器小心地沿着血管和神经结构处理残留病变。

6.2.9 最后步骤

一旦完成肿瘤切除，在关闭术腔前使用速即纱和双极电凝妥善止血。如有可能，可间断缝合关闭硬脑膜。用肌肉、速即纱和骨蜡填塞咽鼓管（▶图6.11a）。将面神经翻向前。硬脑膜和颅底缺损用腹部脂肪条（▶图6.11b）和肌骨膜瓣以三层水密方式封闭。

加压包扎伤口，术后24h内在ICU密切观察患者。

经耳蜗径路的主要缺点是听力完全丧失和面神经改道必然导致的术后面神经功能恢复不完全。虽然术后通常会有所改善，但很少会恢复到优于

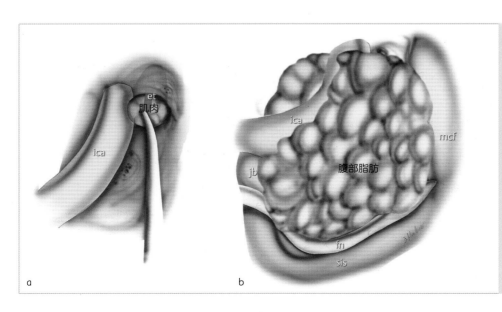

图6.11 左耳。（a）将肌肉推入咽鼓管口以封闭咽鼓管。（b）腹部脂肪封闭术腔。et：咽鼓管；fn：面神经；ica：颈内动脉；jb：颈静脉球；mcf：颅中窝；sis：乙状窦

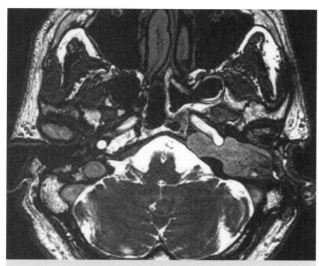

图6.12 临床病例1：MRI轴位影像，可见1例复发性岩骨胆脂瘤伴面瘫患者

House-Brackmann 分级Ⅲ级水平。当患者术前已经存在Ⅲ级或Ⅳ级面瘫并听力受损时适合采用该径路。

6.3 经耳囊径路

经耳蜗径路的主要缺点是因面神经向后移位导致术后面神经恢复不完全。Fisch 和 Mattox 所提出的经耳囊径路与经耳蜗径路相似，不同之处在于不移位面神经且将神经保留在面神经管内（见临床病例3 ▶图6.81，▶图6.82，▶图6.83）。经耳囊径路主要用于向前扩展的广泛浸润的岩尖胆脂瘤和累及耳蜗的大型前庭神经鞘瘤。唯一缺

点是将面神经保留在原位，在术野中像一座桥，限制了到达前部桥小脑角（CPA）的手术通道，但内镜的使用使外科医生能够绕过面神经和颈内动脉（ICA）彻底去除肿瘤，最大限度地减少对面神经和颈内动脉（ICA）的操作。

6.3.1 适应证

· 面神经功能正常的岩骨胆脂瘤患者（▶图6.1a；见临床病例4 ▶图6.84 至▶图6.110，临床病例6 ▶图6.137 至▶图6.160）。

· 无实用听力的岩尖病变（如胆固醇肉芽肿）患者（见临床病例5 ▶图6.111 至▶图6.136）。

· 沿岩尖侵入颞骨前部或扩展至耳蜗和前庭的听神经瘤（▶图6.1b；见临床病例7 ▶图6.161 至▶图6.178，临床病例8 ▶图6.179 至▶图6.199）。

· 伴有中线受累或颈静脉球高位的大型桥小脑角（CPA）病变。

6.3.2 内镜的使用

内镜辅助通常建议在显微镜下分离结束后使用，这种手术技术目的在于探查面神经和颈内动脉（ICA）内侧部分的任何残留病变。

6.3.3 手术入路

多数手术步骤与经耳蜗径路相似。

自颞区至乳突尖，约在耳后沟后方4~5cm做耳后切口，向下止于颈部。必要时，切口可沿颈部胸锁乳突肌向下延长，以分离主要血管和神经

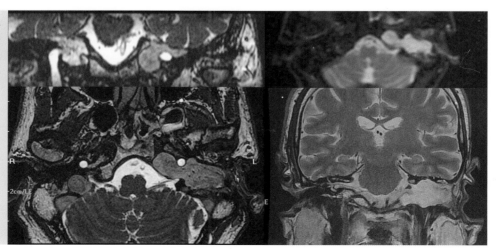

图6.13 临床病例1：磁共振成像（MRI）。岩骨胆脂瘤侵袭颈内动脉（ICA）垂直部和水平部周围的岩尖骨质直至到达斜坡区域

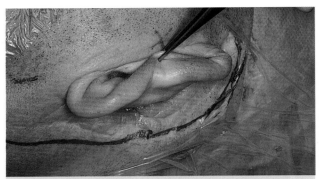

图 6.14 临床病例 1，左耳：切口自颞区经耳后区至颈部。可见既往手术瘢痕

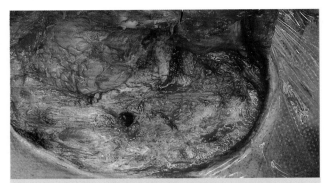

图 6.15 临床病例 1，左耳：掀起皮瓣，横断外耳道（EAC），将皮瓣向前方逐步剥离，暴露腮腺，识别颧弓

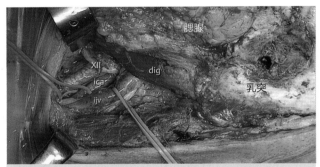

图 6.16 临床病例 1，左耳：解剖与颅底相邻的颈部区域，标记颈内动脉（ICA）和颈内静脉。dig：二腹肌；ica：颈内动脉；ijv：颈内静脉；Ⅻ：舌下神经

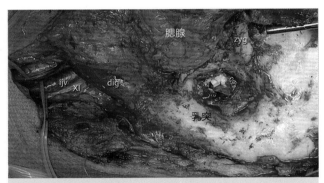

图 6.17 临床病例 1，左耳：充分暴露乳突，胆脂瘤位于既往术腔内。dig：二腹肌；ijv：颈内静脉；zyg：颧弓；Ⅺ：副神经

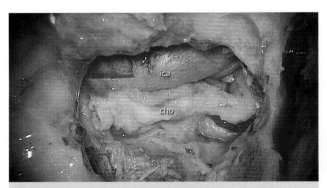

图 6.18 临床病例 1，左耳：行经耳蜗径路。侵袭性的胆脂瘤累及颈内动脉垂直部。cho：胆脂瘤；ica：颈内动脉

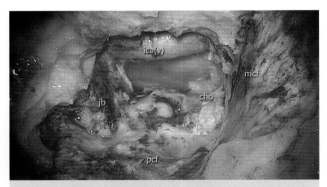

图 6.19 临床病例 1，左耳：切断既往手术中损伤的面神经，行广泛岩骨切除术，暴露颅后窝和颅中窝的硬脑膜。cho：胆脂瘤；ica（v）：颈内动脉垂直部；jb：颈静脉球；mcf：颅中窝；pcf：颅后窝

结构（▶图 6.2a）。

将皮瓣与颞肌筋膜掀起至同一平面，横断外耳道（EAC），将外耳道软骨从皮肤上取下，将外耳道皮肤向外翻出，与经耳蜗径路相同的方式进行盲袋缝合（▶图 6.2b~d）。显微镜下将骨性外耳道皮肤连同鼓膜整体去除（图▶6.3a）。去

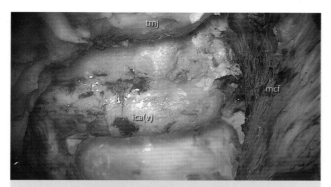

图 6.20　临床病例 1，左耳：将胆脂瘤逐步从颈内动脉（ICA）垂直部去除。ica（v）：颈内动脉垂直部；mcf：颅中窝；tmj：颞下颌关节

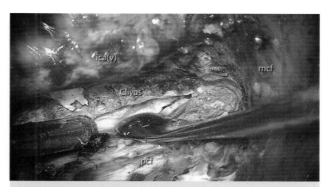

图 6.21　临床病例 1，左耳：胆脂瘤从岩尖和斜坡（Clivus）逐步去除。使用金刚砂钻头磨除岩尖骨质，直至到达颈内动脉（ICA）下方的斜坡。ica（v）：颈内动脉垂直部；mcf：颅中窝；pcf：颅后窝

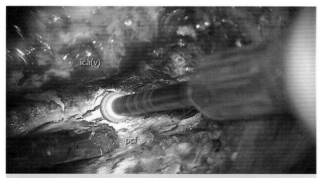

图 6.22　临床病例 1，左耳：磨除斜坡骨质以便清除胆脂瘤。ica（v）：颈内动脉垂直部；pcf：颅后窝

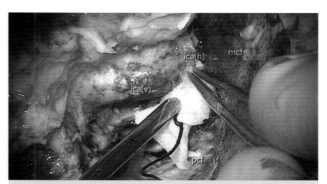

图 6.23　临床病例 1，左耳：在颈内动脉上轻柔使用湿棉片去除血管结构周围的表皮样物。ica（h）：颈内动脉水平部；ica（v）：颈内动脉垂直部；mcf：颅中窝；pcf：颅后窝

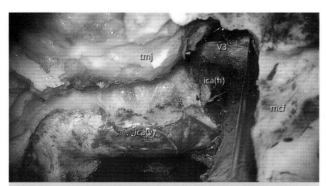

图 6.24　临床病例 1，左耳：去除咽鼓管软骨部，暴露颈内动脉（ICA）水平部，磨除颧突，广泛暴露颅中窝前部，电凝脑膜中动脉。ica（h）：颈内动脉水平部；ica（v）：颈内动脉垂直部；mcf：颅中窝；tmj：颞下颌关节；V3：下颌神经

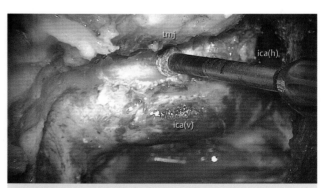

图 6.25　临床病例 1，左耳：去除颞下颌关节和颈内动脉（ICA）之间的骨质。ica（h）：颈内动脉水平部；ica（v）：颈内动脉垂直部；tmj：颞下颌关节

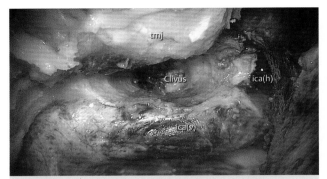

图 6.26 临床病例 1，左耳：到达颈内动脉（ICA）前面的斜坡（Clivus）。ica（h）：颈内动脉水平部；ica（v）：颈内动脉垂直部；tmj：颞下颌关节

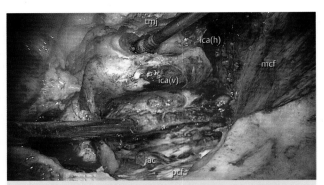

图 6.27 临床病例 1，左耳：逐步分离岩段颈内动脉（ICA）。iac：内耳道；ica（h）：颈内动脉水平部；ica（v）：颈内动脉垂直部；mcf：颅中窝；pcf：颅后窝；tmj：颞下颌关节

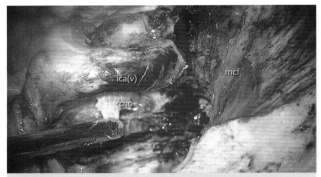

图 6.28 临床病例 1，左耳：颈内动脉垂直部下方可见残留胆脂瘤。cho：胆脂瘤；ica（v）：颈内动脉垂直部；mcf：颅中窝

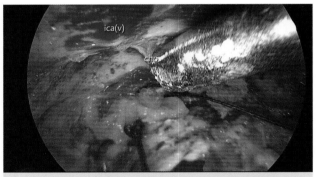

图 6.29 临床病例 1，左耳：用 0° 内镜探查颈内动脉下方的术腔，发现残留胆脂瘤，用弯头吸引器轻轻吸去残留病变。cho：胆脂瘤；ica（v）：颈内动脉垂直部

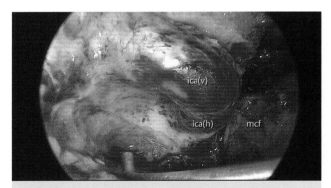

图 6.30 临床病例 1，左耳：45° 内镜下见胆脂瘤去除后的颈内动脉（ICA）和斜坡。ica（h）：颈内动脉水平部；ica（v）：颈内动脉垂直部；mcf：颅中窝

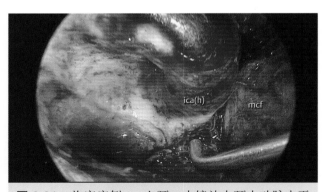

图 6.31 临床病例 1，左耳：内镜放大颈内动脉水平部（ICA）。ica（h）：颈内动脉水平部；mcf：颅中窝

除外耳道骨壁，颞下颌关节为解剖前界，显微镜下行岩骨次全切除术，包括广泛乳突去除，暴露颅后窝硬脑膜、颅中窝硬脑膜、窦脑膜角和横窦（▶图 6.3b）。去除迷路后和迷路上气房，沿横窦继续向下方轮廓化至颈静脉球。确认二腹肌嵴并沿其向前，以其为标志在茎乳孔水平定位面神经。轮

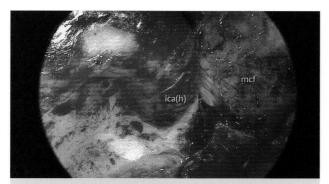

图 6.32　临床病例 1，左耳：胆脂瘤去除后，使用 45° 内镜放大术野，寻找可能残留的病变。ica（h）：颈内动脉水平部；mcf：颅中窝

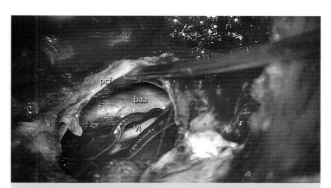

图 6.33　临床病例 1，左耳：见颅后窝硬脑膜缺损，通过硬脑膜切口可见脑干和基底动脉。baa：基底动脉；pcf：颅后窝；Ⅵ：展神经

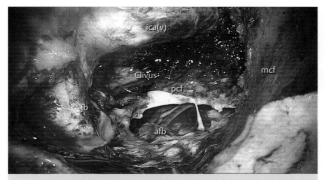

图 6.34　临床病例 1，左耳：用速即纱覆盖斜坡（Clivus）骨质表面止血。afb：面听束；ica（v）：颈内动脉垂直部；jb：颈静脉球；mcf：颅中窝；pcf：颅后窝硬脑膜

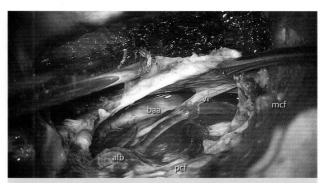

图 6.35　临床病例 1，左耳：通过颅后窝硬脑膜缺损可见展神经。afb：面听束；baa：基底动脉；mcf：颅中窝；pcf：颅后窝硬脑膜；Ⅵ：展神经

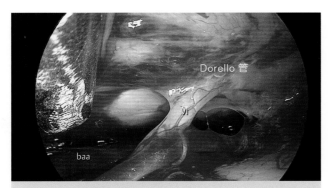

图 6.36　临床病例 1，左耳：内镜下观察展神经（Ⅵ）。baa：基底动脉

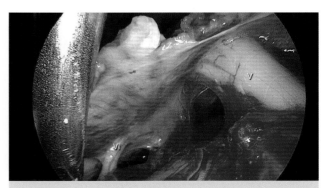

图 6.37　临床病例 1，左耳：内镜下评估颅后窝硬脑膜缺损。Ⅴ：三叉神经；Ⅵ：展神经

廓化面神经自茎乳孔至膝状神经节全程，在神经表面保留一层菲薄的骨壁以覆盖和保护面神经（▶图 6.4）。一旦完成对颈静脉球的轮廓化，继续磨除

下鼓室和前鼓室气房，显露岩段颈内动脉的垂直部，磨除面后气房，将乳突腔和下鼓室气房连通。

行迷路切除术，磨除前庭及三个半规管。经

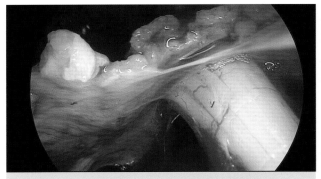

图 6.38 临床病例 1，左耳：内镜下观察三叉神经
（V）

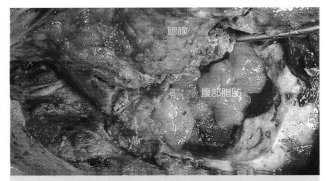

图 6.39 临床病例 1，左耳：腹部脂肪封闭术腔

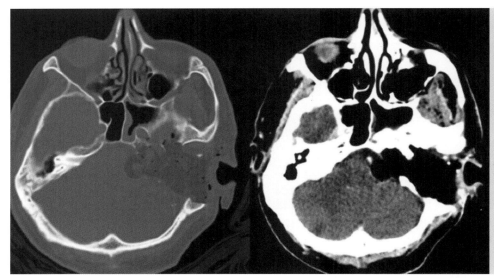

图 6.40 临床病例 1，左耳：术后 CT 轴位显示颞骨磨除范围

迷路径路时内耳道（IAC）需轮廓化从内耳道底骨嵴至内耳门全程（▶图 6.5）。

一旦发现颅后窝硬脑膜和内耳道（IAC），将鼓膜张肌骨管连同肌肉一并去除（▶图 6.6）。磨除鼓岬，逐步去除耳蜗（▶图 6.67）。用大号金刚砂钻头轮廓化颈内动脉垂直部至水平部近咽鼓管口处（▶图 6.68）。必要时，暴露颈内动脉下的岩尖直至斜坡（▶图 6.69）。去除耳蜗和鼓岬，磨除鼓室内侧、面神经乳突段和内耳道（IAC）的气房。手术结束时，面神经在术野中间呈桥状（见临床病例 3 ▶图 6.81，▶图 6.82，▶图 6.83）。尽量保留面神经管下方骨质，为神经提供支撑，避免切除肿瘤过程中折断面神经骨管。必要时，也需轮廓化颈内动脉，小心地移除动脉周围的骨质，在垂直部形成桥，暴露斜坡骨质（见临床病例 5 ▶图 6.128 和 ▶图 6.129）。在此过程中，当

病变未浸润血管结构时，尤其是当需要在内镜下去除颈内动脉内侧部分的任何残留病变（岩骨胆脂瘤、岩尖表皮样囊肿、胆固醇肉芽肿）时，必须在动脉上保留一层薄骨膜，以利于在岩尖区进一步手术操作中保护颈内动脉（ICA）。

6.3.4 内镜辅助手术

如岩骨胆脂瘤向内累及岩尖且涉及面神经，需内镜辅助切除，使面神经保持原位，避免神经后移。当轮廓化出面神经桥后，神经周围使用角度器械对胆脂瘤进行显微分离，以便从岩尖去除胆脂瘤（▶图 6.70a，b）。可使用棉片将残留病变从神经内侧表面分离出来。完成显微镜下步骤后，将不同角度（0°~45°）的内镜置于术野内，抵近观察面神经内表面，特别是膝状神经节和面神经迷路段（图 6.71a）。内镜下可见位于岩尖和

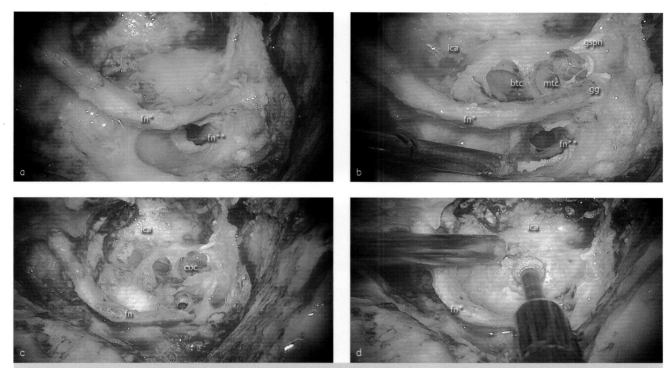

图 6.41　左耳。（a）将面神经从茎乳孔减压至内耳道（IAC）。（b）磨除鼓岬，去除耳蜗，切断岩浅大神经。（c）将面神经向后移位。（d）用金刚砂钻头磨除鼓岬，显露颈内动脉（ICA）垂直部，暴露岩尖。btc：耳蜗底转；coc：耳蜗；fn*：面神经乳突段；fn**：面神经进入内耳道；gg：膝状神经节；gspn：岩浅大神经；ica：颈内动脉；mtc：耳蜗中转

面神经内表面的残留病变（▶图 6.71b）。内镜下使用弯曲剥离子和吸引器有助于去除面神经内表面残留病变。必要时，可使用三手技术。第二位术者可手持内镜协助主刀医生，主刀医生可同显微技术中一样进行双手操作去除残留病变（▶图 6.72a，b）。当发现颈内动脉（ICA）下岩尖受累时，需配合使用内镜辅助清除颈内动脉垂直部和水平部内侧的残留病变，以避免牵拉动脉，如前所述的经耳蜗径路的情况（见 6.2.7 硬膜外病变，▶图 6.73，▶图 6.74，▶图 6.10）。0° 和 45° 内镜可以放大颈内动脉下的斜坡骨质，颈内动脉水平部的内表面，直至到达破裂孔前部。如听神经瘤向耳蜗 - 前庭方向扩展，去除肿瘤后，建议对术腔行内镜检查，尤其是查明面神经桥下方、靠近前庭的任何残留病变（▶图 6.75，▶图 6.76，▶图 6.77，▶图 6.78，▶图 6.79）。

6.3.5 最后步骤

肿瘤切除完毕，用肌肉封闭咽鼓管。如颅后窝硬脑膜缺损，从腹部取出的脂肪条填入桥小脑角（CPA）以封闭术腔，腹部脂肪也被用于填充硬膜外术腔（▶图 6.80）。用纤维蛋白胶封闭术腔。当最终术腔存在颅底和颈部间连通时，必须使用合成骨材料重建外侧壁和下壁将颅底与颈部相连，以避免术后颈部可能出现脑脊液漏。用可吸收缝线小心地缝合肌骨膜层。依次缝合皮下组织和皮肤，敷料加压包扎。

6.4 术后护理

切除硬膜内大型肿瘤的病例，术后 24h 患者需在重症监护病房进行监护。

术后 6h 行计算机断层扫描（CT，▶图 6.97）。患者须保持仰卧位 2d，早期逐步活动，以降低肺栓塞及深静脉血栓形成的风险。术后 4d 拆除加压绷带。

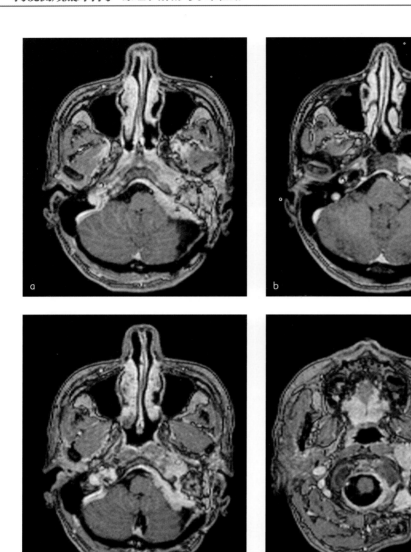

图 6.42 （a~d）临床病例 2，左耳：MRI 轴位示侵犯颈静脉孔的左侧颞骨侵袭性脑膜瘤

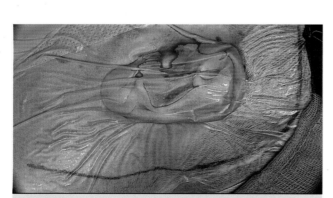

图 6.43 临床病例 2，左耳：做一从颞部到颈部的耳后切口

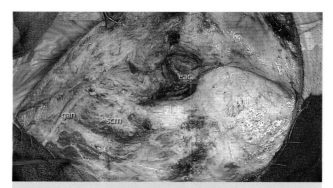

图 6.44 临床病例 2，左耳：掀起皮瓣，显露出枕骨乳突区域。横断外耳道（EAC）。eac：外耳道；gan：耳大神经；scm：胸锁乳突肌

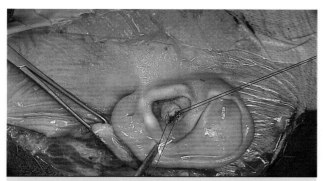

图6.45　临床病例2，左耳：外翻并缝合外耳道（EAC）皮肤

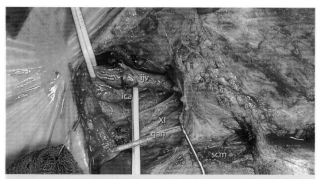

图6.46　临床病例2，左耳：分离并用血管带标记靠近颅底区域的颈内动脉（ICA）和颈内静脉。gan：耳大神经；ica：颈内动脉；ijv：颈内静脉；scm：胸锁乳突肌

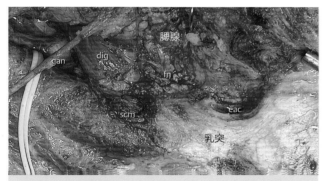

图6.47　临床病例2，左耳：于茎乳孔外及腮腺内游离出面神经主干。dig：二腹肌；eac：外耳道；fn：面神经；gan：耳大神经；scm：胸锁乳突肌

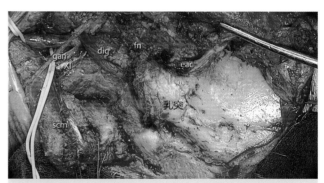

图6.48　临床病例2，左耳：暴露乳突，切断胸锁乳突肌的乳突附着处，暴露枕骨。dig：二腹肌；eac：外耳道；fn：面神经；gan：耳大神经；scm：胸锁乳突肌；Ⅺ：副神经

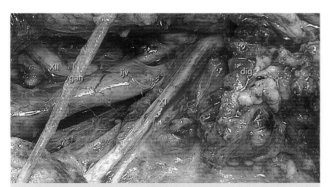

图6.49　临床病例2，左耳：切断二腹肌，在颅底分离后组脑神经。dig：二腹肌；gan：耳大神经；ijv：颈内静脉；Ⅻ：舌下神经

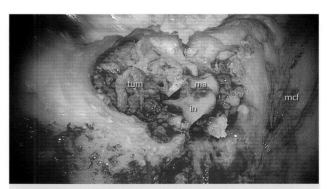

图6.50　临床病例2，左耳：行岩骨次全切除术，可见肿瘤（脑膜瘤）侵犯听骨链周围的鼓室。in：砧骨；ma：锤骨；mcf：颅中窝；tum：肿瘤

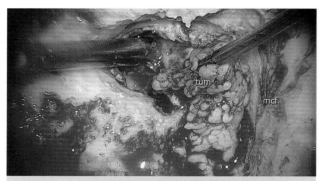

图 6.51 临床病例 2，左耳：去除听骨链，将肿瘤逐步从鼓室内去除。mcf：颅中窝；tum：肿瘤

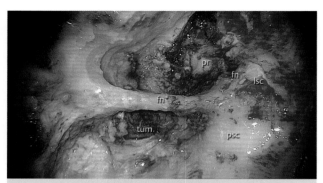

图 6.52 临床病例 2，左耳：因肿瘤累及颈静脉孔，计划采用经耳蜗径路伴面神经前移。在颞骨中逐步轮廓化出面神经。fn：面神经鼓室段；fn *：面神经乳突段；lsc：外半规管；pr：鼓岬；psc：后半规管；tum：肿瘤

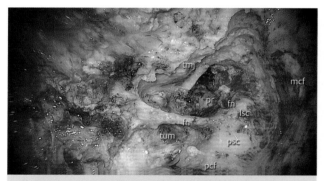

图 6.53 临床病例 2，左耳：辨认颞下颌关节，去除乳突尖，轮廓化在茎乳孔水平的面神经，见肿瘤浸润颈静脉球。fn：面神经鼓室段；fn*：面神经乳突段；lsc：外半规管；mcf：颅中窝；pcf：颅后窝；pr：鼓岬；psc：后半规管；tmj：颞下颌关节；tum：肿瘤

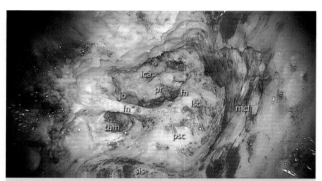

图 6.54 临床病例 2，左耳：去除外耳道（EAC）前壁，在颞骨内轮廓化出颈内动脉（ICA）的垂直部，见肿瘤浸润颈静脉球和乙状窦。fn：面神经鼓室段；fn *：面神经乳突段；ica：颈内动脉；lsc：外半规管；mcf：颅中窝；pr：鼓岬；psc：后半规管；sis：乙状窦；tum：肿瘤

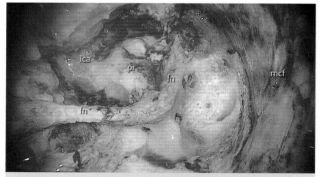

图 6.55 临床病例 2，左耳：开始行迷路切除术。fn：面神经鼓室段；fn*：面神经乳突段；ica：颈内动脉；mcf：颅中窝；pr：鼓岬

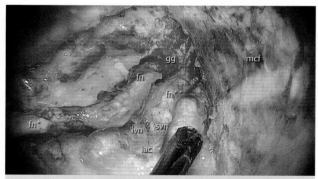

图 6.56 临床病例 2，左耳：逐步轮廓化出膝状神经节和内耳道底。fn：面神经鼓室段；fn *：面神经乳突段；fn **：面神经迷路段；gg：膝状神经节；iac：内耳道；inv：前庭下神经；svn：前庭上神经

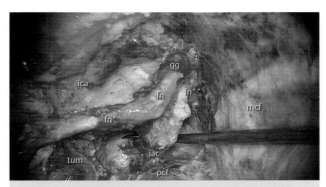

图 6.57 临床病例 2，左耳：完全轮廓化内耳道（IAC），行向岩尖扩展的迷路切除术。fn：面神经鼓室段；fn *：面神经乳突段；fn **：面神经迷路段；gg：膝状神经节；iac：内耳道；ica：颈内动脉；mcf：颅中窝；pcf：颅后窝；tum：肿瘤

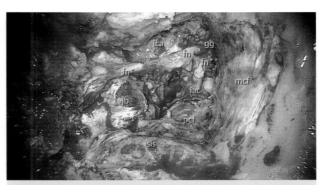

图 6.58 临床病例 2，左耳：轮廓化走行于颞骨内的面神经。fn：面神经鼓室段；fn *：面神经乳突段；fn **：面神经迷路段；gg：膝状神经节；iac：内耳道；ica：颈内动脉；jb：颈静脉球；mcf：颅中窝；pcf：颅后窝；sis：乙状窦

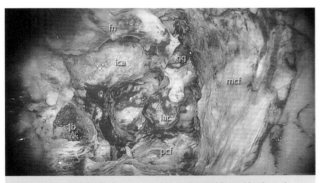

图 6.59 临床病例 2，左耳：行面神经前移，与经耳蜗径路相同，去除鼓岬和耳蜗，磨除岩尖，轮廓化颈内动脉（ICA）垂直部。fn：面神经鼓室段；gg：膝状神经节；iac：内耳道；ica：颈内动脉；jb：颈静脉球；mcf：颅中窝；pcf：颅后窝；sis：乙状窦

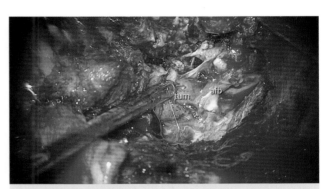

图 6.60 临床病例 2，左耳：切开颅后窝硬脑膜，进入桥小脑角（CPA）。可见肿瘤靠近面听束自脑干发出的区域。afb：面听束；tum：肿瘤

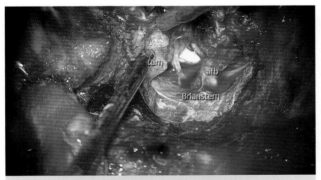

图 6.61 临床病例 2，左耳：将肿瘤从脑干表面逐步去除，同时保留面听束。afb：面听束；tum：肿瘤

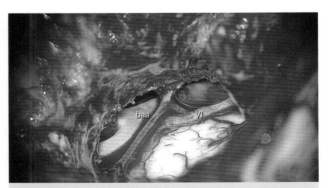

图 6.62 临床病例 2，左耳：显微镜下在肿瘤去除后经硬脑膜缺损显露脑干中线结构。baa：基底动脉；Ⅵ：展神经

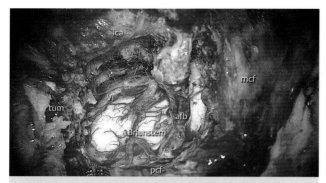

图 6.63 临床病例 2，左耳：去除肿瘤硬脑膜内部分，脑干减压，从斜坡和颈静脉球开始对肿瘤逐步剥离。afb：面听束；ica：颈内动脉；mcf：颅中窝；pcf：颅后窝；tum：肿瘤；Ⅵ：展神经

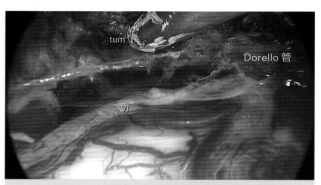

图 6.64 临床病例 2，左耳：颈内静脉和颈静脉球连同肿瘤一同去除，与颞下窝 A 型手术相同（见第 2 章），使用 45°，直径 4cm 的内镜去除位于颈内动脉（ICA）下方斜坡骨质中，靠近 Dorello 管处的残留肿瘤。tum：肿瘤；Ⅵ：展神经

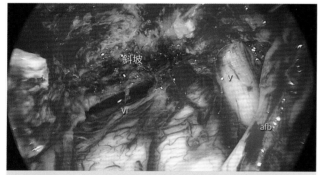

图 6.65 临床病例 2，左耳：使用内镜辅助技术，从斜坡和岩尖逐步去除残留肿瘤。afb：面听束；Ⅴ：三叉神经；Ⅵ：展神经

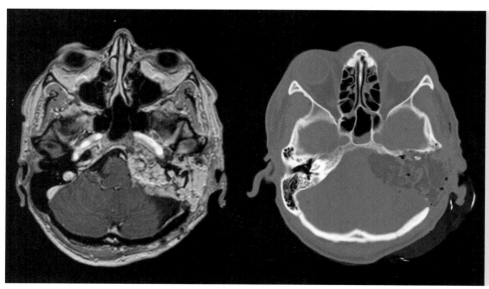

图 6.66 临床病例 2，左耳：术后磁共振成像（MRI）和计算机断层扫描（CT）轴位图示颞骨磨除的范围

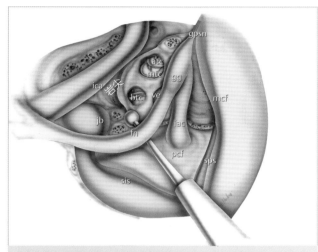

图 6.67　左耳：面神经保留在面神经管内，去除鼓岬，暴露耳蜗，将颈静脉球轮廓化，并在面神经桥下磨除面后气房。atc：耳蜗顶转；btc：耳蜗底转；fn：面神经；gg：膝状神经节；gpsn：岩浅大神经；iac：内耳道；ica：颈内动脉；jb：颈静脉球；mcf：颅中窝；mtc：耳蜗中转；pcf：颅后窝；sis：乙状窦；sps：岩上窦；ve：前庭

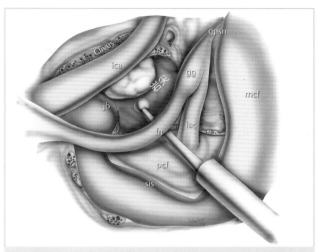

图 6.68　左耳：逐渐轮廓化颈内动脉（ICA）和颈静脉球。用金刚砂钻头磨除颈内动脉下方的骨质，直至到达位于岩尖的病变。fn：面神经；gg：膝状神经节；gpsn：岩浅大神经；iac：内耳道；ica：颈内动脉；jb：颈静脉球；mcf：颅中窝；pcf：颅后窝；sis：乙状窦

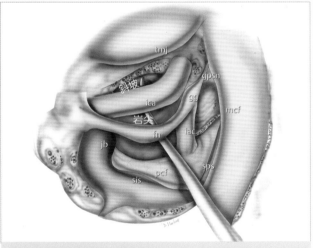

图 6.69　左耳：必要时可将颈内动脉下方的斜坡骨质去除，完全轮廓化颈内动脉（ICA）的垂直部。fn：面神经；gg：膝状神经节；gpsn：岩浅大神经；iac：内耳道；ica：颈内动脉；jb：颈静脉球；mcf：颅中窝；pcf：颅后窝；sis：乙状窦；tmj：颞下颌关节

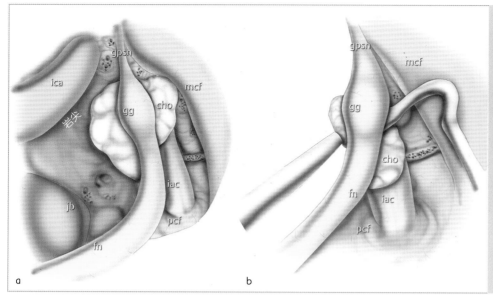

图 6.70 左耳。（a）位于膝状神经节内侧侵犯岩尖的胆脂瘤的显微镜下视图。（b）显微镜下用弯曲剥离子去除面神经周围的胆脂瘤。cho：胆脂瘤；fn：面神经；gg：膝状神经节；gpsn：岩浅大神经；iac：内耳道；ica：颈内动脉；jb：颈静脉球；mcf：颅中窝；pcf：颅后窝

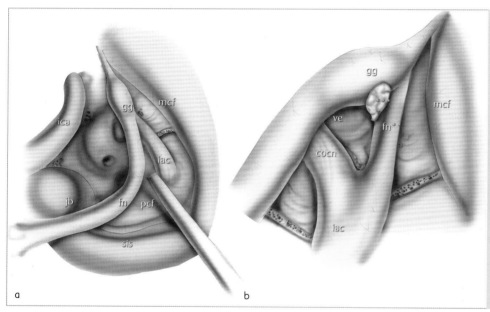

图 6.71 左耳。（a）将45°内镜置于面神经下方的术野。（b）内镜检查到膝状神经节内侧面残留病变。cocn：蜗神经；fn：面神经；fn**：面神经迷路段；gg：膝状神经节；iac：内耳道；ica：颈内动脉；jb：颈静脉球；mcf：颅中窝；pcf：颅后窝；sis：乙状窦；ve：前庭；＊＊＊：残留的胆脂瘤

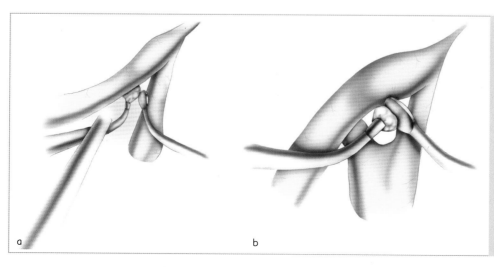

图 6.72 左耳。（a，b）三手技术：第二位术者手持内镜检查残留病变，第一位术者用双手对面神经周围的残留病变进行分离

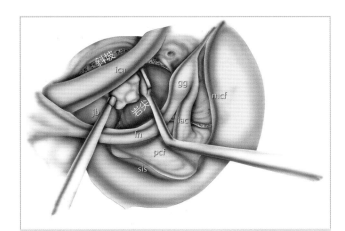

图 6.73　左耳：显微镜下去除岩尖处病变，可见位于颈内动脉（ICA）内侧岩尖处的病变难以操作。fn：面神经；gg：膝状神经节；gspn：岩浅大神经；iac：内耳道；ica：颈内动脉；jb：颈静脉球；mcf：颅中窝；pcf：颅后窝

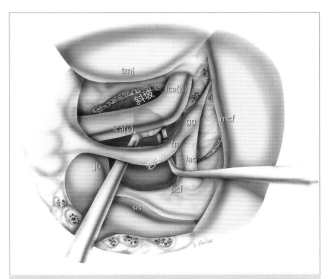

图 6.74　左耳：内镜置于术野可见位于颈内动脉内侧岩尖处的残留病变，用弯曲剥离子去除病变。fn：面神经；gg：膝状神经节；iac：内耳道；ica（h）：颈内动脉水平部；ica（v）：颈内动脉垂直部；jb：颈静脉球；mcf：颅中窝；pcf：颅后窝；sis：乙状窦；tmj：颞下颌关节

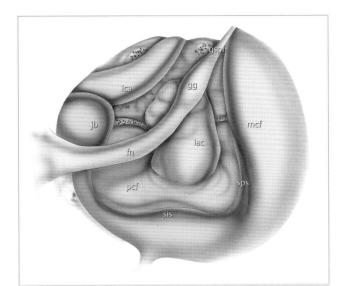

图 6.75　左耳：向前延伸至耳蜗且累及桥小脑角（CPA）的听神经瘤行经耳囊径路。fn：面神经；gg：膝状神经节；gspn：岩浅大神经；iac：内耳道；ica：颈内动脉；jb：颈静脉球；mcf：颅中窝；pcf：颅后窝；sis：乙状窦

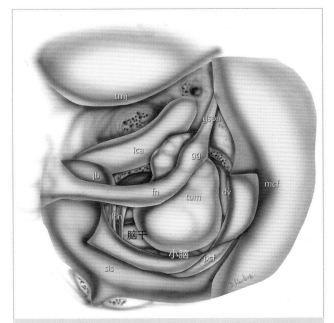

图 6.76　左耳：打开内耳道（IAC）和颅后窝硬脑膜，暴露肿瘤。dv：Dandy 静脉（岩上静脉）；fn：面神经；gg：膝状神经节；gspn：岩浅大神经；ica：颈内动脉；jb：颈静脉球；lcn：后组脑神经；mcf：颅中窝；pcf：颅后窝；sis：乙状窦；tmj：颞下颌关节；tum：肿瘤

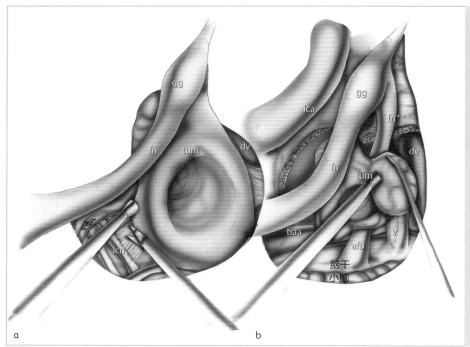

图 6.77　左耳。(a)首先进行肿瘤中央减瘤，逐步从桥小脑角（CPA）去除肿瘤，保留面神经（b）。afb: 面听束; baa: 基底动脉; dv: Dandy 静脉; fn **: 面神经迷路段; fn: 面神经; gg: 膝状神经节; ica: 颈内动脉; lcn: 后组脑神经; tum: 肿瘤; V: 三叉神经

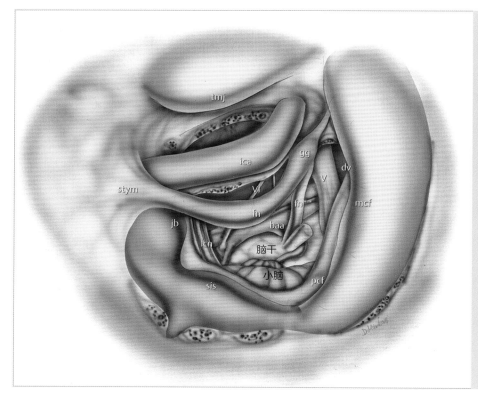

图 6.78　左耳：去除肿瘤后的最终术腔。baa: 基底动脉; dv: Dandy 静脉; fn: 面神经; fn**: 面神经桥小脑角（CPA）段; gg: 膝状神经节; ica: 颈内动脉; lcn: 后组脑神经; mcf: 颅中窝; pcf: 颅后窝; stym: 茎乳孔; tmj: 颞下颌关节; Ⅵ: 展神经; Ⅴ: 三叉神经; jb: 颈静脉球; sis: 乙状窦

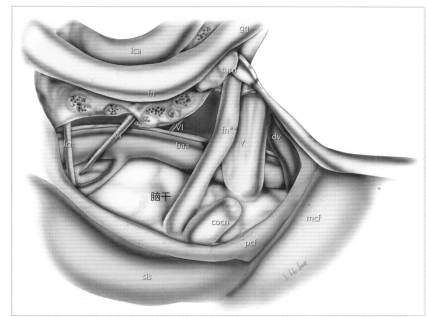

图 6.79 左耳：显微镜下去除肿瘤后，内镜检查术腔，可见面神经桥下的残留肿瘤，使用成角度剥离子去除。baa：基底动脉；cocn：蜗神经；dv：Dandy 静脉；fn：面神经；fn**：面神经桥小脑角（CPA）段；gg：膝状神经节；ica：颈内动脉；lcn：后组脑神经；mcf：颅中窝；pcf：颅后窝；Ⅵ：展神经；Ⅴ：三叉神经；sis：乙状窦

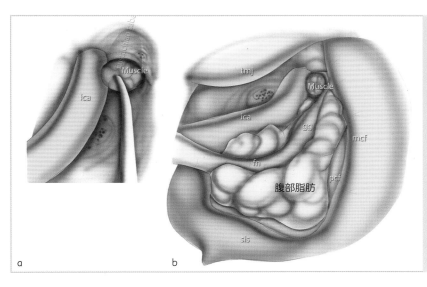

图 6.80 左耳。（a）用肌肉（Muscle）填塞咽鼓管口。（b）用腹部脂肪封闭术腔。fn：面神经；gg：膝状神经节；ica：颈内动脉；mcf：颅中窝；pcf：颅后窝；tmj：颞下颌关节；sis：乙状窦

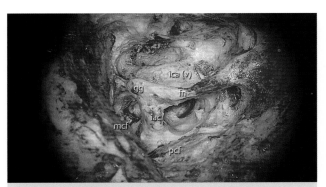

图 6.81 临床病例 3，右耳：经耳囊径路去除肿瘤后的术腔，可见位于术野中央的面神经桥。fn：面神经；gg：膝状神经节；iac：内耳道；ica（v）：颈内动脉垂直部；mcf：颅中窝；pcf：颅后窝

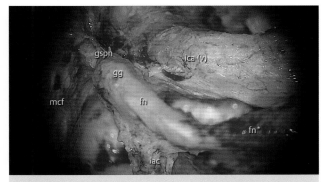

图 6.82 临床病例 3，右耳：经耳囊径路：颈内动脉垂直部的解剖细节。fn：面神经；fn*：面神经乳突段；gg：膝状神经节；gspn：岩浅大神经；iac：内耳道；ica（v）：颈内动脉垂直部；mcf：颅中窝

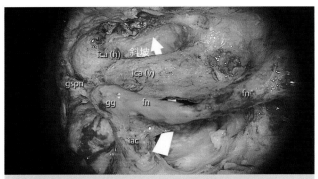

图 6.83 临床病例 3，右耳：白色箭头示面神经桥和颈内动脉（ICA）下方所需的显微镜下的骨质磨除工作，这是暴露岩尖和斜坡所必需的。fn：面神经；fn *：面神经乳突段；gg：膝状神经节；gspn：岩浅大神经；iac：内耳道；ica（h）：颈内动脉水平部；ica（v）：颈内动脉垂直部

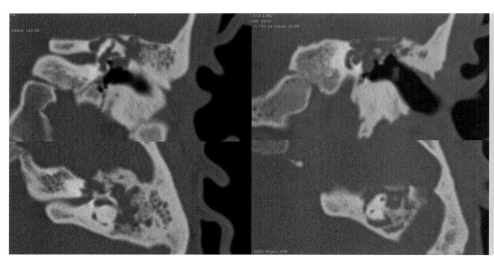

图 6.84 临床病例 4，左耳：CT 冠状位和轴位示向迷路上扩展的岩尖胆脂瘤

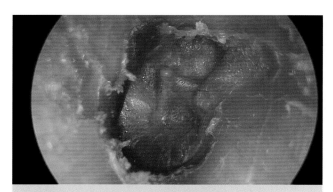

图 6.85 临床病例 4，左耳：鼓膜内镜观

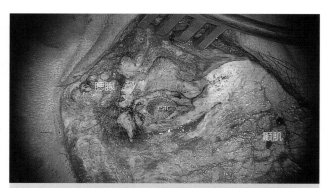

图 6.86 临床病例 4，左耳：掀起皮瓣，横断外耳道（EAC）。eac：外耳道

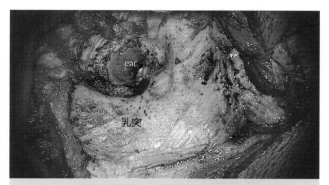

图 6.87 临床病例 4，左耳：显露乳突皮质骨，可见外耳道。eac：外耳道

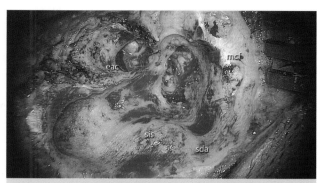

图 6.88 临床病例 4，左耳：开始行乳突切除术并磨低外耳道骨壁。eac：外耳道；mcf：颅中窝；sda：窦脑膜角；sis：乙状窦

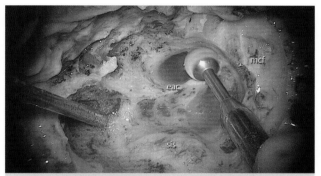

图 6.89 临床病例 4，左耳：去除外耳道（EAC）骨壁。eac：外耳道；mcf：颅中窝；sis：乙状窦

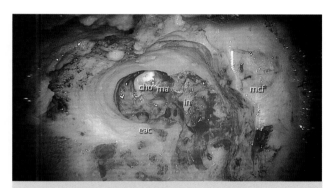

图 6.90 临床病例 4，左耳：可见鼓室内胆脂瘤。cho：胆脂瘤；eac：外耳道；in：砧骨；ma：锤骨mcf：颅中窝

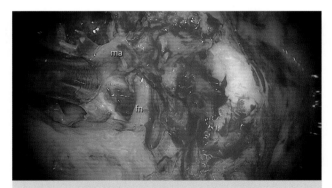

图 6.91 临床病例 4，左耳：去除听骨链，可见面神经鼓室段。fn：面神经；ma：锤骨

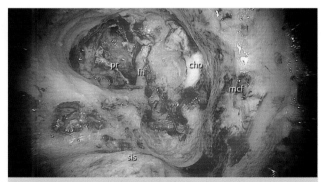

图 6.92 临床病例 4，左耳：继续行迷路切除术，可见胆脂瘤向迷路上扩展。cho：胆脂瘤；fn：面神经；mcf：颅中窝；pr：鼓岬；sis：乙状窦

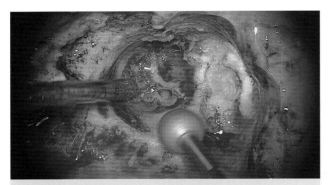

图 6.93 临床病例 4，左耳：轮廓化面神经

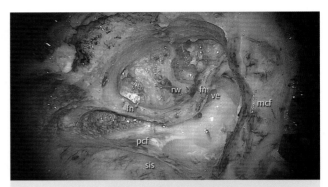

图 6.94 临床病例 4，左耳：已轮廓化面神经桥，一旦完成迷路切除术，可暴露前庭。fn：面神经鼓室段；fn *：面神经乳突段；mcf：颅中窝；pcf：颅后窝；rw：圆窗；sis：乙状窦；ve：前庭

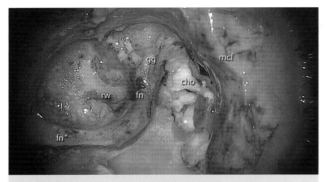

图 6.95 临床病例 4，左耳：进一步去除膝状神经节和颅中窝硬脑膜（膝上窝）之间的骨质，可见岩尖胆脂瘤。cho：胆脂瘤；fn：面神经鼓室段；fn *：面神经乳突段；gg：膝状神经节；mcf：颅中窝；rw：圆窗

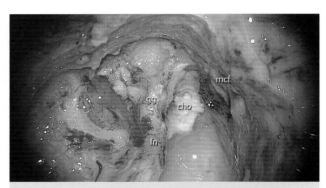

图 6.96 临床病例 4，左耳：可见胆脂瘤累及膝状神经节周围的岩尖区域。cho：胆脂瘤；fn：面神经鼓室段；gg：膝状神经节；mcf：颅中窝

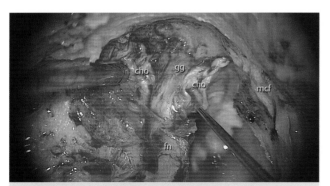

图 6.97 临床病例 4，左耳：行面神经鼓室段和膝状神经节减压，用弯曲剥离子去除神经内侧的胆脂瘤。cho：胆脂瘤；fn：面神经鼓室段；gg：膝状神经节；mcf：颅中窝

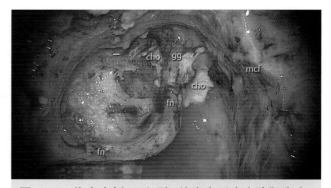

图 6.98 临床病例 4，左耳：从岩尖逐步去除胆脂瘤。cho：胆脂瘤；fn：面神经鼓室段；fn *：面神经乳突段；gg：膝状神经节；mcf：颅中窝

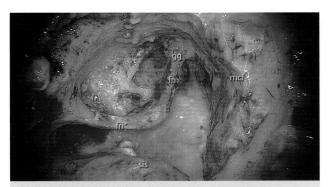

图 6.99 临床病例 4，左耳：可见胆脂瘤向岩尖扩展。cho：胆脂瘤；fn：面神经鼓室段；gg：膝状神经节；mcf：颅中窝

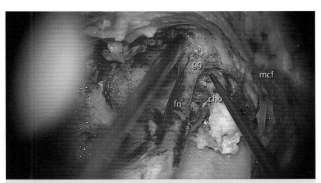

图 6.100 临床病例 4，左耳：胆脂瘤去除后的显微镜下观。fn：面神经鼓室段；fn *：面神经乳突段；gg：膝状神经节；mcf：颅中窝

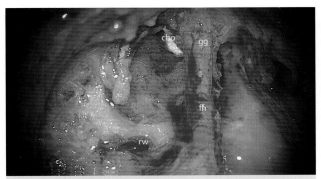

图 6.101 临床病例 4，左耳：膝状神经节下的岩尖处可见残留的胆脂瘤。cho：胆脂瘤；fn：面神经鼓室段；gg：膝状神经节；rw：圆窗

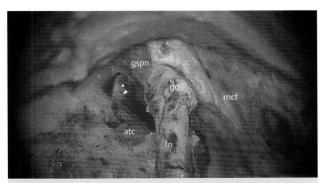

图 6.102 临床病例 4，左耳：显微镜下抵近观察膝状神经节，可见膝状神经节与颅中窝硬脑膜之间的解剖位置关系。atc：耳蜗顶转；fn：面神经鼓室段；gg：膝状神经节；mcf：颅中窝

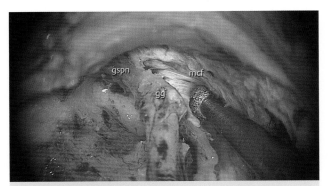

图 6.103 临床病例 4，左耳：将颅中窝硬脑膜从膝状神经节处轻轻掀起，以检查是否存在残留病变。gg：膝状神经节；gspn：岩浅大神经；mcf：颅中窝

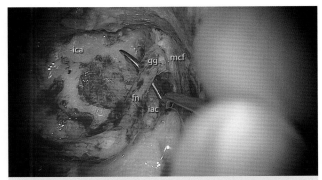

图 6.104 临床病例 4，左耳：将弯曲的剥离子置于面神经下方，以检查是否存在任何残留病变。gg：膝状神经节；iac：内耳道；ica：颈内动脉；mcf：颅中窝

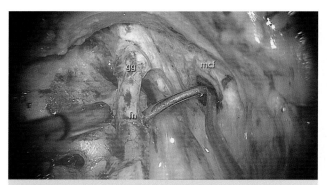

图 6.105 临床病例 4，左耳：使用弯曲剥离子去除面神经下方的残留病变。fn：面神经；gg：膝状神经节；mcf：颅中窝

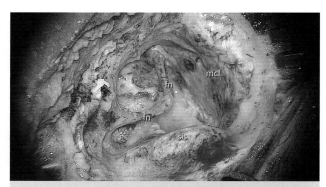

图 6.106 临床病例 4，左耳：显微镜下操作后的最终术腔。fn：面神经鼓室段；fn *：面神经乳突段；mcf：颅中窝；sis：乙状窦

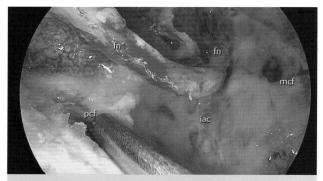

图 6.107 临床病例 4，左耳：显微镜下手术后，使用 45° 内镜检查面神经周围是否残留胆脂瘤。fn：面神经鼓室段；fn *：面神经乳突段；iac：内耳道；mcf：颅中窝；pcf：颅后窝

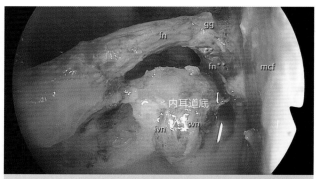

图 6.108 临床病例 4，左耳：内镜下检查膝状神经节和面神经迷路段。膝状神经节内侧可见残留病变。fn：面神经鼓室段；fn **：面神经迷路段；gg：膝状神经节；iac：内耳道；ivn：前庭下神经；mcf：颅中窝；svn：前庭上神经

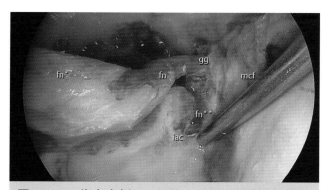

图 6.109 临床病例 4，左耳：用吸引器清除残余胆脂瘤。fn：面神经鼓室段；fn **：面神经迷路段；gg：膝状神经节；iac：内耳道；mcf：颅中窝；fn *：面神经乳突段

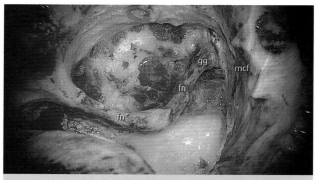

图 6.110 临床病例 4，左耳：一旦彻底清除胆脂瘤，在内耳道处围绕面神经放置一块肌肉。fn：面神经鼓室段；fn *：面神经乳突段；gg：膝状神经节；mcf：颅中窝

图 6.111 （a~d）临床病例 5，左耳：MRI 轴位和冠状位：岩尖胆固醇肉芽肿，沿颈内动脉（ICA）水平部生长，累及内耳道（IAC）。患者有重度感音神经性听力损失

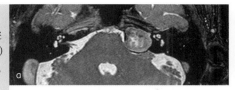
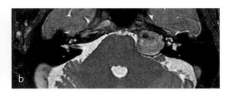
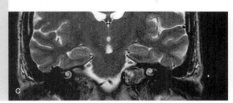
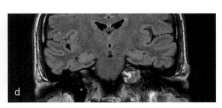

图 6.112 临床病例 5，左耳：CT 轴位像显示岩尖至斜坡骨质缺损

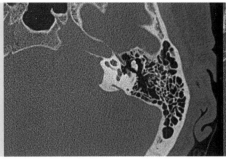
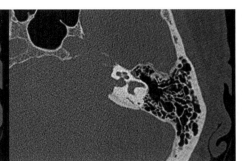

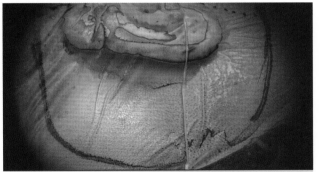

图 6.113 临床病例 5，左耳：距耳后沟约 5cm 处行 C 形切口

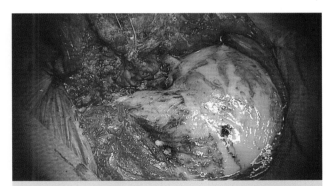

图 6.114 临床病例 5，左耳：暴露枕部及乳突区域骨质，横断外耳道（EAC）

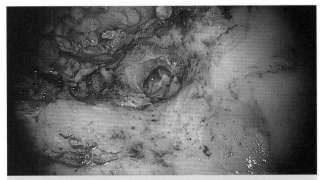

图 6.115 临床病例 5，左耳：去除外耳道（EAC）皮肤和鼓膜

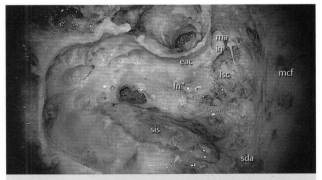

图 6.116 临床病例 5，左耳：行扩大的乳突切除术，可见面神经乳突段。eac：外耳道；fn *：面神经乳突段；in：砧骨；lsc：外半规管；ma：锤骨；mcf：颅中窝；sda：窦脑膜角；sis：乙状窦

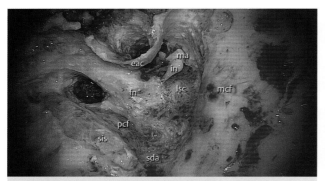

图 6.117 临床病例 5，左耳：逐步磨除外耳道（EAC）骨壁，面神经乳突段也逐步轮廓化，可见骨性外耳道与面神经之间的解剖关系。eac：外耳道；fn *：面神经乳突段；in：砧骨；lsc：外半规管；ma：锤骨；mcf：颅中窝；pcf：颅后窝；sda：窦脑膜角；sis：乙状窦

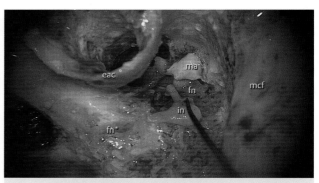

图 6.118 临床病例 5，左耳：去除砧骨。eac：外耳道；fn：面神经鼓室段；fn *：面神经乳突段；in：砧骨；ma：锤骨；mcf：颅中窝

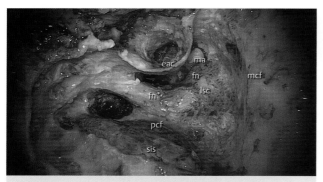

图 6.119 临床病例 5，左耳：逐步磨除外耳道（EAC）骨壁，面神经乳突段也逐渐轮廓化，可见骨性外耳道与面神经之间的解剖关系。eac：外耳道；fn *：面神经乳突段；lsc：外半规管；ma：锤骨；mcf：颅中窝；pcf：颅后窝；sis：乙状窦

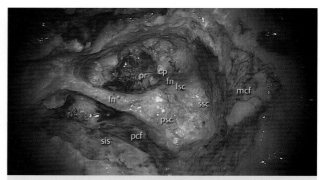

图 6.120 临床病例 5，左耳：一旦去除外耳道（EAC），可见面神经乳突段和鼓室段。cp：匙突；fn *：面神经乳突段；lsc：外半规管；mcf：颅中窝；pr：鼓岬；psc：后半规管；sis：乙状窦；ssc：前半规管

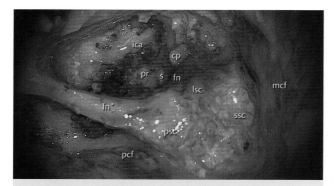

图 6.121 临床病例 5，左耳：逐步轮廓化面神经，磨除面后气房，发现颈内动脉（ICA）垂直部。cp：匙突；fn：面神经鼓室段；fn *：面神经乳突段；ica：颈内动脉；lsc：外半规管；mcf：颅中窝；pr：鼓岬；psc：后半规管；s：镫骨；ssc：前半规管

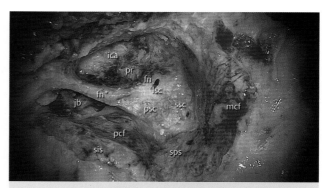

图 6.122 临床病例 5，左耳：在面神经桥下方显露颈静脉球，开始行迷路切除，可见外半规管开口。fn：面神经鼓室段；fn *：面神经乳突段；ica：颈内动脉；jb：颈静脉球；lsc：外半规管；mcf：颅中窝；pr：鼓岬；psc：后半规管；sps：岩上窦；ssc：前半规管

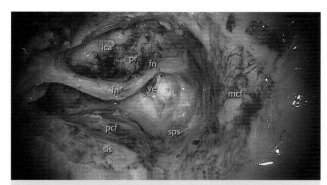

图 6.123　临床病例 5，左耳：一旦行迷路切除后，暴露前庭。fn：面神经鼓室段；fn＊：面神经乳突段；ica：颈内动脉；mcf：颅中窝；pcf：颅后窝；pr：鼓岬；sps：岩上窦；ve：前庭

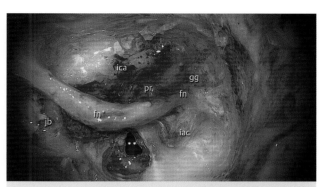

图 6.124　临床病例 5，左耳：轮廓化内耳道（IAC），暴露岩尖处病变（见＊＊）。fn：面神经鼓室段；fn＊：面神经乳突段；gg：膝状神经节；iac：内耳道；ica：颈内动脉；jb：颈静脉球；pr：鼓岬

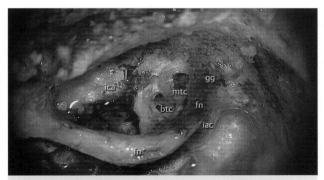

图 6.125　临床病例 5，左耳：磨除鼓岬，开放耳蜗。btc：耳蜗底转；fn：面神经鼓室段；fn＊：面神经乳突段；gg：膝状神经节；iac：内耳道；ica：颈内动脉；mtc：耳蜗中转

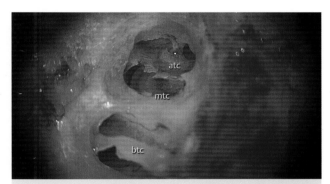

图 6.126　临床病例 5，左耳：显微镜下耳蜗放大观。atc：耳蜗顶转；btc：耳蜗底转；mtc：耳蜗中转

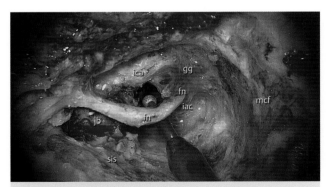

图 6.127　临床病例 5，左耳：在面神经桥下方显露出岩尖病变，逐步轮廓化颈内动脉（ICA）垂直部。fn：面神经鼓室段；fn＊：面神经乳突段；gg：膝状神经节；iac：内耳道；ica：颈内动脉；jb：颈静脉球；mcf：颅中窝；sis：乙状窦

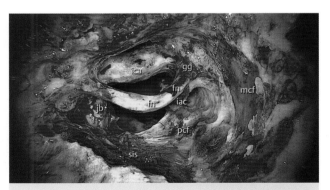

图 6.128　临床病例 5，左耳：暴露岩尖，保持面神经桥位于术野中间，逐步去除病灶，轮廓化颈内动脉（ICA）。fn：面神经鼓室段；fn＊：面神经乳突段；gg：膝状神经节；iac：内耳道；ica：颈内动脉；jb：颈静脉球；mcf：颅中窝；pcf：颅后窝；sis：乙状窦

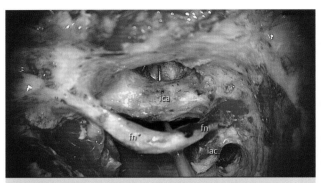

图 6.129 临床病例 5，左耳：已去除肿瘤，在与斜坡骨质（见弯曲剥离子）相邻的颈内动脉（ICA）下方磨除岩尖气房。fn：面神经鼓室段；fn *：面神经乳突段；iac：内耳道；ica：颈内动脉

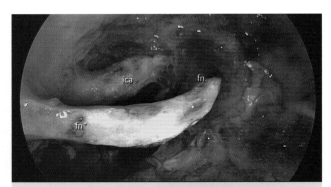

图 6.130 临床病例 5，左耳：显微镜下完成肿瘤切除后，将 45° 内镜置于面神经桥下方的术野内，寻找残余病变。fn：面神经鼓室段；fn *：面神经乳突段；ica：颈内动脉

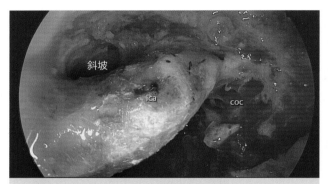

图 6.131 临床病例 5，左耳：内镜放大观察颈内动脉垂直部（ICA）。coc：耳蜗；ica：颈内动脉

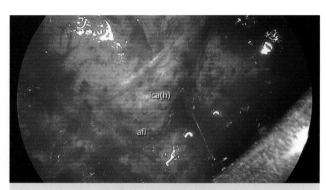

图 6.132 临床病例 5，左耳：将内镜置于颈内动脉（ICA）下方。内镜下检查 ICA 水平部至破裂孔前部。afl：破裂孔前；ica（h）：颈内动脉水平部

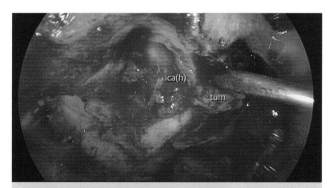

图 6.133 临床病例 5，左耳：内镜下检查到残余病变，将其从颈内动脉（ICA）水平部去除。iac（h）：颈内动脉水平部；tum：肿瘤

图 6.134 临床病例 5，左耳：肿瘤根治后的最终手术腔。fn：面神经鼓室段；fn *：面神经乳突段；gg：膝状神经节；iac：内耳道；ica：颈内动脉；jb：颈静脉球；mcf：颅中窝；pcf：颅后窝；sis：乙状窦

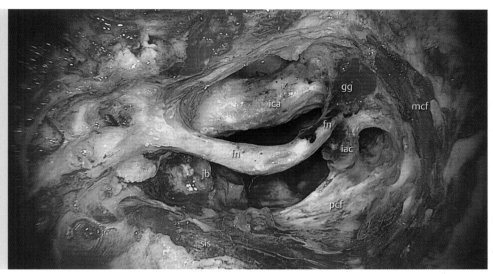

图 6.135 临床病例 5，左耳：弯曲剥离子示经面神经桥和颈内动脉（ICA）下方至岩尖及斜坡的经耳囊手术通道

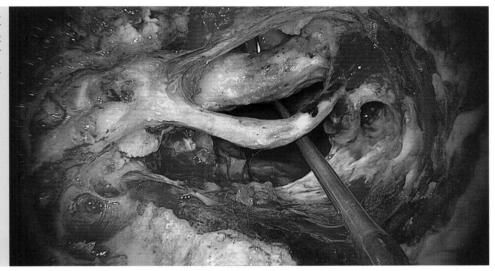

图 6.136 临床病例 5，左耳：术后颞骨 CT 轴位示面神经桥位于手术区中央

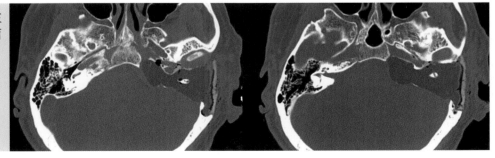

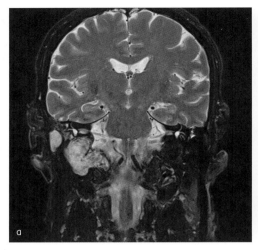
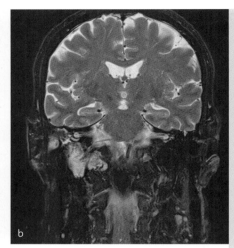
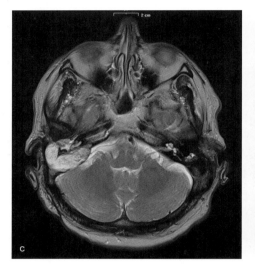
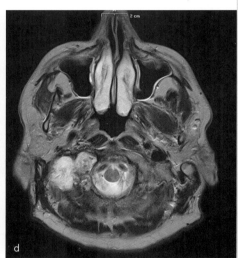

图 6.137 （a~d）临床病例 6，右耳：MRI 冠状位和轴位示复发的迷路下 - 岩尖型岩骨胆脂瘤，该患者面神经功能正常伴有重度听力损失

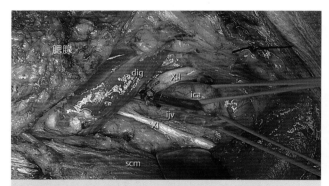

图 6.138 临床病例 6，右耳：掀起皮瓣后，在近颅底处的颈部分离并标记出颈内动脉（ICA）和颈内静脉，可见后组脑神经和舌下神经。dig：二腹肌；ica：颈内动脉；ijv：颈内静脉；scm：胸锁乳突肌；XI：副神经；XII：舌下神经

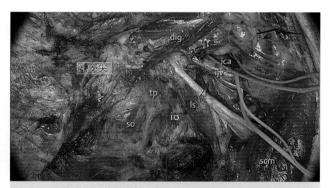

图 6.139 临床病例 6，右耳：胸锁乳突肌在乳突附着处被切断，暴露乳突尖和枕骨。dig：二腹肌；ica：颈内动脉；ijv：颈内静脉；ls：肩胛提肌；scm：胸锁乳突肌；so：上斜肌；tp：寰椎横突；XI：副神经；io：下斜肌

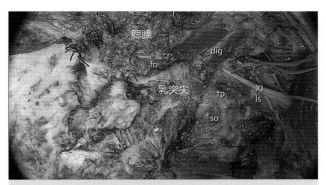

图 6.140 临床病例 6，右耳：从腮腺中分离面神经，暴露乳突，可见位于前次手术术腔内的浸润性胆脂瘤。dig：二腹肌；fn：面神经；ls：肩胛提肌；so：上斜肌；tp：寰椎横突；XI：副神经

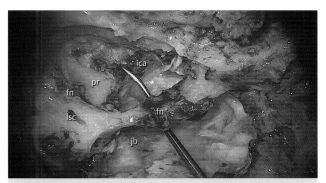

图 6.141 临床病例 6，右耳：行经耳囊径路，轮廓化面神经桥，去除乳突尖，广泛磨除枕骨，暴露向迷路下扩展的胆脂瘤。fn：面神经鼓室段；fn＊：面神经乳突段；ica：颈内动脉；jb：颈静脉球；lsc：外半规管；pr：鼓岬

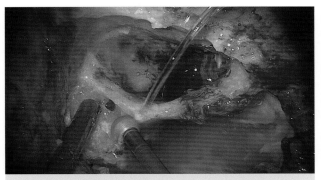

图 6.142 临床病例 6，右耳：行迷路切除，此步骤中需保证持续冲洗，以避免面神经受到热损伤

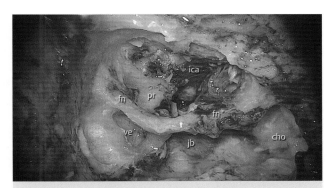

图 6.143 临床病例 6，右耳：开放前庭。cho：胆脂瘤；fn：面神经鼓室段；fn＊：面神经乳突段；ica：颈内动脉；jb：颈静脉球；pr：鼓岬；ve：前庭

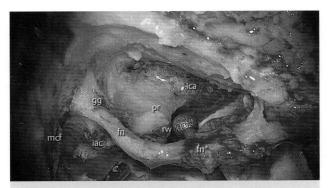

图 6.144 临床病例 6，右耳：轮廓化内耳道（IAC）。同时也逐步轮廓化颈内动脉（ICA）垂直部，磨除鼓岬。fn：面神经鼓室段；fn＊：面神经乳突段；gg：膝状神经节；iac：内耳道；ica：颈内动脉；jb：颈静脉球；mcf：颅中窝；pr：鼓岬；rw：圆窗

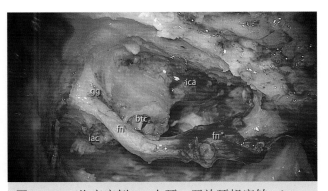

图 6.145 临床病例 6，右耳：开放耳蜗底转。btc：耳蜗底转；fn：面神经鼓室段；fn＊：面神经乳突段；gg：膝状神经节；iac：内耳道；ica：颈内动脉；mcf：颅中窝

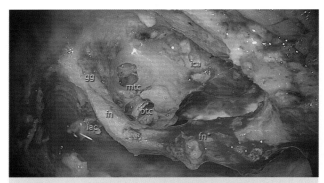

图 6.146 临床病例 6，右耳：磨除鼓岬，开放耳蜗各转。btc：耳蜗底转；fn：面神经鼓室段；fn＊：面神经乳突段；gg：膝状神经节；iac：内耳道；ica：颈内动脉；mtc：耳蜗中转

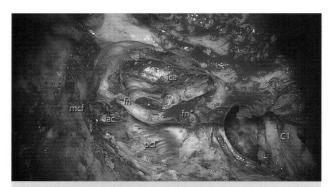

图 6.147 临床病例 6，右耳：一旦磨除耳蜗，即到达颈内动脉（ICA）下方的岩尖。磨除枕骨颈静脉突和枕髁后，逐步去除胆脂瘤。fn：面神经鼓室段；fn＊：面神经乳突段；iac：内耳道；ica：颈内动脉；mcf：颅中窝；pcf：颅后窝

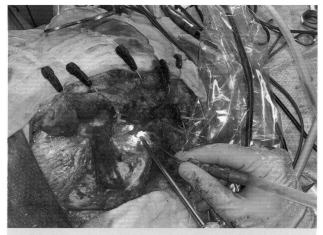

图 6.148 临床病例 6，右耳：显微镜下去除胆脂瘤后，将 0° 内镜置于术野，以检查可能残留的病变

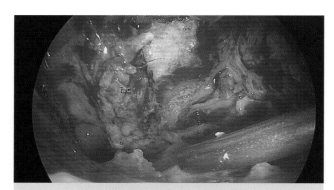

图 6.149 临床病例 6，右耳：内耳道（IAC）的内镜观。iac：内耳道

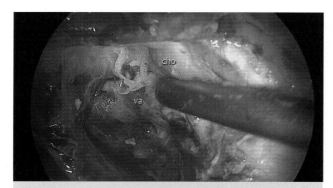

图 6.150 临床病例 6，右耳：可见迷路下扩展至椎动脉附近的颅底深处残留胆脂瘤。cho：胆脂瘤；va：椎动脉

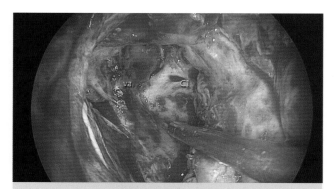

图 6.151 临床病例 6，右耳：内镜下沿颅底去除残留胆脂瘤，可见位于寰椎（C1）横突孔出口处的椎外段椎动脉。va：椎动脉

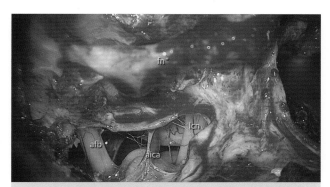

图 6.152　临床病例 6，右耳：通过颅后窝硬脑膜缺损可见面听束和后组脑神经。abf：面听束；fn *：面神经乳突段；lcn：后组脑神经

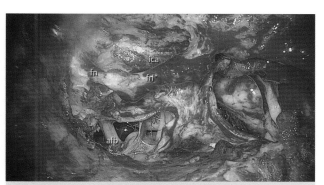

图 6.153　临床病例 6，右耳：术野整体观。afb：面听束；fn：面神经鼓室段；fn *：面神经乳突段；ica：颈内动脉

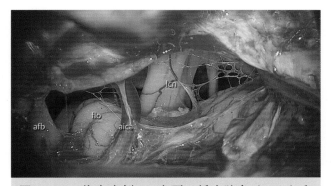

图 6.154　临床病例 6，右耳：桥小脑角（CPA）和后组脑神经的显微镜下观。afb：面听束；aica：小脑前下动脉；flo：绒球；lcn：后组脑神经

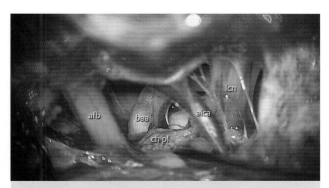

图 6.155　临床病例 6，右耳：通过颅后窝硬脑膜缺损可见基底动脉和脉络丛。afb：面听束；aica：小脑前下动脉；baa：基底动脉；ch pl：脉络丛；lcn：后组脑神经

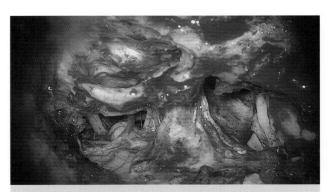

图 6.156　临床病例 6，右耳：最终术腔

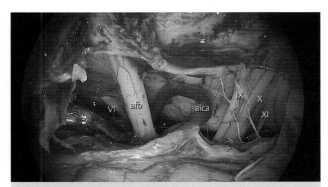

图 6.157　临床病例 6，右耳：内镜下检查桥小脑角（CPA）。afb：面听束；aica：小脑前下动脉；Ⅵ：展神经；Ⅸ：舌咽神经；Ⅹ：迷走神经；Ⅺ：副神经

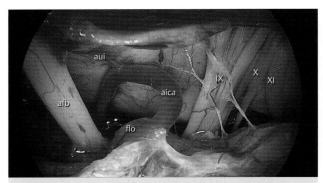

图 6.158 临床病例 6，右耳：可见内听动脉起源于小脑前下动脉。afb：面听束；aica：小脑前下动脉；aui：内听动脉；flo：绒球；Ⅸ：舌咽神经；Ⅹ：迷走神经；Ⅺ：副神经

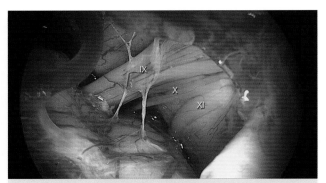

图 6.159 临床病例 6，右耳：内镜放大观察后组脑神经；Ⅸ：舌咽神经；Ⅹ：迷走神经；Ⅺ：副神经

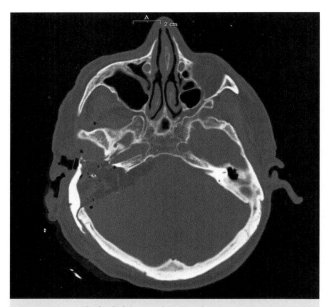

图 6.160 临床病例 6，右耳：术后 CT 显示颞骨磨除范围

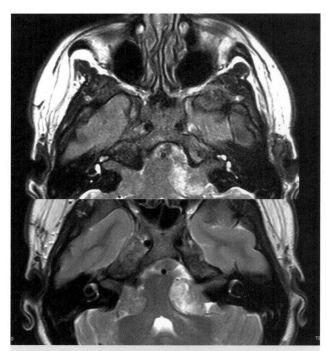

图 6.161 临床病例 7，左耳：MRI 轴位像可见 NF2 肿瘤（2 型神经纤维瘤病）伴双侧听神经瘤压迫脑干

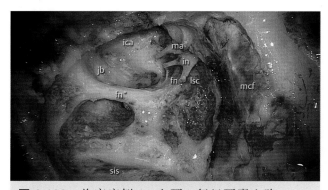

图 6.162 临床病例 7，左耳：行经耳囊入路。fn：面神经鼓室段；fn*：面神经乳突段；ica：颈内动脉；in：砧骨；jb：颈静脉球；lsc：外半规管；ma：锤骨；mcf：颅中窝；sis：乙状窦

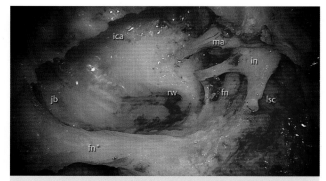

图 6.163 临床病例 7，左耳：鼓室的显微镜下观。磨除面后气房，轮廓化面神经桥。fn：面神经鼓室段；fn*：面神经乳突段；ica：颈内动脉；in：砧骨；jb：颈静脉球；lsc：外半规管；ma：锤骨；rw：圆窗

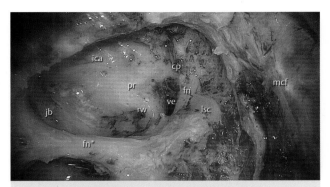

图 6.164　临床病例 7，左耳：去除听骨链，可见前庭开口。cp：匙突；fn：面神经鼓室段；fn *：面神经乳突段；ica：颈内动脉；jb：颈静脉球；lsc：外半规管；pr：鼓岬；rw：圆窗；ve：前庭

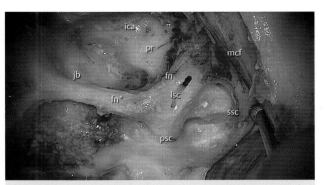

图 6.165　临床病例 7，左耳：行迷路切除术。fn：面神经鼓室段；fn *：面神经乳突段；ica：颈内动脉；jb：颈静脉球；lsc：外半规管；mcf：颅中窝；pr：鼓岬；psc：后半规管；ssc：前半规管

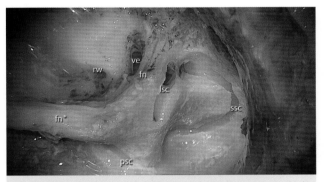

图 6.166　临床病例 7，左耳：迷路切除过程中迷路区域的显微镜下放大观。fn：面神经鼓室段；fn *：面神经乳突段；lsc：外半规管；psc：后半规管；rw：圆窗；ssc：前半规管；ve：前庭

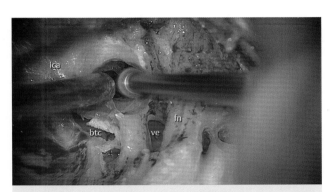

图 6.167　临床病例 7，左耳：磨除鼓岬。btc：耳蜗底转；fn：面神经鼓室段；ve：前庭

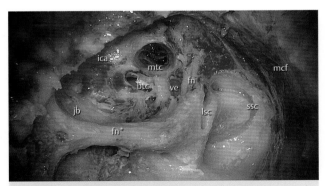

图 6.168　临床病例 7，左耳：一旦去除鼓岬，即可见耳蜗、颈内动脉（ICA）和面神经之间的解剖关系。btc：耳蜗底转；fn：面神经鼓室段；fn *：面神经乳突段；ica：颈内动脉；jb：颈静脉球；lsc：外半规管；mtc：耳蜗中转；ssc：前半规管；ve：前庭

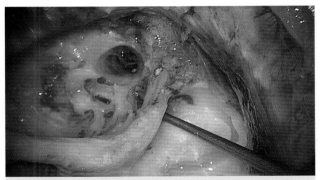

图 6.169　临床病例 7，左耳：在面神经下方开放前庭，轮廓化面神经桥

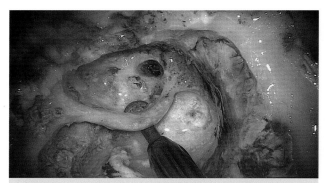

图 6.170 临床病例 7，左耳：在面神经桥下方使用金刚砂钻头来轮廓化颈静脉球，并开始解剖内耳道（IAC）底

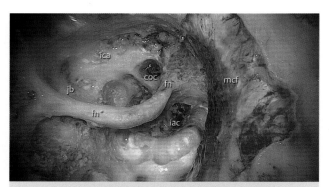

图 6.171 临床病例 7，左耳：轮廓化内耳道（IAC）底，可见面神经桥下方向前延伸的肿瘤。coc: 耳蜗；fn: 面神经鼓室段；fn *: 面神经乳突段；iac: 内耳道；ica: 颈内动脉；jb: 颈静脉球；mcf: 颅中窝

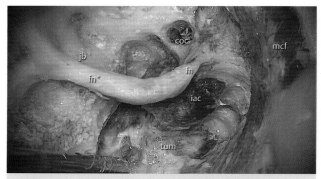

图 6.172 临床病例 7，左耳：充分轮廓化内耳道，暴露位于桥小脑角（CPA）的肿瘤。coc: 耳蜗；fn: 面神经鼓室段；fn *: 面神经乳突段；iac: 内耳道；ica: 颈内动脉；jb: 颈静脉球；mcf: 颅中窝；tum: 桥小脑角肿瘤

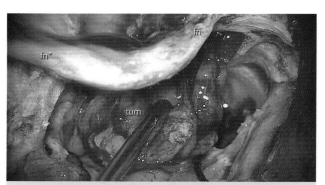

图 6.173 临床病例 7，左耳：逐步从内耳道（IAC）和桥小脑角（CPA）去除肿瘤。fn: 面神经鼓室段；fn *: 面神经乳突段；tum: 肿瘤

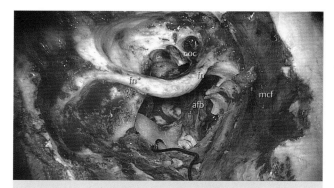

图 6.174 临床病例 7，左耳：肿瘤去除后，对桥小脑角（CPA）进行减压。afb: 面听束；coc: 耳蜗；fn: 面神经鼓室段；fn *: 面神经乳突段；mcf: 颅中窝

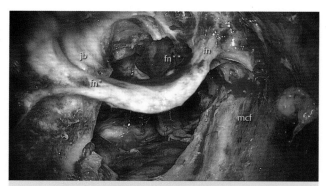

图 6.175 临床病例 7，左耳：行经耳囊径路。可见脑干，面神经桥位于术野的中央。这一病例中，内镜下检查未见任何残留的肿瘤。fn: 面神经鼓室段；fn *: 面神经乳突段；fn**: 面神经进入内耳道（IAC）；mcf: 颅中窝

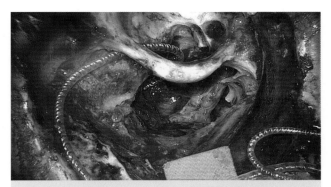

图 6.176　临床病例 7，左耳：将听觉脑干植入电极放置于 Luschka 孔内（第四脑室外侧孔）

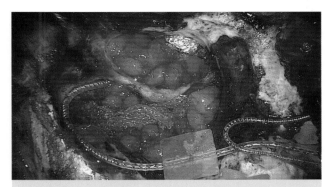

图 6.177　临床病例 7，左耳：用腹部脂肪封闭术腔

图 6.178　临床病例 7，左耳：术后 CT 可见经耳囊径路磨除范围和听觉脑干植入电极放置的位置

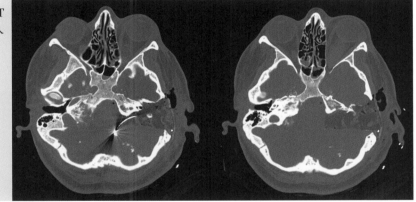

图 6.179　临床病例 8，左耳：MRI 轴位示向岩尖方向扩展的听神经瘤。计划采用经耳囊径路

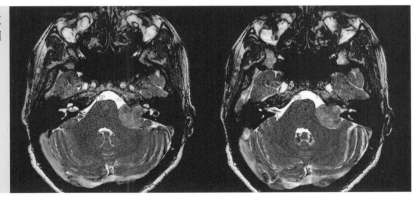

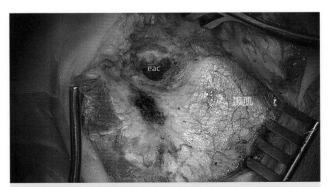

图 6.180　临床病例 8，左耳：掀起皮瓣，横断外耳道（EAC）。eac：外耳道

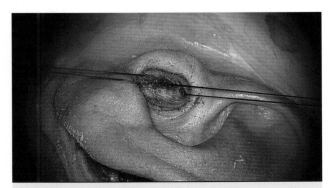

图 6.181　临床病例 8，左耳：将外耳道（EAC）皮肤外翻并缝合

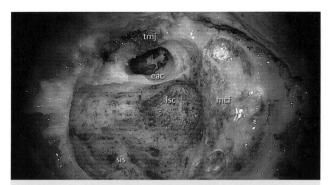

图 6.182 临床病例 8，左耳：行扩大的乳突切除术及开放式乳突切除术。eac：外耳道；lsc：外半规管；mcf：颅中窝；sis：乙状窦；tmj：颞下颌关节

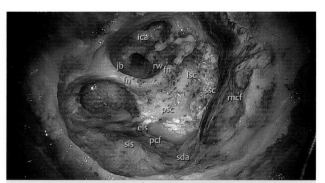

图 6.183 临床病例 8，左耳：去除外耳道（EAC），轮廓化面神经，磨除面后气房，暴露颈内动脉（ICA）和颈静脉球。els：内淋巴囊；fn：面神经鼓室段；fn*：面神经乳突段；ica：颈内动脉；lsc：外半规管；mcf：颅中窝；pcf：颅后窝；psc：后半规管；rw：圆窗；sda：窦脑膜角；sis：乙状窦；ssc：前半规管

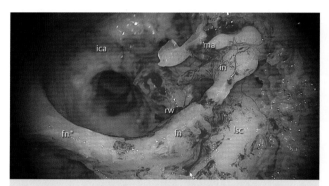

图 6.184 临床病例 8，左耳：显微镜下放大听骨链和面神经鼓室段，磨除面后和耳蜗下气房。fn：面神经鼓室段；ica：颈内动脉；in：砧骨；lsc：外半规管；ma：锤骨；rw：圆窗

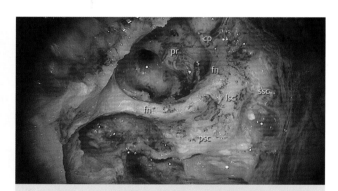

图 6.185 临床病例 8，左耳：去除听骨链，暴露面神经鼓室段。cp：匙突；fn：面神经鼓室段；fn*：面神经乳突段；lsc：外半规管；pcf：颅后窝；pr：鼓岬；psc：后半规管；s：镫骨；ssc：前半规管

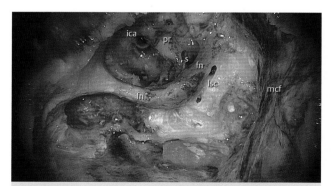

图 6.186 临床病例 8，左耳：行迷路切除，需注意到外半规管与面神经鼓室段之间紧密的解剖位置关系。fn：面神经鼓室段；fn*：面神经乳突段；ica：颈内动脉；lsc：外半规管；pr：鼓岬；s：镫骨

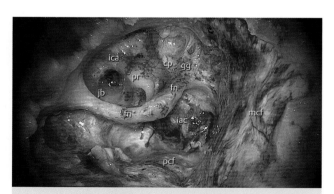

图 6.187 临床病例 8，左耳：逐步轮廓化内耳道。cp；匙突；fn：面神经鼓室段；fn*：面神经乳突段；gg：膝状神经节；iac：内耳道；ica：颈内动脉；mcf：颅中窝；pcf：颅后窝；pr：鼓岬

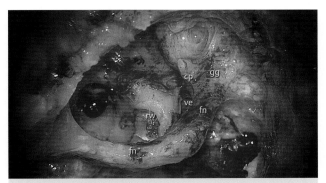

图 6.188　临床病例 8，左耳：去除镫骨，暴露前庭开口。cp：匙突；fn：面神经鼓室段；fn*：面神经乳突段；gg：膝状神经节；rw：圆窗；ve：前庭

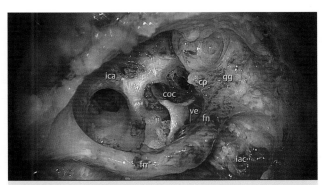

图 6.189　临床病例 8，左耳：磨除鼓岬，暴露耳蜗结构。coc：耳蜗；cp：匙突；fn：面神经鼓室段；fn*：面神经乳突段；gg：膝状神经节；iac：内耳道；ica：颈内动脉；ve：前庭

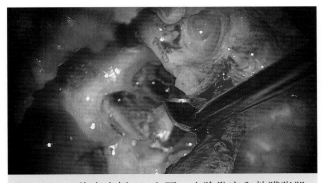

图 6.190　临床病例 8，左耳：去除匙突和鼓膜张肌

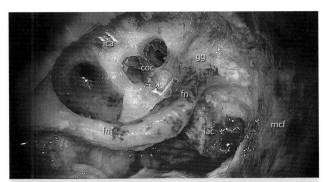

图 6.191　临床病例 8，左耳：一旦去除匙突，可见膝状神经节。coc：耳蜗；fn：面神经鼓室段；fn*：面神经乳突段；gg：膝状神经节；iac：内耳道；ica：颈内动脉；mcf：颅中窝

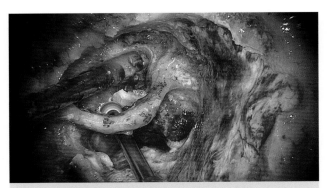

图 6.192　临床病例 8，左耳：去除耳蜗，用金刚砂钻头轮廓化内耳道底和向前延伸的部分

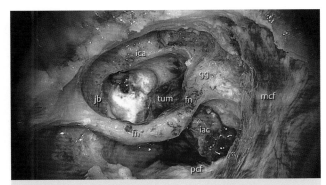

图 6.193　临床病例 8，左耳：肿瘤在面神经桥下方向前扩展。fn：面神经鼓室段；fn*：面神经乳突段；gg：膝状神经节；iac：内耳道；ica：颈内动脉；jb：颈静脉球；mcf：颅中窝；pcf：颅后窝；tum：肿瘤

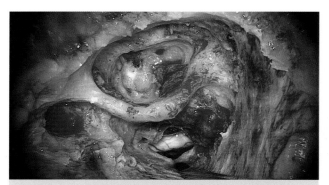

图 6.194 临床病例 8，左耳：切开颅后窝硬脑膜，从内耳道底将肿瘤一直分离到脑干

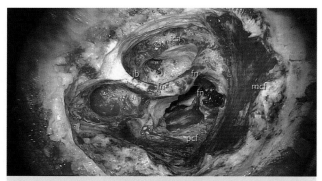

图 6.195 临床病例 8，左耳：肿瘤去除后，显微镜下的最终术腔。fn: 面神经鼓室段；fn*: 面神经乳突段；fn**: 面神经进入内耳道（IAC）；ica: 颈内动脉；jb: 颈静脉球；mcf: 颅中窝；pcf: 颅后窝

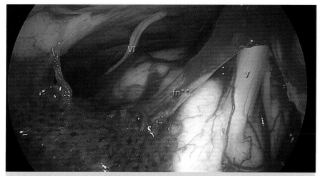

图 6.196 临床病例 8，左耳：内镜下检查桥小脑角（CPA）。fn**: 面神经；Ⅵ: 展神经；Ⅴ: 三叉神经

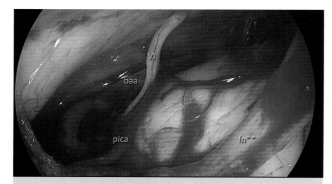

图 6.197 临床病例 8，左耳：内镜下可见展神经。baa: 基底动脉；fn**: 面神经出脑干区；pica: 小脑后下动脉；Ⅵ: 展神经

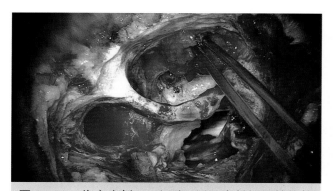

图 6.198 临床病例 8，左耳：用肌肉封闭咽鼓管鼓室口

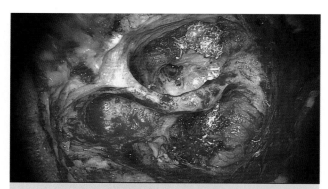

图 6.199 临床病例 8，左耳：将腹部脂肪放入硬脑膜缺损处，封闭术腔

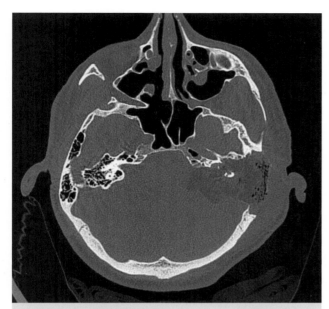

图 6.200 临床病例 8，左耳：颞骨 CT 轴位像示面神经桥位于术腔中央

患者通常术后 7d 出院，10d 后拆除缝线，术后 1 年行磁共振成像（MRI）检查术后效果。

（元红艳 曾晓霞 译，安 飞 审）

推荐阅读

Al-Mefty O, Fox JL, Smith RR. Petrosal approach for petroclival meningiomas. Neurosurgery, 1988, 22(3):510 - 517

Angeli SI, De la Cruz A, Hitselberger W. The transcochlear approach revisited. Otol Neurotol, 2001, 22(5):690 - 695

Atlas MD, Moffat DA, Hardy DG. Petrous apex cholesteatoma: diagnostic and treatment dilemmas. Laryngoscope, 1992, 102(12 Pt 1):1363 - 1368

Axon PR, Fergie N, Saeed SR, et al. Petrosal cholesteatoma: management considerations for minimizing morbidity. Am J Otol, 1999, 20(4):505 - 510

Bambakidis NC, Kakarla UK, Kim LJ, et al. Evolution of surgical approaches in the treatment of petroclival meningiomas: a retrospective review. Neurosurgery, 2007, 61(5) Suppl 2:202 - 209, discussion 209 - 211

Briggs RJ, Fabinyi G, Kaye AH. Current management of acoustic neuromas: review of surgical approaches and outcomes. J Clin Neurosci, 2000, 7(6):521 - 526

Browne JD, Fisch U. Transotic approach to the cerebellopontine angle. Otolaryngol Clin North Am, 1992, 25(2):331 - 346

Chen JM, Fisch U. The transotic approach in acoustic neuroma surgery. J Otolaryngol, 1993, 22(5):331 - 336

Danesi G, Cooper T, Panciera DT, et al. Sanna classification and prognosis of cholesteatoma of the petrous part of the temporal bone: a retrospective series of 81 patients. Otol Neurotol, 2016, 37(6):787 - 792

De la Cruz A, Teufert KB. Transcochlear approach to cerebellopontine angle and clivus lesions: indications, results, and complications. Otol Neurotol, 2009, 30 (3):373 - 380

De la Cruz A. The transcochlear approach to meningiomas and cholesteatomas of the cerebellopontine angle//Brackmann DE, ed. Neurological Surgery of the Ear and Skull Base. New York, NY: Raven Press, 1982:353 - 360

De la Cruz A. Transcochlear approach to lesions of the cerebellopontine angle and clivus. Rev Laryngol Otol Rhinol (Bord), 1981, 102(1 - 2):33 - 36

Fisch U, Mattox D. Microsurgery of the Skull Base. Stuttgart: Georg Thieme Veriag, 1988:74 - 135

Fisch U, Pillsbury HC. Infratemporal fossa approach to lesions in the temporal bone and base of the skull. Arch Otolaryngol, 1979, 105(2):99 - 107

Fournier HD, Mercier P, Velut S, et al. Surgical anatomy and dissection of the petrous and peripetrous area: anatomic basis of the lateral approaches to the skull base. Surg Radiol Anat, 1994, 16(2):143 - 148

Gantz BJ, Fisch U. Modified transotic approach to the cerebellopontile angle. Arch Otolaryngol, 1983, 109(4):252 - 256

Glasscock ME, III, Woods CI, III, Poe DS, et al. Petrous apex cholesteatoma. Otolaryngol Clin North Am, 1989, 22(5):981 - 1002

Horn KL, Hankinson HL, Erasmus MD, et al. The modified transcochlear approach to the cerebellopontine angle. Otolaryngol Head Neck Surg, 1991, 104 (1):37 - 41

House JW, Brackmann DE. Facial nerve grading system. Otolaryngol Head Neck Surg, 1985, 93(2):146 - 147

House WF, De la Cruz A, Hitselberger WE. Surgery of the skull base: transcochlear approach to the petrous apex and clivus. Otolaryngology, 1978, 86(5):ORL-770 - ORL-779

House WF, Hitselberger WE. The transcochlear approach to the skull base. Arch Otolaryngol, 1976, 102(6):334 - 342

House WF. Transcochlear approach to the petrous apex and clivus. Trans Sect Otolaryngol Am Acad Ophthalmol Otolaryngol, 1977, 84(5):ORL927 - ORL931

Jackler RK, Sim DW, Gutin PH, et al. Systematic approach to intradural tumors ventral to the brain stem. Am J Otol, 1995, 16(1):39 - 51

Javed T, Sekhar LN. Surgical management of clival meningiomas. Acta Neurochir Suppl (Wien), 1991, 53:171 - 182

Jenkins HA, Fisch U. The transotic approach to resection of diffcult acoustic tumors of the cerebellopontine angle. Am J Otol, 1980, 2(2):70 - 76

King TT, Benjamin JC, Morrison AW. Epidermoid and cholesterol cysts in the apex of the petrous bone. Br J Neurosurg, 1989, 3(4):451 - 461

Mayberg MR, Symon L. Meningiomas of the clivus and apical petrous bone. Report of 35 cases. J Neurosurg, 1986,

65(2):160 - 167

Moffat D, Jones S, Smith W. Petrous temporal bone cholesteatoma: a new classification and long-term surgical outcomes. Skull Base, 2008, 18(2):107 - 115

Pellet W, Cannoni M, Pech A. The widened transcochlear approach to jugular foramen tumors. J Neurosurg, 1988, 69(6):887 - 894

Profant M, Steno J. Petrous apex cholesteatoma. Acta Otolaryngol, 2000, 120 (2):164 - 167

Saleh EA, Taibah AK, Achilli V, et al. Posterior fossa meningioma: surgical strategy. Skull Base Surg, 1994, 4(4):202 - 212

Samii M, Tatagiba M. Experience with 36 surgical cases of petroclival meningiomas. Acta Neurochir (Wien), 1992, 118(1 - 2):27 - 32

Sanna M, Zini C, Gamoletti R, et al. Petrous bone cholesteatoma. Skull Base Surg, 1993, 3(4):201 - 213

Thedinger BA, Glasscock ME, III, Cueva RA. Transcochlear transtentorial approach for removal of large cerebellopontine angle meningiomas. Am J Otol, 1992, 13 (5):408 - 415

第 7 章
内镜辅助乙状窦后入路

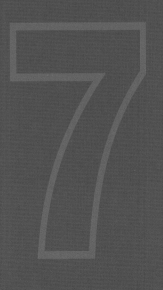

7 内镜辅助乙状窦后入路

Daniele Marchioni, Marco Bonali, Matteo Fermi, Barbara Masotto, Gianpietro Pinna,
Matteo Alicandri Ciufelli, Giacomo Pavesi, Livio Presutti

摘　要

　　针对颅后窝尤其是桥小脑角的传统手术入路中，乙状窦后入路是具有代表性的一种。手术适应证包括：颅后窝和（或）桥小脑角肿瘤，例如前庭神经鞘瘤、脑膜瘤、表皮样囊肿和转移瘤，无论内耳道是否累及，听力是否存在；神经血管压迫综合征；脑干听觉植入。乙状窦后入路需进行乳突后开颅（或颅骨切除），切开乙状窦后硬脑膜，显微镜下分离以显露并开放颅后窝各脑池。该步骤使脑脊液得以释放，是获取充足空间处理桥小脑角内各解剖结构的关键。完成显微镜下的病灶切除后，使用一成角度内镜有助于术者切除累及内耳道内的病变。这种方式可避免对内耳道后壁的广泛磨除。其他优势包括手术初期即可明确桥小脑角内的病理解剖关系，以及利用 45° 和 70° 内镜在术闭时明确病灶的切除程度。另外，对于神经血管压迫综合征的病例，内镜可使术者直接到达责任区域。高放大倍率的图像也有助于更好地发现所有可能存在的神经受压点，在术闭时查看也可确保减压彻底，并有助于精准止血。

关键词： 乙状窦后入路，听神经瘤，前庭神经鞘瘤，神经血管压迫综合征，桥小脑角，内耳道。

7.1 手术解剖

　　乙状窦后入路要求术者对桥小脑角（CPA）内的神经、小脑表面、血管、脑干以及骨性标志之间的解剖关系有充分的认识。

　　三组神经血管复合体的定义如下：

　　·上复合体 [第Ⅲ、Ⅳ和Ⅴ对脑神经、中脑、小脑中脑裂、小脑上动脉（SCA）、小脑上脚和小脑幕面]。

　　·中复合体 [第Ⅵ、Ⅶ和Ⅷ对脑神经、脑桥、小脑脑桥裂、小脑前下动脉（AICA）、小脑中脚和小脑岩面]。

　　·下复合体 [第Ⅸ、Ⅹ和Ⅺ对脑神经、延髓、小脑延髓裂、小脑后下动脉（PICA）、小脑下脚和小脑枕面]。

　　面听束发自脑干。第Ⅶ对脑神经从第Ⅷ对脑神经和 Wrisberg 中间神经前方 1~2mm 处起自橄榄上窝。上述神经在 CPA 并行，在接近内耳道（IAC）和岩骨后部的过程中愈发靠近，且位置关系逐渐变化。面神经相对于其他神经的位置，在行至内耳道前，位于前内侧，而到达内耳道口时则位于前上方。对于上述面听束在内耳道以外的位置关系，术者应时刻印在脑中。另外，此段神经束还与岩上静脉（又称为 Dandy 静脉）和 AICA 关系密切。进入内耳道后，面听束向外侧继续走行至内耳道底，此处由横嵴和垂直嵴（又称为 Bill 嵴）分成四个象限（▶图 7.24）：

　　·面神经位于前上方。

　　·蜗神经位于前下方。

　　·前庭上神经位于后上方。

　　·前庭下神经位于后下方。

　　此处颞骨的气化程度对手术预案的制定有很大影响。当颞骨尤其是岩部高度气化时，术中磨除骨质就会导致颞骨气房形成广泛沟通，使得患者术后脑脊液漏的风险增高。因此，术前必须对 IAC 的形态及其周围气房进行详细评估。

　　颈静脉球的位置是需要明确的另一项解剖要点，可通过术前 CT 和 MRI 予以评估。当其呈高位并与 IAC 下壁接触时，术者在磨除骨质时必须提防损伤颈静脉球的风险。

7.2 乙状窦后内镜辅助手术

　　乙状窦后入路本是一显微手术入路，对桥小脑角有良好显露，但对内耳道底则显露不足。为改进对 IAC 的显露，一些学者提出在显微手术入路的基础上进行内镜辅助。利用成角度内镜，对位于内耳道内并累及内耳道底的病变的处理变得容易。这也可避免对 IAC 后壁的广泛磨除。其他优势包括手术初期即可明确桥小脑角内的病理解剖关系，以及利用45°和70°内镜在术闭时明确病灶的切除程度。因此，术者可灵活运用这一工具显露并处理狭窄深在的区域，同时保护神经血管结构，从而最大限度地缩短手术时间并保留面神经、听神经功能。

这一显微镜–内镜联合技术的另一重要应用场景是治疗神经血管压迫综合征，其包含了一系列由血管压迫导致的脑神经功能障碍。这类病变通常发生于CPA层面，最常累及第Ⅴ、Ⅶ和Ⅸ对脑神经，造成压迫的责任血管多数为动脉。神经入/出脑干区（REZ）为最主要的受压区域，因此，标准显微镜入路可能需要脑压板牵开小脑以获得空间，这就增加了脑组织损伤的风险。而内镜则能让术者直达神经受压区域。另外，高放大倍率的图像也可更清晰地观察神经可能存在的异常表现（包括色泽改变和压痕等）。在术闭时查看也可确保减压彻底，并有助于精准止血。

7.3 适应证

·颅后窝和（或）CPA肿瘤，例如前庭神经鞘瘤、脑膜瘤(见临床病例6▶图7.76至▶图7.88)、表皮样囊肿和转移瘤，无论内耳道是否累及，听力是否存在（▶图7.1和▶图7.2a）。

·神经血管压迫综合征（▶图7.2b；临床病例8~10▶图7.109至▶图7.126）。

·脑干听觉植入（见临床病例7▶图7.90至▶图7.103）。

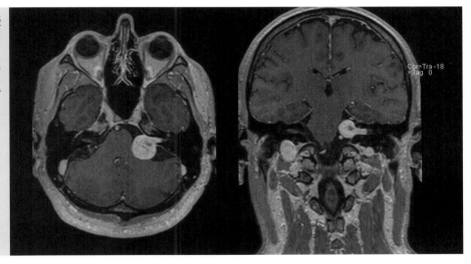

图7.1　轴位和冠状位磁共振（MRI）显示一例位于桥小脑角（CPA）并累及内耳道（IAC）的听神经瘤。对于听力正常而力求保听的患者，内镜辅助下的乙状窦后入路尤其适合

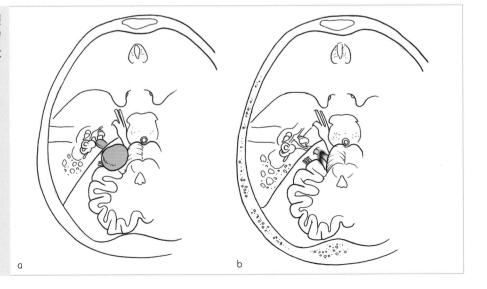

图7.2　乙状窦后入路的典型适应证。（a）CPA的听神经瘤累及IAC。（b）小脑前下动脉（AICA）导致的面听束受压

7.4 禁忌证

在原本的显微外科入路的基础上联合了内镜的优势，因此不存在显著的禁忌证。术者必须知晓某些相对的限制，尤其与某些解剖变异有关：

· 高位颈静脉球累及 IAC 下壁时，对该入路有一定限制。

· 颞骨气化尤以 IAC 周围显著时，磨除该区域必须十分谨慎。若未用骨蜡严密封堵这些气房，则可能会导致脑脊液漏。

最后，对于仅累及 CPA 而未累及内耳道底的肿瘤，内镜的价值则有限。另一方面，手术初期对解剖关系的探查和术闭时对病灶切除程度的确认，较影像学检查更有价值。

7.5 优　点

· 快速显露。

· 对颈静脉球特别发达的病例无限制。

· 在内耳道口前缘分离病变和面神经（此处的面神经极为脆弱）更为安全。

· 更容易修补 IAC 周围的气房。

· 无需广泛磨除 IAC 后壁即可显露内耳道底。

· 可能保留听力（取决于病变体积）。

· 对颅后窝的全覆盖。

· 术后脑脊液漏风险更低（水密缝合硬脑膜）。

· 脑膜炎风险更低。

7.6 切除听神经瘤的手术步骤

患者取仰卧位，头转向对侧，采用 Mayfield 头架固定（▶图 7.3）。完善面神经监测。于耳后沟后方约 3cm 处做一耳后切口，以显露乙状窦后方及横窦下方的枕骨（▶图 7.4）。切开颞肌至颅骨并用骨膜剥离子掀开，直至乳突尖附近的二腹肌附着处（▶图 7.5；临床病例 1 ▶图 7.26，▶图 7.27，▶图 7.28）。用切割钻磨除骨质，从横窦下缘显露至乙状窦后缘，分别作为骨窗的上界和前界，由此做一 4cm×4cm 的骨窗（▶图 7.5；临床病例 1 ▶图 7.29 和▶图 7.30）。用剥离子将蛋壳化的骨片从硬脑膜上剥离；用金刚砂钻头扩大

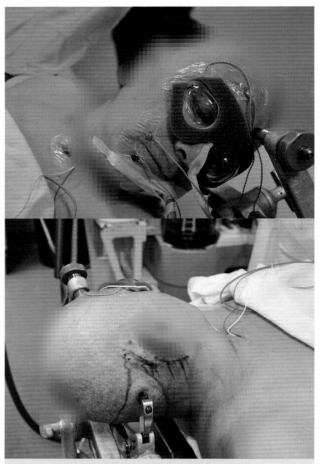

图 7.3　乙状窦后入路，患者仰卧位下的头位。采用 Mayfield 头架固定头部

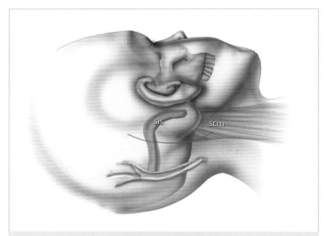

图 7.4　右耳：头皮切口示意图。显示乙状窦后入路的主要解剖标志。scm：胸锁乳突肌；sis：乙状窦

骨窗缘，尤其是下缘，以获得充足空间（▶图 7.6）。保留骨屑和骨岛，用以后续重建。在乙状窦后方做一硬脑膜小切口（2mm），用以减压并防止小脑疝

出。此时会有脑脊液从切口释放。继续切开硬脑膜，最终形成一乙状窦后的半月形切口（►图7.7；临床病例1 ►图7.31）。用一小剥离子小心抬起小脑以显露颅后窝脑池并切开脑池壁蛛网膜（►图7.8）。该步骤使脑脊液得以进一步释放，是获取充足空间处理桥小脑角内各解剖结构的关键。

将硬脑膜瓣用缝线悬吊固定以显露小脑。将

小脑与蛛网膜和岩骨后壁分离，并避免通常使用的脑压板（►图7.9；临床病例1 ►图7.32 和►图7.33）。显露位于CPA内的肿瘤（图7.10；临床病例1 ►图7.34，►图7.35，►图7.36，►图7.37，►图7.38）。小脑表面用脑棉保护。在显微镜下分离肿瘤表面的蛛网膜层。用0°内镜探查肿瘤与CPA内各重要解剖结构（包括面神经、前庭蜗神经、Dandy 静脉、AICA、PICA、三叉神经和后组脑神经）的关系（见临床病例1 ►图7.38，►图7.39，►图7.40，►图7.41，►图7.42）。面神经被肿瘤遮挡的情况非常常见。推荐使用内镜观察面神经REZ，该处的面神经位于前庭蜗神

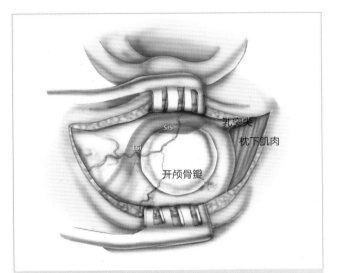

图7.5　右耳：掀开皮瓣，显露枕骨和乳突至乳突尖。在乙状窦后方做一 4cm × 4m 骨窗。sis：乙状窦；tsi：横窦

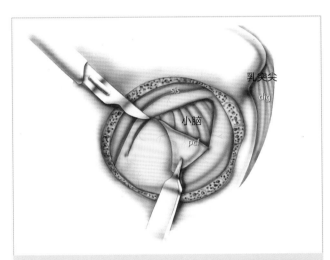

图7.7　右耳：在乙状窦后做一半月形硬脑膜切口。dig：二腹肌；pcf：颅后窝；sis：乙状窦

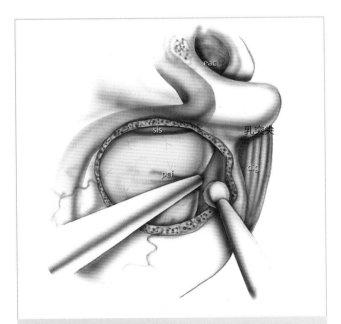

图7.6　右耳：完成开颅后，剥离颅后窝硬脑膜，用金刚砂钻头磨除骨质，扩大骨窗下缘。dig：二腹肌；eac：外耳道；pcf：颅后窝；sis：乙状窦

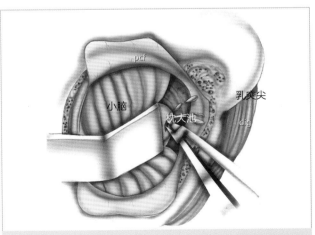

图7.8　右耳：小心牵开小脑，显露脑池；显微剪刀切开蛛网膜释放脑脊液。dig：二腹肌；pcf：颅后窝

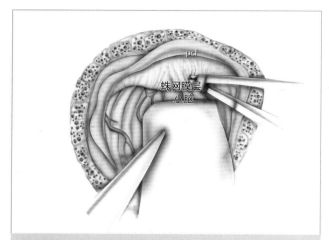

图 7.9 右耳：显微剪刀切开蛛网膜打开桥脑前方各脑池，显露桥小脑角（CPA）。pcf：颅后窝

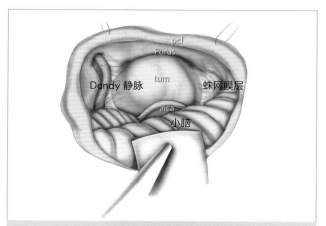

图 7.10 右耳：进入 CPA 后，即可见听神经瘤位于术野中央。aica：小脑前下动脉；pcf：颅后窝；tum：肿瘤；porus：内耳门

经的前下方。利用小剥离子轻柔推移肿瘤，有助于明确其与面神经的关系。同时，也可沿神经走行从 REZ 追踪至 IAC。通过超声吸引装置，可在显微镜下进行瘤内减瘤以减小瘤体（▶图 7.11）。该步骤有时必须先进行，才可移位肿瘤以定位 REZ。随后，仔细分离肿瘤包膜与周围结构（▶图 7.12，▶图 7.13，▶图 7.14）。蜗神经应尽可能分离和保留，尤其当患者听力尚存时（▶图 7.15 和▶图 7.16）。当内耳道外的肿瘤部分完全切除后，内耳道口附近残留的肿瘤即可在显微镜下观察到（▶图 7.17；临床病例 1 ▶图 7.43，▶图 7.44，▶图 7.45，▶图 7.46，▶图 7.47）。显微镜下辨

认内耳道口，切开硬脑膜分为两瓣以显露此处骨质（▶图 7.18）。使用金刚砂钻头磨除并扩大内耳道口（▶图 7.19）。这样有利于此后内镜下切除 IAC 内肿瘤的操作。当内耳道口已被肿瘤扩大时，磨除骨质的步骤可以省略。

后续步骤将在内镜下进行。沿先前放置于小脑表面的脑棉轻柔置入一支 45° 内镜（长 18cm，直径 4mm），避免与邻近的神经血管接触（▶图 7.20）。探查面神经并随之进入 IAC，若肿瘤已将其撑大，则更利于此操作（▶图 7.21 和▶图 7.22；见临床病例 1，临床病例 2 ▶图 7.48 至▶图 7.58）。此时，利用一成角剥离子即可取出内

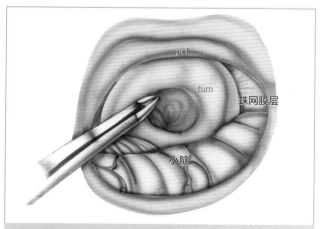

图 7.11 右耳：进行瘤内中心减瘤。pcf：颅后窝；tum：肿瘤

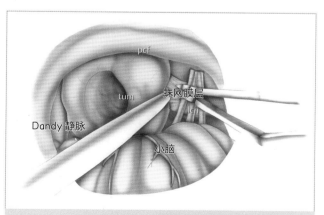

图 7.12 右耳：减瘤后，从肿瘤内部减小体积，从而可将肿瘤移位以显露后组脑神经。将肿瘤与后组脑神经小心分离。lcn：后组脑神经；pcf：颅后窝；tum：肿瘤

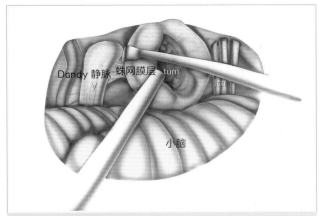

图 7.13　右耳：探查三叉神经，松解其周围蛛网膜，使肿瘤与神经分离。lcn：后组脑神经；tum：肿瘤

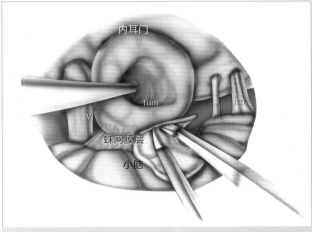

图 7.14　右耳：使用一块脑棉将肿瘤与脑干轻柔地分离。lcn：后组脑神经；tum：肿瘤；V：三叉神经

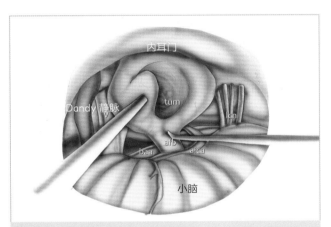

图 7.15　右耳：显露面听束的出 / 入脑干区（REZ）。afb：面听束；aica：小脑前下动脉；baa：基底动脉；lcn：后组脑神经；tum：肿瘤；V：三叉神经

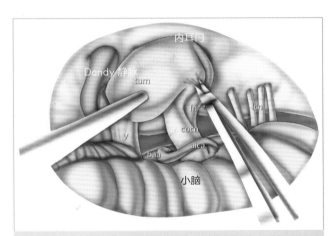

图 7.16　右耳：逐渐切除 CPA 内的肿瘤，保护好蜗神经和面神经。aica：小脑前下动脉；baa：基底动脉；cocn：蜗神经；fn**：CPA 内的面神经；lcn：后组脑神经；tum：肿瘤；V：三叉神经

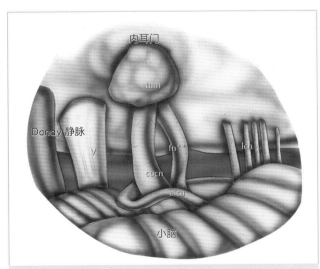

图 7.17　右耳：残留于内耳道内的小块肿瘤。aica：小脑前下动脉；cocn：蜗神经；fn**：CPA 内的面神经；lcn：后组脑神经；tum：肿瘤

耳道底的残余肿瘤。若内耳道口并未被肿瘤扩大，则需进一步磨除内耳道口骨质以获得充足空间来进行内镜下的内耳道底肿瘤切除。术者应尽量避免开放 IAC 附近的颞骨气房。若出现这种情况，利用内镜也可明确气房开口并立即用骨蜡和（或）肌肉碎片辅以纤维蛋白胶进行修补。磨除内耳道口后壁直至显露内耳道硬脑膜。根据需要，可切开此层硬脑膜进入内耳道。分离肿瘤应从内向外进行，仔细保护面神经和内听动脉（▶图 7.23 和 ▶图 7.24）。若内耳道内部分的肿瘤有包膜，则可较易与周围结构相分离，因此可进行肿瘤的整块切除。反之，若此部分肿瘤无包膜，则可与周

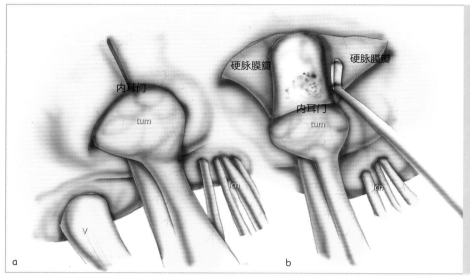

图 7.18 右耳：切开内耳道口硬脑膜（a），形成两片硬脑膜瓣，显露内耳道口骨质（b）。lcn：后组脑神经；tum：肿瘤；V：三叉神经

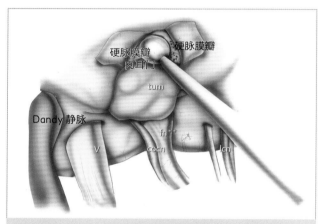

图 7.19 右耳：用金刚砂钻头磨除内耳道口骨质，显露内耳道（IAC）内的硬脑膜。cocn：蜗神经；fn**：CPA 内的面神经；lcn：后组脑神经；tum：肿瘤；V：三叉神经

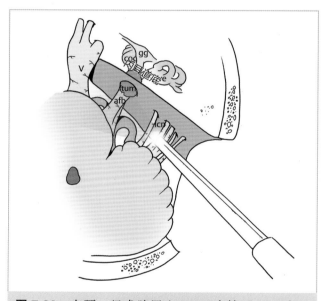

图 7.20 右耳：经术腔置入一 0° 内镜至 CPA 内，探查残留于 IAC 内的肿瘤。afb：面听束；coc：耳蜗；gg：膝状神经节；lcn：后组脑神经；tum：肿瘤；ve：前庭；V：三叉神经

围结构黏连而难以分离。切除 IAC 内的肿瘤，需要使用各种形状和尺寸的成角剥离子（见临床病例 3 ▶图 7.59 至 ▶图 7.62，临床病例 4 ▶图 7.63 至 ▶图 7.65）。在此阶段，电生理监测尤为重要，当神经受到过度牵拉时，可立即提醒术者停止一切手术操作。林格液用来冲洗 IAC 和（或）防止神经纤维去极化。最后必须用内镜 / 显微镜确认止血是否充分（见临床病例 5 ▶图 7.66 至 ▶图 7.75）。水密缝合硬脑膜。小的硬脑膜缺损可用小片肌块进行缝合修补（▶图 7.25）。骨岛原位还纳，周围的骨质缺损可用骨屑和人工骨材料（Spongostan）填补。逐层缝合肌肉、皮下和皮肤。患者术后在重症监护室内观察 24~36h。术后 6h 进行 CT 检查。术后早期给予抗生素。术后 48~72h 再次复查 CT。

7.7 神经血管压迫综合征的外科处理

CPA 的神经血管压迫综合征可导致一系列临床症状，包括阵发性面部剧痛或不自主面肌抽搐。以下介绍主要的几种。

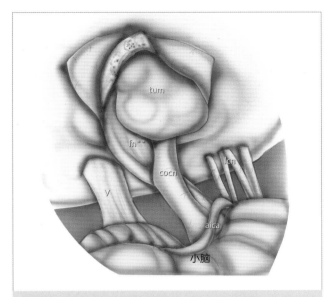

图 7.21 右耳：内镜下显露 IAC 内的肿瘤。cocn：蜗神经；fn**：CPA 内的面神经；lcn：后组脑神经；tum：肿瘤；V：三叉神经

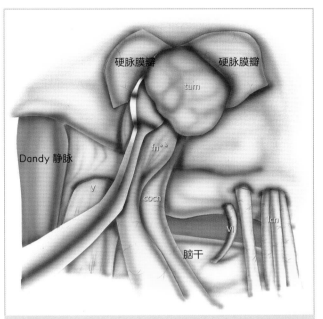

图 7.22 右耳：切开 IAC 硬脑膜后，使用成角剥离子在内镜下轻柔地剥离 IAC 内的残余肿瘤。cocn：蜗神经；fn**：CPA 内的面神经；lcn：后组脑神经；tum：肿瘤；V：三叉神经；VI：展神经

图 7.23 右耳：切除肿瘤后，使用 45° 内镜观察内耳道底是否残留肿瘤。若确有肿瘤残留，使用成角剥离子在 45° 内镜下切除残留的肿瘤（a，b）。尽可能保留听神经。cocn：蜗神经；fn**：IAC 内的面神经；tum：肿瘤

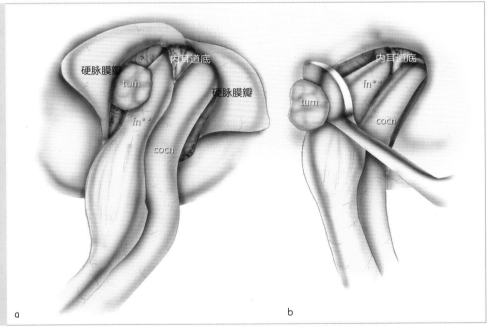

7.7.1 三叉神经痛

这一少见病的特点为沿三叉神经分布的间歇性面部剧痛。大多数病例都是由异位的动脉（小脑上动脉）或静脉压迫三叉神经 REZ 所致（见临床病例 8 ▶图 7.109，▶图 7.110，▶图 7.111）。

7.7.2 面肌痉挛

典型表现为单侧面部不自主、阵发性的面肌抽搐（累及双侧者极为罕见但也存在）。多数病例可见 CPA 中扩张的血管压迫面神经，或者可见动脉袢伴行并压迫面神经（小脑前下动脉是最为

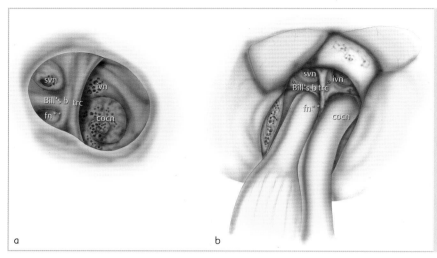

图 7.24 右耳：最后检查内耳道底。可使用 70° 内镜观察内耳道底解剖结构。（a）手术体位下的内耳道底骨性解剖。（b）切除肿瘤并保留面神经和蜗神经的最终所见。Bill's b：Bill 嵴；cocn：蜗神经；fn**：IAC 内的面神经；ivn：前庭下神经；svn：前庭上神经；trc：横嵴

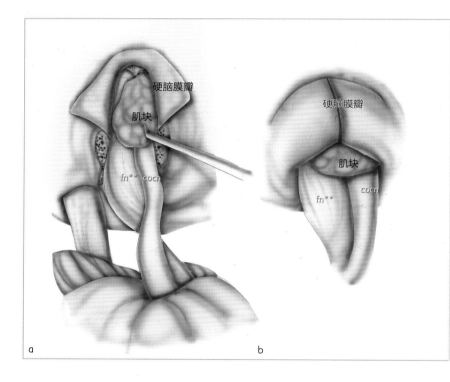

图 7.25 右耳。（a）用一小块肌块封堵 IAC。（b）复位并缝合硬脑膜瓣。cocn：蜗神经；fn**：IAC 内的面神经

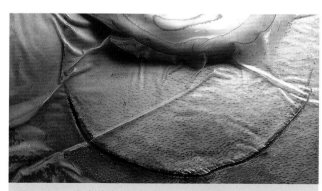

图 7.26 临床病例 1，左耳：头皮切口

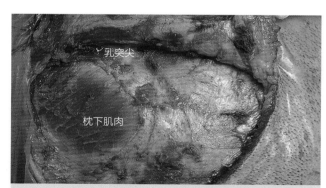

图 7.27 临床病例 1，左耳：掀开皮瓣，显露枕下肌肉和乳突尖

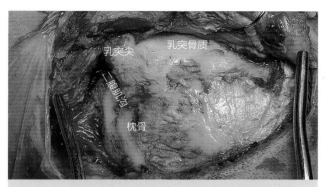

图 7.28 临床病例 1，左耳：显露枕骨和乳突骨质；可见各骨性解剖标志

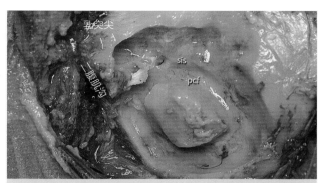

图 7.29 临床病例 1，左耳：开始行乙状窦后开颅；形成一骨岛。pcf：颅后窝；sis：乙状窦

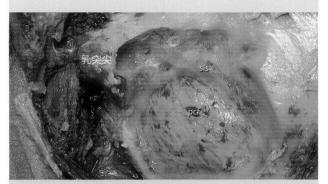

图 7.30 临床病例 1，左耳：开颅已完成，骨岛去除后显露颅后窝硬脑膜。pcf：颅后窝；sis：乙状窦

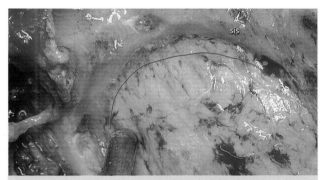

图 7.31 临床病例 1，左耳：标记出平行于乙状窦的硬脑膜切口。sis：乙状窦

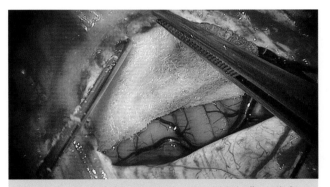

图 7.32 临床病例 1，左耳：切开硬脑膜，形成乙状窦后半月形硬脑膜瓣。用丝线悬吊固定，显露小脑

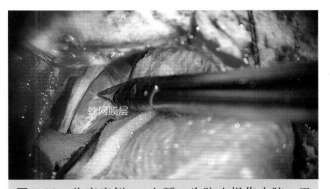

图 7.33 临床病例 1，左耳：为防止损伤小脑，于小脑表面放置脑棉。用显微剪刀切开蛛网膜层

常见的责任血管）。

7.7.3 舌咽神经痛

该病极为罕见，表现为舌咽神经支配区域的阵发性剧痛（疼痛分布区域包括软腭、舌根、咽峡和咽扁桃体、咽后壁和内耳）。可能伴有迷走兴奋症状，导致低血压、心动过缓和晕厥。目前发现神经血管压迫也是导致该组罕见临床病症的病因。

一旦临床诊断确立，所有神经血管压迫综合征的患者均需在术前完善 MRI 检查。

当 MRI 显示神经血管压迫征象，或当影像学高度可疑且症状严重影响患者生活质量时，应当进行手术；手术入路应选择乙状窦后入路。

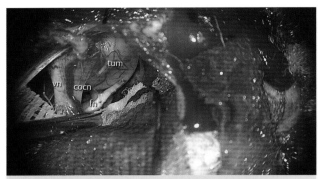

图 7.34 临床病例 1，左耳：显露 CPA 内的肿瘤。cocn：蜗神经；fn**：CPA 内的面神经；tum：肿瘤；vn：前庭神经

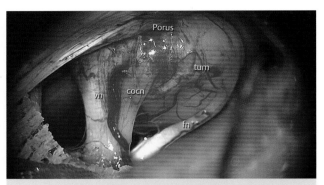

图 7.35 临床病例 1，左耳：显微镜下显露 CPA；肿瘤已显露。可见面神经被肿瘤推挤向前方。cocn：蜗神经；fn**：CPA 内的面神经；tum：肿瘤；vn：前庭神经；Porus：内耳门

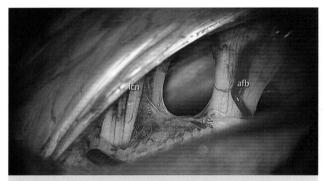

图 7.36 临床病例 1，左耳：显微镜下探查后组脑神经。afb：面听束；lcn：后组脑神经

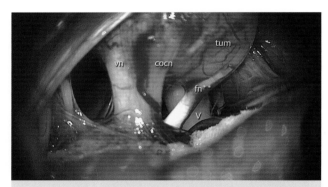

图 7.37 临床病例 1，左耳：可见三叉神经位于肿瘤深面。cocn：蜗神经；fn**：CPA 内的面神经；tum：肿瘤；vn：前庭神经；V：三叉神经

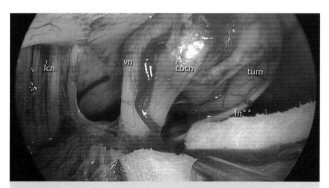

图 7.38 临床病例 1，左耳：在 0° 内镜下观察面神经与肿瘤的位置关系。cocn：蜗神经；fn**：CPA 内的面神经；tum：肿瘤；vn：前庭神经；lcn：后组脑神经

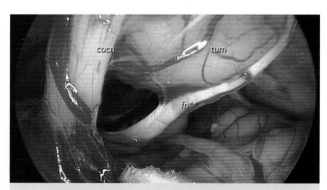

图 7.39 临床病例 1，左耳：内镜高放大倍率下观察肿瘤与面神经之间的解剖关系。cocn：蜗神经；fn**：CPA 内的面神经

7.8 手术步骤

乙状窦后入路的操作如前文所述。大多数神经血管压迫综合征的病变部位在脑干附近的 REZ，常常需要脑压板牵开小脑来增加暴露（▶图 7.104）。小脑受压可能引起不良后果。然而使用内镜常可避免上述问题，无需牵拉小脑即可直视神经受压的责任区域（▶图 7.105）。

乙状窦后入路完成后，在小脑表面放置数块

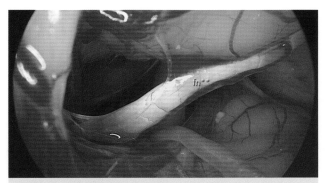

图 7.40　临床病例 1，左耳：内镜高放大倍率下观察 CPA 内的面神经。fn**：CPA 内的面神经

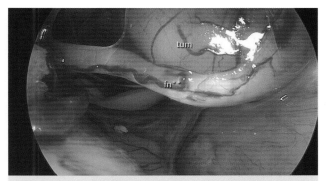

图 7.41　临床病例 1，左耳：在 45° 内镜下可见面神经在进入内耳道口之前被肿瘤推挤至岩骨壁。fn**：CPA 内的面神经；tum：肿瘤

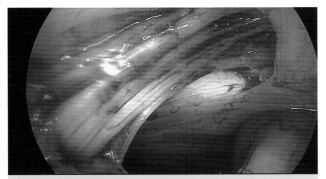

图 7.42　临床病例 1，左耳：内镜高放大倍率下观察后组脑神经

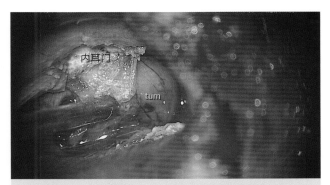

图 7.43　临床病例 1，左耳：形成硬脑膜瓣后，在显微镜下使用金刚砂钻头磨除内耳道口骨质。tum：肿瘤

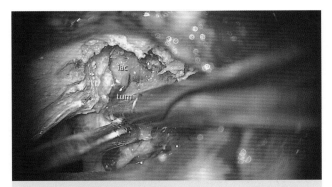

图 7.44　临床病例 1，左耳：打开 IAC，先从瘤体中央开始进行减瘤。iac：内耳道；tum：肿瘤

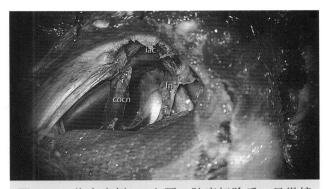

图 7.45　临床病例 1，左耳：肿瘤切除后，显微镜下所见的 CPA。cocn：蜗神经；fn**：CPA 内的面神经；iac：内耳道

脑棉加以保护，置入内镜全程探查受累神经。通过神经位置改变和（或）形态异常（包括色泽改变和压痕等）等征象，可判断神经受压区域，随后可尝试用钝性器械小心分离，并逐渐离断蛛网膜粘连（▶图 7.106）。

此后，根据神经血管之间的关系，在内镜下小心地将血管游离；使用剥离子，轻柔地将血管与受压神经相分离。

当面神经与血管袢相接触时，应轻柔分离以在神经血管之间获得空间。

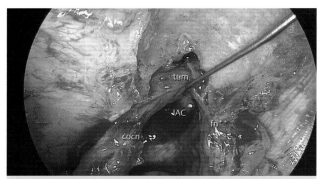

图 7.46 临床病例 1，左耳：在 45° 内镜下检查 IAC，观察是否有肿瘤残留。内镜下发现残留的肿瘤。cocn：蜗神经；fn**：IAC 内的面神经；IAC：内耳道；tum：肿瘤

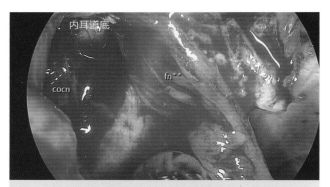

图 7.47 临床病例 1，左耳：在内镜下切除残留的肿瘤后，即可见内耳道底。cocn：蜗神经；fn**：IAC 内的面神经

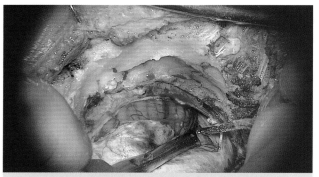

图 7.48 临床病例 2，右耳：形成基底靠后的硬脑膜瓣；轻轻抬起小脑显露枕大池；切开脑池蛛网膜释放脑脊液

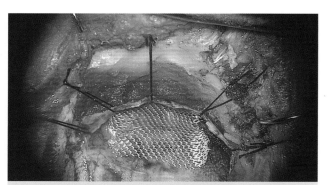

图 7.49 临床病例 2，右耳：硬脑膜缘悬吊固定，显露小脑

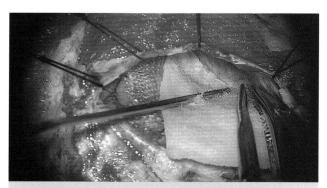

图 7.50 临床病例 2，右耳：脑棉覆盖小脑表面以对其保护，切开蛛网膜

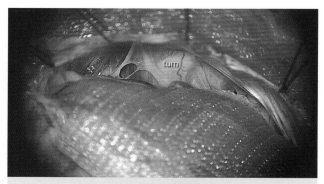

图 7.51 临床病例 2，右耳：显露 CPA 内的听神经瘤。tum：肿瘤

血管与神经分离后，在两者之间置入一小片肌块或特氟龙（teflon）垫片从而解除两者的接触（▶图 7.107）。这一填入物保留于原位，不仅使神经与责任血管脱离关系，同时也可充当缓冲垫以解除搏动的动脉对神经造成的压迫（见临床病例 9）。

分离血管和神经之后，也可使用另一项技术，用特氟龙条带系住血管，随后用缝线将此特氟龙系带缝合于岩骨后壁之上，使得血管与神经分离，从而解除压迫（▶图 7.108；见临床病例 10）。

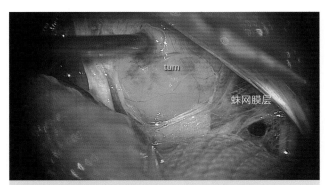

图 7.52 临床病例 2，右耳：从肿瘤中央进行分块减瘤，逐渐切除 CPA 内的肿瘤。tum：肿瘤

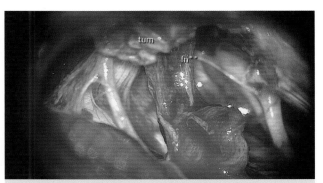

图 7.53 临床病例 2，右耳：切除 CPA 内肿瘤后的显微镜下观；在内耳道口附近可见残留的肿瘤。fn**：CPA 内的面神经；tum：肿瘤

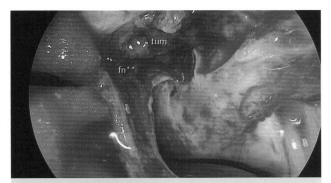

图 7.54 临床病例 2，右耳：用 45° 内镜观察 IAC 内残留的肿瘤。fn**：IAC 内的面神经；tum：肿瘤

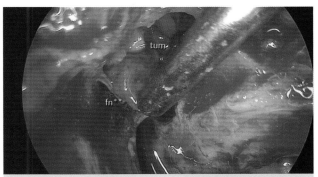

图 7.55 临床病例 2，右耳：逐渐切除 IAC 内残留的肿瘤，仔细保护面神经。fn**：IAC 内的面神经；tum：肿瘤

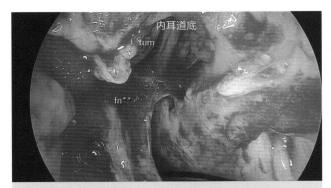

图 7.56 临床病例 2，右耳：显露内耳道底，可见残留肿瘤与面神经之间的分离界面。fn**：IAC 内的面神经；tum：肿瘤

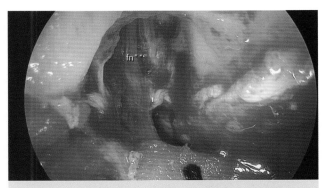

图 7.57 临床病例 2，右耳：切除 IAC 内肿瘤后的内镜下观。fn**：IAC 内的面神经

内镜下检查减压是否充分、神经和小脑是否保护完好。充分止血后，水密缝合硬脑膜。原位还纳骨岛，骨缝间可填入止血材料和纤维蛋白胶。

逐层缝合肌肉、皮下和皮肤。患者术后在重症监护室内观察 24h。术后 6h 进行 CT 检查。术后早期给予抗生素。术后 48~72h 再次复查 CT。

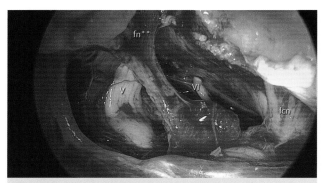

图 7.58 临床病例 2，右耳：最后在 CPA 内用 0°内镜对术野进行观察。fn**：IAC 内的面神经；lcn：后组脑神经；Ⅵ：展神经

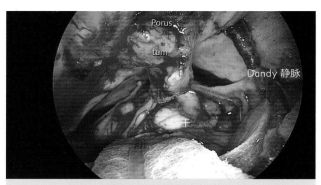

图 7.59 临床病例 3，左耳：CPA 内的肿瘤已在显微镜下切除。0° 内镜置入术腔观察 IAC 内的残留肿瘤。tum：肿瘤

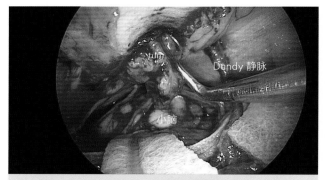

图 7.60 临床病例 3，左耳：用成角剥离子轻轻分离内耳道口水平的肿瘤，探查面神经。tum：肿瘤

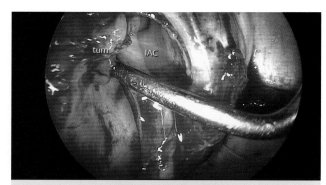

图 7.61 临床病例 3，左耳：使用 45° 内镜切除 IAC 内肿瘤，可顺着面神经到达内耳道底。IAC：内耳道；tum：肿瘤

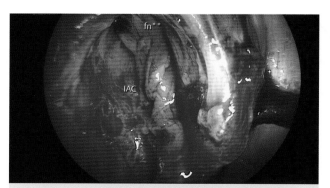

图 7.62 临床病例 3，左耳：在 45° 内镜下观察内耳道底。fn**：IAC 内的面神经；IAC：内耳道

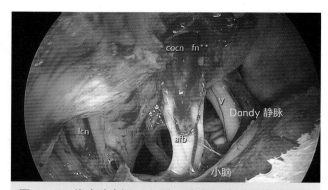

图 7.63 临床病例 4，左耳：肿瘤切除后的内镜观。afb：面听束；cocn：蜗神经；fn**：IAC 内的面神经；lcn：后组脑神经

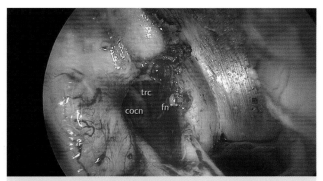

图 7.64　临床病例 4，左耳：在 70° 内镜下放大观察内耳道底。cocn：蜗神经；fn**：IAC 内的面神经；trc：横嵴

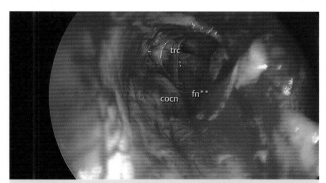

图 7.65　临床病例 4，左耳：内耳道底（70° 内镜下观）。cocn：蜗神经；fn**：IAC 内的面神经；trc：横嵴

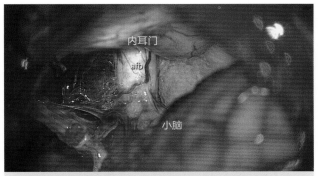

图 7.66　临床病例 5，左耳：肿瘤（后组脑神经鞘瘤）切除后的 CPA 显微镜下观。afb：面听束

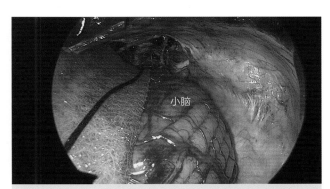

图 7.67　临床病例 5，左耳：内镜下的最终术野。脑棉置于小脑表面对其保护；无需脑压板。小心置入 0° 内镜探查 CPA

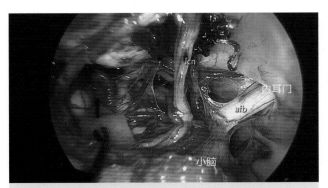

图 7.68　临床病例 5，左耳：内镜下观察后组脑神经和面听束。afb：面听束；lcn：后组脑神经

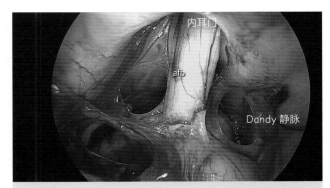

图 7.69　临床病例 5，左耳：内镜下高放大倍率显示从 REZ 至内耳道口的面听束。afb：面听束

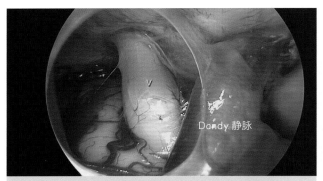

图 7.70 临床病例 5，左耳：内镜下观察三叉神经（Ⅴ）和 Dandy 静脉

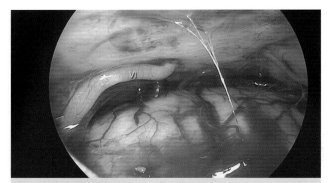

图 7.71 临床病例 5，左耳：内镜下观察第 Ⅵ 对脑神经（展神经）

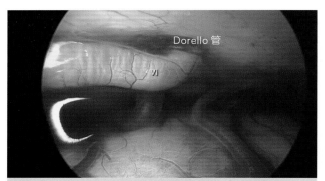

图 7.72 临床病例 5，左耳：可见 Dorello 管；Ⅵ：展神经

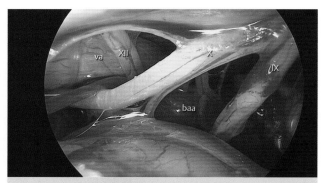

图 7.73 临床病例 5，左耳：内镜下观察后组脑神经和舌下神经（Ⅻ）；椎动脉于后组脑神经的下内侧经枕骨大孔进入颅底。baa：基底动脉；va：椎动脉；Ⅹ：迷走神经；Ⅸ：舌咽神经

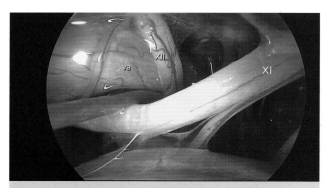

图 7.74 临床病例 5，左耳：内镜下可见舌下神经（Ⅻ）跨椎动脉走行。舌下神经于后组脑神经内侧发自延髓腹侧。其神经纤维可并作两主干进入舌下神经管。va：椎动脉；Ⅺ：副神经；Ⅻ：舌下神经

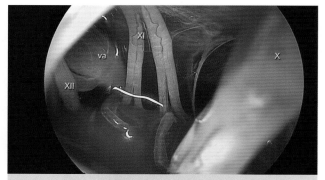

图 7.75 临床病例 5，左耳：内镜下显示副神经（Ⅺ）的神经根（颅根）；Ⅹ：迷走神经；Ⅻ：舌下神经；Ⅺ：副神经；va：椎动脉

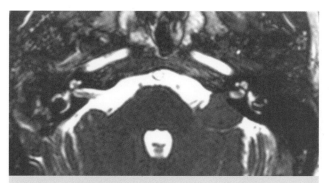

图 7.76 临床病例 6，轴位 MRI 显示左侧 CPA 脑膜瘤累及 IAC

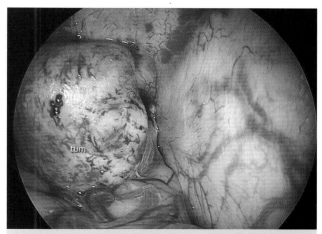

图 7.77 临床病例 6，左耳：在切除肿瘤前用 0° 内镜观察 CPA。tum：肿瘤

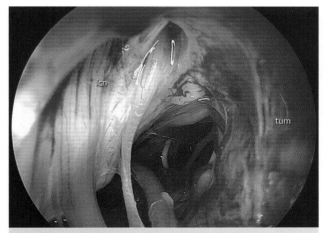

图 7.78 临床病例 6，左耳：内镜下观察肿瘤与舌咽、迷走神经之间的关系。lcn：后组脑神经；tum：肿瘤

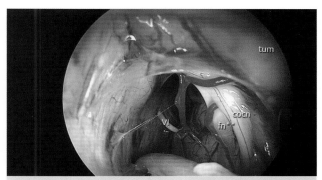

图 7.79 临床病例 6，左耳：内镜下观察面神经和蜗神经的 REZ，其位于肿瘤深面。cocn：蜗神经；fn**：CPA 内的面神经；tum：肿瘤；Ⅵ：展神经

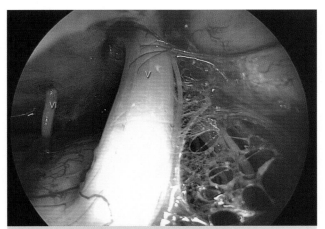

图 7.80 临床病例 6，左耳：观察三叉神经（Ⅴ）；Ⅵ：展神经

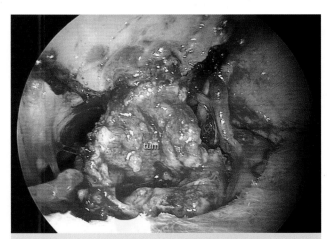

图 7.81 临床病例 6，左耳：进行瘤内减瘤；随后可在显微镜下将肿瘤移位，并与面听束分离。tum：肿瘤

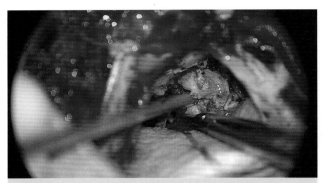

图 7.82 临床病例 6，左耳：显微镜下逐渐切除肿瘤，并与面听束分离

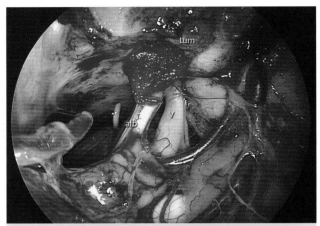

图 7.83 临床病例 6，左耳：显微镜下肿瘤切除完成后，用 0° 内镜观察 IAC 内残留的肿瘤（tum）；afb：面听束；V：三叉神经

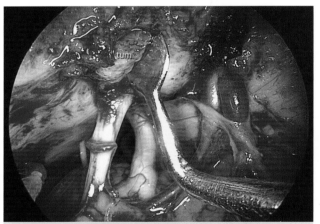

图 7.84 临床病例 6，左耳：使用成角剥离子轻柔切除 IAC 内残留的肿瘤。tum：肿瘤

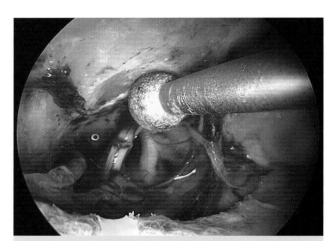

图 7.85 临床病例 6，左耳：对内耳道口骨质稍作磨除以显露 IAC 内残留的肿瘤

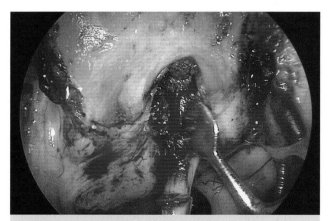

图 7.86 临床病例 6，左耳：切除 IAC 内残留的肿瘤

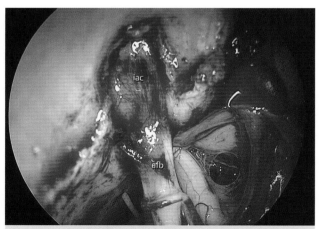

图 7.87 临床病例 6，左耳：切除残余肿瘤后，内镜下观察 IAC，可见面听束得以保留。afb：面听束；iac：内耳道

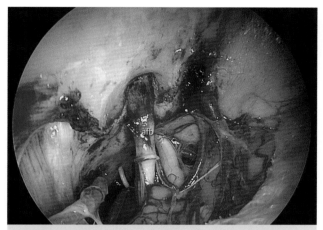

图 7.88　临床病例 6，左耳：肿瘤完全切除后，内镜下的完整术野。afb：面听束

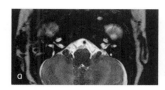
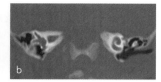
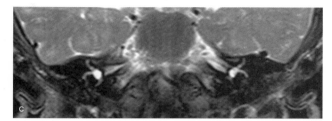
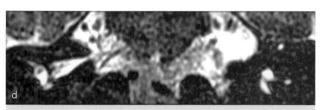

图 7.89　临床病例 7，左耳：轴位（a）和冠状位（c，d）MRI。冠状位 CT（b）。该患者为双侧蜗神经发育不良，伴有左侧 IAC 先天畸形

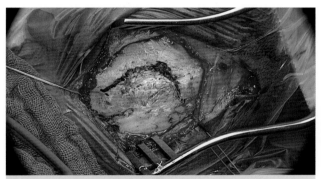

图 7.90　临床病例 7，左耳：枕骨和乳突骨质已显露。标记出乙状窦

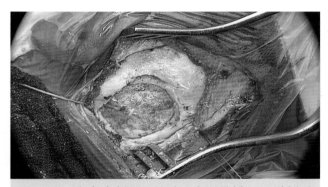

图 7.91　临床病例 7，左耳：取下骨瓣，显露颅后窝硬脑膜。sis：乙状窦

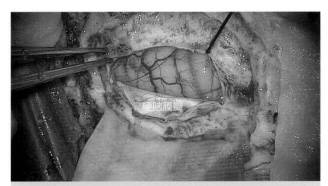

图 7.92　临床病例 7，左耳：乙状窦后做一半月形硬脑膜切口，用丝线悬吊固定硬脑膜边缘

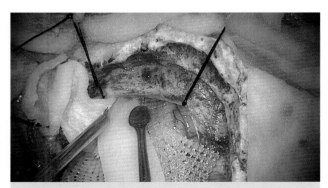

图 7.93　临床病例 7，左耳：释放脑脊液后，在脑棉的保护下轻柔牵开小脑，显露脑桥前方各脑池

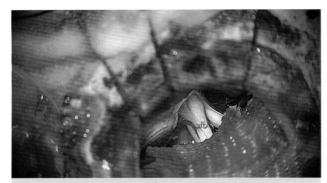

图 7.94 临床病例 7，左耳：打开 CPA 后，显微镜下观察面听束。afb：面听束

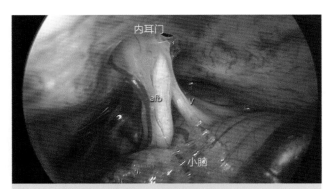

图 7.95 临床病例 7，左耳：置入 0° 内镜，术野中可见解剖变异。三叉神经（V）与面听束异常贴近。afb：面听束

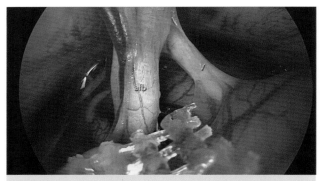

图 7.96 临床病例 7，左耳：内镜下探查面听束 REZ。afb：面听束；V：三叉神经

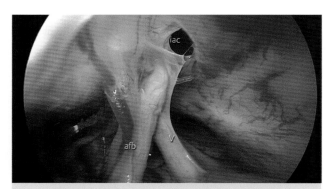

图 7.97 临床病例 7，左耳：内镜下探查 IAC；注意面听束与三叉神经（V）之间的变异解剖关系。afb：面听束；iac：内耳道

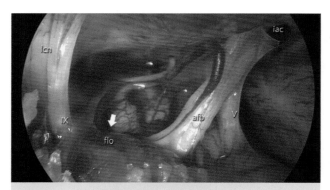

图 7.98 临床病例 7，左耳：内镜下在脑干层面观察舌咽神经（Ⅸ）、面听束 REZ 与小脑绒球之间的关系。内镜视角对于明确外侧隐窝开口与 Luschka 孔（白色箭头）之间的解剖异常非常重要。afb：面听束；flo：小脑绒球；iac：内耳道；lcn：后组脑神经；V：三叉神经

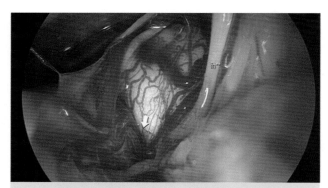

图 7.99 临床病例 7，左耳：探查外侧隐窝（白色箭头）；注意面神经 REZ。fn**：面神经 REZ

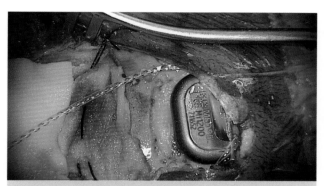

图 7.100　临床病例 7，左耳：于颞肌下放置接收－刺激器

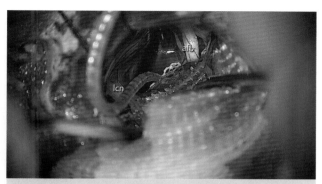

图 7.101　临床病例 7，左耳：显微镜下将电极经外侧隐窝置入 Luschka 孔。afb：面听束；lcn：后组脑神经

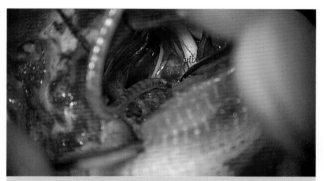

图 7.102　临床病例 7，左耳：轻轻将电极经外侧隐窝推向深处抵达 Luschka 孔。afb：面听束

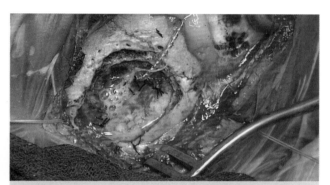

图 7.103　临床病例 7，左耳：电极到位后，将一小片肌块塞入 Luschka 孔并用纤维蛋白胶固定电极。颅后窝硬脑膜绕电极缝合

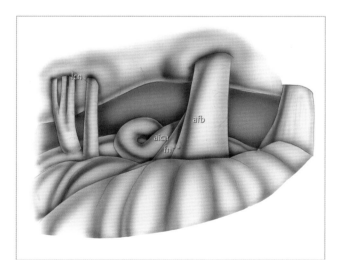

图 7.104　左耳：面肌痉挛的治疗：AICA 呈袢状压迫面神经 REZ。afb：面听束；aica：小脑前下动脉；fn**：面神经 REZ；lcn：后组脑神经

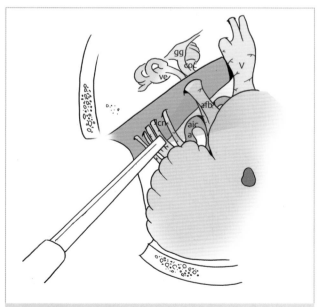

图 7.105　左耳：完成乙状窦后入路后，用 0° 内镜探查面神经 REZ，明确责任血管。afb：面听束；aica：小脑前下动脉；coc：耳蜗；gg：膝状神经节；lcn：后组脑神经；ve：前庭；V：三叉神经

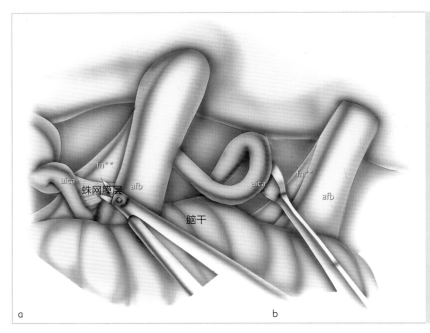

图 7.106 左耳：内镜下将责任动脉（AICA）与面神经 REZ 分离。用显微剪刀离断神经血管周围的蛛网膜层（a）；用剥离子将动脉从面神经 REZ 抬离（b）。afb：面听束；aica：小脑前下动脉；fn**：面神经 REZ；lcn：后组脑神经

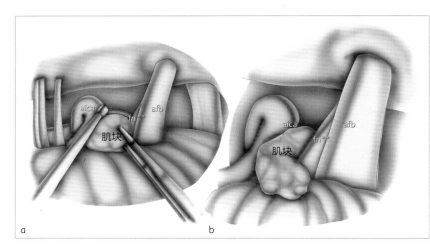

图 7.107 左耳：在责任动脉与面神经 REZ 之间填入一肌块，将两者分离并对面神经减压（a，b）。afb：面听束；aica：小脑前下动脉；fn**：面神经 REZ

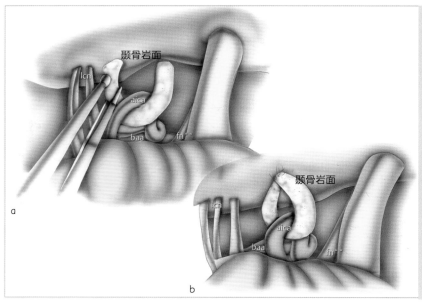

图 7.108 左耳：另一种手术技术，用特氟龙条带系住血管，随后用缝线将此特氟龙系带缝合于岩骨后壁之上，使得血管与神经分离，从而解除压迫。aica：小脑前下动脉；baa：基底动脉；fn**：面神经 REZ；lcn：后组脑神经

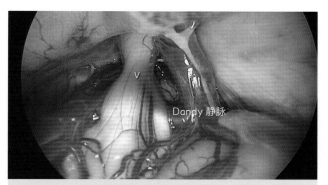

图 7.109　临床病例 8，左耳：三叉神经痛。内镜下探查 CPA 可见三叉神经 REZ 受血管压迫，该责任血管为 Dandy 静脉一属支。V：三叉神经

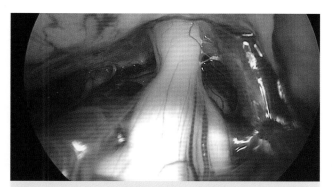

图 7.110　临床病例 8，左耳：内镜高放大倍率观察三叉神经纤维

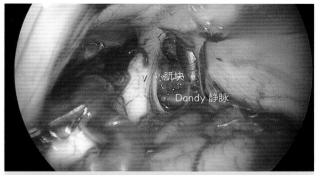

图 7.111　临床病例 8，左耳：将一肌块置于三叉神经与责任静脉之间

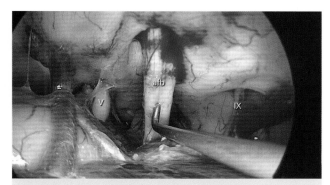

图 7.112　临床病例 9，右耳：面肌痉挛。内镜下观察面听束。afb：面听束；V：三叉神经；IX：舌咽神经

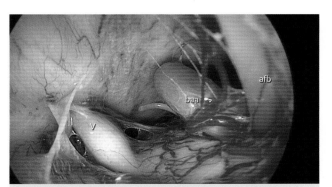

图 7.113　临床病例 9，右耳：内镜下可见面听束 REZ 处受基底动脉袢状压迫。afb：面听束；baa：基底动脉；V：三叉神经

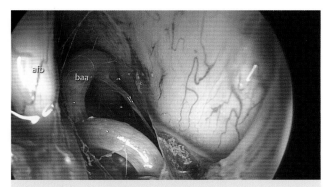

图 7.114　临床病例 9，右耳：内镜下可见面神经 REZ 处的责任血管。afb：面听束；baa：基底动脉

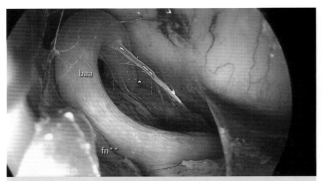

图 7.115 临床病例 9，右耳：内镜下高放大倍率观察面神经 REZ 处的基底动脉袢。baa：基底动脉；fn**：面神经 REZ

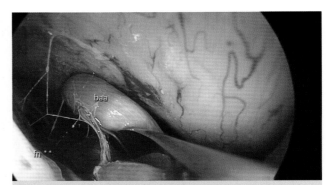

图 7.116 临床病例 9，右耳：小心松解血管袢，将其与面神经分离。baa：基底动脉；fn**：面神经 REZ

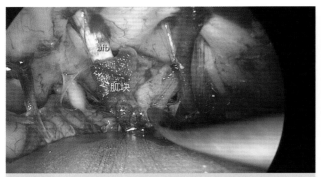

图 7.117 临床病例 9，右耳：将一肌块置于面听束与责任动脉之间，对神经减压。afb：面听束

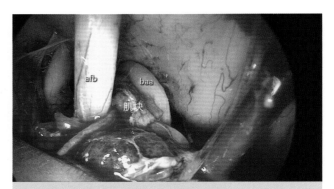

图 7.118 临床病例 9，右耳：内镜下观察减压情况，可见肌块位于神经和动脉之间。baa：基底动脉；fn**：面神经 REZ

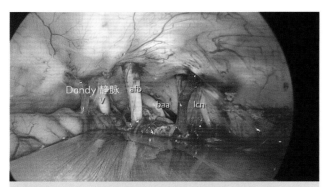

图 7.119 临床病例 9，右耳：术闭时 CPA 的内镜下整体观。afb：面听束；baa：基底动脉；lcn：后组脑神经；V：三叉神经

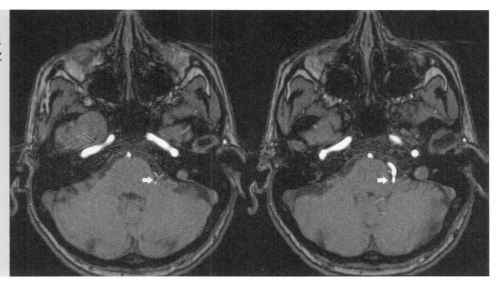

图 7.120 临床病例 10，右耳：一例右侧面肌痉挛患者的 MRI 可见面神经 REZ 处有血管走行（白色箭头：AICA）

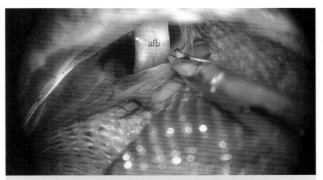

图 7.121 临床病例 10，右耳：显微镜下经乙状窦后入路显露面听束。afb：面听束

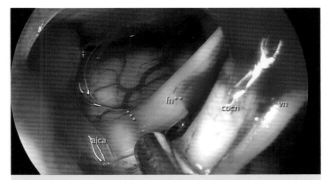

图 7.122 临床病例 10，右耳：使用 0° 内镜观察责任血管（AICA）；可见面神经 REZ 表面存在受压后的典型色泽改变（＊＊＊）。aica：小脑前下动脉；cocn：蜗神经；fn＊＊：面神经 REZ；vn：前庭神经

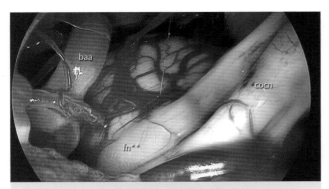

图 7.123 临床病例 10，右耳：将 AICA 从面神经 REZ 游离，对神经减压。baa：基底动脉；fn＊＊：面神经 REZ；cocn：蜗神经

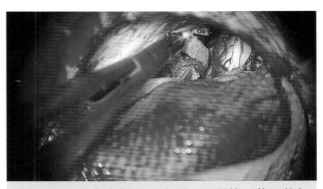

图 7.124 临床病例 10，右耳：显微镜下使用特氟龙条带包绕 AICA

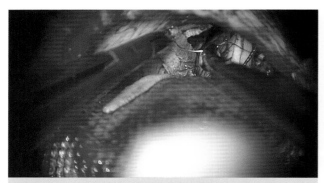

图 7.125 临床病例 10，右耳：显微镜下将特氟龙条带缝合于岩骨后壁硬脑膜上，使得动脉远离面神经

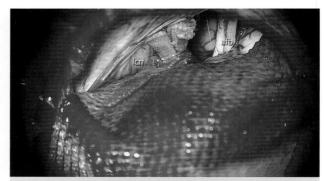

图 7.126 临床病例 10，右耳：术闭时 CPA 的显微镜下整体观。afb：面听束；lcn：后组脑神经

7.9 并发症

乙状窦后入路对于大多数患者而言是相对安全的，尤其在应用内镜辅助后。一些潜在的术后并发症包括：

- 脑干和小脑损伤，伴有水肿和（或）血肿。
- CPA 血肿。
- 脑膜炎。
- 血管破裂。
- 脑脊液漏。
- 面神经麻痹（一过性或永久性）。
- 其他脑神经功能障碍。
- 术后头痛。
- 平衡障碍。

（唐寅达 译，汤文龙 审）

推荐阅读

Abolfotoh M, Bi WL, Hong CK, et al. The combined microscopic-endoscopic technique for radical resection of cerebellopontine angle tumors. J Neurosurg, 2015,123(5):1301 - 1311

Abolfotoh M, Dunn IF, Al-Mefty O. Transmastoid retrosigmoid approach to the cerebellopontine angle: surgical technique. Neurosurgery, 2013, 73(1) Suppl Operative:ons16 - ons23, discussion ons23

Betka J, Chovanec M, Zerina E, et al. Minimally invasive endoscopic and endoscopy-assisted microsurgery of vestibular schwannoma // Iancu C, ed. Advances in Endoscopic Surgery. Rijeka, Croatia: InTech, 2011:191 - 216

Broggi M, Acerbi F, Ferroli P, et al. Microvascular decompression for neurovascular conflicts in the cerebellopontine angle: which role for endoscopy? Acta Neurochir (Wien), 2013, 155(9):1709 - 1716

Cappabianca P, Cavallo LM, Esposito F, et al. Endoscopic examination of the cerebellar pontine angle. Clin Neurol Neurosurg, 2002, 104(4):387 - 391

Chaynes P, Deguine O, Moscovici J, et al. Endoscopic anatomy of the cerebellopontine angle: a study in cadaver brains. Neurosurg Focus.1998, 5(3):e8

Chovanec M, Zvěřina E, Profant O, et al. Impact of video-endoscopy on the results of retrosigmoid-transmeatal microsurgery of vestibular schwannoma: prospective study. Eur Arch Otorhinolaryngol, 2013, 270(4):1277 - 1284

Chowdhury FH, Haque MR. Endoscopic assisted microsurgical removal of cerebellopontine angle and prepontine epidermoid. J Neurosci Rural Pract, 2012, 3(3):414 - 419

Copeland WR, Mallory GW, Neff BA, et al. Are there modifiable risk factors to prevent a cerebrospinal fluid leak following vestibular schwannoma surgery? J Neurosurg, 2015, 122(2):312 - 316

El-Garem HF, Badr-El-Dine M, Talaat AM, et al. Endoscopy as a tool in minimally invasive trigeminal neuralgia surgery. Otol Neurotol, 2002, 23(2):132 - 135

Elhammady MS, Telischi FF, Morcos JJ. Retrosigmoid approach: indications, techniques, and results. Otolaryngol Clin North Am, 2012, 45(2):375 - 397, ix

Fukushima T. Endoscopy of Meckel's cave, cisterna magna, and cerebellopontine angle. Technical note. J Neurosurg, 1978, 48(2):302 - 306

Göksu N, Bayazit Y, Kemaloğlu Y. Endoscopy of the posterior fossa and dissection of acoustic neuroma. J Neurosurg, 1999, 91(5):776 - 780

Ho SY, Hudgens S, Wiet RJ. Comparison of postoperative facial nerve outcomes between translabyrinthine and retrosigmoid approaches in matched-pair patients. Laryngoscope, 2003, 113(11):2014 - 2020

Jarrahy R, Berci G, Shahinian HK. Endoscope-assisted microvascular decompression of the trigeminal nerve. Otolaryngol Head Neck Surg, 2000, 123(3):218 - 223

Jennings CR, O'Donoghue GM. Posterior fossa endoscopy. J Laryngol Otol, 1998, 112(3):227 - 229

Jung S, Kang SS, Kim TS, et al. Current surgical results of retrosigmoid approach in extralarge vestibular schwannomas. Surg Neurol, 2000, 53(4):370－377, discussion 377－378

Kane AJ, Sughrue ME, Rutkowski MJ, et al. Clinical and surgical considerations for cerebellopontine angle meningiomas. J Clin Neurosci, 2011, 18(6):755－759

King WA, Wackym PA. Endoscope-assisted surgery for acoustic neuromas (vestibular schwannomas): early experience using the rigid Hopkins telescope. Neurosurgery, 1999, 44(5):1095－1100, discussion 1100－1102

Kumon Y, Kohno S, Ohue S, et al. Usefulness of endoscope-assisted microsurgery for removal of vestibular schwannomas. J Neurol Surg B Skull Base, 2012, 73(1):42－47

Little AS, Almefty KK, Spetzler RF. Endoscopic surgery of the posterior fossa: strengths and limitations. World Neurosurg, 2014, 82(3－4):322－324

Mercier P, Sindou M. The conflicting vessels in hemifacial spasm: literature review and anatomical-surgical implications. Neurochirurgie, 2018, 64(2):94－100

Miyazaki H, Deveze A, Magnan J. Neuro-otologic surgery through minimally invasive retrosigmoid approach: endoscope assisted microvascular decompression, vestibular neurotomy, and tumor removal. Laryngoscope, 2005, 115(9):1612－1617

Nguyen VN, Basma J, Sorenson J, et al. Microvascular decompression for geniculate neuralgia through a retrosigmoid approach. J Neurol Surg B Skull Base, 2019, 80 Suppl 3:S322

Nonaka Y, Fukushima T, Watanabe K, et al. Contemporary surgical management of vestibular schwannomas: analysis of complications and lessons learned over the past decade. Neurosurgery, 2013, 72(2) Suppl Operative:ons103－ons115, discussion ons115

O'Donoghue GM, O'Flynn P. Endoscopic anatomy of the cerebellopontine angle. Am J Otol, 1993, 14(2):122－125

Safavi-Abbasi S, Di Rocco F, Bambakidis N, et al. Has management of epidermoid tumors of the cerebellopontine angle improved? A surgical synopsis of the past and present. Skull Base, 2008, 18(2):85－98

Schroeder HW, Hickmann AK, Baldauf J. Endoscope-assisted microsurgical resection of skull base meningiomas. Neurosurg Rev, 2011, 34(4):441－455

Schroeder HW, Oertel J, Gaab MR. Endoscope-assisted microsurgical resection of epidermoid tumors of the cerebellopontine angle. J Neurosurg, 2004, 101(2):227－232

Takemura Y, Inoue T, Morishita T, et al. Comparison of microscopic and endoscopic approaches to the cerebellopontine angle. World Neurosurg, 2014, 82(3－4):427－441

Tatagiba M, Matthies C, Samii M. Microendoscopy of the internal auditory canal in vestibular schwannoma surgery. Neurosurgery, 1996, 38(4):737－740

Tuchman A, Platt A, Winer J, et al. Endoscopic-assisted resection of intracranial epidermoid tumors. World Neurosurg, 2014, 82(3－4):450－454

Turek G, Cotúa C, Zamora RE, et al. Endoscopic assistance in retrosigmoid transmeatal approach to intracanalicular vestibular schwannomas—an alternative for middle fossa approach. Technical note. Neurol Neurochir Pol, 2017, 51(2):111－115

Xia Y, Li XP, Han DM, et al. Anatomic structural study of cerebellopontine angle via endoscope. Chin Med J (Engl), 2007, 120(20):1836－1839

Yuguang L, Chengyuan W, Meng L, et al. Neuroendoscopic anatomy and surgery of the cerebellopontine angle. J Clin Neurosci, 2005, 12(3):256－260

第 8 章

颅中窝入路：传统手术与内镜辅助手术

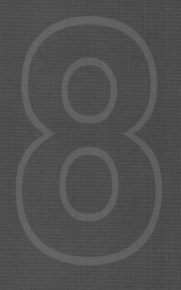

8 颅中窝入路：传统手术与内镜辅助手术

Daniele Marchioni, Raphaelle A. Chemtob, Elliott D. Kozin, Daniel J. Lee, Davide Soloperto

摘　要

颅中窝入路已成为外科医生在为患者保留听力的情况下处理岩尖和内耳道（IAC）病变的必要技术，但该手术非常具有挑战性，因为这些区域的解剖结构十分复杂，并且缺少恒定的解剖标志。此外，病理状态下还可能会导致重要的神经血管结构被包裹。岩前入路是颅中窝入路向前方的扩展，该入路的设计目的主要是暴露向脑干上 1/3 腹侧及腹外侧、向硬膜内侵袭的岩尖病变。目前，主要的适应证为术前听力尚存的累及岩尖并侵及内耳道的各种炎性、肿瘤性病变以及畸形等，例如：内耳道底的小型听神经瘤、胆固醇肉芽肿、岩骨胆脂瘤、软骨肉瘤和脊索瘤，以及中耳畸形患者的人工耳蜗植入、前半规管（SSC）裂修补、面神经减压等。

近年来，在使用颅中窝入路及经岩尖扩展入路时，越来越多地采用内镜辅助技术在岩段颈内动脉水平部等重要解剖结构周围以及在岩尖的术野盲区内清除残余病变，该方法可以最大限度地减少对周围神经血管结构的操作和影响。

关键词： 颅中窝，岩尖，听神经瘤，内镜入路。

8.1 引　言

颅中窝入路已经成为外科医生处理岩尖及内耳道相关疾病的必要技术，并且该术式还可能为患者保留实用听力。最近使用颅中窝入路行迷路段面神经减压术治疗 Bell 麻痹重新引起了人们对这一入路的兴趣。颅中窝入路中重要结构之间仅相距几毫米，导致手术极具挑战性。由于该入路相关的解剖结构非常复杂，而且在颞骨上表面还缺乏固定的解剖标志，该入路的普及速度增长较慢。自 20 世纪初期以来，为治疗三叉神经痛以及岩尖炎性病变所采用的颅中窝入路手术，便可在硬膜外到达岩尖上表面。1904 年，Parry 曾报道通过颅中窝入路切断听神经（Ⅷ）来治疗梅尼埃病。在 20 世纪 60 年代初，William House 最终发展了现在使用的颅中窝入路，其最初的目的是将重度

耳硬化症患者内耳道内的骨硬化灶中的听神经进行减压。House 提出了许多革命性的观点，包括许多现在被大家所熟知的颅底手术原理，例如使用手术显微镜、持续冲洗吸引、使用金刚砂钻头和多学科协作。这些年来，该入路主要被用来治疗神经系统相关疾病，例如：小型的位于内耳道外侧的听神经瘤切除术、迷路段以及上鼓室段面神经减压术、半规管裂修补术、前庭神经切断术、脑膜膨出修补术以及岩尖炎性病变清除术。整体而言，颅中窝入路适用于处理岩尖及内耳道内的病变，特别是针对术前有实用听力的患者。

8.2 手术解剖

颅中窝底的解剖结构变化程度较大，这就导致了较难找到恒定的解剖标志。术者必须对颞骨的三维解剖结构有非常准确清晰的认识，而且必须避免面神经、前半规管（SSC）壶腹和耳蜗底转的损伤。

在进行颅中窝入路时，位于内耳道外侧的面神经、蜗神经以及前庭上神经和前庭下神经是非常重要的解剖结构。内耳道被水平嵴分成上、下两部分，水平嵴也称为横嵴或镰状嵴（▶图 8.1 和 ▶图 8.2）。面神经和前庭上神经位于横嵴上方。面神经位于前庭上神经前方，二者被位于内耳道外侧端的一个垂直的骨嵴分开，该骨嵴被称为垂直嵴（▶图 8.2 和▶图 8.3）。垂直嵴也叫 Bill 嵴，以此来纪念 William House 提出的在内耳道外侧端辨认面神经的方法的重要意义。蜗神经和前庭下神经在横嵴下方走行，蜗神经位于前庭下神经前方。因此，内耳道外侧端可以分为四部分，面神经位于前上方，蜗神经位于前下方，前庭上神经位于后上方，前庭下神经位于后下方（▶图 8.3）。神经的相对位置关系在靠近内耳道外侧端的部分是最恒定的，该位置关系对于涉及内耳道和桥小脑角区（CPA）的手术是非常重要的。在颅中窝

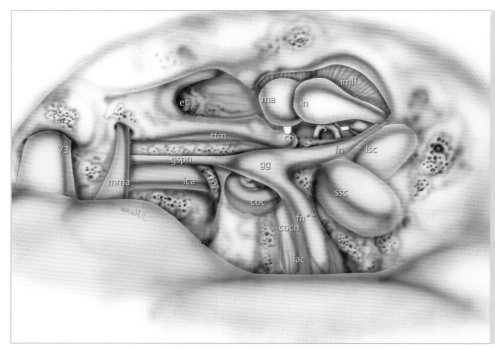

图8.1 右侧：颅中窝入路颞骨解剖示意图。显示了面神经与周围结构之间的解剖关系。coc：耳蜗；cocn：蜗神经；cp：匙突；et：咽鼓管；fn：面神经鼓室段；fn**：面神经内耳道段；gg：膝状神经节；gspn：岩浅大神经；iac：内耳道；ica：颈内动脉；imlf：砧锤外侧皱襞；in：砧骨；lsc：外半规管；ma：锤骨；mma：脑膜中动脉；s：镫骨；ssc：前半规管；ttm：鼓膜张肌半管；V3：三叉神经下颌支

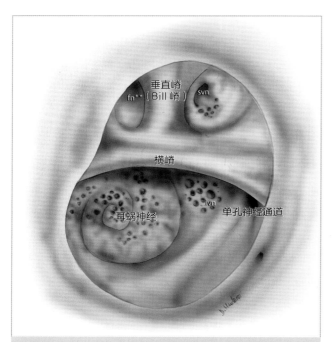

图8.2 右侧：从颅后窝向内耳道底观察，显示内耳道骨壁解剖。注意，横嵴（镰状嵴）将内耳道分为上、下两部分。Bill嵴位于内耳道上部，并将其分为前、后两部分。fn**：面神经内耳道段；ivn：前庭下神经；svn：前庭上神经

很好地暴露内耳道及岩尖，但是该入路中缺乏恒定的解剖标志。特别是很难找到一种安全地暴露内耳道的解剖方法，而且施行该入路也需要进行严格的手术培训。脑膜中动脉和三叉神经下颌支（V3）可作为解剖暴露的前界，同时这样也可以暴露出颞骨的上表面。

由House教授描述的一种定位内耳道的方法由于简单实用而被大家广泛应用。岩浅大神经（GSPN）位于颞骨上表面，可作为定位内耳道的解剖标志。

小心去除岩浅大神经表面的骨质，沿岩浅大神经向后可找到膝状神经节和面神经第一膝。然后在膝状神经节后方继续磨除骨质，暴露面神经迷路段和内耳道外侧端。用这种方法，将内耳道由外向内逐步暴露。岩浅大神经和弓状隆起形成的夹角的角平分线也可以用来定位内耳道。用角平分线法时，最好从内耳道口上方开始磨除，在暴露出结构之后，尽量远离内耳道底，防止意外损伤耳蜗及前庭上部。在一些病例中，可以磨除鼓室盖暴露锤砧关节，以更好地确定内耳道的位置（见8.4.2听神经瘤切除术中对于内耳道的确定）。

颅中窝入路的自然扩展就是岩前入路（岩前切除术），该入路特别适用于在保留听力的基础上切除位于岩尖的病变。采用岩前入路需要扩大

入路中，通过在耳前、颧弓上进行颞部开颅术，可从上方到达内耳道。

虽然颅中窝入路是一个标准手术入路，能够

图 8.3 右侧：颅中窝入路中内耳道（IAC）及相关脑神经解剖。（a）可见内耳道底及该解剖区域内所对应的神经。（b）内耳道上面观（颅中窝入路）。内耳道硬脑膜已经打开，可见其内容结构。注意观察神经的位置。coc：耳蜗；cocn：蜗神经；fn**：面神经；gg：膝状神经节；gspn：岩浅大神经；ivn：前庭下神经；ssc：前半规管；svn：前庭上神经

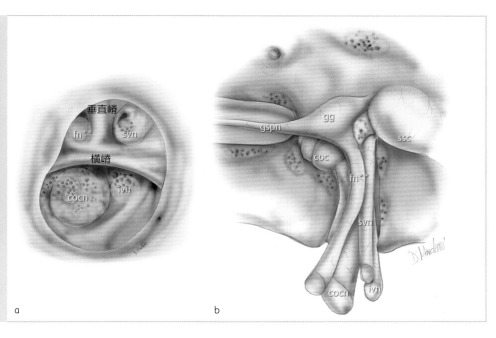

图 8.4 左侧迷路上岩骨胆脂瘤侵及内耳道，该患者曾接受过保留外耳道壁的完壁式手术。（a）计算机断层（CT）扫描图像，轴位视图。（b）CT 图像，冠状视图。（c）磁共振成像（MRI），轴位视图，显示胆脂瘤侵及内耳道。（d）弥散加权磁共振成像（DWI 或 DW-MRI），证实存在胆脂瘤

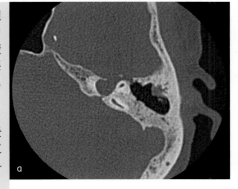
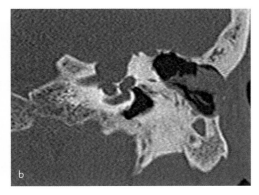
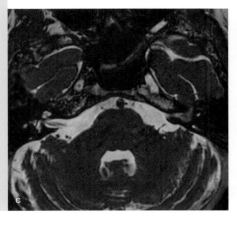
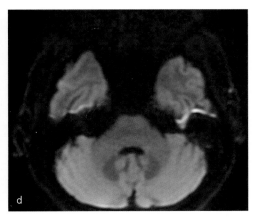

磨除岩段颈内动脉（ICA）水平部、内耳道以及三叉神经下颌支之间的骨质，以暴露岩尖和斜坡区域，如果有必要，可以一直暴露到岩斜区上部以及脑干腹外侧面。

8.3 颅中窝与岩前入路

8.3.1 适应证

目前，该手术的主要适应证为术前尚有实用听力的疾病，详见下文：

· 颅中窝入路手术适应证：

— 面神经减压（由特发性麻痹、带状疱疹或颞骨纵向骨折导致）。

— 侵及内耳道底的小型听神经瘤，向桥小脑角区扩展不超过 0.5cm，术前听力功能良好。

— 位于膝状神经节与内耳道之间的面神经瘤。

— 迷路上非侵袭性的岩骨胆脂瘤（▶图 8.4；见临床病例 2 ▶图 8.44 至▶图 8.63）。

— 中耳畸形患者的人工耳蜗植入。

— 前半规管裂修补（Minor 综合征）（见临床病例 3 ▶图 8.70 和▶图 8.71）。

· 岩前入路手术适应证：

— 伴或不伴硬膜外扩展的岩尖病变，包括：岩骨前部的囊肿（表皮样囊肿或胆脂瘤）、胆固醇肉芽肿、脊索瘤和软骨肉瘤（见临床病例 4 ▶图 8.90 至▶图 8.111，临床病例 5 ▶图 8.112 至▶图 8.132）。

— 上岩斜区和 Meckel 囊肿瘤（脑膜瘤和三叉神经鞘瘤）。

— 外侧和腹侧中脑、脑桥的轴内病变。

8.3.2 优　点

· 可保留听力功能。

· 可充分暴露面神经迷路段与鼓室段。

· 可充分暴露内耳道与岩尖上表面。

· 可暴露岩段颈内动脉水平部和三叉神经节及下颌神经（V3）。

· 术后头痛发生率低。

8.3.3 局限性

· 对颅后窝的暴露有所欠缺（在传统颅中窝入路中）。

· 解剖困难，缺乏统一的解剖标志。

· 不适用于大型肿瘤。

· 术后面瘫。

· 不适用于如慢性中耳炎等有中耳活动性感染的患者。

8.3.4 内镜辅助

最近有些在颅中窝和岩前切除手术入路中使用内镜辅助的报道。在显微外科手术的基础上使用内镜在岩段颈内动脉水平部以及岩尖的显微手术盲区等重要解剖结构周围来切除残余病变，并尽量减少对周围的神经血管结构的操作和影响。

适应证

· 内镜辅助手术可发现并切除内耳道底的残余肿瘤（特别是位于横嵴下方）。

· 在切除迷路上岩骨胆脂瘤、胆固醇肉芽肿以及软骨肉瘤时可发现并切除位于岩尖顶端的盲区内的残余肿瘤。

· 在岩前切除术中，内镜辅助手术可以发现并切除位于颈内动脉水平部下方和外侧的残余肿瘤。

· 在前半规管裂修补术中，可以最大限度地减少开颅创伤和颞骨磨除。

8.4 处理内耳道病变的颅中窝入路

8.4.1 手术步骤

患者取仰卧位，头转向病变对侧，连接面神经及蜗神经监测（▶图 8.5）。

切口始于耳屏前方，向上延伸，在向上的过程中先偏向后方，再转向前方，最终止于颞区，切口整体呈 C 形（见临床病例 1 ▶图 8.29 至▶图 8.43）。掀起皮瓣，注意要在颞肌筋膜平面上进行解剖分离（▶图 8.6a）。此时可暴露颞肌。平行于皮肤切口将颞肌切开，切口同呈 C 形，将肌瓣向前牵开，暴露颞骨鳞部（▶图 8.6b）。

在这一过程中也可暴露部分颧弓（▶图 8.7），这个骨性结构是判断颅中窝底所在位置非常重要的解剖标志。将外耳道（EAC）表面的软组织解剖剥离以确定外耳道的上界，分离时注意轻柔操作。根据以上两个解剖标志，开颅应该靠近颧弓水平，骨窗前 1/3 位于外耳道前方，后 2/3 位于外耳道后方（▶图 8.8）。

经典的 4cm × 4cm 开颅骨瓣已经完成。将骨瓣小心地与下方的硬脑膜分离，将取下的骨瓣保存在生理盐水中（▶图 8.9）。在进行下一步之前，术者与一助应位于床头位置（▶图 8.10a）。将硬脑膜小心地与颞骨上表面分离，分离时从后向前进行直到暴露出脑膜中动脉，向内分离至岩骨嵴水平。可以考虑在颅中窝硬脑膜上做一小切口对颞叶进行

图 8.5 颅中窝入路中患者头位摆放

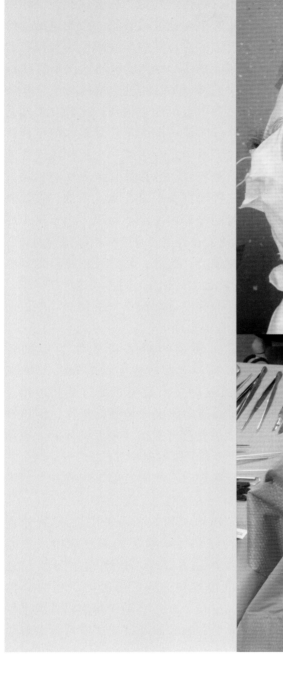
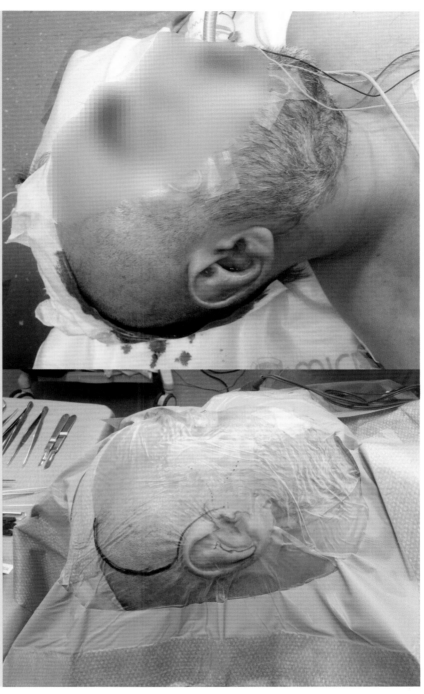

减压，使脑组织回缩，有助于进一步的牵拉（▶图 8.10b，c）。将颅中窝硬脑膜抬起之后，便可看到脑膜中动脉（▶图 8.11），该动脉是分离的前界。辨认岩浅大神经（▶图 8.12 和 ▶图 8.13）和弓状隆起。使用 Fisch 颅中窝牵开器牵开颞叶，并在颞叶和牵开器之间放置脑棉片，以保护硬脑膜（▶图 8.14a）。暴露颞骨上表面后，电凝并切断脑膜中动脉（▶图 8.14b）。下一步要确定内耳道位置。

8.4.2 听神经瘤切除术中对于内耳道的确认

下文介绍了一些暴露内耳道的不同方法，这些方法可以单独使用，也可以组合使用（▶图 8.15）。

· House 在对颅中窝入路最初的介绍中强调首先辨认岩浅大神经（面神经裂孔）作为唯一的

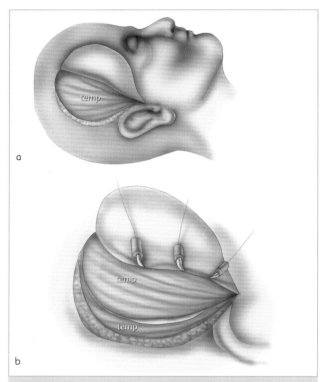

图 8.6 右侧。（a）牵开皮瓣暴露颞肌筋膜。切口下缘为颧弓水平。（b）平行于皮肤切口向后切开颞肌。temp：颞肌

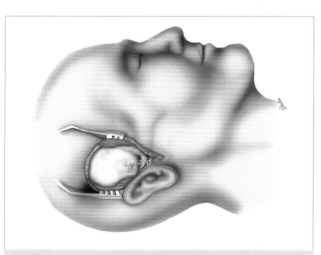

图 8.7 右侧：可见颞骨鳞部以及颧弓。zyg：颧弓

解剖标志，然后去追踪膝状神经节、面神经迷路段以及内耳道（▶图 8.15b）。在颞骨上表面找到岩浅大神经之后，去除覆盖在该神经表面的骨质。岩浅大神经应从外向内解剖，直至找到膝状神经节和面神经膝部。找到膝状神经节之后，继续向后磨除骨质，暴露迷路段面神经，直到进入内耳

道底。这样术者可以定位内耳道底的位置，然后由内向外逐步轮廓化内耳道。在解剖面神经迷路段时，必须非常小心地去除骨质，因为该结构恰好位于耳蜗上方，并且其与耳蜗膜性结构仅有菲薄的骨质相隔。House 经典技术的缺点是膝状神经节和迷路段面神经远端是通过磨除骨质来暴露的，在操作过程中有可能被损伤，此外在解剖暴露面神经迷路段时还可能会损伤耳蜗和前半规管壶腹端。在该手术中还有另外一个解剖风险要考虑。鼓室上动脉与岩动脉在颞骨上表面与岩浅大神经伴行。这种解剖关系是非常重要的，主要是因为岩动脉可能滋养面神经迷路段。出于这个原因，在解剖岩浅大神经的过程中应当保留岩动脉，避免破坏血液供应。此外，面神经迷路段是最脆弱的部分，可能会受到损伤，因为在这种技术中，主要通过靠近面神经进行操作来避免对耳蜗、前庭和前半规管造成损伤。

· Ugo fisch 将前半规管蓝线作为解剖标志，认为内耳道与蓝线所成夹角为 60°（▶图 8.15a）。虽然这种技术避免了通过膝状神经节和面神经迷路段逆向解剖面神经的操作，但该技术明显的缺点就是有开放前半规管的风险。在颞骨中先天性前半规管裂的概率大约为 1%，这个发现有助于在磨除骨质之前确定前半规管在弓状隆起内的位置。

· Garcia Ibanez 和 Sanna 采用由两条分别经过岩浅大神经和弓状隆起的假想线所成夹角的角平分线（▶图 8.16）。这条角平分线代表内耳道的解剖位置和方向。患者取头低脚高位（Trendelenburg 位）20° 有助于暴露内耳道水平的硬脑膜，减少对颞叶的牵拉。这样可以沿着角平分线从靠近内耳道外侧部分处开始磨除骨质（▶图 8.15d），或者也可以沿角平分线从内耳道内侧部分开始磨除，这些位置均为颞骨上表面最安全的区域，因为它们远离耳蜗、半规管以及面神经（▶图 8.15c）。在这个过程中使用大号金刚砂钻头磨除内耳道口骨质，直到显露出内耳道硬脑膜。然后将内耳道硬脑膜由内向外轮廓化直到暴露出迷路段面神经与内耳道底的 Bill 嵴（▶图 8.16）。内耳道外侧端仅需小心地暴露其上表面，以避免损伤耳蜗与前半规管。

图 8.8　右侧。（a）牵开肌瓣，可暴露颞骨鳞部，并且可以看到部分颧弓。（b）开颅形成一个 4cm×4cm 的骨窗，骨窗前 1/3 位于外耳道前方，后 2/3 位于外耳道后方。eac：外耳道；temp：颞肌；zyg：颧弓

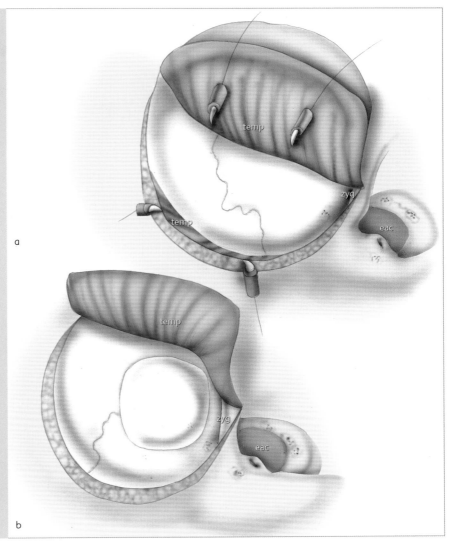

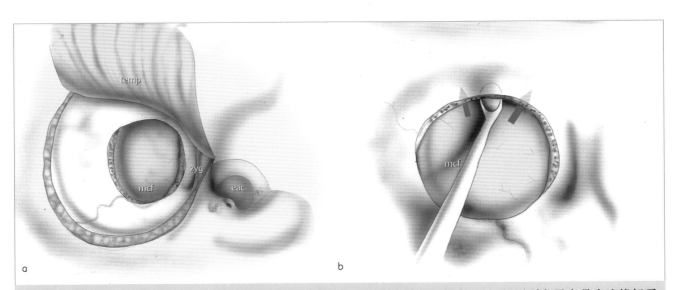

图 8.9　右侧。（a）开颅已经完成，暴露出颅中窝硬脑膜。已将骨瓣进行保存。（b）用剥离子在骨窗边缘轻柔地分离硬脑膜。eac：外耳道；mcf：颅中窝；temp：颞肌；zyg：颧弓

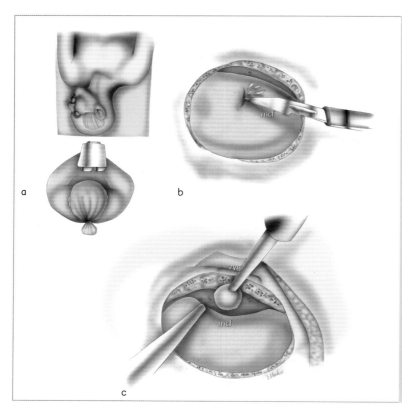

图 8.10 右侧。（a）患者取仰卧位，头转向对侧。术者位于患者头部后方，以确保对中颅底具有良好的视野。（b）在颅中窝硬脑膜上做一小切口。脑脊液（CSF）从切口流出，可对颞叶进行减压，有助于进一步牵拉。（c）使用金刚砂钻头将骨窗下缘磨低至颅中窝底水平。在操作过程中使用吸引器牵开并保护硬脑膜。mcf：颅中窝硬脑膜；zyg：颧弓

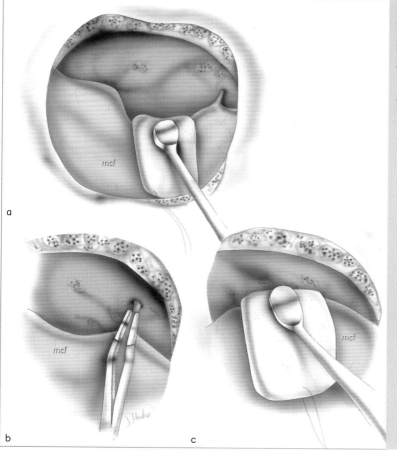

图 8.11 右侧。（a）将颞叶硬脑膜从颅中窝底轻柔地分离并牵开。使用脑棉片辅助从颞骨上表面安全分离硬脑膜。（b）将硬脑膜与颞骨上表面之间的小动脉电凝并切断。（c）将一个大的脑棉片放在硬脑膜表面帮助牵开颞叶，逐步暴露颅中窝底。mcf：颅中窝硬脑膜

图 8.12 右侧：颅中窝底解剖的上面观。内耳道的解剖结构在颞骨表面以透明方式示出。coc：耳蜗；cocn：蜗神经；fn**：面神经内耳道段；gg：膝状神经节；gspn：岩浅大神经；ivn：前庭下神经；mcf：颅中窝硬脑膜；mma：脑膜中动脉；sps：岩上窦；ssc：前半规管；svn：前庭上神经

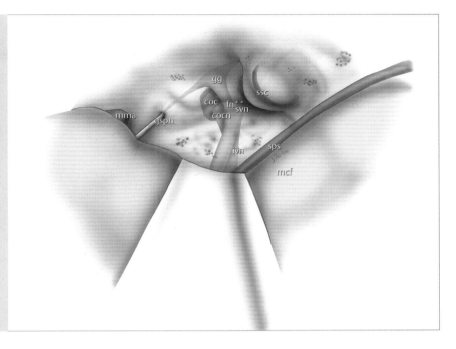

图 8.13 右侧。（a）牵开颞叶可见弓状隆起，此处为前半规管的隆起部分。辨认岩浅大神经（gspn），并在术野前部辨认脑膜中动脉以及三叉神经下颌支（V3）。（b）所有用来确认内耳道位置的解剖结构都已暴露。gspn：岩浅大神经；mcf：颅中窝；mma：脑膜中动脉

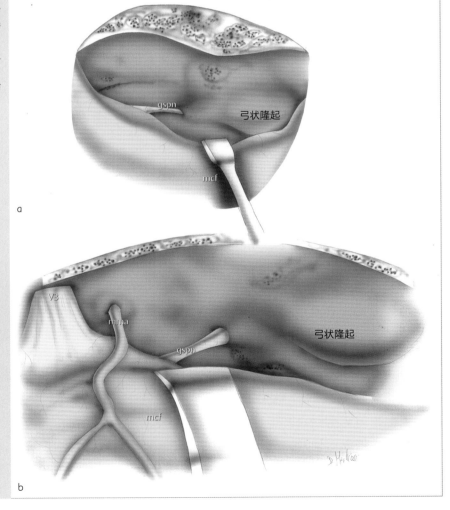

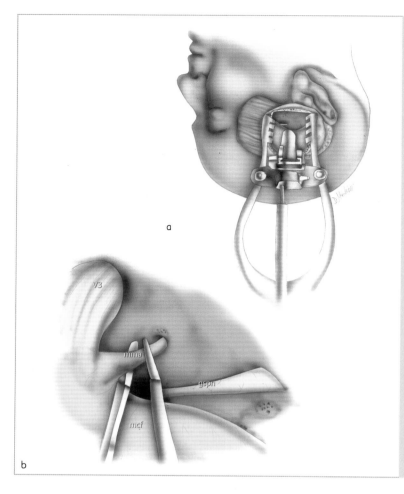

图 8.14　右侧。（a）使用 Fisch 颅中窝牵开器牵开颞叶。（b）脑膜中动脉被电凝后切断。gspn：岩浅大神经；mcf：颅中窝；mma：脑膜中动脉；V3：三叉神经下颌支

・在困难病例中，术中打开鼓室盖是非常有帮助的，特别是当解剖结构不清晰以及处理面神经病变时（▶图 8.17 至▶图 8.20；见临床病例 1）（在这些情况下鼓室盖通常需要去除）。然而，并没有推荐说明在打开鼓室盖之后哪些解剖标志是有用的。使用匙突作为解剖标志使得经验较少的术者可以预判下方的解剖结构。该方法对于迷路上胆脂瘤面神经减压病例或者处理岩尖病变需要对面神经进行控制时是非常必要的，但是也要考虑到可能导致脑脊液漏、脑疝以及脑膜炎的风险（见临床病例 2）。

8.4.3 打开硬脑膜，切除肿瘤

轮廓化内耳道之后，用显微手术刀或者钩针从内耳道后缘纵向切开内耳道硬脑膜。牵开内耳道硬脑膜暴露其内容结构。在内耳道底水平辨认面神经和前庭上神经以及位于二者中间的垂直嵴（Bill 嵴）。切除听神经瘤时，可以用 2mm 的钩针将肿瘤轻轻地从内向外或者从前向后滚动，使之与面神经、脆弱的蜗神经纤维以及迷路动脉分离。肿瘤通常起源于前庭下神经并将面神经向上方推挤，使面神经面临更大的风险。首先使用小号钩针移位前庭上神经，然后仔细处理肿瘤，以避免损伤位于术者与肿瘤之间的面神经（▶图 8.21）。对于内耳道外的肿瘤，应寻找肿瘤假包膜与桥小脑角（CPA）区结构之间的解剖界面。应将肿瘤与小脑前下动脉及其分支分离，以免意外损伤。

当肿瘤与面神经分离之后，将前庭神经从第Ⅷ对脑神经主干中分离出来，并将其从发出点稍远的位置切断，随肿瘤一起切除（▶图 8.21a）。在手术中应该通过蜗神经动作电位或者听觉脑干诱发电位对听力功能进行监测。为了保留蜗神经的功能，需要保护迷路动脉。迷

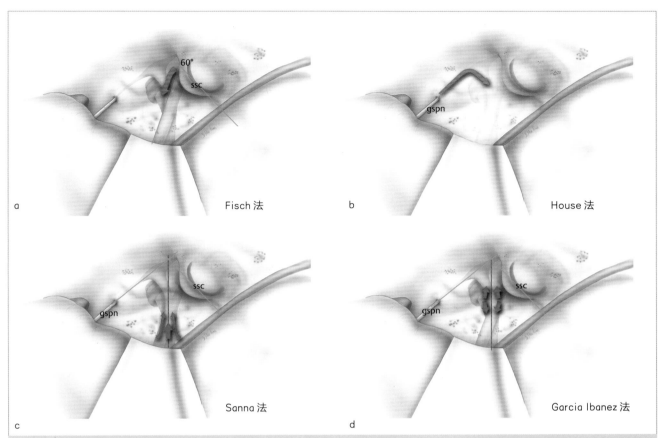

图 8.15 （a~d）右侧：文献中介绍的暴露内耳道的不同方法（见正文）。gspn：岩浅大神经；ssc：前半规管。（a）Fisch 法。（b）House 法。（c）Sanna 法。（d）Garcia Ibanez 法

图 8.16 右侧。（a）使用金刚砂钻头磨除位于经过岩浅大神经与弓状隆起的假想线所成角的角平分线上的骨质。（b）从内耳道口向外磨除骨质，逐渐暴露内耳道（IAC）硬膜。fn：面神经鼓室段；fn**：面神经迷路段；gg：膝状神经节；gspn：岩浅大神经；IAC：内耳道；mcf：颅中窝；ssc：前半规管；V3：三叉神经下颌支

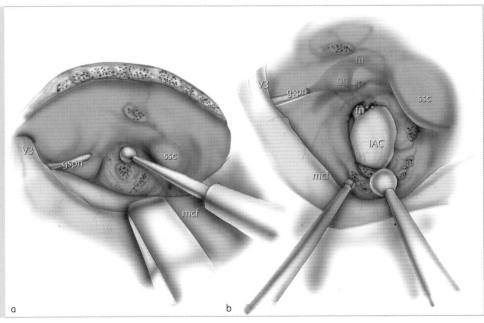

路动脉走行于蜗神经与面神经之间。因此在分离肿瘤时必须由内向外锐性解剖，以避免损伤迷路动脉。

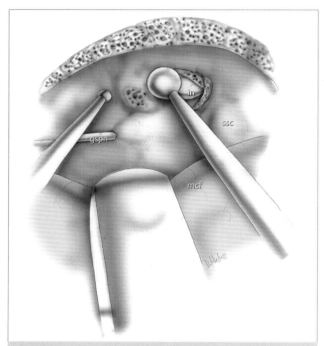

图 8.17 右侧：在难以确认解剖结构的病例中，打开鼓室盖是非常有帮助的，可以确定面神经准确的走行方向。用金刚砂磨钻磨除部分鼓室盖，直到从上方暴露出听骨链。gspn：岩浅大神经；in：砧骨；mcf：颅中窝硬脑膜；ssc：前半规管

8.4.4 内镜辅助手术

在颅中窝入路中使用内镜辅助有助于克服全切肿瘤的技术挑战，特别是切除位于内耳道外侧部分的肿瘤。就像之前所描述的，对于内耳道外侧部至内耳道底的暴露被附近的耳蜗以及前半规管所限制，但是向内耳道口方向进行 270° 的解剖暴露是可行的。因此，残余肿瘤可隐藏在前庭区域（即内耳道底前庭上神经和前庭下神经进入前庭的位置），该区域为显微镜视野盲区。在显微镜视野下从内耳道底切除肿瘤可能需要盲行解剖操作，尤其是当肿瘤沿前庭神经侵及内耳道底最外侧横嵴下方时（▶图 8.22）。众所周知，肿瘤向内耳道外侧侵袭以及累及内耳道底时，很有可能无法保留听力，并且有很大的可能会有肿瘤残余。在这种情况下，内镜辅助手术可以帮助术者找到并切除残余肿瘤，以避免盲目的显微外科操作。特别是在颅中窝入路手术中，建议使用角度（45° 和 75°）内镜以便抵近内耳道底对横嵴下方进行高清的侧方观察，这在传统的显微镜视角下是很难实现的。标准的内镜辅助设备包括：光源、一个连接到 3-CCD 相机的硬质内镜、高清（HD）摄像机以及高清视频显示器。高清摄像机和显示器应放在术者对面，并接近视线水平以减少颈部

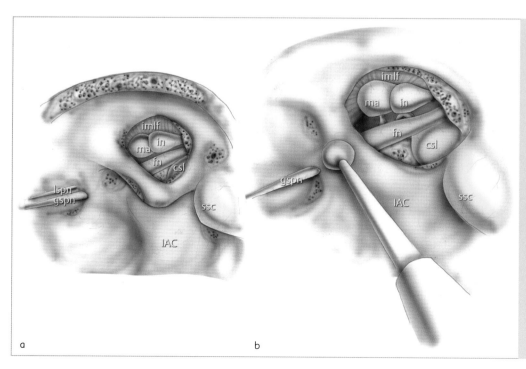

图 8.18 右侧。（a）去除鼓室盖之后，可以很清楚地看到迷路段面神经。在岩浅大神经（GSPN）与弓状隆起之间磨除骨质寻找内耳道。（b）在进行面神经减压时，需去除岩浅大神经周围骨质，暴露膝状神经节。fn：面神经鼓室段；gspn：岩浅大神经；IAC：内耳道；imlf：砧锤外侧皱襞；in：砧骨；lsc：外半规管；lspn：岩浅小神经；ma：锤骨；ssc：前半规管

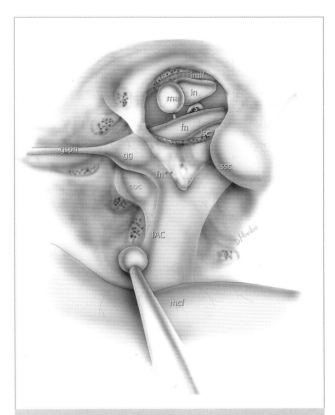

图 8.19 右侧：已暴露膝状神经节，在面神经进入内耳道（IAC）底的位置可见面神经迷路段。然后从内耳道口向外逐步轮廓化内耳道。coc：耳蜗；fn：面神经鼓室段；fn**：面神经迷路段；gg：膝状神经节；gspn：岩浅大神经；IAC：内耳道；imlf：砧锤外侧皱襞；in：砧骨；lsc：外半规管；ma：锤骨；s：镫骨；ssc：前半规管

负重。光源强度设置应不超过 50%，以减少对周围组织的热暴露。

完成显微镜下切除肿瘤之后，从术腔中置入直径为 3mm 或 4mm、长 15cm 的硬质 45° 角度内镜（►图 8.23 和 ►图 8.24）。在使用内镜检查时，将用水浸湿的脑棉片铺在颅中窝硬脑膜及颞叶表面。为了保护这些解剖区域，术中还需要不断地冲洗来清洁术野，并降低内镜尖端的温度。用非惯用手握持内镜，惯用手来小心地操纵解剖器械。在内镜下放大观察内耳道底，可以看到横嵴。在这一步应特别注意辨认位于内耳道前部的面神经与蜗神经。

在这一步操作时，应注意避免使用吸引器，因为有很高的损伤内耳道内神经血管结构的风险。如果血液覆盖了残余肿瘤和内耳道外侧部分，应在进行手术操作之前，在内镜下轻轻地将内耳道冲洗干净。

如果在横嵴下发现有残余病变，可以用带角度的剥离子轻轻地将位于内耳道底最外侧的肿瘤剥离出来（►图 8.25 和 ►图 8.26）。该操作应沿从前向后的方向进行，而不能朝着听神经和面神经的方向进行。在一些病例中，可以在内镜下使用超声骨刀将横嵴最靠后的部分去除，以便更好地到达内耳道外侧部分。这样可以更加容易地找

图 8.20 右侧：当术中开放鼓室后，在手术结束阶段必须对鼓室盖缺损部分进行重建，以免颞叶疝入鼓室。（a）修补时可以取用一部分开颅时游离的骨瓣。（b）将取用的骨瓣塑形至合适的大小和厚度，然后放置在鼓室盖缺损处。最后用纤维蛋白胶固定，重建鼓室顶部。将一块颞肌放入内耳道（iac）内以重建硬膜缺损。gspn：岩浅大神经；mcf：颅中窝硬脑膜；ssc：前半规管；V3：三叉神经下颌支；Bony graft：移植骨瓣；Muscle：肌肉

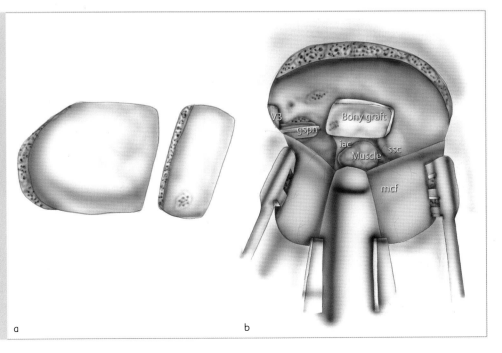

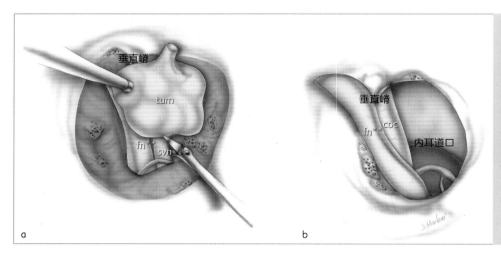

图 8.21 右侧。（a）打开内耳道（ICA）硬脑膜，暴露并切除肿瘤。使用显微剪剪断前庭神经并切除肿瘤，保留面神经和蜗神经。（b）切除肿瘤后内耳道的显微镜观。coc：蜗神经；fn**：面神经内耳道段；svn：前庭上神经；tum：肿瘤

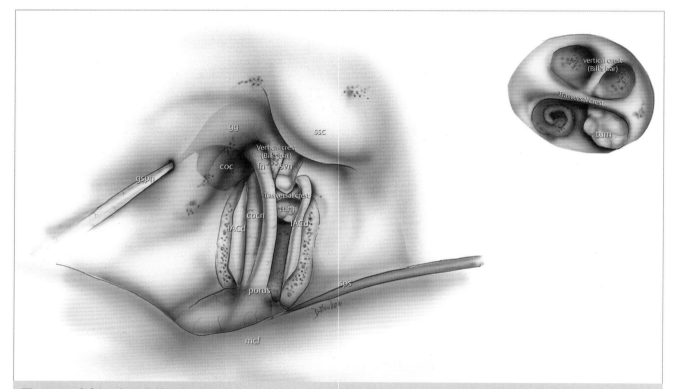

图 8.22 右侧：在显微镜下切除肿瘤之后，可见肿瘤沿前庭神经侵及内耳道底最外侧部横嵴下方的残余部分。coc：耳蜗；cocn：蜗神经；fn**：面神经内耳道段；gg：膝状神经节；gspn：岩浅大神经；IACd：内耳道硬脑膜；mcf：颅中窝；sps：岩上窦；ssc：前半规管；svn：前庭上神经；tum：肿瘤；vertical crest（Bill'sbar）：垂直嵴（Bill嵴）；transverse crest：横嵴

到并切除残余肿瘤。当切除肿瘤之后，将术腔冲洗干净，然后使用内镜对术野进行最后的检查。最后用糖皮质激素浸泡过的可吸收性明胶海绵覆盖面神经以及内耳道。

8.4.5 关 颅

在将肿瘤切除准备缝合切口之前，要进行彻底止血并将所有的已经暴露的气房全部用骨蜡封堵。有条件的话用 6-0 缝线将硬脑膜缝合 1~2 针。使用游离的腹部皮下脂肪或者颞肌填塞内耳道（▶图 8.27）。填塞的移植物小心地放置在骨缺

损处，避免影响面神经和蜗神经。当术中必须去除鼓室盖时，关颅时要用一个骨片来填补颅中窝的缺损以防止发生脑疝。然后在颞叶硬脑

膜与移植的骨片之间放置一块游离筋膜（►图 8.20）。用钛连接片将开颅时的骨瓣固定在骨窗上。然后将颞肌翻下并缝合复位，最后将皮肤分层缝合（►图 8.28）。缝合完毕用弹力绷带加压包扎。

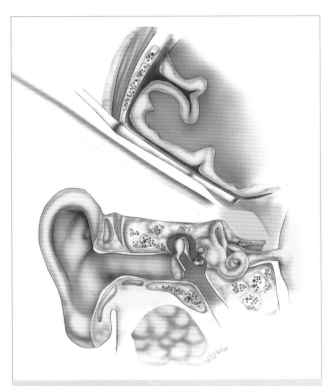

图 8.23 右侧：将直径 4mm、长 15cm 的 45° 硬质内镜置入术腔。对内耳道（IAC）外侧部分进行探查

8.4.6 术后护理

术后患者要在 ICU 中进行 24h 的监护，并且常规在术后 6h 进行计算机断层（CT）扫描。早期下床活动是非常必要的，患者的住院时间通常为 5~6d。

8.4.7 并发症

·感音神经性耳聋（意外打开耳蜗，损伤蜗神经，►图 8.64 和►图 8.65）。

·由于听骨链断裂或者颞叶硬脑膜疝入锤砧关节引起的传导性耳聋。

·硬膜外血肿。

·颅内出血。

·面瘫。

·脑脊液漏。

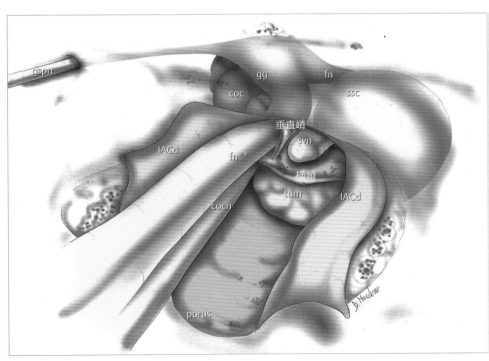

图 8.24 右侧：内镜视角下观察内耳道外侧部，沿着前庭下神经可观察到位于横嵴下方的残余肿瘤。coc：耳蜗；cocn：蜗神经；fn：鼓室段面神经；fn**：面神经内耳道段；gg：膝状神经节；gspn：岩浅大神经；IACd：内耳道硬脑膜；ssc：前半规管；svn：前庭上神经；tum：肿瘤

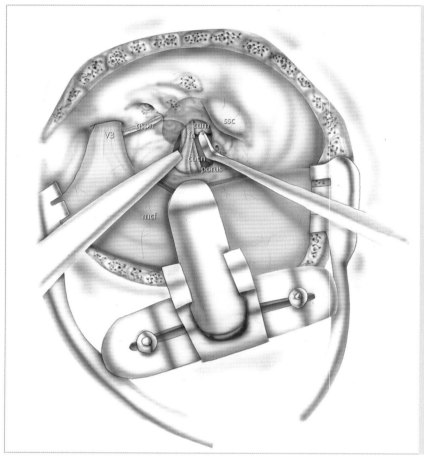

图 8.25 右侧：使用非惯用手握持内镜，小心地进入术腔。在这个过程中，术者应小心不要对颞叶造成意外损伤。用惯用手操纵带角度的剥离子在内耳道底分离肿瘤。cocn：蜗神经；fn**：内耳道段面神经；gspn：岩浅大神经；mcf：颅中窝硬脑膜；ssc：前半规管；tum：肿瘤；V3：三叉神经下颌支

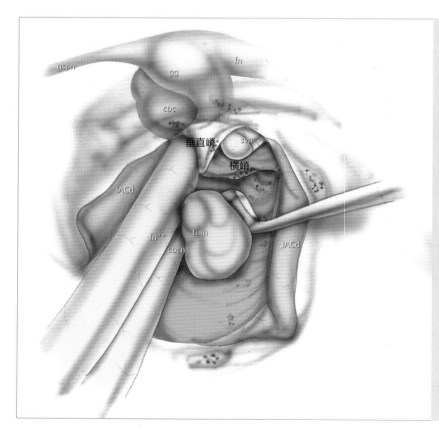

图 8.26 右侧：内镜放大观，使用带角度的剥离子将位于横嵴下方的肿瘤从内耳道底剥离出来。coc：耳蜗；cocn：蜗神经；fn：鼓室段面神经；fn**：内耳道段面神经；gg：膝状神经节；gspn：岩浅大神经；IACd：内耳道硬脑膜；svn：前庭上神经；tum：肿瘤

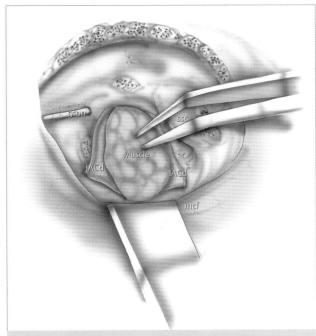

图 8.27 右侧：将一小块颞肌填入内耳道（IAC）内。gspn：岩浅大神经；IACd：内耳道硬脑膜；mcf：颅中窝硬脑膜；ssc：前半规管

8.4.8 内镜下颅中窝入路前半规管裂修补术

因为内镜辅助手术是哈佛团队为了最小化的手术入路而开发的，因此对于前半规管裂的修补应该着重考虑该手术方式。颅中窝开颅（MFC）是针对前半规管裂修补非常成熟的手术技术。颅中窝开颅入路处理前半规管裂的优势在于可以直接看到前半规管的裂口（SCD），而不需要磨除迷路骨质。对于鼓室盖较低的患者采用颅中窝开颅入路是非常理想的选择，因为不需要磨除水平半规管附近骨质就可以非常好地暴露弓状隆起。然而在手术显微镜视野下对术中解剖结构达到充分观察仍然是非常具有挑战性的。由于显微镜视野的局限性，通常需要扩大开颅范围和更大程度的牵拉颞叶。特别是当弓状隆起缺损处骨质非常菲薄（可见蓝线）或者缺损处位于弓状隆起内侧沿鼓室盖向下倾斜的部位时，如果对脑组织的牵拉不充分或者没有将骨质磨除至颅底水平，是很难发现的（▶图 8.66）。过分牵拉颞叶可能会导致硬膜撕裂、脑脊液漏或者脑组织挫裂伤。此外，由于需要充分地暴露缺损部位则需要在硬膜外进行额外的剥离，这也会增加面神经损伤的风险。

内镜辅助颅中窝入路对于前半规管裂修补的作用

通过双目手术显微镜可以看到高分辨率的放大的术野，但是对于颅底更深部隐窝的观察是有局限性的。内镜辅助前半规管裂修补的目的是增加对颅底的显露，同时在避免损伤脑组织与面神经的情况下充分观察弓状隆起以及从鼓室盖缺损处观察听小骨。传统的显微手术可用于大多数的前半规管裂修补中，但是内镜辅助手术针对缺损位于向下倾斜的鼓室盖部以及前半规管非壶腹端后内侧时是非常有用的（▶图 8.66）。在没有内镜的情况下，这些病例通常需要进行较大范围的开颅以及对颞叶过度的牵拉才可以暴露，并且对于裂隙的修补也是凭借预测定位使用骨蜡进行盲目封堵。裂孔不充分的暴露可能会导致修补不全以及对脑组织过分的牵拉，引起术后并发症发生风险增加。

术前准备

前半规管裂最常见的亚型就是弓状隆起处缺损（95%）。在这种类型中，缺损可以位于弓状隆起最高处的内侧，处于向下倾斜的鼓室盖部（29% 的弓状隆起缺损）。因此，颅中窝内镜辅助入路被认为是最合适的。其余的前半规管裂亚型为前半规管内侧靠近岩上窦的位置（5%）。前半规管裂的影像学分型根据颅中窝底以及周围颅底结构而划分，这对于内镜辅助手术在术前选择更加合适的入路来说是非常重要的（▶图 8.67）。

手术步骤

马萨诸塞州眼耳研究所将内镜辅助前半规管裂修补术的步骤总结如下：

患者取仰卧位。在气管插管后，设计一个 3~4cm 的耳前弧形皮肤切口，并剃除切口处的头发。颅中窝入路传统的皮肤切口为一直的或者弧形耳前切口（▶图 8.68 和▶图 8.69）。我们推荐采用 3~4cm 的耳前皮肤切口，因为这样在内镜辅助前半规管裂修补术中可以最少地剃除头发和进行最小化的微创开颅（3cm × 2cm）。该手术入路可以减小开颅的范围。即便手术采用极小的切口、

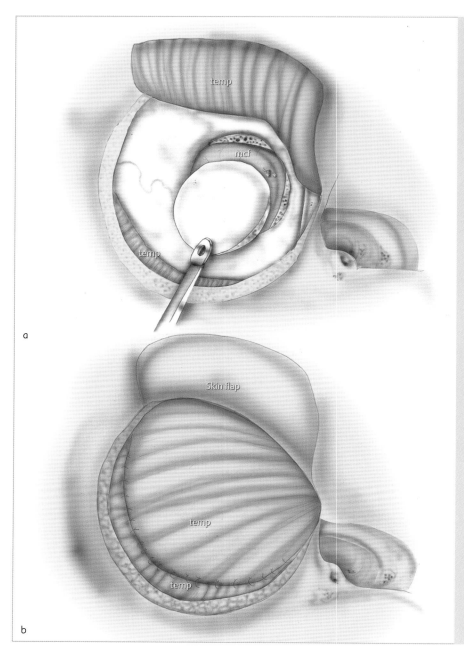

图 8.28 右侧。（a）将骨瓣放回原位以闭合颅骨，并使用骨粉以及纤维蛋白胶加固。然后将颞肌瓣复位并缝合。（b）然后仔细地缝合皮下组织和皮肤。mcf：颅中窝硬脑膜；temp：颞肌；**：硬脑膜缝合后的缺口；skin flap：皮瓣

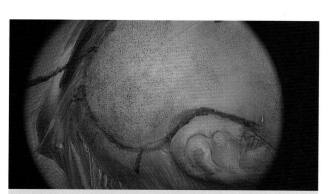

图 8.29 临床病例 1，右侧：做一个 C 形切口，沿耳前沟向下延伸

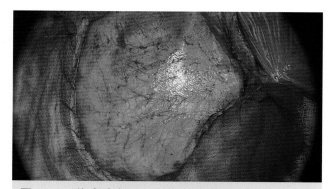

图 8.30 临床病例 1，右侧：在颞肌筋膜水平分离并掀起皮瓣，沿皮瓣切口切开颞肌

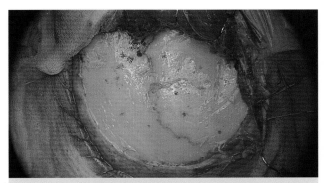

图 8.31 临床病例 1，右侧：掀起颞肌瓣，暴露颞骨鳞部

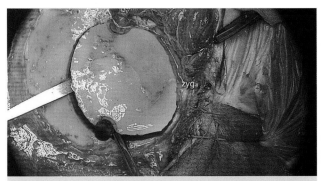

图 8.32 临床病例 1，右侧：在紧靠颧弓位置进行开颅。zyg：颧弓

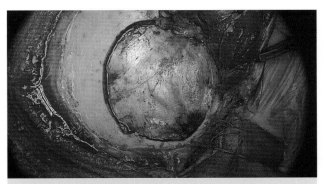

图 8.33 临床病例 1，右侧：暴露颅中窝硬脑膜

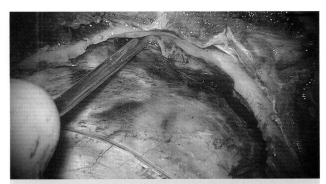

图 8.34 临床病例 1，右侧：使用金刚砂磨钻磨除骨窗下缘的骨质，以暴露颅中窝底

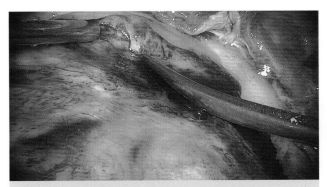

图 8.35 临床病例 1，右侧：使用剥离子轻轻地将颞叶与颅中窝底的骨质分离

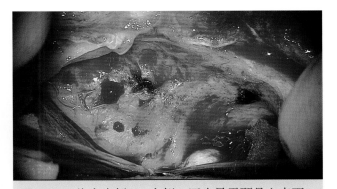

图 8.36 临床病例 1，右侧：逐步暴露颞骨上表面

最小限度地牵拉脑组织和磨除内耳附近骨质，但是使用角度内镜仍然可以非常清晰地观察到弓状隆起的后方。

术中采用持续面神经监测。制备颞肌筋膜瓣，并将下方的骨膜从外耳道水平分离并牵开。围绕外耳道标记 3cm×2cm 的微创开颅骨窗，形成骨瓣并将其轻轻取出（▶图 8.70 和▶图 8.71）。在

显微镜下，仔细解剖颅中窝硬脑膜，并将其与乳突盖和鼓室盖分离开，直至暴露出弓状隆起。如果这种情况下弓状隆起区域没能很好地暴露，则将内镜置入术腔，以提供颅中窝底的手术视野（▶图 8.72）。内镜辅助前半规管裂修补的标准手术设备在前文已有描述。使用直径 3mm、长 15cm 的 0°、30° 以及 45° 内镜可以放大显露弓状隆

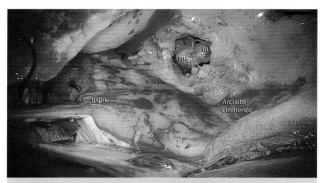

图 8.37 临床病例 1，右侧视图：已经暴露岩浅大神经和弓状隆起。磨除部分鼓室盖暴露锤砧关节。gspn：岩浅大神经；in：砧骨；ma：锤骨；arcuate eminence：弓状隆起

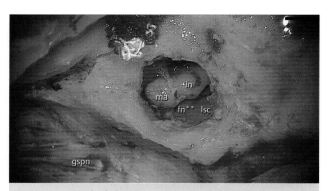

图 8.38 临床病例 1，右侧：去除部分鼓室盖后，在显微镜视角下从上方观察鼓室，可见面神经鼓室段和外半规管隆突。fn**：面神经鼓室段；gspn：岩浅大神经；in：砧骨；lsc：外半规管；ma：锤骨

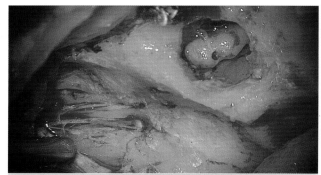

图 8.39 临床病例 1，右侧：在颅中窝底暴露岩浅大神经与岩浅小神经

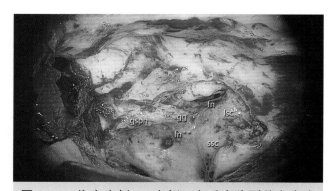

图 8.41 临床病例 1，右侧：向后磨除覆盖在岩浅大神经表面的骨质，以确定膝状神经节和面神经迷路段，直至其进入内耳道。fn**：面神经迷路段；gg：膝状神经节；gspn：岩浅大神经；lsc：外半规管；ssc：前半规管

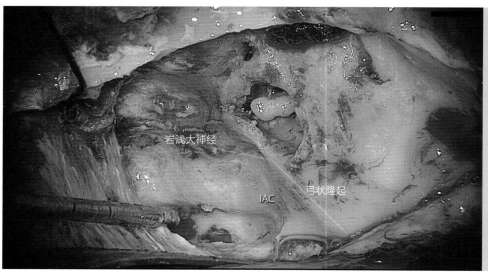

图 8.40 临床病例 1，右侧：已经暴露颅中窝底。由两条分别经过岩浅大神经与弓状隆起的假想线形成的夹角的角平分线来定位寻找内耳道（IAC，橙色阴影）的准确位置。gspn：岩浅大神经

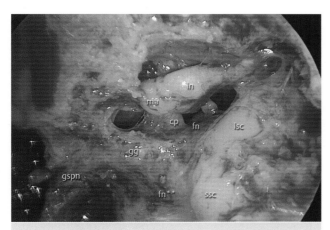

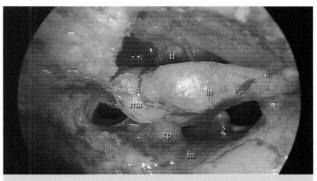

图 8.43 临床病例 1，右侧：内镜（0° 镜）视角从上方观察鼓室解剖的放大观。cp：匙突；fn：面神经鼓室段；in：砧骨；ma：锤骨；s：镫骨；tf：鼓膜张肌皱襞

图 8.42 临床病例 1，右侧：在颅中窝入路中，通过内镜观察面神经及听骨链解剖。从上方可以观察到面神经鼓室段、膝状神经节、面神经迷路段、岩浅大神经以及迷路气房。cp：匙突；fn：面神经鼓室段；fn**：面神经迷路段；gg：膝状神经节；gspn：岩浅大神经；in：砧骨；lsc：外半规管；ma：锤骨；s：镫骨；ssc：前半规管

图 8.44 临床病例 2，左侧。（a）计算机断层（CT）扫描，轴位视图：发现一个迷路上胆脂瘤，累及面神经迷路段以及内耳道（IAC）。（b）磁共振成像（MRI），冠状视图，显示胆脂瘤位于耳蜗上方。（c）MRI，轴位视图，显示肿瘤累及左侧岩尖和内耳道，既往曾接受双侧去除外耳道后壁的开放式手术

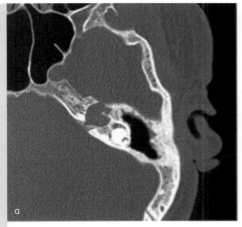

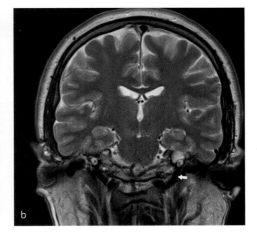

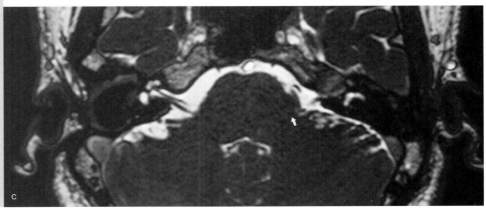

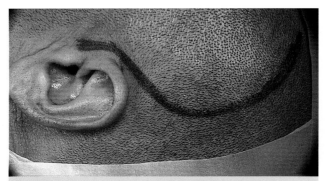

图 8.45 临床病例 2，左侧：做一个 C 形皮肤切口，沿耳前沟向下延伸

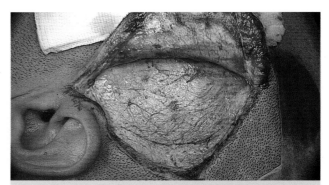

图 8.46 临床病例 2，左侧：在颞肌筋膜上方掀起皮瓣

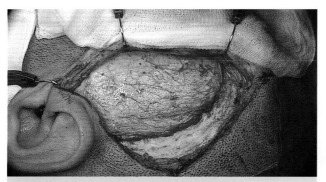

图 8.47 临床病例 2，左侧：切开颞肌

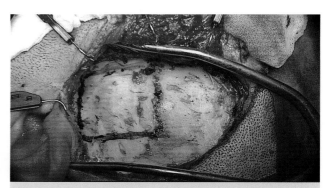

图 8.48 临床病例 2，左侧：在颞骨上标记开颅范围

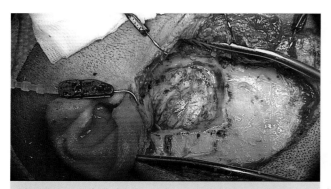

图 8.49 临床病例 2，左侧：打开骨瓣，暴露颅中窝硬脑膜

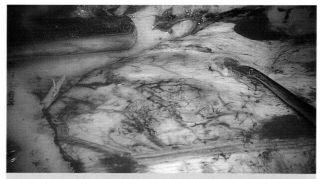

图 8.50 临床病例 2，左侧：在颅中窝硬脑膜上做一小切口，使脑脊液（SCF）流出以减压颞叶

起以及前半规管缺损。内镜用非惯用手握持，使用自动牵开器将颞叶牵开（►图 8.73）。在内镜视野下，将裂隙内侧的硬脑膜分离开来。修复前半规管裂缺损可以通过先封堵再涂平的方法进行。如果可见蓝线或者缺损已接近裂开状态，则可以在内镜视角下使用直径 1.5mm 的金刚砂磨钻在低速状态下（5000 转 / 分）将缺损处骨质磨薄至颅骨内板，然后使用骨蜡进行封堵（►图 8.74）。如果弓状隆起周围的鼓室盖部有缺损，则可使用游离的骨片、颞肌筋膜以及硬脑膜将颅底修复。将手术切口分层缝合，敷料包扎 5d（►图 8.75）。所有的患者均应在术后 24h 进行 ICU 重症监护。

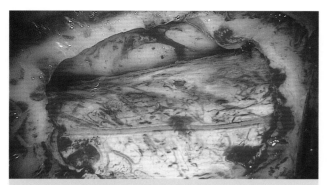

图 8.51 临床病例 2，左侧：轻轻抬起颞叶，暴露颅中窝底

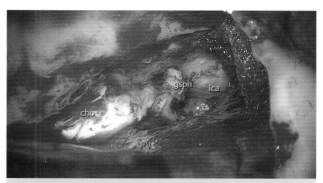

图 8.52 临床病例 2，左侧：已经暴露岩浅大神经（gspn）和岩段颈内动脉（ica）水平部，可见胆脂瘤位于内耳道外侧部分的上方。cho：胆脂瘤；gspn：岩浅大神经；ica：颈内动脉

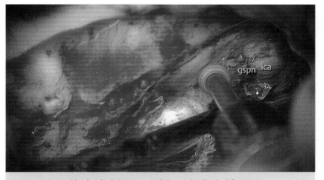

图 8.53 临床病例 2，左侧：岩浅大神经（GSPN）被用作寻找膝状神经节的解剖标志，使用金刚砂钻头向后磨除岩浅大神经表面的骨质即可找到膝状神经节。分离胆脂瘤。gspn：岩浅大神经；ica：颈内动脉

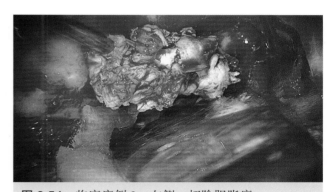

图 8.54 临床病例 2，左侧：切除胆脂瘤

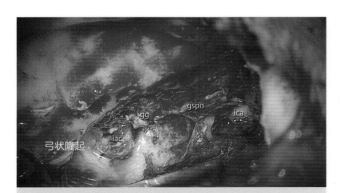

图 8.55 临床病例 2，左侧：切除胆脂瘤之后，使用金刚砂磨钻磨除位于面神经、膝状神经节、弓状隆起以及耳蜗之间的骨质，轮廓化内耳道。gg：膝状神经节；gspn：岩浅大神经；iac：内耳道；ica：颈内动脉

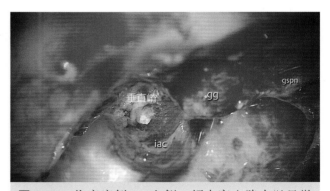

图 8.56 临床病例 2，左侧：颅中窝入路中以显微镜视角观察内耳道。在垂直嵴附近发现残余的胆脂瘤。gg：膝状神经节；gspn：岩浅大神经；iac：内耳道

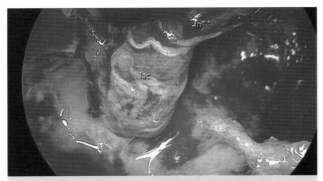

图 8.57 临床病例 2，左侧：使用 45° 角度内镜来观察并切除内耳道（IAC）外侧部的残余肿瘤。打开内耳道硬脑膜，辨认内耳道内的面神经。fn**：面神经迷路段；iac：内耳道

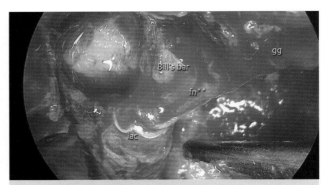

图 8.58 临床病例 2，左侧：切除胆脂瘤之后，垂直嵴（Bill 嵴）和面神经迷路段的内镜视角放大观。fn**：面神经迷路段；gg：膝状神经节；iac：内耳道

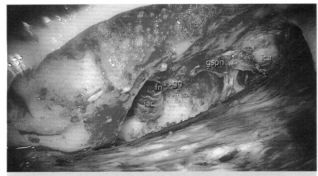

图 8.59 临床病例 2，左侧：颅中窝入路最终的显微镜视角图像。fn**：面神经迷路段；gg：膝状神经节；gspn：岩浅大神经；iac：内耳道；ica：颈内动脉

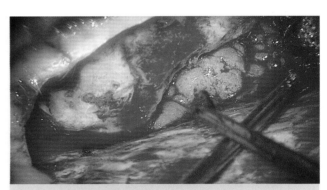

图 8.60 临床病例 2，左侧：使用脂肪填塞岩尖的缺损

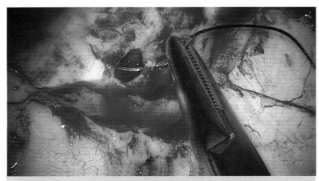

图 8.61 临床病例 2，左侧：缝合之前切开的颅中窝硬脑膜的小切口

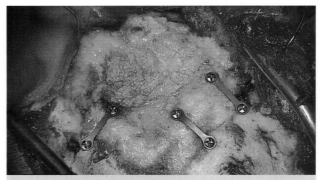

图 8.62 临床病例 2，左侧：将开颅游离的骨瓣复位，并用钛连接片和螺钉固定

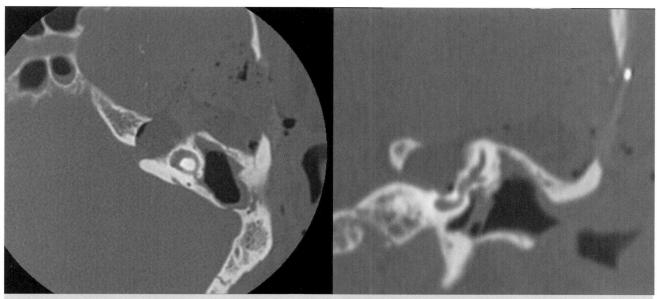

图 8.63 临床病例 2，左侧：术后计算机断层（CT）扫描，轴位和冠状位视图

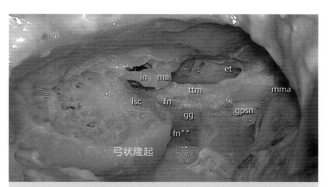

图 8.64 解剖图像，左侧：颅中窝底的解剖。打开鼓室盖，暴露听骨链和前鼓室。可见面神经从鼓室进入内耳道外侧部。et：咽鼓管；fn：面神经鼓室段；fn**：面神经迷路段；gg：膝状神经节；gspn：岩浅大神经；in：砧骨；lsc：外半规管；ma：锤骨；mma：脑膜中动脉；ttm：鼓膜张肌半管

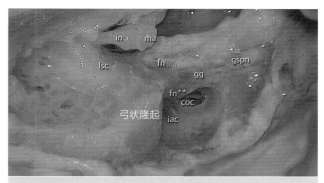

图 8.65 解剖图片，左侧：耳蜗已经被打开。读者可以观察到面神经迷路段与耳蜗紧密相邻的解剖关系，因为面神经恰好走行在耳蜗的上方，然后进入内耳道底。coc：耳蜗；fn：面神经鼓室段；fn**：面神经迷路段；gg：膝状神经节；gspn：岩浅大神经；iac：内耳道；in：砧骨；lsc：外半规管；ma：锤骨

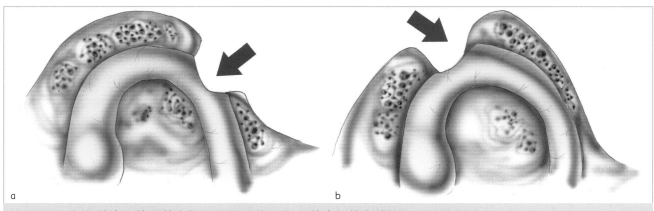

图 8.66 （a）前半规管在其内侧下坡处开裂。（b）前半规管在其外侧上坡处开裂

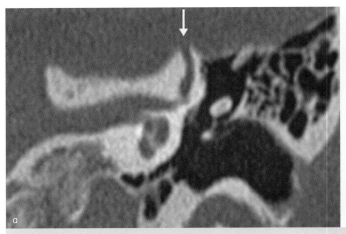
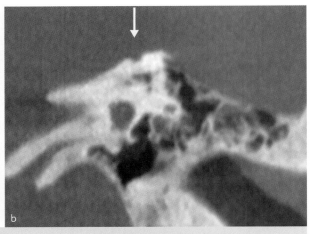

图 8.67 （a，b）临床病例 3。术前计算机断层（CT）扫描，冠状位图像显示左侧前半规管开裂（白色箭头）

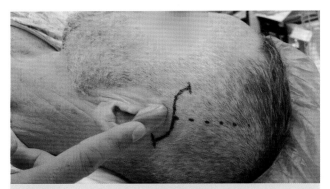

图 8.68 临床病例 3，左侧：内镜辅助前半规管裂修补术，做一个 3~4cm 耳前曲线皮肤切口

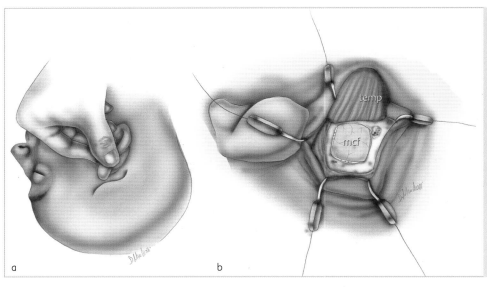

图 8.69 解剖示意图，右侧：内镜辅助前半规管裂修补术。（a）做一耳前曲线皮肤切口。（b）切开皮肤之后，掀起颞肌瓣，做一迷你骨窗（3cm×2cm），暴露颅中窝硬脑膜。mcf：颅中窝；temp：颞肌

图 8.70 临床病例 3，左侧：内镜辅助前半规管修补术。掀开皮瓣，暴露颞肌筋膜。然后牵开颞肌瓣，暴露下面的颞骨与颧弓

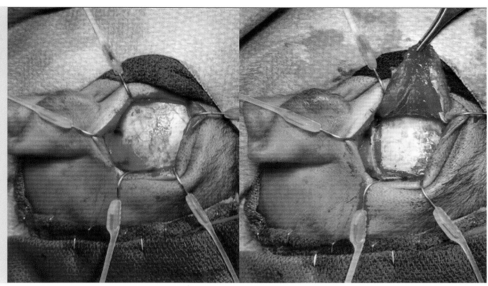

图 8.71 临床病例 3，左侧：内镜辅助前半规管裂修补术。围绕外耳道形成一个迷你骨窗（3cm×2cm）

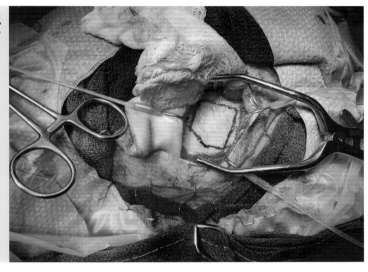

图 8.72 解剖示意图，右侧视图：内镜辅助前半规管修补术。轻轻掀起颞叶，暴露颅中窝底。将内镜置入术腔，观察前半规管（SSC）裂口位置。gspn：岩浅大神经；mcf：颅中窝；ssc：前半规管

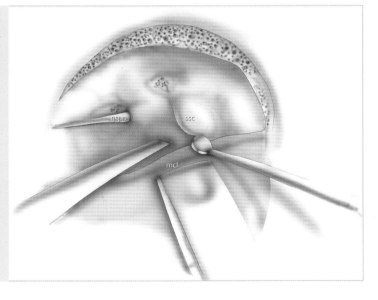

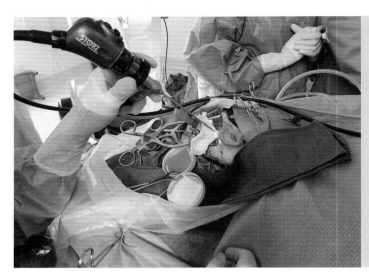

图 8.73 手术室设置以及术者站位

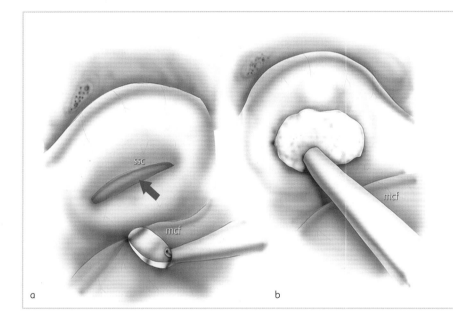

图 8.74 临床病例 3，右侧：内镜辅助前半规管裂修补术。（a）在内镜视角下，使用剥离子轻轻地将硬脑膜从前半规管内侧的缺损处剥离出来。（b）前半规管裂隙可以通过在缺损处填塞骨蜡来修补。mcf：颅中窝；ssc：前半规管

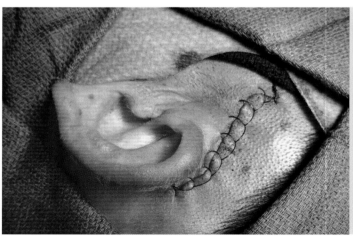

图 8.75 临床病例 3，左侧：术毕缝合完皮肤的最终效果

8.5 岩前切除术或扩大颅中窝入路

8.5.1 基本原理

颅中窝入路是为切除局限于内耳道内的小型听神经瘤而设计的。如果我们通过相同的手术路径将该手术入路扩展到内耳道前方就可以用来清除位于岩尖的病变。Kawase 团队通过在颅中窝路径中采用硬膜外磨除岩尖以及打开硬脑膜并从小脑幕分离岩上窦（SPS）的方法进一步扩大了其适应证范围，可以用来处理基底动脉下段动脉瘤以及岩斜区脑膜瘤。

岩前切除术是颅中窝入路向前方的自然扩展，旨在用于暴露向硬膜内脑干上 1/3 腹侧或腹外侧扩展的岩尖病变。

岩前切除术需要磨除颅中窝后内侧三角内的骨质，该三角也称为 Kawase 三角或者菱形区域。Kawase 三角定义了岩尖的一个精确区域，该解剖区域以弓状隆起为后界、岩浅大神经为外侧界、岩上窦为内侧界、Meckel 囊的后缘以及三叉神经下颌支为前界（►图 8.76 和►图 8.77）。

8.5.2 手术步骤

第一步与前述的颅中窝入路相同。

在这个过程中，暴露颧弓是至关重要的，可以确定颅中窝底的水平，同时还需要辨认外耳道上缘。确认以上两个解剖标志以后，可以进行开颅，开颅区域 1/3 位于外耳道前方、2/3 位于外耳道后方。

如果需要的话，在颧弓上缘水平也可以进一步磨除，以获得更好的颅中窝底的视野暴露。将颅中窝硬脑膜从前部开始小心分离并掀起。沿颅中窝前部的骨质寻找并辨认从棘孔入颅的脑膜中动脉，将其电凝。该动脉应在靠近颅中窝硬脑膜的位置电凝并切断，以避免动脉回缩入棘孔内出血，否则这将是一个非常棘手的问题。在颅中窝底辨识岩浅大神经（GSPN）和岩浅小神经（LSPN），小心解剖神经以避免造成损伤，并将其与颅中窝硬脑膜分离开。在手术过程中，术者应小心避免通过岩浅大神经而牵拉膝状神经节。岩浅大神经由膝状神经节发出，随后形成翼管神经，然后汇入翼腭神经节，与颈动脉交感神经丛的分支一起参与控制泪腺分泌功能。

将硬脑膜固有层从海绵窦外侧壁分离并掀起，可暴露三叉神经下颌支（V3）穿出卵圆孔的位置。进一步向内侧分离并掀起硬脑膜，直至暴露出岩骨嵴内侧。

然后小心地将颅中窝硬脑膜从岩骨嵴上分离并掀开。此时可以观察到位于岩骨嵴上部的岩上窦沟。使用 Fisch 颅中窝牵开器小心地将颅中窝硬脑膜牵开。

一旦将硬脑膜掀开至岩骨嵴，便可逐步确认 Kawase 三角（菱形区域）的边界：内侧界为岩骨嵴，外侧界为岩浅大神经以及岩段颈内动脉水平部，后界为弓状隆起，前界为三叉神经半月结以及下颌支的后缘。

如前所述，通过岩浅大神经与弓状隆起的角平分线来定位内耳道。耳蜗位于膝状神经节前内侧的下方。术中必须要确定岩段颈内动脉水平部的位置，因为这代表着我们在岩尖深部磨除骨质的外侧极限（►图 8.78）。在一些病例中，岩段颈内动脉水平部有时可通过颅中窝底骨质的裂隙直接观察到，该动脉平行于岩浅大神经走行，并位于其深部。

岩前切除术是通过小心磨除颅中窝菱形区域的骨质而保留神经血管以及耳部相关结构来完成的。在大量水冲洗的情况下使用金刚砂磨钻磨除岩尖骨质。骨质磨除应先从岩骨内侧缘水平开始，由内向外进行逐步磨除，以打开内耳道内侧 2/3 顶壁的骨质。在三叉神经下颌支（V3）后缘与内耳道之间逐步磨除骨质（►图 8.79）。对于位于岩尖没有硬膜内扩展的病变，不需要暴露整个内耳道硬脑膜以及耳蜗。辨识并确认可以定位内耳道的解剖标志有助于安全地到达病变。通过磨除 Kawase 三角的骨质可以很容易地到达位于内耳道前方的岩尖区域的病变，此处病变通常沿岩段颈内动脉水平部分布（►图 8.80）。一旦将岩尖骨质磨除暴露出病变的上部时，便可在显微镜视角下开始切除肿瘤。无论肿瘤的性质如何（胆脂瘤、胆固醇肉芽肿、脊索瘤、软骨肉瘤），都应将肿瘤与周围的神经血管结构仔细分离开来。在大多数情况下，分离都是逐步渐进的，通常使

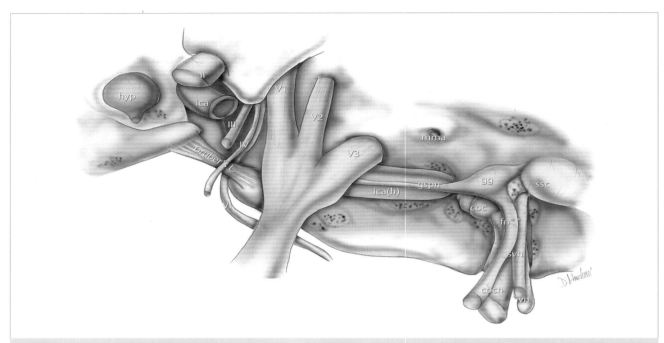

图 8.76 右侧：从上方观察岩尖的解剖示意图，与岩前切除入路相关。可以观察到 Meckel 囊、动眼神经、滑车神经、三叉神经眼支（V1）以及走行于海绵窦外侧壁的展神经，特别是展神经在 Dorello 管内的位置。coc：耳蜗；cocn：蜗神经；fn**：面神经内耳道段；gg：膝状神经节；Gruber's L：Gruber 韧带；gspn：岩浅大神经；hyp：脑下垂体；ica（h）：岩段颈内动脉水平部；ica：颈内动脉；II：第 II 对脑神经（视神经）；III：第 III 对脑神经（动眼神经）；IV：第 IV 对脑神经（滑车神经）；ivn：前庭下神经；mma：脑膜中动脉；ssc：前半规管；svn：前庭上神经；V1：三叉神经眼支；V2：三叉神经上颌支；V3：三叉神经下颌支；VI：第 VI 对脑神经（展神经）

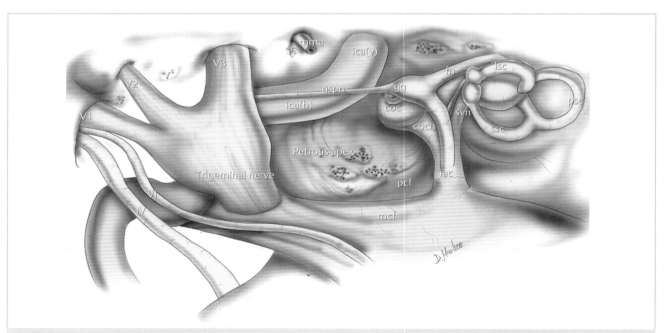

图 8.77 右侧：岩前切除术的解剖示意图，将内耳道（iac）、颈内动脉（ica）、三叉神经下颌支（V3）以及颅后窝硬脑膜之间的岩尖骨质磨除。coc：耳蜗；cocn：蜗神经；fn：面神经鼓室段；gg：膝状神经节；gspn：岩浅大神经；iac：内耳道；ica（h）：岩段颈内动脉水平部；ica（v）：岩段颈内动脉垂直部；IV：第 IV 对脑神经（滑车神经）；lsc：外半规管；mcf：颅中窝硬脑膜；mma：脑膜中动脉；pcf：颅后窝硬脑膜；psc：后半规管；ssc：前半规管；svn：前庭上神经；V1：三叉神经眼支；V2：三叉神经上颌支；V3：三叉神经下颌支；VI：第 VI 对脑神经（展神经）；Trigeminal nerve：三叉神经；Petrous apex：岩尖

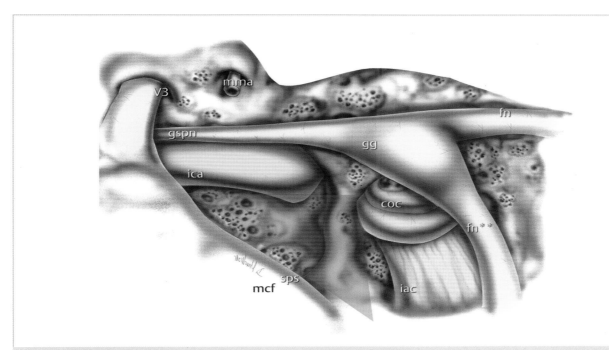

图 8.78　右侧：阴影部分显示了 Kawase 三角的范围：内侧界为岩骨嵴以及岩上窦（sps），外侧界为岩浅大神经（gspn）和岩段颈内动脉（ICA）水平部，前界为三叉神经下颌支以及三叉神经半月节后缘，后界为内耳道（iac）。coc：耳蜗；fn：面神经鼓室段；fn**：面神经内耳道段；gg：膝状神经节；gspn：岩浅大神经；iac：内耳道；ica：颈内动脉（岩段颈内动脉水平部）；mcf：颅中窝硬脑膜；mma：脑膜中动脉；sps：岩上窦；V3：三叉神经下颌支

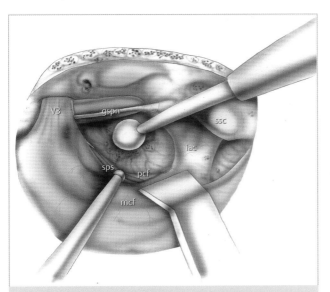

图 8.79　右侧：使用金刚砂磨钻磨除位于颈内动脉、内耳道、三叉神经下颌支（V3）、颅中窝硬脑膜以及颅后窝硬脑膜之间的骨质，以暴露岩尖病变。gspn：岩浅大神经；iac：内耳道；mcf：颅中窝硬脑膜；pcf：颅后窝硬脑膜；sps：岩上窦；ssc：前半规管；V3：三叉神经下颌支

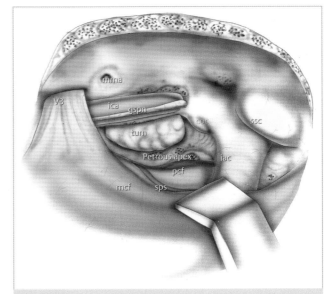

图 8.80　右侧：去除岩尖骨质，暴露并分离出病变的最上部分。coc：耳蜗；gspn：岩浅大神经；iac：内耳道；ica：颈内动脉；mcf：颅中窝硬脑膜；mma：脑膜中动脉；pcf：颅后窝硬脑膜；sps：岩上窦；ssc：前半规管；tum：肿瘤；V3：三叉神经下颌支

用惯用手操纵分离器械，用另一只手操纵吸引器（▶图8.81）。使用带角度的器械对于清除位于颈内动脉水平部以下的岩尖气房以及斜坡的病变是非常重要的（▶图8.82）。为了去除黏附

在神经血管结构上的残余肿瘤，应使用脑棉片轻轻地将其擦去。在显微镜下完成肿瘤切除之后，必须进行内镜辅助手术来检查并清除残余病变（▶图8.83）。

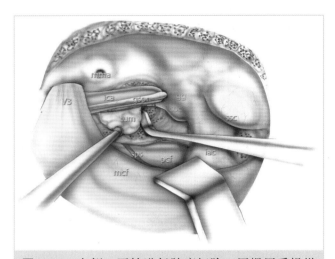

图8.81　右侧：开始进行肿瘤切除。用惯用手操纵带角度的手术器械切除肿瘤，用非惯用手操纵吸引器辅助分离肿瘤。coc：耳蜗；gg：膝状神经节；gspn：岩浅大神经；iac：内耳道；ica：颈内动脉；mcf：颅中窝硬脑膜；mma：脑膜中动脉；pcf：颅后窝硬脑膜；sps：岩上窦；ssc：前半规管；tum：肿瘤；V3：三叉神经下颌支

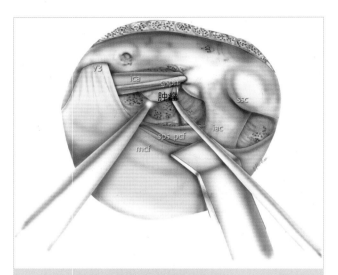

图8.83　右侧：将45°内镜置入术腔，显露位于岩段颈内动脉水平部下方的岩尖区域，在内镜视角下使用带角度的器械切除病变。gspn：岩浅大神经；iac：内耳道；ica：岩段颈内动脉水平部；mcf：颅中窝硬脑膜；pcf：颅后窝硬脑膜；sps：岩上窦；ssc：前半规管；V3：三叉神经下颌支

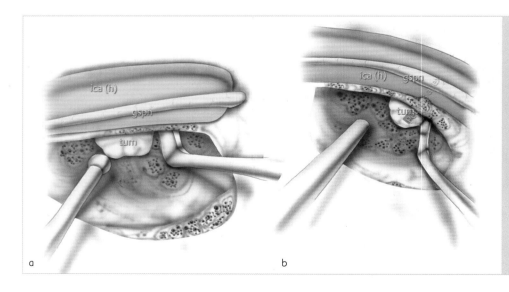

图8.82　右侧。（a）使用带角度的器械从岩段颈内动脉（ICA）水平部前方和下方区域切除肿瘤。（b）岩尖隐藏于颈内动脉水平部下方，使得术者不得不在显微镜下进行盲操。gspn：岩浅大神经；ica（h）：岩段颈内动脉水平部；tum：肿瘤；Petrous apex：岩尖

8.5.3 内镜辅助岩前切除术

内镜手术的手术室设置与前述显微镜颅中窝入路类似。术者坐在患者头部的后方，麻醉医生位于患者脚部。手术床应尽可能降低高度，以允许内镜以

合适的角度置入术腔。在右侧颅中窝入路手术中内镜的高清显示器应放置在术者左侧的前方，左侧颅中窝入路手术中应放置在术者的右侧的前方。通常以0°和45°内镜配合高清摄像头使用（▶图8.84b）。

将直径 4mm、长 15cm 的 0° 或 45° 内镜从手术通道置入术野，将脑棉片覆盖在颅中窝硬脑膜上，以在术中保护硬脑膜和颞叶。为了方便内镜手术给内镜操作提供足够的空间，可以使用 Fisch 颅中窝牵开器将颞叶牵开（▶图 8.84a）。将内镜置于岩段颈内动脉水平部下方，以放大术野发现残余肿瘤（▶图 8.84c）。将内镜固定在 Fisch 颅中窝牵开器上，用惯用手操纵分离器械在术腔内仔细操作。在一些有残余病变的病例中，

带角度的分离器械是非常有用的，可以清除颈内动脉下方的岩尖底部区域的病变。对于胆脂瘤而言，应使用吸引器将位于岩尖的病变彻底清除（▶图 8.85a）。如有必要，可使用 45° 内镜检查颈内动脉下方的岩尖的最外侧区域，以彻底清除位于颈内动脉下表面的病变。完全清除病变之后，使用长柄金刚砂磨钻（最好只是尖端转动）磨除岩骨前部的骨质，将术腔轮廓化（▶图 8.85b）。

图 8.84 左侧。（a）使用牵开器轻轻地将颞叶牵开，暴露岩尖。（b）术者将内镜置入术腔。显示器放在术者的前方。（c）颈内动脉下方岩尖的内镜观。使用角度器械去除病变

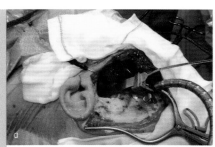
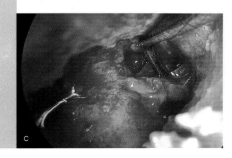
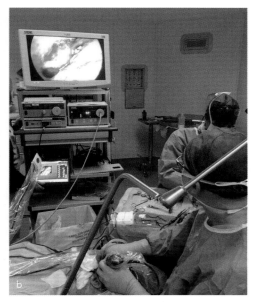

图 8.85 右侧。（a）岩尖内镜观，使用弯头吸引器清除残余病变。（b）切除肿瘤之后，使用金刚砂磨钻磨除岩尖气房以提高根治的效果。gspn：岩浅大神经；ica（h）：岩段颈内动脉水平部；tum：肿瘤

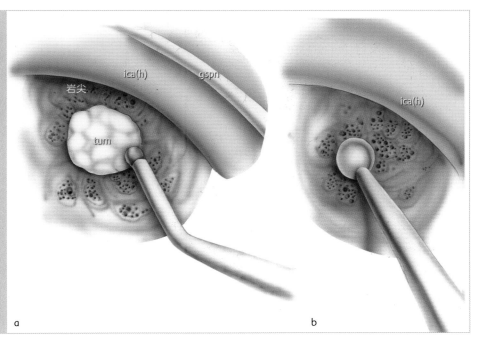

关 颅

使用腹部脂肪填充岩尖缺损（▶图 8.86）。如有必要，可以将人工硬脑膜贴附到颅中窝底部并使用生物蛋白胶加固以达到重建目的。

8.5.4 伴硬膜内侵袭的病变

通过岩前切除术来处理硬膜内的病变需要对颅中窝内的结构进行广泛的轮廓化，比如内耳道硬脑膜以及岩段颈内动脉水平部，以获得足够的空间来处理硬膜内的神经血管结构。

岩段颈内动脉水平部必须暴露，因为其代表着岩骨向外侧切除的极限。如果需要充分暴露岩段颈内动脉则需要使用金刚砂磨钻磨除 Glasscock 三角的骨质，该三角由卵圆孔后缘、棘孔、三叉神经下颌支（V3）后缘以及耳蜗尖构成。在这一过程中术者应注意避免打开位于岩段颈内动脉水平部外侧的咽鼓管。如果术中意外开放了咽鼓管，需要进行严密封堵，这对于避免术后发生脑脊液漏的并发症是至关重要的。

采用与前述听神经瘤切除术中相同的方法暴露内耳道上方、前方和后方的硬脑膜。通过岩浅大神经向后追寻找到膝状神经节，随后在膝状神经节前内侧的下方辨识耳蜗。应将岩骨骨质广泛磨除，特别是应该将下部和内侧的骨质逐步进行磨除以暴露颅后窝硬脑膜和岩下窦。为了获得足够的操作空间，可在三叉神经压迹下方继续向下磨除骨质直到展神经进入 Dorello 管的入口处（▶图 8.76），该点位于岩斜裂的岩下窦水平，通常

在三叉神经压迹前下方平均 7mm 左右（范围为 5~9mm），这代表了岩尖切除的最深位置。

在完成岩前切除术之后，小心地掀起颅中窝与颅后窝硬脑膜直至在术野中观察到岩上窦与岩下窦（▶图 8.87）。

T 形切开硬脑膜到达病变。第一个切口平行于开颅骨窗的下缘沿颞底硬脑膜切开，第二个切口垂直于第一个切口，经过岩上窦直至颅后窝硬膜（▶图 8.88）。再切第二个切口时用金属夹夹闭岩上窦。在这个过程中必须小心确保岩上静脉（Dandy 静脉）与分开的后半个岩上窦相通。然后在滑车神经进入小脑幕缘的后方锐性切开小脑幕。在切开和掀起硬脑膜时，必须辨识并保护三叉神经，特别是在位于三叉神经压迹水平进入 Meckel 囊的位置处（▶图 8.89）。

关 颅

用骨蜡彻底封堵岩骨气房，以防止桥小脑角（CPA）区与乳突气房以及岩骨的沟通。第一个位于颞底的水平切口应尽可能缝合。如果采用经

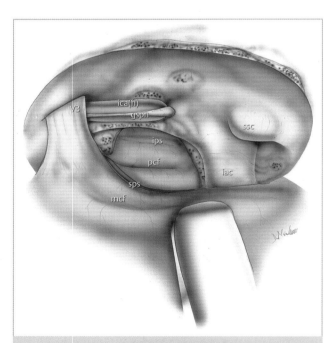

图 8.87 右侧：岩前切除术处理硬膜内病变。完全去除位于内耳道、岩段颈内动脉水平部以及三叉神经下颌支（V3）之间的骨质，暴露颅后窝硬脑膜。辨识岩上窦和岩下窦。gspn：岩浅大神经；iac：内耳道；ica（h）：岩段颈内动脉水平部；ips：岩下窦；mcf：颅中窝；pcf：颅后窝；sps：岩上窦；ssc：前半规管；V3：三叉神经下颌支

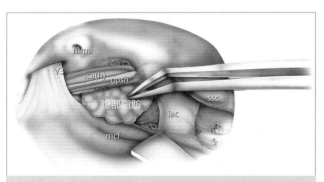

图 8.86 右侧：切除肿瘤之后，用腹部脂肪填充岩尖空隙。gspn：岩浅大神经；iac：内耳道；ica（h）：岩段颈内动脉水平部；mcf：颅中窝；mma：脑膜中动脉；ssc：前半规管；V3：三叉神经下颌支

小脑幕菱形切开颅中窝硬脑膜，则将不可能达到直接水密缝合的效果。使用腹部脂肪来填充岩尖缺损以及硬膜切口的空隙。填充好脂肪之后，采用以人工硬脑膜和颞肌筋膜进行多层重建的方法封闭颅中窝底。然后使用生物蛋白胶对重建物进行加固。

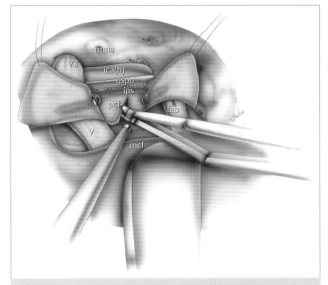

图 8.88　右侧：岩前切除术处理硬膜内病变。颅中窝硬脑膜的第一个切口平行于岩尖的长轴。夹闭岩上窦（sps）后，将颅后窝硬脑膜垂直于岩尖长轴切开。fab：面听束；gspn：岩浅大神经；ica（h）：岩段颈内动脉水平部；ips：岩下窦；mcf：颅中窝硬脑膜；mma：脑膜中动脉；pcf：颅后窝；sps：岩上窦；V：第 V 对脑神经（三叉神经）；V3：三叉神经下颌支

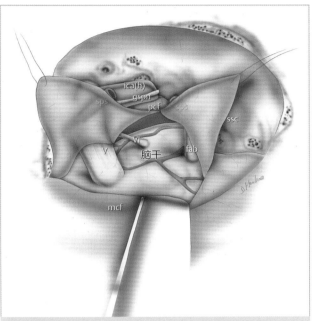

图 8.89　右侧：岩前切除术处理硬膜内病变。通过该方法展示硬膜内解剖。三叉神经（V）和展神经（VI）很容易就可辨识，同时也可见面听束。fab：面听束；gspn：岩浅大神经；ica（h）：岩段颈内动脉水平部；mcf：颅中窝硬脑膜；pcf：颅后窝硬脑膜；sps：岩上窦；ssc：前半规管

图 8.90　临床病例 4。（a，b）计算机断层（CT）扫描，轴位可见左侧岩尖气房融合伴骨质侵蚀。（c，d）磁共振成像（MRI），T1 和 T2 加权轴位视图，显示高信号病变，与胆固醇肉芽肿表现相似

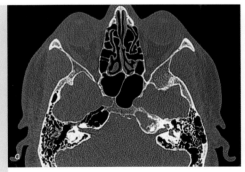
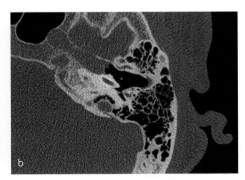
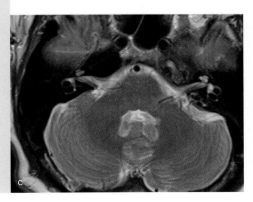
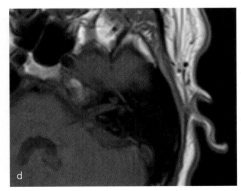

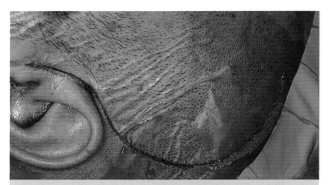

图 8.91 临床病例 4，左侧：在耳前做一 C 形皮肤切口，在颞区向上延伸

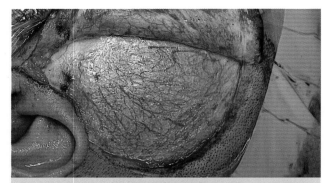

图 8.92 临床病例 4，左侧：掀起皮瓣，暴露颞肌筋膜

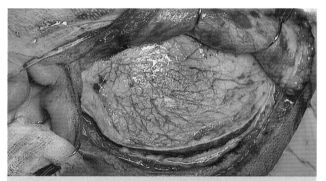

图 8.93 临床病例 4，左侧：切开颞肌

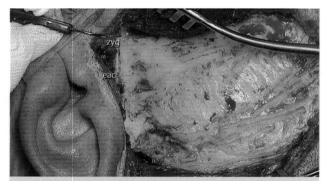

图 8.94 临床病例 4，左侧：暴露颞骨鳞部并确认颧弓位置

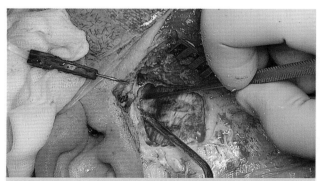

图 8.95 临床病例 4，左侧：打开骨窗，暴露颞叶硬脑膜并将其从颅中窝底轻轻地掀起

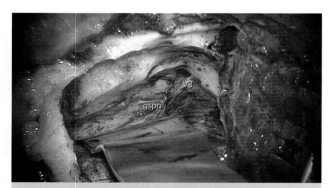

图 8.96 临床病例 4，左侧：电凝并切断脑膜中动脉，即可辨识岩浅大神经和三叉神经下颌支（V3）进入卵圆孔的位置。gspn：岩浅大神经；V3：三叉神经下颌支

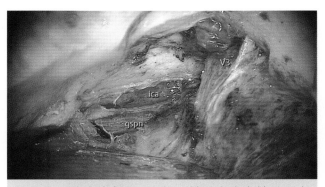

图 8.97 临床病例 4，左侧：暴露岩浅大神经下方的岩段颈内动脉水平部，这两个解剖结构平行走行。gspn：岩浅大神经；ica：颈内动脉；V3：三叉神经下颌支

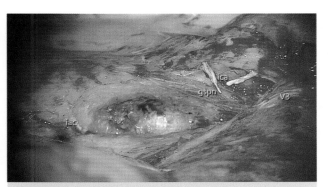

图 8.98 临床病例 4，左侧：使用金刚砂磨钻磨除 Kawase 三角的骨质，逐步暴露胆固醇肉芽肿。gspn：岩浅大神经；iac：内耳道；ica：颈内动脉；V3：三叉神经下颌支

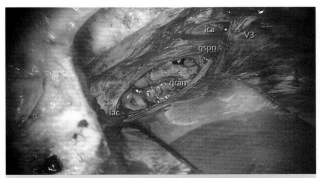

图 8.99 临床病例 4，左侧：逐步分离肿瘤并在显微镜下切除。gg：膝状神经节；gran：胆固醇肉芽肿；gspn：岩浅大神经；iac：内耳道；ica：颈内动脉；V3：三叉神经下颌支

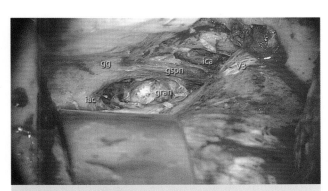

图 8.100 临床病例 4，左侧：使用带角度的器械将胆固醇肉芽肿与岩尖的骨壁分离开。gran：胆固醇肉芽肿；gspn：岩浅大神经；iac：内耳道；ica：颈内动脉；V3：三叉神经下颌支

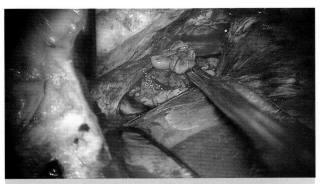

图 8.101 临床病例 4，左侧：从岩尖切除病变

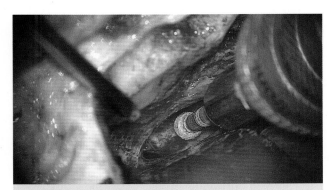

图 8.102 临床病例 4，左侧：在显微镜下使用金刚砂磨钻磨除岩尖骨质

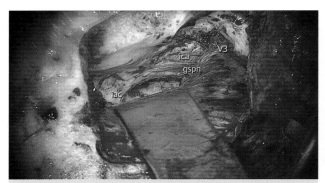

图 8.103 临床病例 4，左侧：显微镜下手术的最终术腔情况。gspn：岩浅大神经；iac：内耳道；ica：颈内动脉；V3：三叉神经下颌支

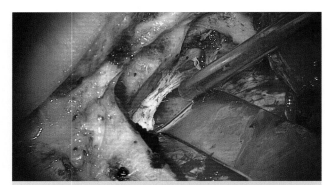

图 8.104 临床病例 4，左侧：将 0° 内镜置入术腔以暴露颈内动脉下方的岩尖，检查是否存在残余病变

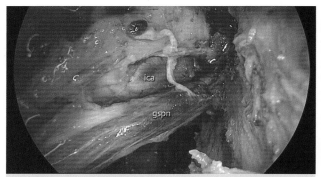

图 8.105 临床病例 4，左侧：岩段颈内动脉水平部和岩浅大神经的内镜放大观。gspn：岩浅大神经；ica：颈内动脉

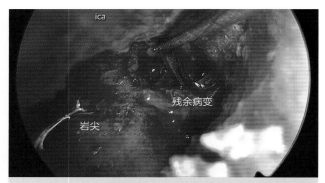

图 8.106 临床病例 4，左侧：在颈内动脉下方的岩尖区域发现残余病变。使用带角度的器械清除残余病变。ica：颈内动脉

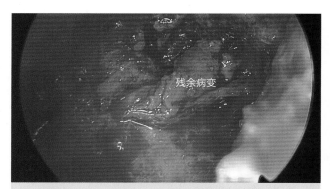

图 8.107 临床病例 4，左侧：残留胆固醇肉芽肿的内镜放大观

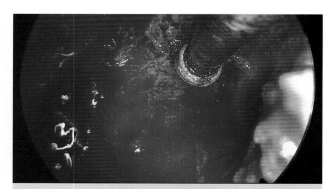

图 8.108 临床病例 4，左侧：在内镜下使用金刚砂磨钻对术腔进行根治磨除

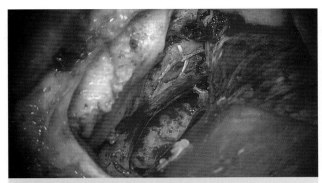

图 8.109 临床病例 4，左侧：病变切除之后最终的术腔情况

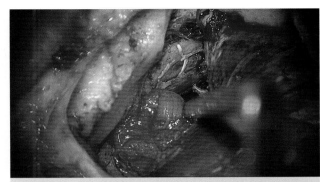

图 8.110 临床病例 4，左侧：用腹部脂肪填充岩尖空腔

图 8.111 临床病例 4，左侧：术后立即进行计算机断层（CT）扫描的轴位视图

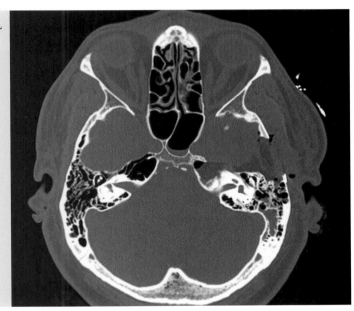

图 8.112 临床病例 5，磁共振成像（MRI），轴位视图（a~c）以及冠状位视图（d）共同显示软骨肉瘤沿右侧岩尖生长，并随岩段颈内动脉水平部累及海绵窦及斜坡

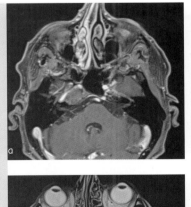

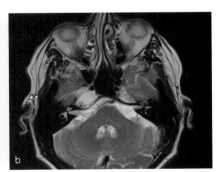

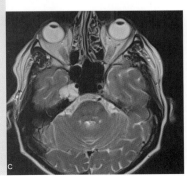

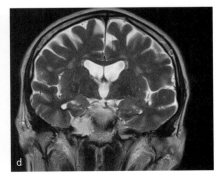

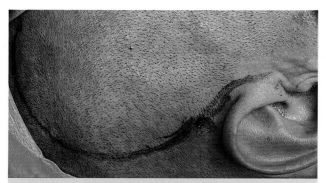

图 8.113 临床病例 5，右侧：做一 C 形切口，沿耳前沟向下延伸

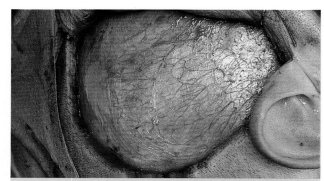

图 8.114 临床病例 5，右侧：掀起皮瓣，到达颞肌筋膜平面

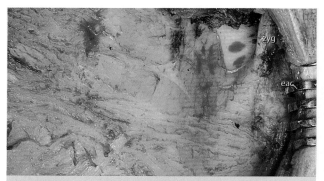

图 8.115 临床病例 5，右侧：暴露颞骨鳞部以及颧弓。eac：外耳道；zyg：颧弓

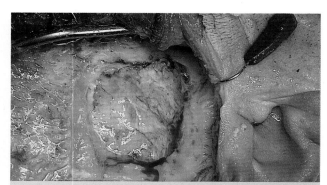

图 8.116 临床病例 5，右侧：开颅，暴露颅中窝硬脑膜

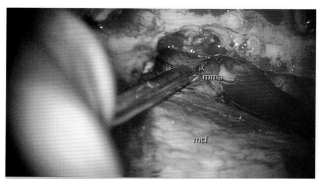

图 8.117 临床病例 5，右侧：将颞叶轻轻抬起，可见脑膜中动脉从棘孔穿出的位置。mcf：颅中窝硬脑膜；mma：脑膜中动脉

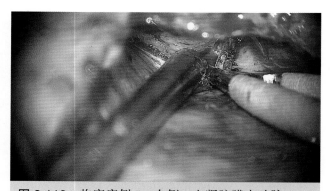

图 8.118 临床病例 5，右侧：电凝脑膜中动脉

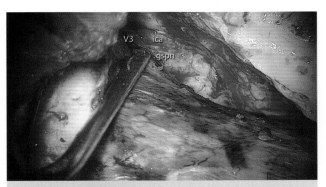

图 8.119 临床病例 5，右侧：可见三叉神经下颌支（V3）进入卵圆孔、岩浅大神经以及岩段颈内动脉水平部。gspn：岩浅大神经；ica：岩段颈内动脉水平部；V3：三叉神经下颌支

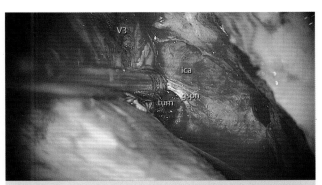

图 8.120 临床病例 5，右侧：使用金刚砂磨钻磨除 Kawase 三角骨质，逐步暴露软骨肉瘤。gspn：岩浅大神经；ica：岩段颈内动脉水平部；tum：肿瘤；V3：三叉神经下颌支

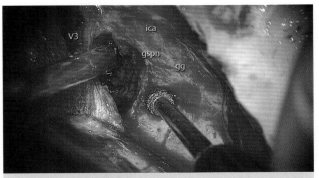

图 8.121 临床病例 5，右侧：从前向后逐步磨除骨质，以岩浅大神经作为解剖标志找到膝状神经节和内耳道。gg：膝状神经节；gspn：岩浅大神经；ica：岩段颈内动脉水平部；V3：三叉神经下颌支

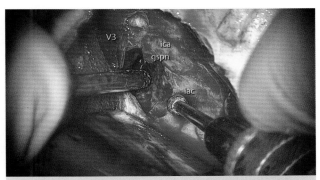

图 8.122 临床病例 5，右侧：小心磨除内耳道（IAC）周围骨质，确认内耳道前界，这也代表着向后进行解剖的极限。这样可以暴露岩尖的肿瘤。gspn：岩浅大神经；iac：内耳道；ica：颈内动脉；V3：三叉神经下颌支

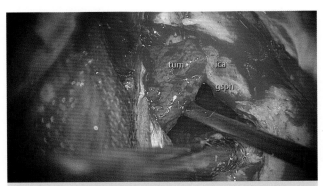

图 8.123 临床病例 5，右侧：显微镜下切除肿瘤。gspn：岩浅大神经；ica：颈内动脉；tum：肿瘤

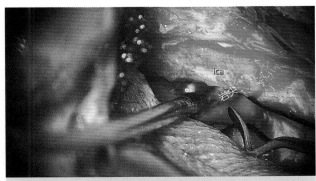

图 8.124 临床病例 5，右侧：肿瘤切除后，显微镜下观察岩段颈内动脉水平部。ica：岩段颈内动脉水平部

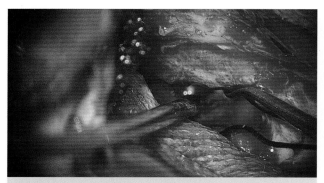

图 8.125 临床病例 5，右侧：用一长的带角度的剥离子显示了位于岩段颈内动脉水平部下方的岩尖气房的深度。这些气房在显微镜视角下是看不见的

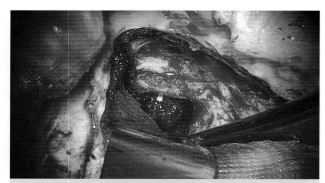

图 8.126 临床病例 5，右侧：白色箭头表示隐藏在岩段颈内动脉水平部下方的解剖区域

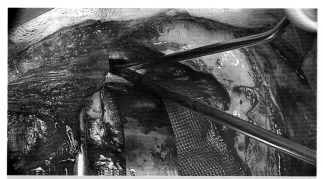

图 8.127 临床病例 5，右侧：将 0° 内镜置入术腔，检查位于颈内动脉下方的岩尖气房是否有残余病变

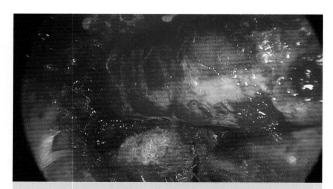

图 8.128 临床病例 5，右侧：岩段颈内动脉水平部的内镜放大观

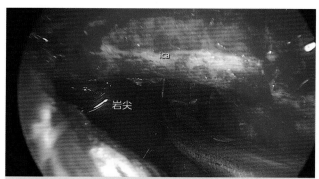

图 8.129 临床病例 5，右侧：在内镜下用惯用手操纵弯头吸引器。ica：岩段颈内动脉水平部

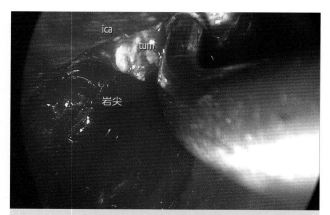

图 8.130 临床病例 5，右侧：内镜下暴露位于颈内动脉（ICA）下方的岩尖区域。使用弯头吸引器清除位于颈内动脉下方的残余肿瘤；ica：颈内动脉；tum：肿瘤

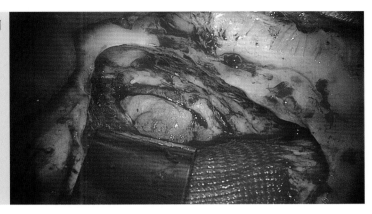

图 8.131 临床病例 5，右侧：切除肿瘤之后，用脂肪填塞岩尖的空腔

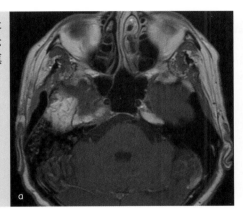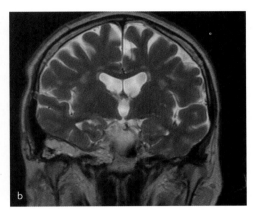

图 8.132 临床病例 5。术后磁共振成像（MRI）显示肿瘤全切，腹部脂肪用来填充岩尖及斜坡的缺损

8.5.5 术后监护

颅中窝术后患者需要术后 24h 内在 ICU 中进行重症监护。术后 6h 应复查 CT。

（乔晋晟　苏常锐　译，王　龙　胡　滨　审）

推荐阅读

Bento RF, Pirana S, Sweet R, et al. The role of the middle fossa approach in the management of traumatic facial paralysis. Ear Nose Throat J, 2004, 83(12):817 - 823

Bochenek Z, Kukwa A. An extended approach through the middle cranial fossa to the internal auditory meatus and the cerebello-pontine angle. Acta Otolaryngol, 1975, 80(5 - 6):410 - 414

Day JD, Fukushima T, Giannotta SL. Microanatomical study of the extradural middle fossa approach to the petroclival and posterior cavernous sinus region: descrip-tion of the rhomboid construct. Neurosurgery, 1994, 34(6):1009 - 1016, discussion 1016

Dutt SN, Mirza S, Irving RM. Middle cranial fossa approach for the repair of spontaneous cerebrospinal fluid otorrhoea using autologous bone pate. Clin Otolaryngol Allied Sci, 2001, 26(2):117 - 123

Fisch U, Mattox D. Microsurgery of the Skull Base. New York: Thieme, 1988

Fournier HD, Mercier P, Roche PH. Surgical anatomy of the petrous apex and petro-clival region. Adv Tech Stand Neurosurg, 2007, 32:91 - 146

Fournier HD, Mercier P, Velut S, et al. Surgical anatomy and dissection of the petrous and peripetrous area: anatomic basis of the lateral approaches to the skull base. Surg Radiol Anat, 1994, 16(2):143 - 148

Gantz BJ, Parnes LS, Harker LA, et al. Middle cranial fossa acoustic neuroma excision: results and complications. Ann Otol Rhinol Laryngol, 1986, 95(5 Pt 1):454 - 459

Garcia-Ibanez E, Garcia-Ibanez JL. Middle fossa vestibular neurectomy: a report of 373 cases. Otolaryngol Head Neck Surg, 1980, 88(4):486 - 490

Gjurić M, Wigand ME, Wolf SR. Enlarged middle fossa vestibular schwannoma surgery: experience with 735 cases. Otol Neurotol, 2001, 22(2):223 - 230, discussion 230 - 231

Gonzales FL, Ferreira MAT, Zabramski JM, et al. The middle fossa approach. BNI Q.2000, 16:1 - 7

Hoang S, Ortiz Torres MJ, Rivera AL, et al. Middle cranial fossa approach to repair tegmen defects with autologous or alloplastic graft. World Neurosurg, 2018, 118:e10 - e17

House WF, Shelton C. Middle fossa approach for acoustic tumor removal. Otolaryngol Clin North Am, 1992, 25(2):347 - 359

House WF. Middle cranial fossa approach to the petrous pyramid: report of 50 cases. Arch Otolaryngol, 1963, 78(4):460 - 469

House WF. Surgical exposure of the internal auditory canal and its contents through the middle, cranial fossa. Laryngoscope, 1961, 71:1363－1385

Kanzaki J, Kawase T, Sano K, et al. A modified extended middle cranial fossa approach for acoustic tumors. Arch Otorhinolaryngol, 1977, 217(1):119－121

Kawase T, Shiobara R. Extended middle cranial fossa approaches to the clivus and acoustic meatus//Torrens M, Al-Mefty O, Kobayashi S, eds. Operative Skull Base Surgery. New York: Churchill Livingstone, 1997:263－278

Kojima H, Tanaka Y, Yaguchi Y, et al. Endoscope-assisted surgery via the middle cranial fossa approach for a petrous cholesteatoma. Auris Nasus Larynx, 2008, 35(4):469－474

Kosty JA, Stevens SM, Gozal YM, et al. Middle fossa approach for resection of vestibular schwannomas: a decade of experience. Oper Neurosurg (Hagerstown), 2019, 16(2):147－158

Mangham CA, Jr. Retrosigmoid versus middle fossa surgery for small vestibular schwannomas. Laryngoscope, 2004, 114(8):1455－1461

Master AN, Roberts DS, Wilkinson EP, et al. Endoscope-assisted middle fossa craniotomy for resection of inferior vestibular nerve schwannoma extending lateral to transverse crest. Neurosurg Focus, 2018, 44(3):E7

Monfared A, Mudry A, Jackler R. The history of middle cranial fossa approach to the cerebellopontine angle. Otol Neurotol, 2010, 31(4):691－696

Parisier SC. The middle cranial fossa approach to the internal auditory canal－an anatomical study stressing critical distances between surgical landmarks. Laryngoscope, 1977, 87(4 Pt 2) Suppl 4:1－20

Rhoton AL, Jr. The temporal bone and transtemporal approaches. Neurosurgery, 2000, 47(3) Suppl:S211－S265

Rigante L, Herlan S, Tatagiba MS, et al. Petrosectomy and topographical anatomy in traditional Kawase and posterior intradural petrous apicectomy (PIPA) approach: an anatomical study. World Neurosurg, 2016, 86:93－102

Tanriover N, Sanus GZ, Ulu MO, et al. Middle fossa approach: microsurgical anatomy and surgical technique from the neurosurgical perspective. Surg Neurol, 2009, 71(5):586－596, discussion 596

Weber PC, Gantz BJ. Results and complications from acoustic neuroma excision via middle cranial fossa approach. Am J Otol, 1996, 17(4):669－675

第 9 章

经耳道侧颅底手术的分类及适应证

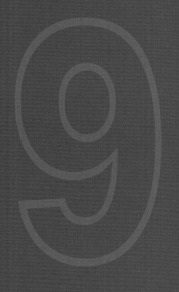

9 经耳道侧颅底手术的分类及适应证

Daniele Marchioni, Brandon Isaacson, Alessia Rubini, Antonio Gulino, Livio Presutti

摘 要

目前,耳内镜主要用于治疗胆脂瘤等中耳病变。在全世界范围内,耳内镜手术正在不断发展和推广。根据内镜进入中耳的经验以及外耳道(EAC)和内耳道(IAC)之间的空间关系,笔者逐渐认识到可以将鼓室内侧壁作为手术入路,以到达中耳以外的结构,如侧颅底和内耳。因此,如同经鼻处理前颅底和鞍区病变一样,经外耳道行内耳和侧颅底手术的概念已经成熟。根据我们的经验,这种方式与传统技术相比,降低了术中、术后的死亡率,降低了围手术期并发症的发生率,缩短了住院时间,并且术后无需入住重症监护病房(ICU)。经耳道侧颅底入路可以根据其与耳囊的解剖关系进行分类:经耳道经鼓岬穿过耳囊(经耳囊入路),经耳道膝经状神经节上方跨过耳囊(耳囊上入路),经耳道耳蜗下跨过耳囊(耳囊下入路)。

关键词:经耳道内镜手术入路,前庭神经鞘瘤,桥小脑角,内耳道,岩尖,经鼓岬,耳蜗下,膝状神经节上。

9.1 引 言

颅底包括前颅底和侧颅底,是神经外科和耳鼻喉科的解剖学分界线。即使到现在,由于其复杂的解剖位置,位于这些区域的病变的手术对两个学科都是一个挑战。

鼻内镜是经鼻腔自然通道治疗前颅底疾病的一种有价值的、成熟的工具。自1963年Ketcham等人描述的第一例手术以来,传统的颅面切开入路是过去几十年来切除累及前颅底鼻窦肿瘤的金标准技术。自20世纪90年代以来,由于外科医生在鼻窦病变的内镜治疗方面的改进,内镜手术已逐步扩展到治疗累及前颅底的恶性肿瘤,其大体全切除率和围手术期死亡率与经典的颅面手术入路相近。同时,随着高清技术的发展,解剖细节的清晰可视化,可以更好地识别这一复杂区域的手术标志和靶点。通过中线自然通道入路也避免了传统神经外科手术中常见的与脑组织牵拉和神经血管操作相关的并发症。此外,2006年鼻中隔黏膜瓣技术出现,带蒂瓣的引入大大降低了内镜经鼻入路相关的术后脑脊液漏发生率。因此,经鼻内镜手术被认为是治疗各种中线颅底硬膜内和硬膜外病变的一种微创、安全的方法(▶图9.1)。

对于侧颅底,有许多入路可以到达和处理位于侧颅底的疾病,包括内耳道底(IAC)、桥小脑角(CPA)和岩尖。尽管涉及这些解剖区域的病变性质多为良性且范围局限,但往往需要更宽广的手术入路才能到达病变位置。这些"开放"入路是基于显微镜的使用,需要一个大的外部切口,不同程度的骨质磨除,通常还需要大量的牵拉脑组织和神经血管操作。目前有三个主要路径:经岩骨(包括经迷路、经耳蜗和经耳囊)为外侧手术通道,乙状窦后为后方手术通道,颅中窝入路为上方手术通道。经迷路、乙状窦后和颅中窝入路是最广泛用于到达内耳道的入路,特别是在治疗听神经瘤时。手术入路的选择取决于外科医生的偏好和习惯,病变的大小、位置和病理性质,保存听力的目标,面神经损伤的风险,手术后的并发症。

内耳道手术的第一次内镜应用是与乙状窦后入路联合使用:切除桥小脑部分的肿瘤后,在内镜下处理内耳道内的病变,以避免岩骨后部的过多磨除。20世纪90年代,内镜逐渐被引入中耳疾病的治疗。在经典的显微鼓室成形术中,内镜主要用于更好地识别隐蔽的区域,如后上鼓室。后来逐渐在中耳手术中被广泛使用,取代显微镜成为主要的手术工具。事实上,内镜主要用于中耳胆脂瘤的治疗,但随着技术的发展,其在侧颅底手术中的优势也得到了体现。

根据内镜下中耳入路的经验以及外耳道(EAC)与内耳道(IAC)之间的空间关系,笔者逐渐认识到,鼓室内侧壁可以作为一条到达中耳、侧颅底和内耳(前庭、内耳道底部、膝状神经节上区、岩尖)等毗邻结构的手术通道。

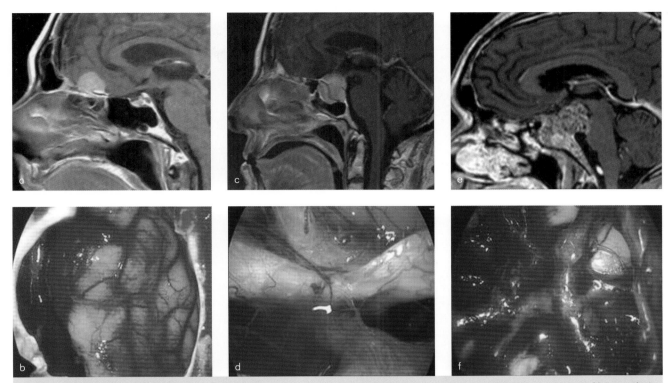

图 9.1　三种不同病理类型病变的经鼻内镜入路。（a）磁共振成像（MRI）显示筛板脑膜瘤。（b）经筛板入路脑膜瘤切除后显露的额叶。（c）MRI 显示鞍区垂体腺瘤。（d）经鼻蝶入路完全显露并保留视交叉。（e）MRI 显示上斜坡脊索瘤，向后延伸至脑干。（f）肿瘤切除后显露的基底动脉和小脑上动脉（SCA）

因此，与经鼻处理前颅底和鞍区病变的方式类似，利用外耳道这一微创入路进行内耳和侧颅底手术的概念被提出来。

由于外耳道与内耳道的毗邻关系，可以通过外耳道这一自然通道直接进入侧颅底。内镜可以很好地显示岩骨、岩尖和内耳道的解剖区域，这些区域的病变可以在不需要进行脑组织或硬膜牵拉操作的情况下被摘除，而且患者的术后康复更快、更安全。

虽然经耳道侧颅底入路的临床应用较晚，但与传统手术相比，这些入路的手术风险相对较低，同时避免了对颞叶和小脑的牵拉。与传统方法相比，这些方法通过减少住院天数和避免入住 ICU 来减少术后并发症。

而且已经有更合适的内镜手术器械，能帮助理解解剖，更好地了解并确定中耳和内耳的结构和标志，并且通过解剖已经证实了此项技术可以在临床上应用。

内镜解剖的发展促成了本书的编撰。

9.2　经耳道手术入路的分类

经耳道侧颅底手术入路可根据与耳囊的关系进行分类，主要分为经耳囊入路和保留耳囊入路。

- 去除耳囊的经耳道手术入路。
- 经耳道经鼓岬入路。
- 保留耳囊的经耳道手术入路。
- 经耳道膝状神经节上入路（从耳囊上方通过）。
- 经耳道耳蜗下入路（从耳囊下方通过）。

9.3　经耳道膝状神经节上入路

在这种方法中，外耳道是被用作到达膝上窝的自然走廊。该解剖区域位于膝状神经节与面神经第二段下方之间，颅中窝（MCF）位于上方，迷路位于其后方（▶图 9.2 和 ▶图 9.3）。尽管必须切除砧骨和锤头才能抵达到这一解剖区域，但所有的操作都在耳蜗和迷路上方，感音神经性听力可以被保留。当切除病变后需要进行听

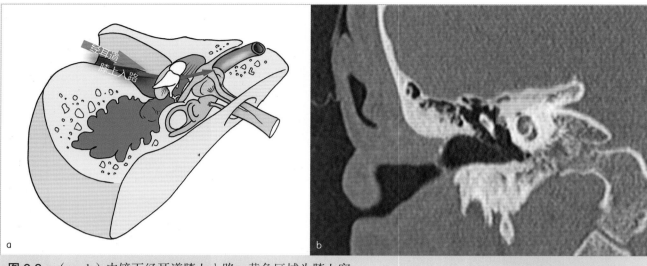

图9.2 （a、b）内镜下经耳道膝上入路。黄色区域为膝上窝

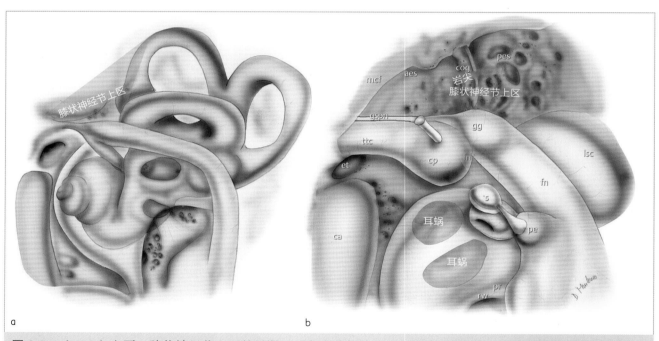

图9.3 （a、b）左耳：膝状神经节上区的界限。下方为膝状神经节和面神经鼓室段，上方为颅中窝，后方为迷路。aes：前上鼓室；ca：颈内动脉；cp：匙突；et：咽鼓管；fn：面神经；fn*：面神经迷路段；gg：膝状神经节；gspn：岩浅大神经；lsc：外半规管；mcf：颅中窝；pe：锥隆起；pes：后上鼓室；pr：鼓岬；rw：圆窗；s：镫骨；ttc：鼓膜张肌半管

骨链成形术，因此，术后可能会出现传导性听力损失。

9.3.1 适应证

这种方法的正确适应证需要病变局限在由颅中窝、面神经和迷路组成的解剖三角形区域中，如▶图9.2和▶图9.3所示。这一区域可以通过内镜下的经耳道径路到达，避免了通过颅中窝入路手术。

· 面神经肿瘤，如神经鞘瘤或血管瘤，有限延伸至膝状神经节上区域，无脑膜浸润，面神经功能 H-B 分级 Ⅳ~Ⅵ级。

· 迷路上型岩骨胆脂瘤局限于耳蜗和颅中窝之间的膝状神经节上区域（▶图9.4和▶图9.5）。

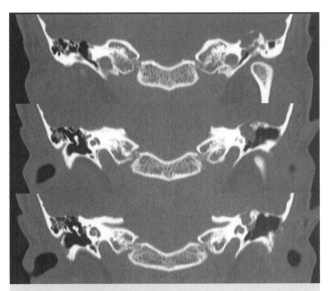

图 9.4　位于膝上窝的胆脂瘤的 CT 扫描。注意病变累及耳蜗下方和颅中窝（MCF）上方之间，伴有听骨链侵蚀

· 面神经减压术治疗因颞骨骨折和骨刺压迫膝状神经节而导致的面瘫患者。

9.3.2 优　点

· 保留感音神经性听力功能。

· 微创手术，避免了对硬脑膜和脑组织的操作。

9.3.3 局限性

· 不适用于累及范围广泛的病变。

· 当必须切除硬脑膜以修复缺损时（例如病变向硬膜内扩展、硬脑膜受累的情况下），应考虑采用显微镜。

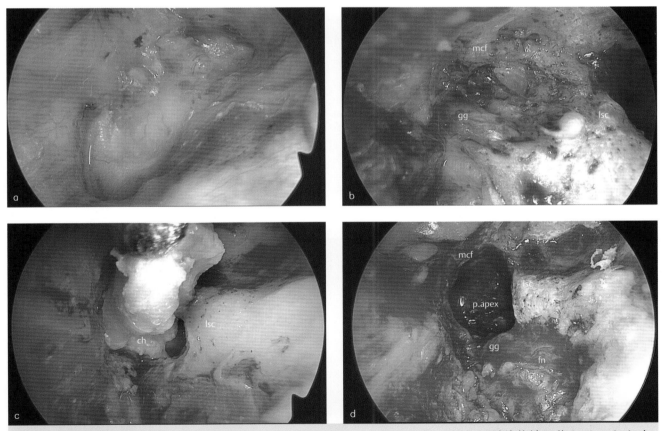

图 9.5　膝上胆脂瘤（左耳）的内镜视图。（a）盾板已破坏，内有胆脂瘤。（b）显露膝状神经节上区。（c）去除胆脂瘤。（d）内镜视野下，膝上窝的解剖结构及与岩尖的毗邻关系。ch：胆脂瘤；fn：面神经；gg：膝状神经节；mcf：颅中窝；lsc：外半规管；p.apex：岩尖

9.4 经耳道经鼓岬入路

该入路应区别于其他经颞骨入路，如经耳蜗入路和经迷路入路，前者会牺牲整个耳囊，后者仅牺牲耳囊的后方（迷路）。事实上，经鼓岬入路是一种保留迷路的入路，从面神经的第三段前方通过，并保留迷路，仅去除耳囊的前部（▶图9.6，▶图9.7，▶图9.8）。

我们可以将经鼓岬入路分为两种：

· 全内镜下经耳道经鼓岬入路。
· 扩大的经耳道经鼓岬入路。

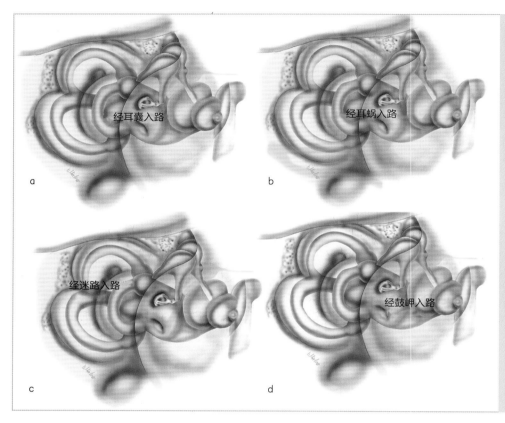

图9.6 右侧：根据与耳囊的关系绘制的侧颅底手术入路示意图。经耳囊（a）和经耳蜗（b）入路穿过整个耳囊。经迷路（c）入路穿过耳囊的后部。经耳道经鼓岬（d）入路穿过耳囊的前部。黄色区域：面神经与手术入路的位置关系。棕色区域：与手术入路相关的骨质磨除范围

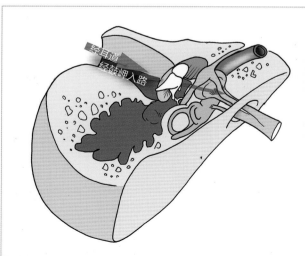

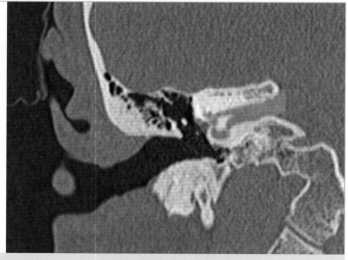

图9.7 内镜下经耳道经鼓岬入路。黄色表示自外耳道穿过鼓岬抵达内耳道的手术入路

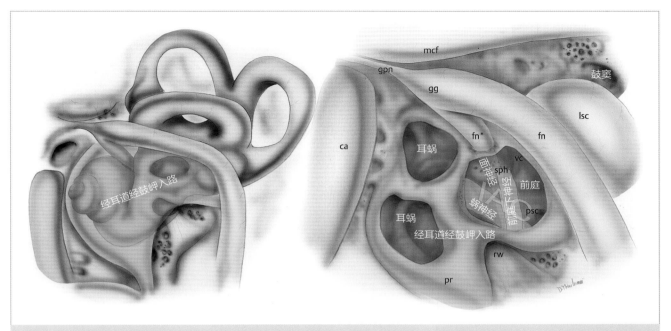

图 9.8　左侧：内镜经耳道经鼓岬入路是一种保留迷路的入路，从面神经垂直段前方通过，并保留迷路，仅去除耳囊的前部（黄色区域）。ca：颈内动脉；fn：面神经；fn*：面神经迷路段；gg：膝状神经节；gpn：岩浅大神经；IAC：内耳道；lsc：外半规管；mcf：颅中窝；pr：鼓岬；psc：后半规管；rw：圆窗；sph：球囊隐窝；vc：垂直嵴

9.4.1 全内镜下经耳道经鼓岬入路

在这种方法中，经耳道经鼓岬到达耳蜗、前庭和内耳道底。该手术方法必须磨除鼓岬和耳蜗以到达内耳道，因此会出现听力丧失。极少数部分保留耳蜗和耳蜗神经的病例，应考虑植入人工耳蜗。

手术结束时应封闭外耳道。

适应证

·出现症状或进行性生长的迷路内神经鞘瘤（耳蜗、前庭），有或未累及内耳道底部，患者没有实用听力。

·出现症状或进行性生长的位于内耳道底的听神经瘤，无论有无侵犯桥小脑角，患者没有实用听力（▶图 9.9，▶图 9.10，▶图 9.11）。

·中鼓室胆脂瘤，向内侧侵犯至内耳，病变进入耳蜗和前庭。

由于术后患者患耳听力下降，使用该术式的患者应表现为患侧听力严重受损或全聋，且健侧听力正常。

优　点

·手术入路直接通向耳蜗、前庭和内耳道。

·微创手术，避免外部切开，对脑组织和硬脑膜无牵拉和操作。

局限性

·不适用累及范围广泛的病变和病变有广泛的桥小脑角累及。

·牺牲听力。

·术中不易对桥小脑角的血管进行控制。

9.4.2 扩大的经耳道经鼓岬入路

扩大的经耳道经鼓岬入路是衍生于之前阐述的全内镜下经耳道经鼓岬显露桥小脑角和内耳道入路，它需要与显微镜双镜联合完成。内镜可以在手术的某些步骤中帮助外科医生。这种技术比全内镜入路显露广泛，通常需要切开皮肤和剥离软组织才能进入。

由于可以双手在显微镜下操作，使肿瘤切除更容易，且更容易操作手术器械，以呈直线的方式切除延伸至桥小脑角的内耳道肿瘤。通过进一步磨除内耳道口的骨质，显露颅后窝的硬脑膜，以去除桥小脑角的病变。当肿瘤切除后，内镜可以帮助我们检查肿瘤根治的情况，并更加全面地观察内耳道中的血管和神经结构。

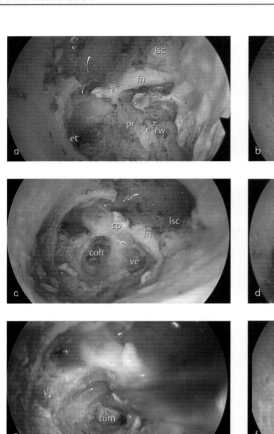

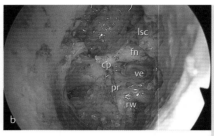

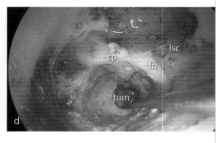

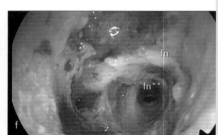

图9.9 左侧：经耳道经鼓岬入路，内镜视野。（a）去除外耳道皮肤、鼓膜、锤骨和砧骨，只保留镫骨于原位。磨开盾板，暴露鼓窦。显露面神经鼓室段。（b）移除镫骨并打开前庭。（c）磨开耳蜗，显示底转、中转和顶转。（d）磨除鼓岬及前庭池。到达内耳道底。（e）将前庭神经鞘瘤从内耳道内轻轻剥离。（f）面神经内耳道段完全显露并保存。coh：耳蜗；cp：匙突；et：咽鼓管；fn：面神经鼓室段；fn**：面神经内耳道段；lsc：外半规管；pe：锥隆起；pr：鼓岬；rw：圆窗；s：镫骨；tum：肿瘤；ve：前庭池

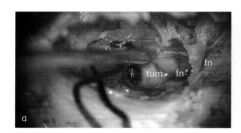

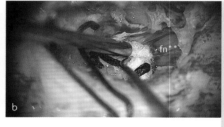

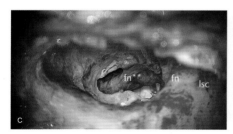

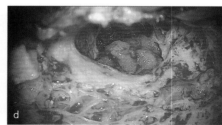

图9.10 左侧：扩大的经耳道经鼓岬入路。在这种入路中，需要比全内镜入路解剖更广泛，需要通过切开皮肤和剥离软组织才能完成。（a）在磨除前庭池和耳蜗后，听神经瘤暴露在视野中。（b）切除肿瘤后，保留面神经的迷路段和内耳道部分。（c）面神经进入内耳道的高倍视野。由于听神经瘤的波及，蜗神经和前庭神经未被保留。（d）用脂肪垫瓣封闭手术腔。cp：匙突；fn：面神经；fn**：面神经内耳道段；lsc：外半规管；pr：鼓岬；tum：肿瘤

与前文阐述的手术入路一样，因为去除了耳蜗，所有病例都会出现术后听力丧失。

适应证

· 与前文阐述的手术入路一样，它适用于局限在内耳道或桥小脑角受累很少的听神经瘤，患者患侧已无实用听力。

· 也适用于侵入颈内动脉下岩尖部的听神经瘤。

· 适合于中等大小沿内耳道直线生长到桥小脑角区面听束的听神经瘤。

优 点

· 直接暴露内耳道和桥小脑角区直至面听束。

· 在切除肿瘤时避免对脑组织的牵拉和操作。

· 能控制桥小脑角区的血管。

图 9.11 内镜下经耳道经鼓岬入路的影像学资料。提示注意从外耳道（EAC）到内耳道（IAC）的手术通道。冠状位（a、b）和轴位（c，d）

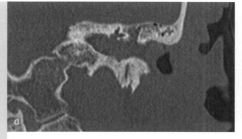
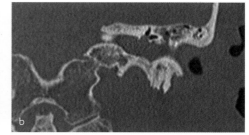
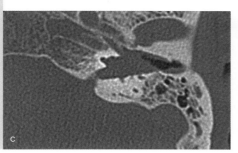
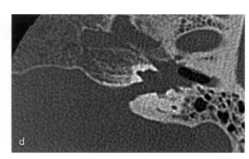

局限性

· 不适合扩展至后组脑神经和三叉神经附近的肿瘤。

· 会牺牲听力。

9.5 经耳道耳蜗下入路

该手术入路利用外耳道显露耳蜗和内耳道下方的岩尖部分，通过鼓岬下方，磨除耳蜗下方、颈内动脉后方、颈静脉球上方的骨质。利用这个区域作为内镜手术的通道，以处理位于内耳道下部、颈内动脉垂直段内侧岩尖下部的病变。这种情况下听骨链和耳蜗得以保留，术后听力有望存留（▶图 .9.12 和▶图 9.13）。

9.5.1 适应证

· 病变局限于岩尖，内耳道下方。

· 利用手术入路通道，对岩尖胆固醇肉芽肿切除后持续引流（▶图 9.14）。

· 胆脂瘤累及耳蜗下小管和岩尖下部。

9.5.2 优　点

· 保留听力和听骨链。

· 直接显露岩尖下部。

· 适用于局限在岩尖下部的迷路下型胆脂瘤。

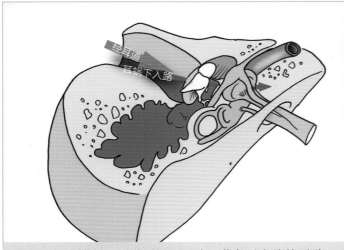
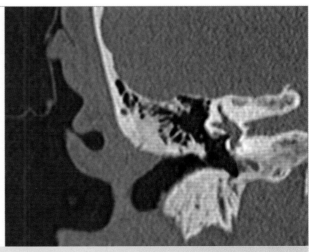

图 9.12 内镜下经耳道耳蜗下入路。黄色示意从外耳道经过耳蜗下方到岩尖的手术通道

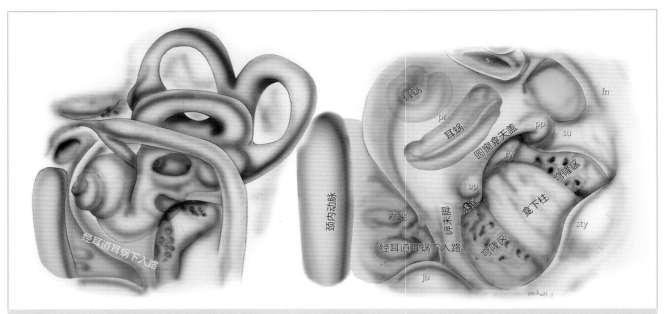

图9.13 左侧：内镜下经耳道耳蜗下入路。黄色显示通过磨除耳蜗下方、颈内动脉后方、颈静脉球上方的骨质达到内耳道下方的岩尖部。听骨链和耳蜗得以保留。注意岬末脚和柱骨之间的隧道，它直接与岩尖相连。ap：前柱；fn：面神经鼓室段；jb：颈静脉球；pp：后柱；pr：鼓岬；rw：圆窗；s：镫骨；sty：茎突隆起；su：岬下脚

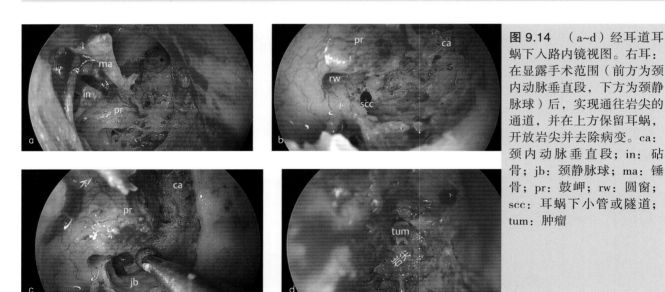

图9.14 （a~d）经耳道耳蜗下入路内镜视图。右耳：在显露手术范围（前方为颈内动脉垂直段，下方为颈静脉球）后，实现通往岩尖的通道，并在上方保留耳蜗，开放岩尖并去除病变。ca：颈内动脉垂直段；in：砧骨；jb：颈静脉球；ma：锤骨；pr：鼓岬；rw：圆窗；scc：耳蜗下小管或隧道；tum：肿瘤

9.5.3 局限性

·此入路不适用于广泛受累的迷路下型或迷路下－岩尖型胆脂瘤。

·当颈静脉球高位时，这一方法不适用。

（赵　宇　周　鹏　译，汤文龙　审）

推荐阅读

Batra PS, Luong A, Kanowitz SJ, et al. Outcomes of minimally invasive endoscopic resection of anterior skull base neoplasms. Laryngoscope, 2010, 120(1):9 - 16

Bennett M, Haynes DS. Surgical approaches and complications in the removal of vestibular schwannomas. Otolaryngol Clin North Am, 2007, 40(3):589 - 609, ix - x

Bennett M, Haynes DS. Surgical approaches and complications in the removal of vestibular schwannomas. Otolaryngol Clin North Am, 2007, 40(3):589 - 609, ix - x

Cannady SB, Batra PS, Sautter NB, et al. New staging system for sinonasal inverted papilloma in the endoscopic era. Laryngoscope, 2007, 117 (7):1283 - 1287

Day JD, Chen DA, Arriaga M. Translabyrinthine approach for

acoustic neuroma. Neurosurgery, 2004, 54(2):391 - 395, discussion 395 - 396

Graffeo CS, Dietrich AR, Grobelny B, et al. A panoramic view of the skull base: systematic review of open and endoscopic endonasal approaches to four tumors. Pituitary, 2014, 17(4):349 - 356

Hadad G, Bassagasteguy L, Carrau RL, et al. A novel reconstructive technique after endoscopic expanded endonasal approaches: vascular pedicle nasoseptal flap. Laryngoscope, 2006, 116(10):1882 - 1886

Harvey RJ, Parmar P, Sacks R, et al. Endoscopic skull base reconstruction of large dural defects: a systematic review of published evidence. Laryngoscope, 2012, 122(2):452 - 459

Ketcham AS, Wilkins RH, Vanburen JM, et al. A combined intracranial facial approach to the paranasal sinus. Am J Surg, 1963, 106:698 - 703

Komotar RJ, Starke RM, Raper DMS, et al. Endoscopic skull base surgery: a comprehensive comparison with open transcranial approaches. Br J Neurosurg, 2012, 26(5):637 - 648

Leng LZ, Brown S, Anand VK, Schwartz TH. "Gasket-seal" watertight closure in minimal-access endoscopic cranial base surgery. Neurosurgery, 2008, 62(5) Suppl 2: E342 - E343, discussion E343

Magnan J, Chays A, Lepetre C, et al. Surgical perspectives of endoscopy of the cerebellopontine angle. Am J Otol, 1994, 15(3):366 - 370

Marchioni D, Alicandri-Ciufelli M, Mattioli F, et al. From external to internal auditory canal: surgical anatomy by an exclusive endoscopic approach. Eur Arch Otorhinolaryngol, 2013, 270(4):1267 - 1275

Marchioni D, Alicandri-Ciufelli M, Molteni G, et al. Endoscopic tympanoplasty in patients with attic retraction pockets. Laryngoscope, 2010, 120 (9):1847 - 1855

Marchioni D, Alicandri-Ciufelli M, Rubini A, et al. Endoscopic transcanal corridors to the lateral skull base: initial experiences. Laryngoscope, 2015, 125 Suppl 5:S1 - S13

Presutti L, Alicandri-Ciufelli M, Rubini A, et al. Combined lateral microscopic/endoscopic approaches to petrous apex lesions: pilot clinical experiences. Ann Otol Rhinol Laryngol, 2014, 123(8):550 - 559

Presutti L, Marchioni D, Mattioli F, et al. Endoscopic management of acquired cholesteatoma: our experience. J Otolaryngol Head Neck Surg, 2008, 37(4):481 - 487

Pryor SG, Moore EJ, Kasperbauer JL. Endoscopic versus traditional approaches for excision of juvenile nasopharyngeal angiofibroma. Laryngoscope, 2005, 115 (7):1201 - 1207

Schwartz TH, Fraser JF, Brown S, et al. Endoscopic cranial base surgery: classification of operative approaches. Neurosurgery, 2008, 62 (5):991 - 1002, discussion 1002 - 1005

Staecker H, Nadol JB, Jr, Ojeman R, et al. Hearing preservation in acoustic neuroma surgery: middle fossa versus retrosigmoid approach. Am J Otol, 2000, 21(3): 399 - 404

Tarabichi M. Endoscopic management of limited attic cholesteatoma. Laryngoscope, 2004, 114(7):1157 - 1162

Thomassin JM, Korchia D, Doris JM. Endoscopic-guided otosurgery in the prevention of residual cholesteatomas. Laryngoscope, 1993, 103(8):939 - 943

Thorp BD, Sreenath SB, Ebert CS, et al. Endoscopic skull base reconstruction: a review and clinical case series of 152 vascularized flaps used for surgical skull base defects in the setting of intraoperative cerebrospinal fluid leak. Neurosurg Focus, 2014, 37(4):E4

第 10 章

内镜下经耳道膝状神经节上入路

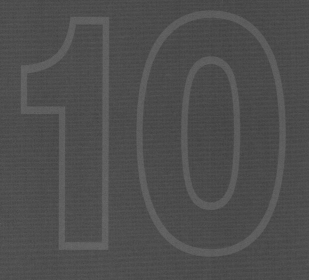

10　内镜下经耳道膝状神经节上入路

Daniele Marchioni, Nirmal Patel, Nicholas Jufas, Alexander J. Saxby, Jonathan H.K. Kong

摘　要

　　膝状神经节上区是一个类似金字塔形的解剖区域，下方为膝状神经节（GG），上界为颅中窝硬脑膜（MCF），后方为外半规管，内侧为延伸到内耳道（IAC）的岩尖气房。

　　内镜下经耳道膝状神经节上入路可以采用微创的方式处理膝状神经节上区的病变，避免了对颅中窝硬脑膜及脑组织的过度牵拉。

　　该入路的适应证为累及膝状神经节上区（SGF）的病变，例如局限于该区域的岩尖迷路上胆脂瘤或累及该区域的上鼓室胆脂瘤，也可经该手术入路行面神经膝状神经节及鼓室段的减压术。

　　在行该手术入路时，首先需要磨除部分上鼓室盾板，并去除砧骨和锤骨头，这样可以形成一内镜下直视膝状神经节上区及面神经鼓室段的手术通道。通过该手术通道可暴露膝状神经节、颅中窝硬脑膜以及外半规管围成的膝状神经节上区。

　　与传统手术入路（例如颅中窝入路）相比，该入路的并发症发生率较低。该手术方式需要离断听骨链并行听骨链成形术，虽然术后会出现不同程度的传导性聋，但仍然保留了实用听力。该手术入路存在一些缺点，例如：在面神经肿瘤或者其他需要切断鼓室段面神经的病例中，经该入路无法完成面神经的端端吻合及神经移植术。除此以外，在需要修补硬脑膜的情况下，需要改行经乳突入路。

关键词： 膝状神经节上区，膝状神经节，面神经，迷路上病变，胆脂瘤，面神经瘤，面神经减压。

10.1 引　言

　　膝状神经节上区（SGF）是一个类似金字塔形的解剖区域，下方为膝状神经节（GG），上界为颅中窝（MCF）硬脑膜，后方为外半规管，内侧为延伸到内耳道（IAC）的岩尖气房（►图 10.1 和 ►图 10.2）。

　　该区域的病变并不常见，发病率最高的疾病为胆脂瘤、脑膜瘤以及累及膝状神经节的面神经肿瘤，如神经鞘瘤和血管瘤（见临床病例 2 ►图

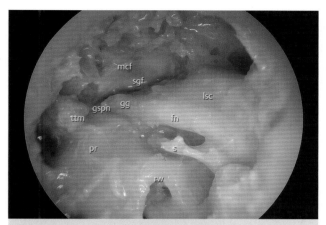

图 10.1　左耳：经外耳道内镜解剖。去除听骨链，做鼓室上隐窝扩大切除术到达颅中窝硬脑膜平面。暴露面神经鼓室段（FN）和膝状神经节（GG）。膝状神经节上区（SGF）是一个类似金字塔形的解剖区域（橙色区域），下方为膝状神经节，上方为颅中窝硬脑膜，后方为外半规管，内侧为延伸到内耳道（IAC）的岩尖气房。fn：面神经；gg：膝状神经节；gspn：岩浅大神经；lsc：外半规管；mcf：颅中窝；pr：鼓岬；rw：圆窗；s：镫骨；sgf：膝状神经节上区；ttm：鼓膜张肌

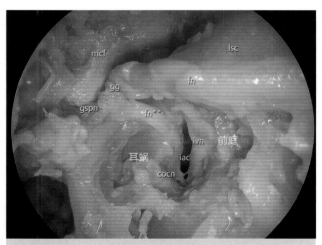

图 10.2　左耳：经外耳道内镜解剖。去除镫骨进入前庭。打开耳蜗，暴露内耳道底及其内容物。术腔可见：膝状神经节（GG）、面神经（FN）的迷路段、蜗神经和前庭下神经。cocn：蜗神经；fn **：面神经（迷路段）；fn：面神经；gg：膝状神经节；gspn：岩浅大神经；iac：内耳道；ivn：前庭下神经；lsc：外半规管；mcf：颅中窝

10.34）。根据肿瘤的位置不同，患者表现出不同的症状和体征。最常见的临床表现为面瘫，往往呈进行性发展，偶呈波动性，但最终会出现持续性面瘫。其次常见的症状为耳聋，可呈传导性、感音神经性或混合型聋。当听骨链受累时，可表现为传导性聋。在肿瘤仅累及膝状神经节的病例，听力常不受影响。

该手术入路的目的为完整切除病变，同时尽可能保护听力和面神经功能。对于该区域的病变，尤其在听力良好的病例中，最常使用的手术入路为颅中窝入路。该手术入路需要行扩大颞部开颅，并牵开颞叶（见第 8 章）。目前，内镜下经耳道手术主要应用于中耳胆脂瘤的病例，但随着技术的进步，已经被广泛应用于内耳和侧颅底手术[1-3]。

内镜下经耳道手术提供了一个处理该区域特定病变的微创手术方式。该入路自外向内进行，处理由前述解剖边界限定的膝状神经节上区的病变。其最大的优势在于无需抬起硬脑膜及对脑组织造成过度牵拉。

10.2 手术解剖

膝状神经节上区呈金字塔形，下方毗邻膝状神经节及面神经第二段，上方为颅中窝硬脑膜，后方毗邻外半规管和前半规管的壶腹部。

面神经鼓室段起始于膝状神经节，在镫骨水平于外半规管下方折向下行（▶图 10.1，▶图 10.2，▶图 10.3）。岩浅大神经走行于鼓室天盖上方的岩浅大神经沟内，其从弓状隆起前方的区域向前内走行，朝向破裂孔的方向。岩浅大神经

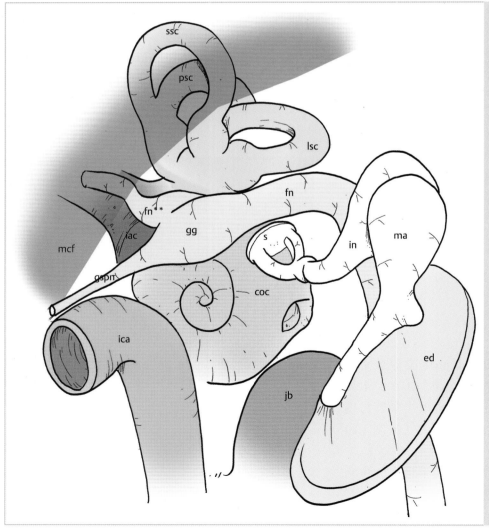

图 10.3 左耳：示意图显示了面神经（FN）、颅中窝（MCF）、内耳道（IAC）、耳蜗与膝状神经节上区之间的解剖关系。coc：耳蜗；ed：鼓膜；fn：面神经（鼓室段）；fn**：面神经（迷路段）；gg：膝状神经节；gspn：岩浅大神经；iac：内耳道；ica：颈内动脉；in：砧骨；jb：颈静脉球；lsc：外半规管；ma：锤骨；mcf：颅中窝；psc：后半规管；s：镫骨；ssc：前半规管

从面神经裂孔进入颅中窝底的位置可以以弓状隆起作为解剖标志，其在弓状隆起的内侧。岩浅大神经走行于颅中窝硬脑膜下方，位于由岩骨和蝶骨形成的蝶岩裂中，位于岩骨内颈内动脉水平段的前外侧。从内镜的视角看，可以将鼓室段面神经以匙突为界分为两部分，即匙突前段及匙突后段。

10.2.1 面神经鼓室段的匙突前段

匙突前段是指走行在匙突之前的鼓室段面神经。这一段面神经移行为膝状神经节并发出岩浅大神经。匙突前段面神经位于鼓膜张肌半管上方，并且同后者平行走行。切除锤骨头，才能充分暴露匙突前段及膝状神经节。传统显微镜的手术入路中，为了暴露这一区域，需要行乳突切开术，后鼓室及上鼓室开放术，并且去除砧骨和锤骨。与之相反，内镜下经耳道入路，不需要做乳突切开术和后鼓室及上鼓室开放即可充分暴露该区域。

10.2.2 膝状神经节

匙突可以作为定位膝状神经节的标志，后者位于匙突的前、上、内侧。膝状神经节位于上鼓室前隐窝的顶壁，呈水平走行，平行于鼓膜张肌半管。

膝状神经节的另外一个解剖定位标志为齿突，也被称为"cog"。齿突是从位于上鼓室前隐窝处的鼓室天盖垂下的骨嵴，位于匙突的前方。齿突在文献中经常描述不清，解剖变异较大，不同类型的齿突同膝状神经节，鼓膜张肌皱襞以及管上隐窝存在不同的解剖关系。60%的病例中的齿突为一完整的骨嵴，横行走行，前上附着于鼓室天盖的最前部分。在这些病例中，齿突向后下指向匙突，在内镜下经耳道手术中可以作为膝状神经节的解剖定位标志。在其他的40%的病例中，骨嵴不完整或者隐约可见，但均同上鼓室前隐窝天盖的关系密切。在这些病例中，齿突就无法作为膝状神经节的可靠定位标志。

10.2.3 岩浅大神经

内镜下去除锤骨头，确定上鼓室前隐窝的前壁，可以到达并且暴露岩浅大神经。充分暴露膝状神经节，还需要同时磨除齿突，以及内侧管上隐窝（如果存在的话）和膝状神经节内侧骨壁。

在40%的病例中，上鼓室前隐窝存在骨质缺损，膝状神经节和岩浅大神经直接贴在硬脑膜的下方。在另外的60%的病例不存在骨质缺损，需要磨除骨质才能暴露颅中窝脑膜。

10.3 内镜下经耳道膝状神经节上入路

10.3.1 适应证

· 伴有面瘫（面神经血管瘤或者神经鞘瘤）的膝状神经节上区的肿瘤（见临床病例 1 ▶图 10.20 至 ▶图 10.33，临床病例 2 ▶图 10.34 至 ▶图 10.52），即该肿瘤位于或者累及膝状神经节、颅中窝硬脑膜以及外半规管壶腹之间区域。如有侵及膝状神经节和迷路段面神经上的岩尖气房，则累及范围较小。

· 局限于膝状神经节上区的岩尖迷路上型胆脂瘤，或者侵及膝状神经节区域的上鼓室胆脂瘤。

· 外伤病例骨折累及膝状神经节，需要手术去除骨折或者血肿压迫（见临床病例 6、7）。

10.3.2 禁忌证

· 向内扩展至耳蜗或者侵犯至乳突的膝状神经节上区的病变。

· 已经存在颅中窝硬脑膜浸润的病变。

10.3.3 优　点

· 采用微创手段暴露鼓室段面神经，尤其是鼓室段面神经最前的部分。

· 与传统的手术方式（如颅中窝入路）相比，有着较低的手术并发症。

· 可以保留实用听力。

内镜下经耳道膝状神经节上入路（ETSA）是针对膝状神经节区域病变的微创手术入路，通过该入路可完整切除病变，避免牵拉大脑/硬脑膜以及导致感音神经性聋的风险。与开放式的颅中窝入路相比，该方法的术后恢复时间更短，并且更安全。

内镜下经耳道手术处理膝状神经节上区病变可以避免牵拉硬脑膜及脑组织，后者是颅中窝入路以及扩大经迷路入路所必需的。此外，迄今，内镜下经耳道膝状神经节上入路的患者术后无须进入重症监护室（ICU）观察，这也意味着更快的术后恢复时间，并降低患者的总体经济负担。

10.3.4 缺　点

· 因为术中需要离断听骨链（即去除砧骨和锤骨头），需要行听骨链成形术，这可能会导致术后出现传导性听力损失。

· 遇到需要修补硬脑膜的病例，需要联合显微镜手术。

· 术中如果出现面神经中断，该入路无法行面神经的端端吻合或者神经移植。

除了内镜手术自身的缺点外，内镜下经耳道膝状神经节上入路的主要缺陷是需要移除锤骨头和砧骨。

去除砧骨和锤骨头这一步骤对于充分暴露膝状神经节上区非常重要，只有这样才能完全切除位于该区域的肿瘤。如果术前已经出现了严重的感音神经性或者传导性聋，那么术中可以大胆的去除锤骨头和砧骨。在大多数情况下，完成膝状神经节上区入路的手术后，可以同期行听骨链成形术。

10.3.5 术前评估

术前的影像学评估非常重要，包括颞骨高分辨率计算机断层扫描（HRCT）和磁共振成像（MRI），以便进行术前规划。需要根据平均纯音听阈（PTA）评估术前后的听觉功能。PTA 的计算方式为频率为 500Hz、1000Hz、2000Hz 和 4000Hz 的纯音听力阈值的平均值（以分贝为单位）。还需要用 House-Brackmann（H-B）分级评估患者手术前、后的面神经功能。

10.4 内镜下经耳道膝状神经节上入路处理膝状神经节肿瘤（见临床病例 1、2）

面神经肿瘤是一种罕见的肿瘤疾病。膝状神经节是最常见的受累部位之一（约占面神经肿瘤的53.9%）。涉及膝状神经节或（和）鼓室段面神经的肿瘤适用于内镜下经耳道膝状神经节上入路。

尽管内镜下经耳道膝状神经节上入路是适合膝状神经节及鼓室段面神经病变的微创技术，但应注意以下几点问题：

· 首要问题是手术时机的把握，需要综合考虑肿瘤大小以及患者的面神经功能。

· 对于面神经功能良好的小的膝状神经节肿瘤（H-B 分级 I~II 级）的患者，因为肿瘤生长缓慢，首选密切随访并定期复查影像检查的策略。

· 对于面神经功能 H-B 分级 III 级或更差的面瘫患者，应积极考虑手术。

· 对于生长迅速，或者本身体积巨大的肿瘤，无论 H-B 分级如何，都建议进行手术。

10.4.1 面神经重建

在内镜下经耳道膝状神经节上入路手术中，如果肿瘤切除后发现面神经中断，应同期重建面神经以获得最佳结果。

如果选择内镜下经耳道膝状神经节上入路，术者应考虑行面神经重建的一些限制因素：

· 该手术入路无法行端端吻合。

· 只有在膝状神经节最前端保留的情况下，才建议在残余膝状神经节和面神经的鼓室/乳突段之间行神经移植（如耳大神经）。

· 当整个膝状神经节与肿瘤一起切除时，由于面神经迷路段的特殊解剖位置，神经移植不一定可行。在这些情况下，面神经–舌下神经吻合应作为首选。

10.4.2 手术步骤

术中采用面神经监测（NIM，Medtronic）。

术中使用 0°、30° 和 45° 内镜，内镜的直径为 3mm 或 4mm、长度为 15cm。首先在 0° 镜下行耳道内切口。耳道内切口包括两条汇合的切口，前方切口起自 11 点处，后方切口起自 6 点处，两者在相当于上鼓室外侧壁的位置相交形成一交角，便于充分暴露上鼓室（▶图 10.4a）。形成一个标准的鼓膜外耳道瓣。向鼓环方向翻起鼓膜外耳道瓣，将纤维鼓环自鼓沟剥出后即可进入中鼓室。随后将鼓膜从锤骨短突及锤骨柄分离（▶图 10.4b）。如有必要，可使用锋利的剥离子和杯状钳将鼓膜同锤骨柄的末端分离。继续将鼓膜向前翻起，充分暴露整个中耳。使用金刚砂钻或超声骨刀行上鼓室开放术（▶图10.5a）。去除部分盾板直至充分暴露锤砧关节（▶图10.5b）。这时可观察到位于砧骨内侧的面神经鼓室段。如果肿瘤累及面神经的第二段，砧骨可被推挤外移。完成上鼓室开放并肿瘤暴露后，用钩针分离锤砧关节并去除砧骨。在上述操作过程中，应避免扰动镫骨（▶图10.6a）。切断并去除锤骨头（▶图10.6b）。完成上述手术操作后，从第二膝到膝状神经节区域的面神经，包括匙突前段和后段都得到很好的暴露。当然，该区域的肿瘤这时也充

分得到暴露（▶图10.7a）。在大多数情况下，在去除听骨链后，膝状神经节的肿瘤清晰可见，因为它往往突入上鼓室，并破坏周围的气房（▶图10.7b）。

如果膝状神经节肿瘤没有延伸到面神经的第二段，它可能被膝状神经节区域周围的气房所覆盖。在这种情况下，确定齿突所在的位置后，需要使用金刚砂钻或超声骨刀去除膝状神经节周围的气房，在更深的层面暴露肿瘤（▶图10.8a，b和▶图10.9a）。在此步骤中，确定膝状神经节上区的三个边界至关重要：

· 颅中窝硬脑膜：颅中窝硬脑膜可沿齿突向

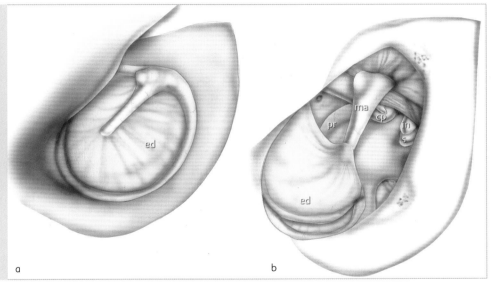

图10.4 左耳。（a）从前方约11点方向到后方约6点方向做外耳道（EAC）皮肤的三角形切口。（b）翻起鼓膜外耳道瓣，并将鼓膜从锤骨柄上分离，暴露鼓室。cp：匙突；ed：鼓膜；in：砧骨；ma：锤骨；pr：鼓岬；s：镫骨

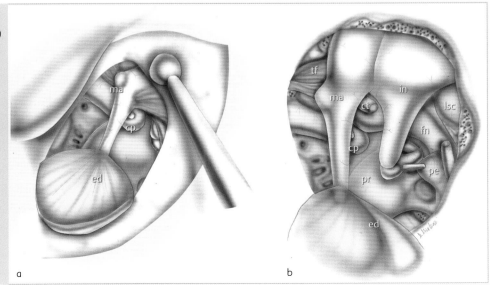

图10.5 左耳。（a）用小号金刚砂钻磨除盾板。（b）逐步暴露锤砧关节。cp：匙突；ct：鼓索；ed：鼓膜；fn：面神经；in：砧骨；lsc：外半规管；ma：锤骨；pe：锥隆起；pr：鼓岬；tf：鼓膜张肌皱襞

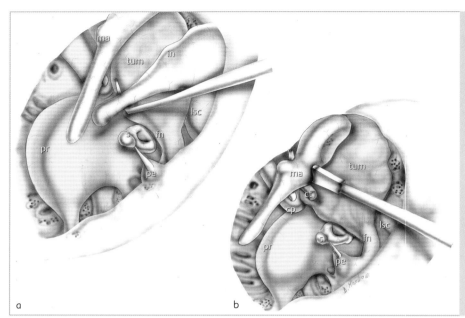

图 10.6 左耳。（a）在内镜下去除砧骨。（b）切断并去除锤骨头。cp：匙突；ct：鼓索；fn：面神经；in：砧骨；lsc：外半规管；ma：锤骨；pe：锥隆起；pr：鼓岬；s：镫骨；tum：肿瘤

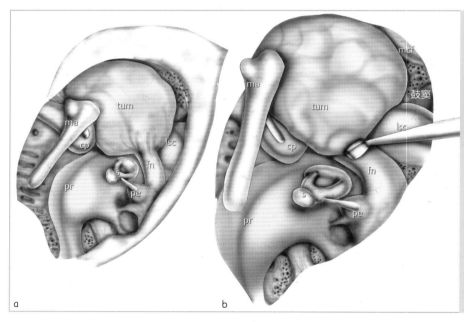

图 10.7 左耳。（a）去除砧骨和锤骨头后可见面神经（FN）肿瘤。（b）从面神经开始解剖肿瘤。cp：匙突；fn：面神经；lsc：外半规管；ma：锤骨；mcf：颅中窝；pe：锥隆起；pr：鼓岬；s：镫骨；tum：肿瘤

上追踪到。在这个步骤中，必须沿着硬脑膜平面进行。在解剖学上，在上鼓室的上方，硬脑膜自后向前逐渐变低，在最前方和岩浅大神经相接触。

·迷路，特别是外半规管的壶腹端，为膝状神经节上区的后上边界。外半规管的隆起位于面神经第二膝的后上方。

·面神经鼓室段及膝状神经节：在一些病例中，需要磨除膝状神经节周围的气房才可以暴露膝状神经节。

确认解剖边界后，磨除它们之间的气房，暴露位于膝状神经节上区内的肿瘤。内镜下可以将面神经从第二膝一直暴露至膝状神经节和岩浅大神经（▶图 10.9a，b）。该手术入路可以充分暴露膝状神经节上区和岩尖区域，彻底切除位于该区域的肿瘤。当病变与面神经密切相关时，需要轻柔操作，寻找面神经和病变之间的界面，尽力保证面神经的完整性。

尽可能保留面神经的完整性。如果病变累及神经纤维，肿瘤和面神经之间没有明确的界面，并且术前已经存在面瘫，则必须牺牲受损部分的神经

图 10.8　左耳。（a）去除听骨链后，可见齿突（cog）和颅中窝脑板。（b）用金刚砂钻磨除膝状神经节（gg）周围的骨质，暴露膝状神经节上区的肿瘤。cp：匙突；lsc：外半规管；ma：锤骨；mcf：颅中窝；pr：鼓岬；s：镫骨

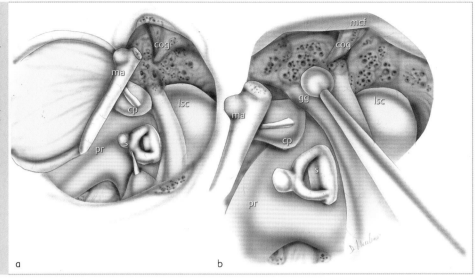

图 10.9　左耳。（a）磨除齿突附近的上鼓室气房，暴露术野深部的膝状神经节（gg）和肿瘤。（b）使用弯曲的器械翻起肿瘤的后界，探查面神经迷路段（fn**）。cp：匙突；fn：面神经；fn**：面神经（迷路段）；lsc：外半规管；ma：锤骨；mcf：颅中窝；pe：锥隆起；pr：鼓岬；s：镫骨；tum：肿瘤

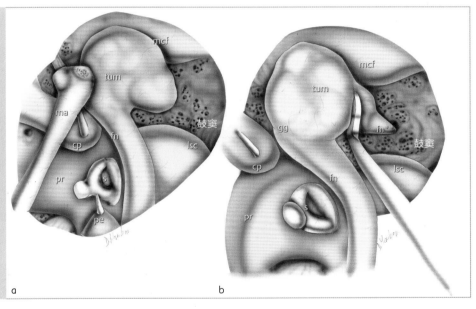

（▶图 10.10a，b，▶图 10.12 至 ▶图 10.14）。病变被切除后，需要在内镜下检查膝状神经节上区是否存在病变残留。

　　如果面神经中断，建议立即行面神经重建。如前所述，重建方式取决于肿瘤切除后面神经的缺损范围。在膝状神经节保留的病例中，建议使用耳大神经移植的方式重建面神经缺损（▶图 10.15 和 ▶图 10.16）。一直追踪中断的面神经直至第二膝，用锐利的显微剪分别锐性修剪膝状神经节和第二膝处的面神经断端。行颈部切口，分离并取出一段耳大神经，将其置于膝状神经节断端和面神经断端之间（▶图 10.16b）。不需要行

面神经外膜或束膜缝合。但是移植的耳大神经两端必须和膝状神经节断端、面神经断端在无张力下充分接触。将纤维蛋白胶滴于神经断端结合处帮助接合。用小块颞肌筋膜覆盖接口处。如果膝状神经节无法保留，应考虑行舌下神经-面神经吻合（▶图 10.11）。必要时，需要用耳屏软骨覆盖颅中窝硬脑膜（▶图 10.17a）。

　　术前评估如果发现听力正常，术中可去除砧骨和锤骨头，保留锤骨柄和镫骨后采用砧骨修整塑形行听骨链成形术（▶图 10.17b，c 和 ▶图 10.18）。如果患者术前为重度或者极重度感音神经性聋，无需进行听骨链成形术，术中可去除全

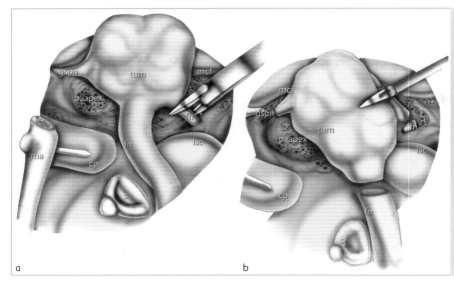

图 10.10 左耳。（a，b）暴露肿瘤并找到解剖标志。如果在肿瘤和神经之间没有找到明确的界面，就必须牺牲面神经（FN）。用显微剪将肿瘤从面神经的迷路段和鼓室段分离。cp：匙突；fn：面神经鼓室段；fn**：面神经的迷路段；gspn：岩浅大神经；lsc：外半规管；ma：锤骨；mcf：颅中窝；p. apex：岩尖；s：镫骨；tum：肿瘤

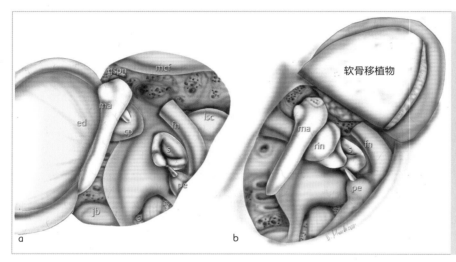

图 10.11 左耳。（a）将肿瘤连同膝状神经节（GG）和面神经鼓室段同时切除。这时由于整个膝状神经节全部缺损，受面神经迷路段解剖位置限制，不可能经外耳道内镜重建面神经。建议行舌下神经－面神经吻合术。（b）在镫骨和锤骨之间置入重塑的自体砧骨行听骨链成形术。软骨重建上鼓室外侧壁缺损。cp：匙突；ed：鼓膜；fn：面神经；gspn：岩浅大神经；jb：颈静脉球；lsc：外半规管；ma：锤骨；mcf：颅中窝；pe：锥隆起；rin：重塑自体砧骨；s：镫骨

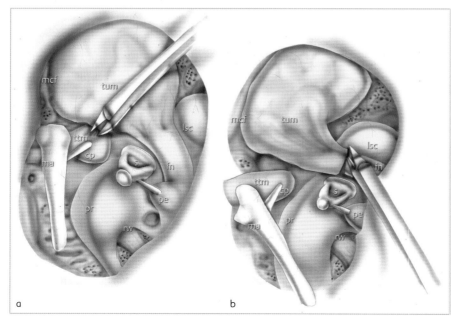

图 10.12 左耳。本病例肿瘤累及面神经鼓室段，故分离肿瘤从鼓膜张肌开始（a）。在这一步骤之后，由于解剖平面不清晰，在第二膝（b）附近切断面神经的鼓室段。cp：匙突；fn：面神经；lsc：外半规管；ma：锤骨；mcf：颅中窝；pe：锥隆起；pr：鼓岬；rw：圆窗；s：镫骨；ttm：鼓膜张肌；tum：肿瘤

图 10.13 左耳。血管瘤病例中，可以使用微型双极电凝来减少肿瘤出血和缩小肿瘤。（a，b）肿瘤缩小后，通过内镜检查颅中窝平面，并使用弯曲的剥离子将肿瘤从颅中窝平面分离。cp：匙突；fn：面神经；lsc：外半规管；ma：锤骨；mcf：颅中窝；pe：锥隆起；pr：鼓岬；rw：圆窗；s：镫骨；tum：肿瘤

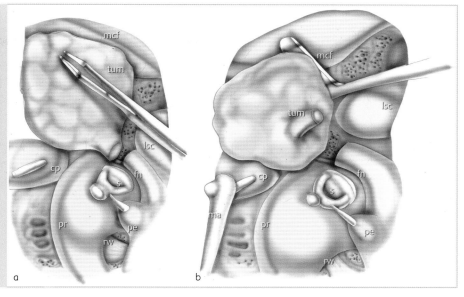

图 10.14 左耳。（a）肿瘤从颅中窝平面分离后，可见膝状神经节（GG）。（b）肿瘤被切除。在这种情况下，保留膝状神经节是可能的，因为肿瘤仅侵犯面神经的鼓室段。fn**：面神经迷路段；fn：面神经鼓室段；gspn：岩浅大神经；lsc：外半规管；mcf：颅中窝；pe：锥隆起；pr：鼓岬；s：镫骨；tum：肿瘤

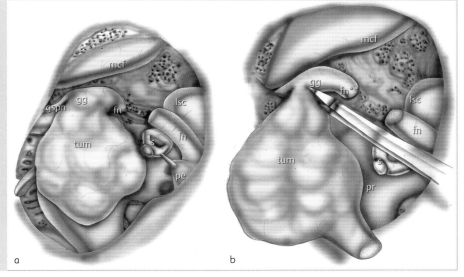

图 10.15 左耳。（a，b）肿瘤切除后，用金刚砂钻磨除膝状神经节上区周围气房。在血管瘤的病例中，由于肿瘤浸润周围的气房，为了避免肿瘤残留，这一步骤是必须完成的。cp：匙突；fn**：面神经迷路段；fn：面神经鼓室段；gg：膝状神经节；gspn：岩浅大神经；lsc：外半规管；mcf：颅中窝；pe：锥隆起；pr：鼓岬；s：镫骨

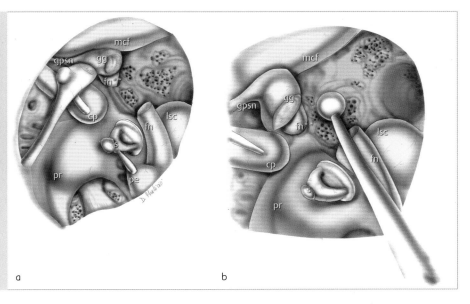

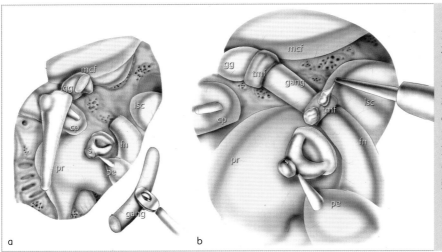

图 10.16 左耳。(a, b) 采用耳大神经移植重建面神经 (FN) 缺损，将移植神经置于膝状神经节断端和面神经断端之间。用颞肌筋膜覆盖移植神经和面神经之间的连接处。纤维蛋白胶用于加强神经的连接。cp: 匙突；fn: 面神经；gang: 耳大神经移植物；gg: 膝状神经节；lsc: 外半规管；mcf: 颅中窝；pe: 锥隆起；pr: 鼓岬；s: 镫骨；tmf: 颞肌筋膜

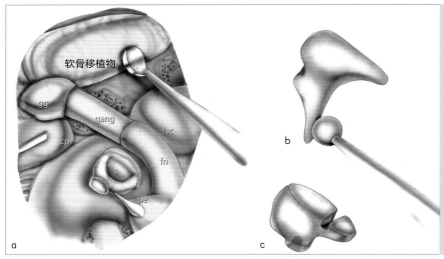

图 10.17 左耳。(a) 将软骨移植物贴附于颅中窝硬脑膜，重建鼓室天盖缺损。(b, c) 重塑砧骨。cp: 匙突；fn: 面神经；gang: 耳大神经移植物；gg: 膝状神经节；lsc: 外半规管；pe: 锥隆起；s: 镫骨

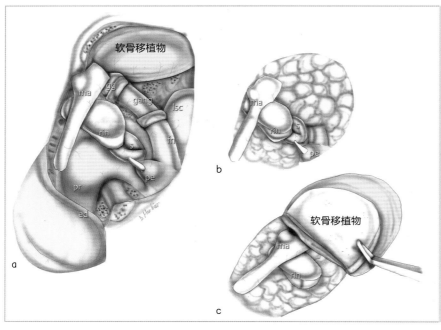

图 10.18 左耳。(a) 将重塑的砧骨放置于镫骨和锤骨之间重建听骨链。(b) 可吸收填塞材料（如明胶海绵）填充于听骨链周围。(c) 用软骨重建上鼓室外侧壁缺损。ed: 鼓膜；fn: 面神经；gang: 耳大神经移植物；gg: 膝状神经节；lsc: 外半规管；ma: 锤骨；pe: 锥隆起；pr: 鼓岬；rin: 重塑自体砧骨；s: 镫骨

部听骨链，以获得对膝状神经节区的最佳暴露。

利用取下的砧骨行听骨链成形术。耳屏软骨重建上鼓室外侧壁，鼓室填充可吸收性明胶海绵后复位鼓膜外耳道瓣（▶图10.19）。

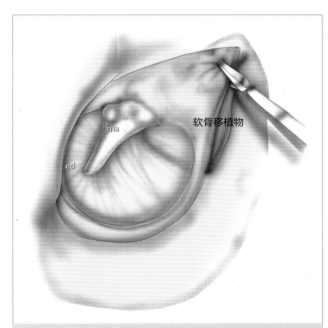

图 10.19 左耳：将鼓膜外耳道瓣覆盖至软骨移植物表面。ed：鼓膜；ma：锤骨

10.5 内镜下经耳道膝状神经节上入路处理累及膝状神经节上区的胆脂瘤

内镜下经耳道膝状神经节上入路可以用来处理膝状神经节上区的胆脂瘤，或者向前延伸不多的迷路上胆脂瘤。

10.5.1 手术步骤

首先完成一较大的鼓膜外耳道瓣，形成皮瓣

的前后两切口在上鼓室外侧壁相交呈一交角（▶图10.53）。

用金刚砂钻行扩大的外耳道成形术及上鼓室开放术，暴露锤砧关节（▶图10.54）。继续磨除骨质直至显露整个上鼓室及鼓窦，并暴露颅中窝硬脑膜平面（▶图10.55）。去除砧骨和锤骨后暴露膝状神经节上区胆脂瘤（▶图10.56和▶图10.57）。继续磨除外耳道后部骨质并暴露外半规管（▶图10.57和▶图10.58）。外半规管及颅中窝硬脑膜确认后，非常容易辨认鼓室段的面神经，使用刮匙或金刚砂钻对膝状神经节进行减压（▶图10.59）。内镜下所有的解剖标志被确认后，用磨钻开放面神经，外半规管和颅中窝脑膜之间区域，切除胆脂瘤（▶图10.60，▶图10.61，▶图10.62）。建议使用浸泡有生理盐水的棉球从面神经和膝状神经节上轻柔地分离胆脂瘤（▶图10.61）；弯曲剥离子有助于从膝状神经节上区去除胆脂瘤（见临床病例4▶图10.106至▶图10.109）。胆脂瘤去除后，用肌肉组织来填塞上鼓室及鼓窦（▶图10.63），并用颞肌筋膜覆盖肌肉组织（▶图10.64）。为了减少听力损失，将取下的砧骨进行修整后行听骨链成形术，软骨重建上鼓室外侧壁并用颞肌筋膜覆盖，最后将鼓膜复位（▶图10.65）。

10.5.2 胆脂瘤累及内耳（见临床病例3▶图10.75和▶图10.105，病例5▶图10.110至▶图10.114）

如果是迷路上或累及内耳的胆脂瘤，术后需要封闭外耳道。

去除外耳道皮肤以及鼓膜后，环形缝合外耳道。

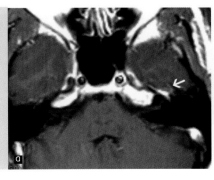
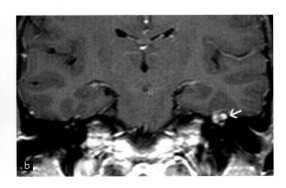

图 10.20 临床病例1：磁共振成像（MRI）轴位（a）和冠状位（b）显示膝状神经节肿瘤（白色箭头）

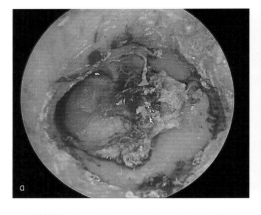

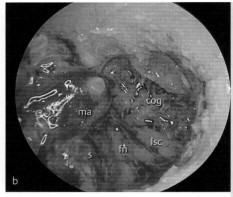

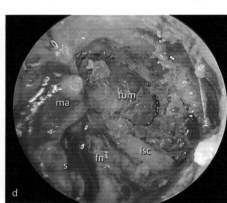

图 10.21 临床病例 1，左耳：膝状神经节神经鞘瘤。（a）制作并掀起鼓膜外耳道瓣。（b）切除盾板，显露上鼓室，内镜下观察外半规管、面神经鼓室段和齿突等结构。（c）用金刚砂钻磨除膝状神经节上方的气房。（d）显露膝状神经节的肿瘤。fn：面神经；gg：膝状神经节；lsc：外半规管；ma：锤骨；s：镫骨；tum：肿瘤；cog：齿突

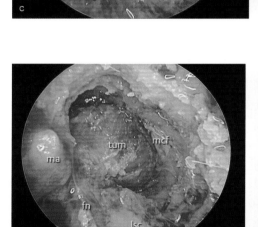

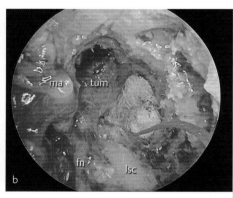

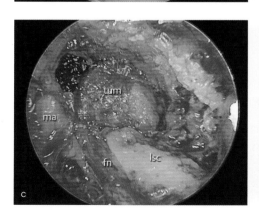

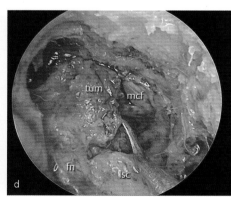

图 10.22 临床病例 1，左耳：膝状神经节神经鞘瘤。（a）内镜下观察增大的膝状神经节。（b）用棉球剥离肿瘤，避免出血。（c）用可吸收止血材料（Surgicel）避免肿瘤与颅中窝硬脑膜之间的出血。（d）用弯头剥离子将肿瘤从颅中窝硬脑膜分离。fn：面神经；ma：锤骨；lsc：外半规管；mcf：颅中窝；tum：肿瘤

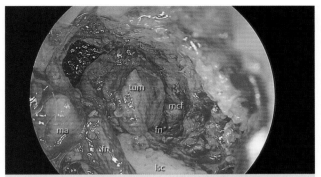

图 10.23 临床病例 1, 左耳: 膝状神经节神经鞘瘤。当肿瘤与颅中窝硬脑膜分离开, 就可在内镜下观察到面神经的迷路段以及肿瘤的后界。fn: 面神经鼓室段; fn**: 面神经迷路段; lsc: 外半规管; ma: 锤骨; tum: 肿瘤; mcf: 颅中窝

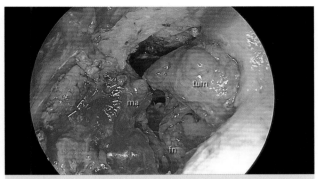

图 10.24 临床病例 1, 左耳: 膝状神经节神经鞘瘤。切断面神经迷路段和岩浅大神经后, 瘤体开始松动。fn: 面神经; ma: 锤骨; tum: 肿瘤

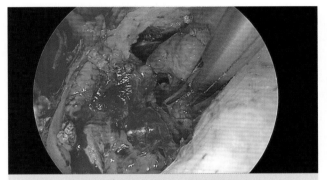

图 10.25 临床病例 1, 左耳: 膝状神经节神经鞘瘤。从面神经第二膝的近端切断面神经水平段

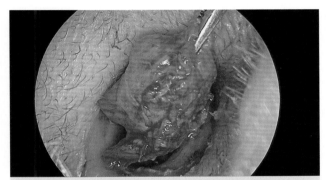

图 10.26 临床病例 1, 左耳: 膝状神经节神经鞘瘤。肿瘤被切除

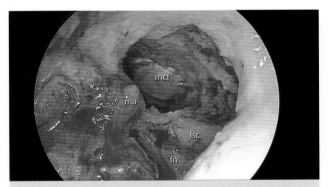

图 10.27 临床病例 1, 左耳: 膝状神经节神经鞘瘤。本病例的肿瘤连同整个膝状神经节被一起切除; 颅中窝硬脑膜显露良好。fn: 面神经鼓室段; lsc: 外半规管; ma: 锤骨; mcf: 颅中窝

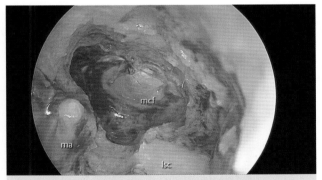

图 10.28 临床病例 1, 左耳: 膝状神经节神经鞘瘤。外半规管与颅中窝硬脑膜之间的膝状神经节上气房被全部磨除, 以达到肿瘤的彻底切除。lsc: 外半规管; ma: 锤骨; mcf: 颅中窝

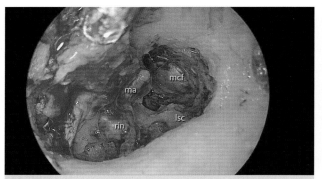

图 10.29 临床病例 1，左耳：膝状神经节神经鞘瘤。将重新塑形的砧骨置于镫骨头与锤骨柄之间。lsc：外半规管；ma：锤骨；mcf：颅中窝；rin：重新塑形的自体砧骨

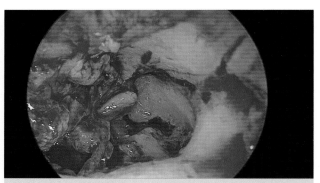

图 10.30 临床病例 1，左耳：膝状神经节神经鞘瘤。软骨修复鼓室天盖的骨质缺损，并用纤维蛋白胶加固

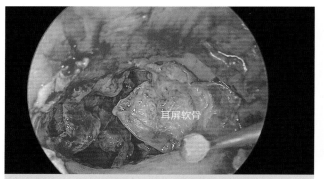

图 10.31 临床病例 1，左耳：膝状神经节神经鞘瘤。用耳屏软骨修复盾板的骨质缺损

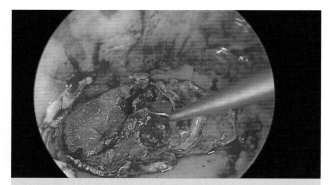

图 10.32 临床病例 1，左耳：膝状神经节神经鞘瘤。将鼓膜外耳道瓣复位在耳屏软骨外侧

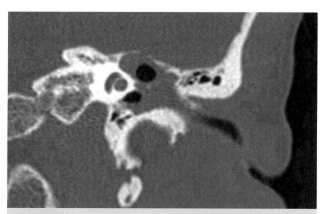

图 10.33 临床病例 1，左耳：膝状神经节神经鞘瘤。术后复查的冠状位 CT 可见上鼓室的膝状神经节上区缺损

开放上鼓室和鼓窦，暴露外半规管及颅中窝脑膜后，行膝状神经节减压。切除匙突，向前翻起鼓膜张肌肌腱。去除镫骨暴露前庭池（►图 10.66）。开放外半规管，暴露前庭池的后上部分，为去除膝状神经节上区的胆脂瘤提供充分的手术空间（►图 10.67 和►图 10.68）。胆脂瘤切除后，用小块肌肉填充咽鼓管（►图 10.68b）。术腔填充腹部脂肪，剥离外耳道皮肤并向外翻转缝合以封闭外耳道（►图 10.69）。

10.6 内镜下经耳道膝状神经节上入路行膝状神经节及面神经鼓室段减压

耳内镜下面神经减压可以充分开放面神经第二膝及前方的鼓室段，一直开放至鼓室段的最前端，特别是匙突前段，直至充分接近膝状神经节

图 10.34 临床病例 2：冠状位 MRI（a，b）提示左侧膝状神经节上区的面神经肿瘤，合并硬脑膜受累。冠状位 CT（c，d）提示典型的面神经血管瘤，周围骨质侵蚀

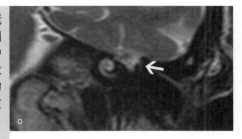
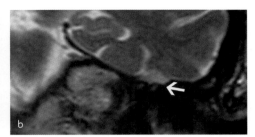
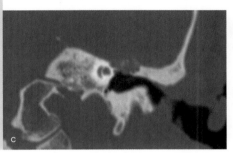
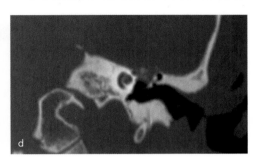

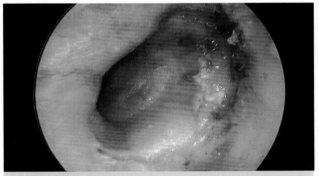

图 10.35 临床病例 2，左耳：面神经血管瘤。外耳道皮肤切口已完成

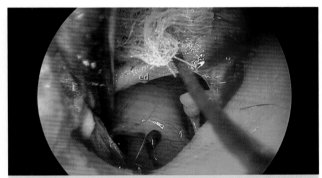

图 10.36 临床病例 2，左耳：面神经血管瘤。掀起鼓膜外耳道瓣，进入鼓室。ed：鼓膜

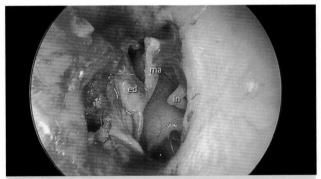

图 10.37 临床病例 2，左耳：面神经血管瘤。将鼓膜外耳道瓣从锤骨柄向下剥离至脐部。ed：鼓膜；in：砧骨；ma：锤骨

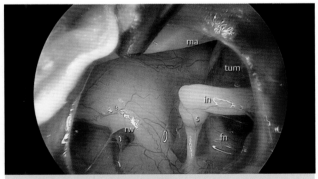

图 10.38 临床病例 2，左耳：面神经血管瘤。内镜下可见听骨链内侧的血管瘤起源于鼓室段面神经。fn：面神经；in：砧骨；ma：锤骨；rw：圆窗；s：镫骨；tum：肿瘤

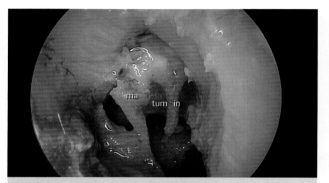

图10.39 临床病例2，左耳：面神经血管瘤。用超声骨刀完成上鼓室切开。in：砧骨；ma：锤骨；tum：肿瘤

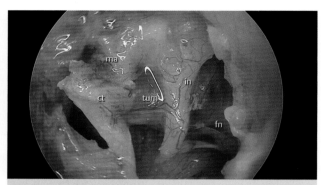

图10.40 临床病例2，左耳：面神经血管瘤。鼓索已切断，内镜抵近放大观察肿瘤。ct：鼓索；fn：面神经；in：砧骨；ma：锤骨；tum：肿瘤

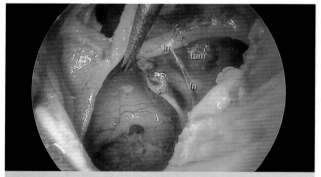

图10.41 临床病例2，左耳：面神经血管瘤。小心用显微钩针将砧镫关节脱位，去除砧骨。fn：面神经；in：砧骨；s：镫骨；tum：肿瘤

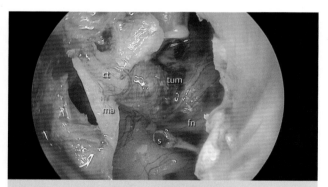

图10.42 临床病例2，左耳：面神经血管瘤。去掉砧骨后显露面神经血管瘤。ct：鼓索；fn：面神经；ma：锤骨；s：镫骨；tum：肿瘤

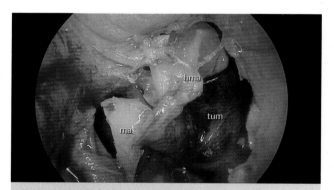

图10.43 临床病例2，左耳：面神经血管瘤。切断和去掉锤骨头。hma：锤骨头；ma：锤骨；tum：肿瘤

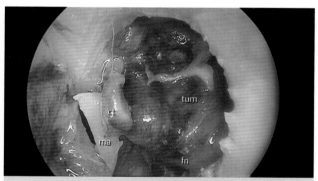

图10.44 临床病例2，左耳：面神经血管瘤。去掉锤骨头后进一步显露肿瘤。ct：鼓索；fn：面神经；ma：锤骨；tum：肿瘤

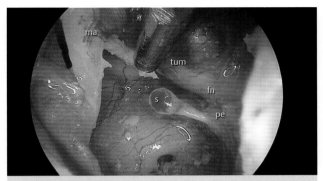

图 10.45　临床病例 2，左耳：面神经血管瘤。肿瘤与面神经水平段之间没有明显的界线。fn：面神经；ma：锤骨；pe：锥隆起；s：镫骨；tum：肿瘤

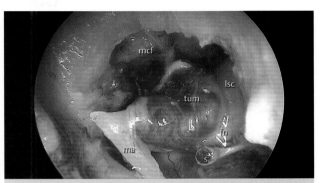

图 10.46　临床病例 2，左耳：面神经血管瘤。在 45° 内镜下，进一步将肿瘤与颅中窝硬脑膜和外半规管剥离。fn：面神经；lsc：外半规管；ma：锤骨；mcf：颅中窝；s：镫骨；tum：肿瘤

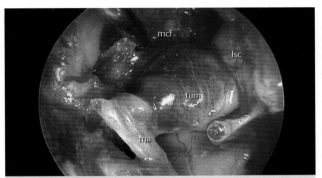

图 10.47　临床病例 2，左耳：面神经血管瘤。用显微双极电凝按照从后向前、从上向下的顺序逐步缩小肿瘤。lsc：外半规管；ma：锤骨；mcf：颅中窝；s：镫骨；tum：肿瘤

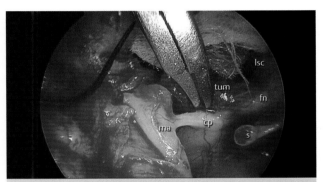

图 10.48　临床病例 2，左耳：面神经血管瘤。用显微剪在匙突剪断肿瘤与鼓膜张肌的粘连。cp：匙突；fn：面神经；lsc：外半规管；ma：锤骨；s：镫骨；tum：肿瘤

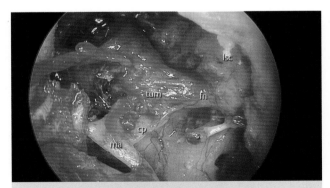

图 10.49　临床病例 2，左耳：面神经血管瘤。开始将肿瘤与面神经鼓室段分离。cp：匙突；fn：面神经；lsc：外半规管；ma：锤骨；s：镫骨；tum：肿瘤

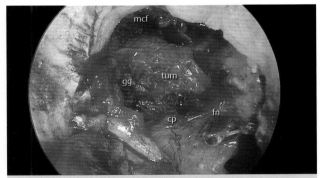

图 10.50　临床病例 2，左耳：面神经血管瘤。从面神经第二膝的近端切断鼓室段。cp：匙突；fn：面神经；gg：膝状神经节；mcf：颅中窝；tum：肿瘤

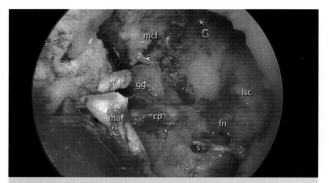

图 10.51 临床病例 2，左耳：面神经血管瘤。肿瘤连同面神经鼓室段已经被切除，保留了膝状神经节。此病例可以尝试神经移植重建面神经。cp：匙突；fn：面神经；gg：膝状神经节；lsc：外半规管；mcf：颅中窝；s：镫骨

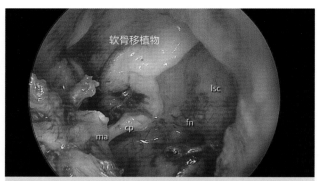

图 10.52 临床病例 2，左耳：面神经血管瘤。软骨移植物修复鼓室天盖的缺损，并用纤维蛋白胶固定。cp：匙突；fn：面神经；lsc：外半规管；ma：锤骨；s：镫骨

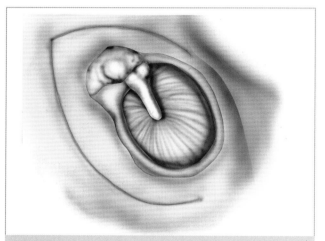

图 10.53 右耳：围绕上鼓室做三角形的外耳道皮肤切口

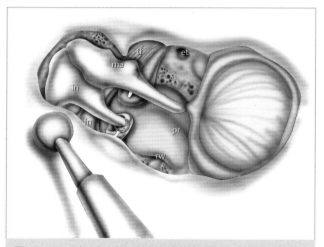

图 10.54 右耳：用金刚砂钻磨除盾板，暴露上鼓室的锤砧关节。et：咽鼓管；fn：面神经；in：砧骨；ma：锤骨；pr：鼓岬；rw：圆窗；s：镫骨；tf：张肌皱襞

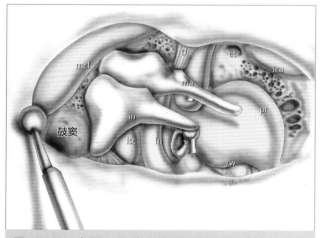

图 10.55 右耳：继续用金刚砂钻扩大磨除，直至可以在内镜下确认从鼓窦到上鼓室的颅中窝底。et：咽鼓管；fn：面神经；ica：颈内动脉；in：砧骨；lsc：外半规管；ma：锤骨；mcf：颅中窝；pr：鼓岬；rw：圆窗；s：镫骨；tf：张肌皱襞

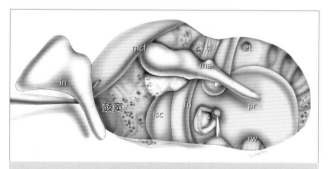

图 10.56 右耳：去掉砧骨就可以看见膝状神经节上区的迷路周围胆脂瘤。et：咽鼓管；fn：面神经；in：砧骨；lsc：外半规管；ma：锤骨；mcf：颅中窝；pr：鼓岬；rw：圆窗；s：镫骨；tf：张肌皱襞

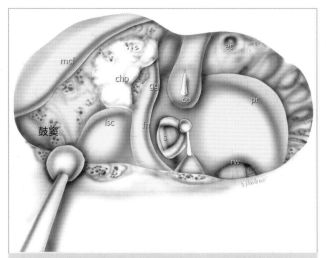

图 10.57 右耳：再去掉锤骨，内镜下观察膝状神经节上区的胆脂瘤，用金刚砂钻扩大暴露，开始膝状神经节上入路，寻找此区域内的解剖标志，如外半规管、面神经、膝状神经节和颅中窝硬脑膜。cho：胆脂瘤；cp：匙突；et：咽鼓管；fn：面神经；gg：膝状神经节；lsc：外半规管；mcf：颅中窝；pr：鼓岬；rw：圆窗；s：镫骨

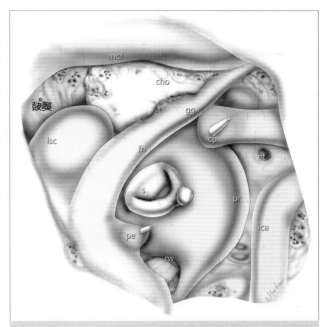

图 10.58 右耳：在颅中窝硬脑膜、外半规管和面神经三者间的三角形区域逐步用金刚砂钻头扩大暴露膝状神经节上区的胆脂瘤。cho：胆脂瘤；cp：匙突；et：咽鼓管；fn：面神经；gg：膝状神经节；ica：颈内动脉；lsc：外半规管；mcf：颅中窝；pe：锥隆起；pr：鼓岬；rw：圆窗；s：镫骨

图 10.59 右耳。（a）用显微刮匙去除膝状神经节（GG）表面的新生骨。（b）一旦确认了膝状神经节的位置，就再用金刚砂钻磨除膝状神经节上区的残余气房，以便切除胆脂瘤。cho：胆脂瘤；cp：匙突；fn：面神经；gg：膝状神经节；lsc：外半规管；mcf：颅中窝；pe：锥隆起；pr：鼓岬；s：镫骨

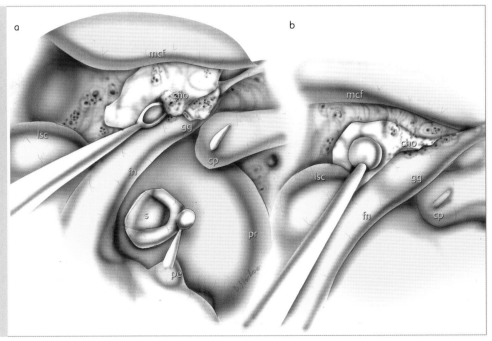

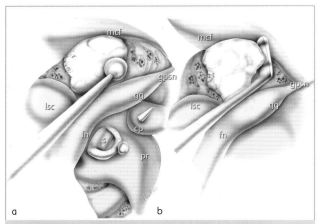

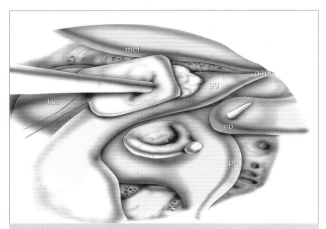

图10.60 右耳。（a, b）一旦到达膝状神经节上区的岩尖部，开始用弯头剥离子从颅中窝硬脑膜剥离胆脂瘤。cp：匙突；fn：面神经；gg：膝状神经节；gspn：岩浅大神经；lsc：外半规管；mcf：颅中窝；pr：鼓岬；s：镫骨

图10.61 右耳：如果胆脂瘤累及到面神经，用吸引管吸轻轻擦拭面神经，以去除神经表面的基质。cp：匙突；gg：膝状神经节；gspn：岩浅大神经；lsc：外半规管；mcf：颅中窝；pr：鼓岬；s：镫骨

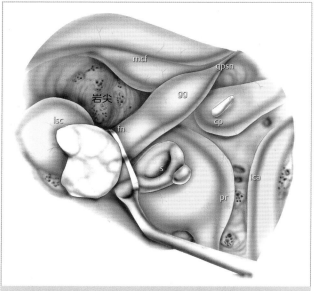

图10.62 右耳：用弯头剥离子去除面神经上剩余的胆脂瘤。cp：匙突；fn：面神经；gg：膝状神经节；gspn：岩浅大神经；ica：颈内动脉；lsc：外半规管；mcf：颅中窝；pr：鼓岬；s：镫骨

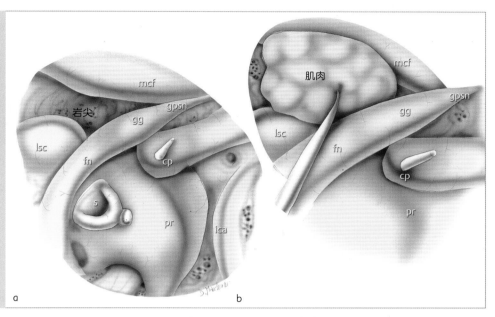

图 10.63　右耳。(a) 切除完胆脂瘤之后的术腔。(b) 用一块肌肉填塞在膝状神经节上区的岩尖部缺损。cp：匙突；fn：面神经；gg：膝状神经节；gspn：岩浅大神经；ica：颈内动脉；lsc：外半规管；mcf：颅中窝；pr：鼓岬；s：镫骨

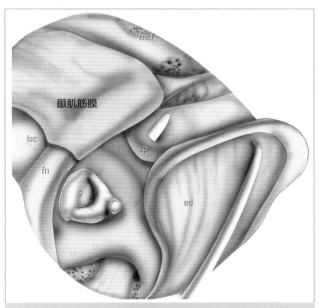

图 10.64　右耳：用颞肌筋膜覆盖膝状神经节上区。cp：匙突；ed：鼓膜；fn：面神经；lsc：外半规管；mcf：颅中窝；s：镫骨

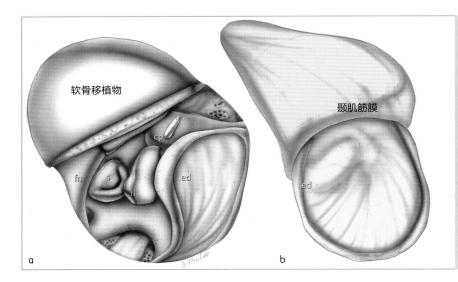

图 10.65　右耳。（a）将砧骨塑形后加在镫骨头上完成听骨链重建。用软骨重建盾板缺损。（b）用一块颞肌筋膜覆盖软骨，再将鼓膜外耳道瓣复位。cp：匙突；ed：鼓膜；fn：面神经；ri：重塑的自体砧骨；s：镫骨

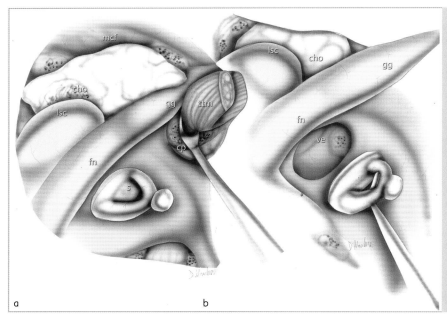

图 10.66　右耳。（a）如果胆脂瘤包裹面神经，累及迷路和前庭，用刮匙将匙突切除，然后将鼓膜张肌向前翻显露膝状神经节（GG），注意鼓膜张肌和 GG 的位置关系。（b）用钩针摘掉镫骨暴露前庭。cho：胆脂瘤；cp：匙突；fn：面神经；gg：膝状神经节；lsc：外半规管；mcf：颅中窝；s：镫骨；ttm：鼓膜张肌；ve：前庭

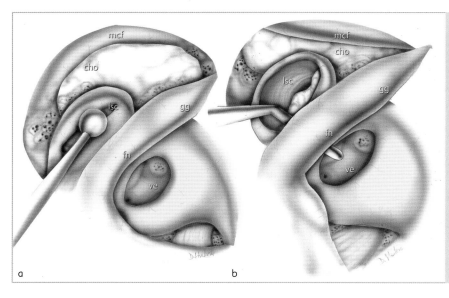

图 10.67　右耳。（a）用金刚砂钻磨开外半规管，从上方进入开放前庭。（b）用弯头剥离子去除在面神经内侧、侵入迷路的胆脂瘤。cho：胆脂瘤；fn：面神经；gg：膝状神经节；lsc：外半规管；mcf：颅中窝；ve：前庭

图 10.68 右耳。(a)打开前庭后,胆脂瘤被完全清除。(b)用一块肌肉填塞住咽鼓管口。cho:胆脂瘤;fn:面神经;gg:膝状神经节;ica:颈内动脉;mcf:颅中窝;ve:前庭

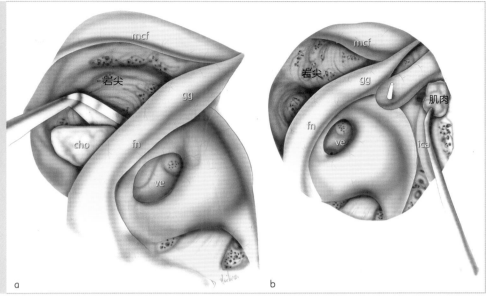

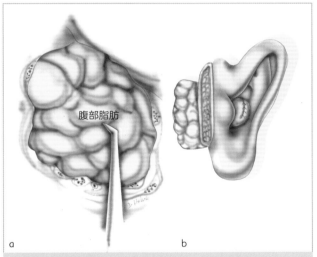

图 10.69 右耳。(a)取腹部脂肪填塞术腔。(b)向外翻出外耳道皮肤,行盲袋式缝合封闭

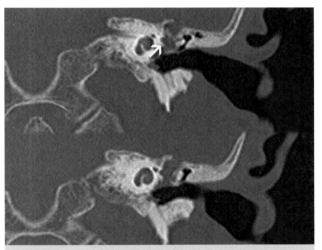

图 10.70 临床病例 3,冠状位 CT 显示膝状神经节上区的胆脂瘤,范围从膝状神经节(白色箭头)到颅中窝

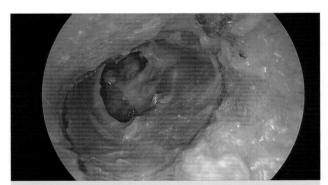

图 10.71 临床病例 3,左耳:因为胆脂瘤的范围和术耳听力差,在外耳道做环形皮肤切口

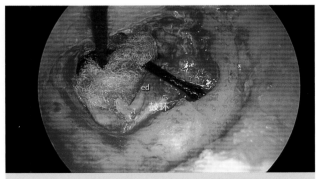

图 10.72 临床病例 3,左耳:用棉球翻开环形皮瓣,连同鼓环以及残余鼓膜,创造一个清晰的术野。ed:鼓膜

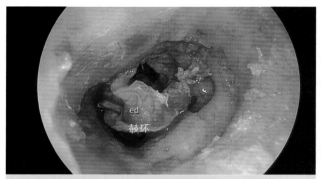

图 10.73 临床病例 3，左耳：外耳道皮肤及残余鼓膜逐步被剥离。ed：鼓膜

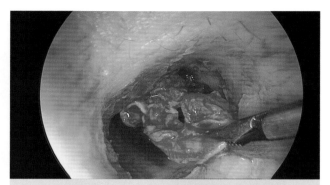

图 10.74 临床病例 3，左耳：鼓膜外耳道瓣被取出。ed：鼓膜

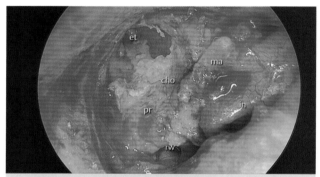

图 10.75 临床病例 3，左耳：内镜下观察胆脂瘤为侵袭性生长，范围包括鼓岬、咽鼓管和听骨链内侧。cho：胆脂瘤；et：咽鼓管；in：砧骨；ma：锤骨；pr：鼓岬；rw：圆窗

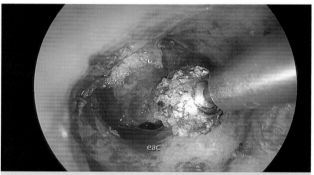

图 10.76 临床病例 3，左耳：用金刚砂钻环形扩大外耳道。eac：外耳道

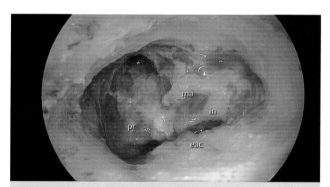

图 10.77 临床病例 3，左耳：逐步磨除骨质扩大外耳道，显露鼓室内侧壁。eac：外耳道；in：砧骨；ma：锤骨；pr：鼓岬

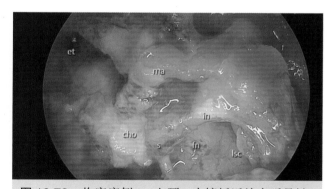

图 10.78 临床病例 3，左耳：内镜抵近放大听骨链，见鼓峡堵塞，胆脂瘤侵入听骨链内侧。cho：胆脂瘤；et：咽鼓管；fn：面神经；in：砧骨；lsc：外半规管；ma：锤骨；s：镫骨

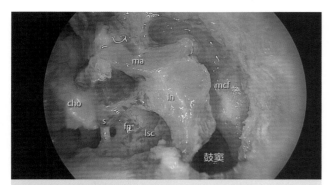

图 10.79　临床病例 3，左耳：进一步钻磨，直至确认鼓窦和颅中窝底的位置。cho：胆脂瘤；fn：面神经；in：砧骨；lsc：外半规管；ma：锤骨；mcf：颅中窝；s：镫骨

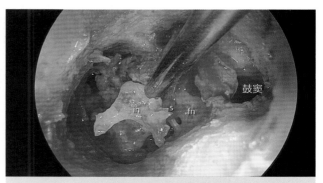

图 10.80　临床病例 3，左耳：去除砧骨。fn：面神经；in：砧骨；s：镫骨

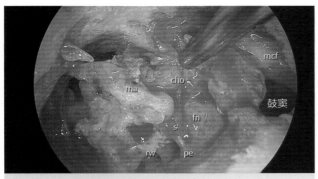

图 10.81　临床病例 3，左耳：去掉锤骨，可以看见胆脂瘤侵入膝状神经节上区。cho：胆脂瘤；fn：面神经；ma：锤骨；mcf：颅中窝；pe：锥隆起；rw：圆窗；s：镫骨

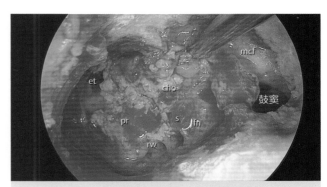

图 10.82　临床病例 3，左耳：移除听骨链以后，胆脂瘤的范围清晰显露。鼓室内侧壁广泛受累，同时侵入膝状神经节上区。cho：胆脂瘤；et：咽鼓管；fn：面神经；mcf：颅中窝；pr：鼓岬；rw：圆窗；s：镫骨

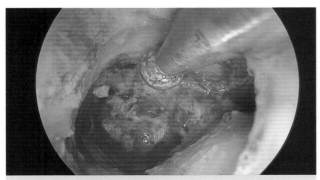

图 10.83　临床病例 3，左耳：用金刚砂钻开放上鼓室，切除膝状神经节上区的骨质，显露颅中窝底

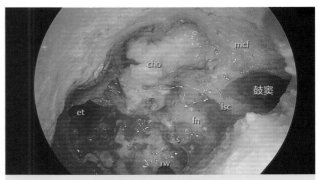

图 10.84　临床病例 3，左耳：膝状神经节上区的胆脂瘤逐步被显露出来。cho：胆脂瘤；et：咽鼓管；fn：面神经；lsc：外半规管；mcf：颅中窝；rw：圆窗；s：镫骨

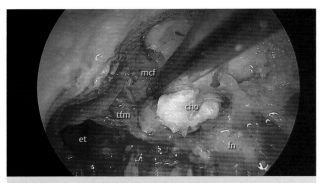

图 10.85　临床病例 3，左耳：用吸引器小心地寻找颅中窝硬脑膜的平面位置。cho：胆脂瘤；et：咽鼓管；fn：面神经；mcf：颅中窝；ttm：鼓膜张肌

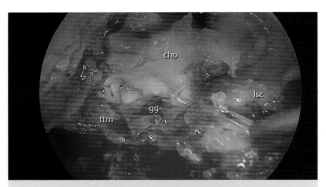

图 10.86　临床病例 3，左耳：在内镜下探查到膝状神经节和外半规管的位置。cho：胆脂瘤；gg：膝状神经节；lsc：外半规管；ttm：鼓膜张肌

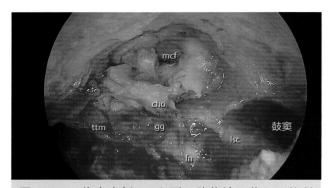

图 10.87　临床病例 3，左耳：膝状神经节上区的所有解剖标志都已找到（颅中窝、面神经、膝状神经节和外半规管）。cho：胆脂瘤；fn：面神经；gg：膝状神经节；lsc：外半规管；mcf：颅中窝；ttm：鼓膜张肌

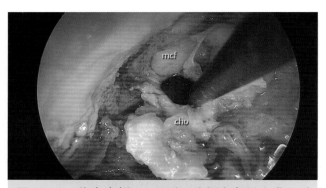

图 10.88　临床病例 3，左耳：从颅中窝硬脑膜上剥离胆脂瘤。cho：胆脂瘤；mcf：颅中窝

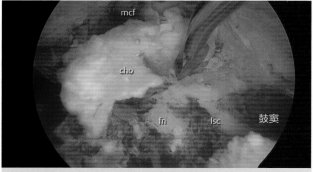

图 10.89　临床病例 3，左耳：利用超声骨刀将膝状神经节上区的颅中窝、面神经以及外半规管三者之间的气房切除，显露胆脂瘤。cho：胆脂瘤；fn：面神经；lsc：外半规管；mcf：颅中窝

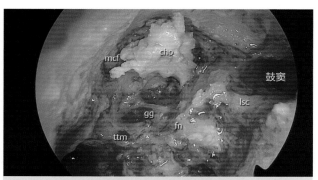

图 10.90　临床病例 3，左耳：逐步清除胆脂瘤。cho：胆脂瘤；fn：面神经；gg：膝状神经节；lsc：外半规管；mcf：颅中窝；ttm：鼓膜张肌

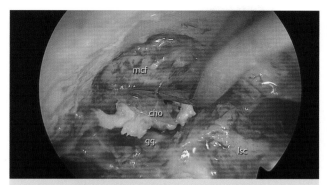

图 10.91 临床病例 3，左耳：用弯头剥离子清除膝状神经节上区最后一块胆脂瘤。cho：胆脂瘤；fn：面神经；gg：膝状神经节；lsc：外半规管；mcf：颅中窝；ttm：鼓膜张肌

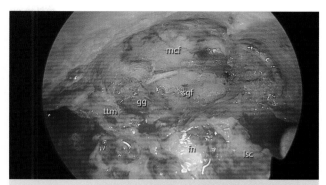

图 10.92 临床病例 3，左耳：内镜下观察膝状神经节上区的全貌。fn：面神经；gg：膝状神经节；lsc：外半规管；mcf：颅中窝；sgf：膝状神经节上区；ttm：鼓膜张肌

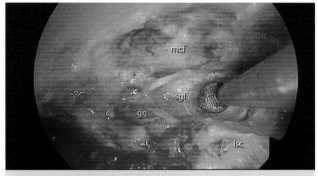

图 10.93 临床病例 3，左耳：用金刚砂钻切除窝内残余的病变。gg：膝状神经节；lsc：外半规管；mcf：颅中窝；sgf：膝状神经节上区

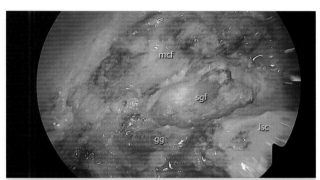

图 10.94 临床病例 3，左耳：磨除结束后，膝状神经节上区的最终形态。gg：膝状神经节；lsc：外半规管；mcf：颅中窝；sgf：膝状神经节上区

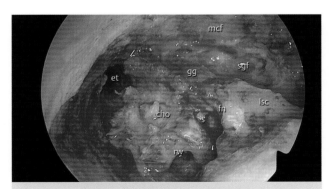

图 10.95 临床病例 3，左耳：膝状神经节上区的病变清除完之后，由于胆脂瘤侵袭性生长累及耳蜗，要用磨钻磨除鼓岬。cho：胆脂瘤；et：咽鼓管；fn：面神经；gg：膝状神经节；lsc：外半规管；mcf：颅中窝；rw：圆窗；s：镫骨；sgf：膝状神经节上区

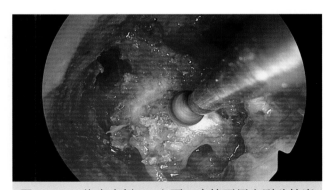

图 10.96 临床病例 3，左耳：内镜下用金刚砂钻磨除鼓岬

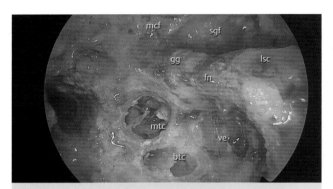

图 10.97　临床病例 3，左耳：切除胆脂瘤的过程中，开放耳蜗和前庭。btc：耳蜗底转；fn：面神经；gg：膝状神经节；lsc：外半规管；mcf：颅中窝；mtc：耳蜗中转；sgf：膝状神经节上区；ve：前庭

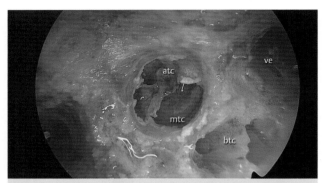

图 10.98　临床病例 3，左耳：内镜下观察耳蜗和前庭。atc：耳蜗顶转；btc：耳蜗底转；mtc：耳蜗中转；ve：前庭

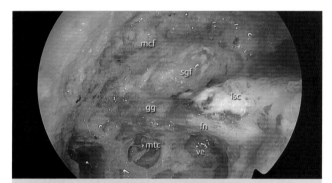

图 10.99　临床病例 3，左耳：适当磨除，让术腔平整。fn：面神经；gg：膝状神经节；lsc：外半规管；mcf：颅中窝；mtc：耳蜗中转；ve：前庭

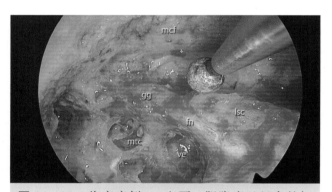

图 10.100　临床病例 3，左耳：胆脂瘤已经完整切除。fn：面神经；gg：膝状神经节；lsc：外半规管；mcf：颅中窝；mtc：耳蜗中转；sgf：膝状神经节上区；ve：前庭

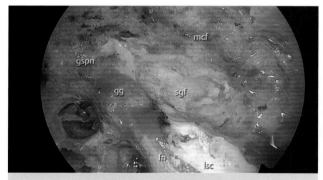

图 10.101　临床病例 3，左耳：内镜下观察膝状神经节上区。fn：面神经；gg：膝状神经节；gspn：岩浅大神经；lsc：外半规管；mcf：颅中窝；sgf：膝状神经节上区

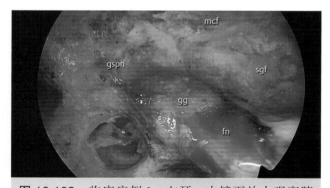

图 10.102　临床病例 3，左耳：内镜下放大观察膝状神经节。fn：面神经；gg：膝状神经节；gspn：岩浅大神经；mcf：颅中窝；sgf：膝状神经节上区

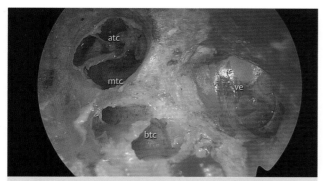

图 10.103 临床病例 3，左耳：关闭术腔前内镜下仔细观察耳蜗和前庭。atc: 耳蜗顶转; btc: 耳蜗底转; mtc: 耳蜗中转; ve: 前庭

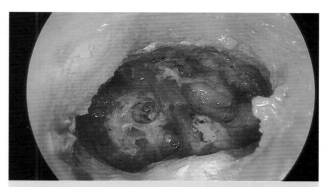

图 10.104 临床病例 3，左耳：最终的术腔全貌

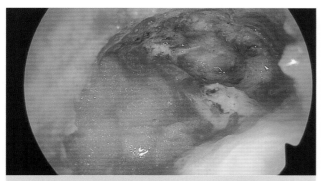

图 10.105 临床病例 3，左耳：术腔填塞腹部脂肪，外耳道皮瓣外翻缝合封闭

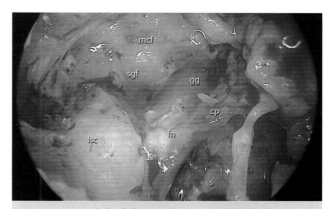

图 10.106 临床病例 4，右耳：切除胆脂瘤后，内镜下观察膝状神经节上区。cp: 匙突; fn: 面神经; gg: 膝状神经节; lsc: 外半规管; mcf: 颅中窝; s: 镫骨; sgf: 膝状神经节上区

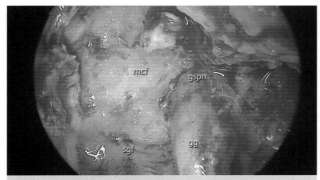

图 10.107 临床病例 4，右耳：内镜下放大观察膝状神经节。gg: 膝状神经节; gspn: 岩浅大神经; mcf: 颅中窝; sgf: 膝状神经节上区

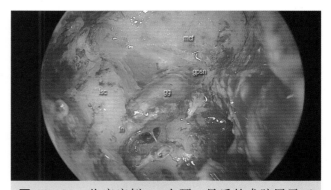

图 10.108 临床病例 4，右耳：最后的术腔展示三角形的膝状神经节上区（黄色区域），位于外半规管、颅中窝硬脑膜与面神经三者之间。fn: 面神经; gg: 膝状神经节; gspn: 岩浅大神经; lsc: 外半规管; mcf: 颅中窝; s: 镫骨

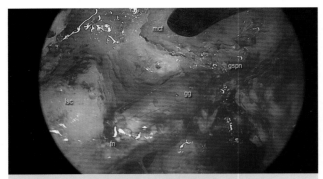

图 10.109 临床病例 4，右耳：指示颅中窝硬脑膜的平面。fn：面神经；gg：膝状神经节；gspn：岩浅大神经；lsc：外半规管；mcf：颅中窝

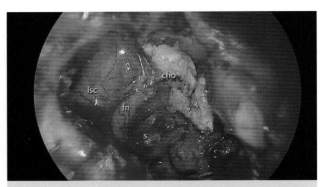

图 10.110 临床病例 5，右耳：胆脂瘤累及膝状神经节上区和迷路。cho：胆脂瘤；fn：面神经；lsc：外半规管；s：镫骨

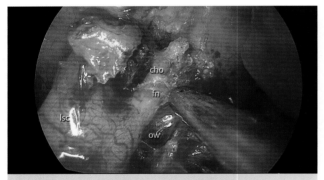

图 10.111 临床病例 5，右耳：慢慢将胆脂瘤上皮从面神经鼓室段剥离。cho：胆脂瘤；fn：面神经；lsc：外半规管；ow：卵圆窗

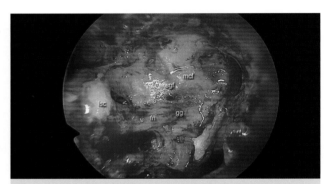

图 10.112 临床病例 5，右耳：开放前庭，去除最后一块胆脂瘤。fn：面神经；gg：膝状神经节；lsc：外半规管；mcf：颅中窝；sgf：膝状神经节上区

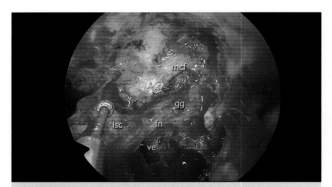

图 10.113 临床病例 5，右耳：用金刚砂钻根治术腔。fn：面神经；gg：膝状神经节；lsc：外半规管；mcf：颅中窝；ve：前庭

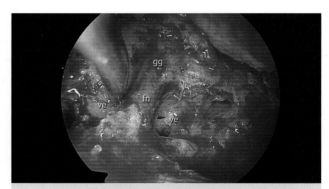

图 10.114 临床病例 5，右耳：胆脂瘤切净后的术腔。将弯头剥离子从前庭伸到面神经鼓室段的内侧。fn：面神经；gg：膝状神经节；ve：前庭

的位置。即使不行经乳突的后鼓室入路，也可以很好地暴露上鼓室前隐窝和管上隐窝（见临床病例 6 ▶图 10.120 至 ▶图 10.147，临床病例 7 ▶图 10.148 至 ▶图 10.164）。

10.6.1 手术步骤

在 0° 内镜下，用圆刀行外耳道后壁切口，自 11 点到 6 点，形成一蒂部在前下及后下的鼓膜外耳道瓣（▶图 10.115a）。翻起鼓膜外耳道瓣，将鼓膜和锤骨柄分离，并在脐部彻底离断鼓膜与锤骨柄（▶图 10.115b）。充分向前翻起鼓膜外耳道瓣，充分暴露整个盾板及膝状神经节前的骨折线。去除部分盾板，充分暴露前上鼓室。小心地去除累及膝状神经节前区域及上鼓室前隐窝的骨折碎片，并保证听骨链的完整性。如果存在锤砧关节分离，需要去除锤骨头和砧骨，暴露面神经和膝状神经节区域（▶图 10.116）。匙突和齿突是内镜下确认膝状神经节的重要解剖标志。探

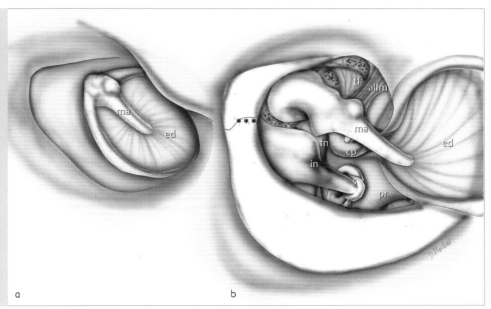

图 10.115　右耳。（a）做外耳道皮肤切口。（b）掀起鼓膜耳道皮瓣，并与锤骨分离，显露上鼓室；注意外耳道的骨折线（***），锤砧关节脱位。alfm：锤骨前韧带；cp：匙突；ed：鼓膜；fn：面神经；in：砧骨；ma：锤骨；pr：鼓岬；s：镫骨；tf：张肌皱襞

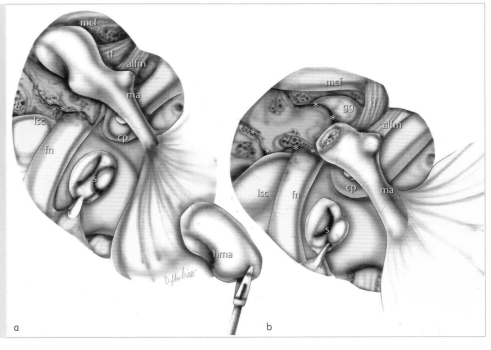

图 10.116　右耳。（a）去除砧骨。（b）切除锤骨头，显露上鼓室和膝状神经节（GG）；注意带刺的骨折片（*****）压迫 GG。alfm：锤骨前韧带；cp：匙突；fn：面神经；gg：膝状神经节；hma：锤骨头；lsc：外半规管；ma：锤骨；mcf：颅中窝；s：镫骨；tf：张肌皱襞

查找到压迫膝状神经节的骨片，用刮匙小心将其去除（►图10.117）。如果有必要，需要去除匙突，剥离并向前翻起鼓膜张肌肌腱，从而更好地对膝状神经节进行减压（►图10.118）。或者无须去除砧骨，而是将锤骨与砧骨分离，然后轻轻向下拉。

有时候也可以不取出砧骨，而是将锤砧关节脱位，然后将锤骨向下移位，但是保留其与鼓膜张肌肌腱的连接（见临床病例6 ►图10.140，►图10.141，►图10.142）。这样可以在内镜下观察面神经鼓室段和膝状神经节，并有足够的空间进行操作，轻松完成整个面神经鼓室段的减压。压迫膝状神经节的骨折片用一个小剥离子小心地去除，GG的减压一直要做到显露GSPN。然后将浸泡了激素的可吸收性明胶海绵放在面神经表面。将砧骨塑形后连接在镫骨和锤骨之间，完成听骨链重建。如果鼓室天盖有缺损，可以用耳屏软骨片修复（►图10.119a）。鼓膜外耳道瓣复位后，耳道填塞可吸收性明胶海绵（►图10.119b）。

10.6.2 术后处理和随访

所有患者在术后第1天接受头颅CT扫描，以排除并发症。术后常规静脉使用三代头孢菌素48h。给予静脉镇痛药控制术后疼痛。术后和随访过程都要做面神经功能评估（H–B分级）。如果术中有做面神经和GG的减压手术，住院期间静脉给予抗生素（三代头孢）和激素，出院后继续口服抗生素和激素。

面神经功能评估（H–B分级）在术后即刻以及随访过程都需要完成。术后1个月复查耳镜。术后第4、6、12个月复查耳镜和听力。

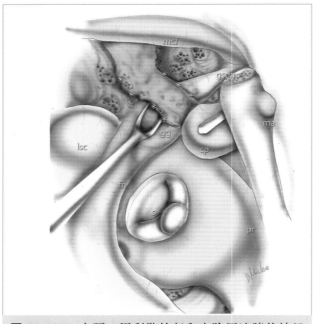

图10.117 右耳：用刮匙抬起和去除压迫膝状神经节的骨折片。fn：面神经；gg：膝状神经节；gspn：岩浅大神经；lsc：外半规管；ma：锤骨；mcf：颅中窝；pr：鼓岬；s：镫骨；*****：骨折片

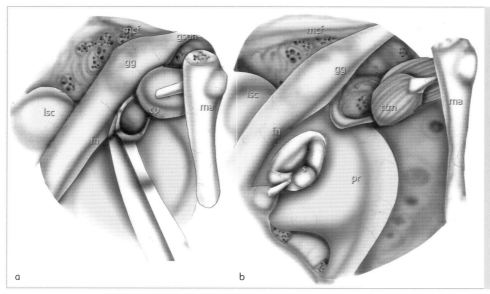

图10.118 右耳。（a，b）必要时进一步对膝状神经节做减压，用刮匙将匙突连同鼓膜张肌肌腱向前翻，保留其与锤骨的连接。cp：匙突；fn：面神经；gg：膝状神经节；gspn：岩浅大神经；lsc：外半规管；ma：锤骨；mcf：颅中窝；pr：鼓岬；s：镫骨；ttm：鼓膜张肌

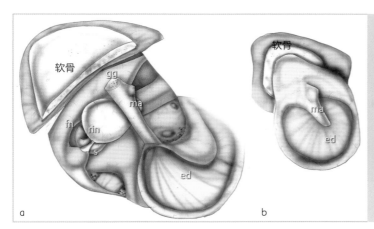

图 10.119　右耳。（a）用自体砧骨塑形重建听骨链。用软骨重建盾板缺损。（b）将鼓膜外耳道瓣复位。ed: 鼓膜; fn: 面神经; gg: 膝状神经节; ma: 锤骨; rin: 重塑的砧骨; s: 镫骨

图 10.120　（a~c）临床病例 6: 轴位 CT 显示颞骨骨折导致骨折片累及膝状神经节（白色箭头）

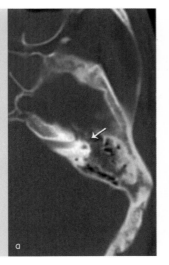

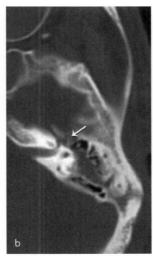

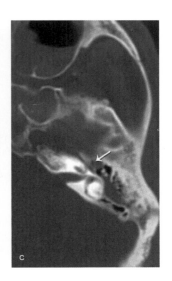

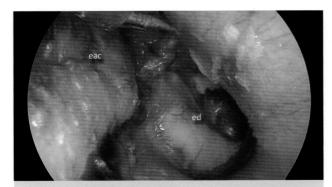

图 10.121　临床病例 6, 右耳: 准备做鼓膜外耳道瓣。eac: 外耳道; ed: 鼓膜

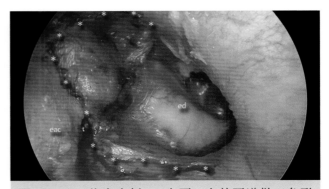

图 10.122　临床病例 6, 右耳: 在外耳道做三角形的切口（***）。eac: 外耳道; ed: 鼓膜

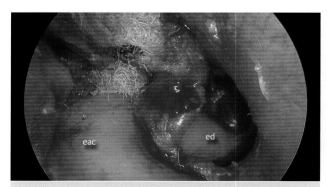

图 10.123 临床病例 6，右耳：用棉球掀起皮瓣。eac：外耳道；ed：鼓膜

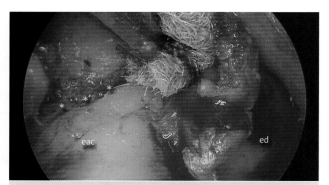

图 10.124 临床病例 6，右耳：注意外耳道的骨折线（***）。eac：外耳道；ed：鼓膜

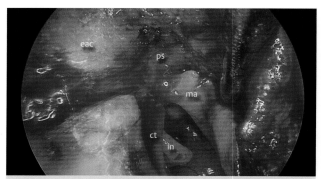

图 10.125 临床病例 6，右耳：逐步将鼓膜外耳道瓣与锤骨柄剥离。ct：鼓索；eac：外耳道；in：砧骨；ma：锤骨；ps：Prussak 间隙

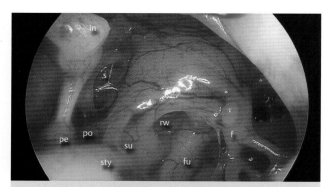

图 10.126 临床病例 6，右耳：内镜放大观察鼓室腔。f：岬末脚；fu：龛下柱；in：砧骨；pe：锥隆起；po：岬小桥；rw：圆窗；s：镫骨；sty：茎突复合体；su：岬下脚

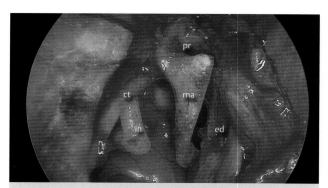

图 10.127 临床病例 6，右耳：将鼓膜从锤骨剥离。ct：鼓索；ed：鼓膜；in：砧骨；ma；锤骨；pr：Prussak 间隙

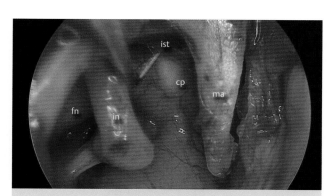

图 10.128 临床病例 6，右耳：鼓峡堵塞予以疏通。cp：匙突；fn：面神经；in：砧骨；ist：上鼓室；ma；锤骨

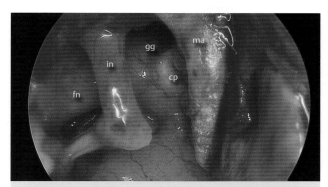

图 10.129 临床病例 6，右耳：通过鼓峡观察膝状神经节。cp：匙突；fn：面神经；gg：膝状神经节；in：砧骨；ma：锤骨

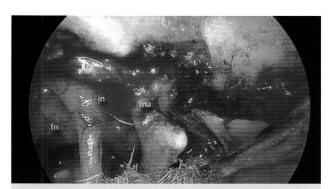

图 10.130 临床病例 6，右耳：锤骨前方可见骨折线。fn：面神经；in：砧骨；ma：锤骨

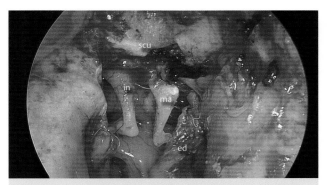

图 10.131 临床病例 6，右耳：鼓室全景观。ed：鼓膜；in：砧骨；ma：锤骨；scu：盾板

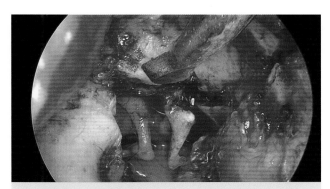

图 10.132 临床病例 6，右耳：用超声骨刀切开上鼓室

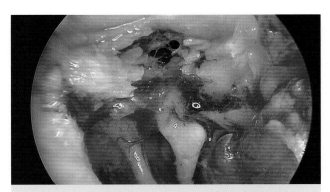

图 10.133 临床病例 6，右耳：盾板逐渐被切除

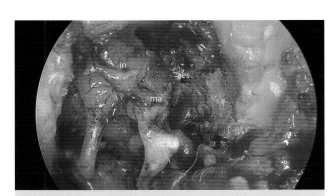

图 10.134 临床病例 6，右耳：内镜下显露上鼓室和锤砧关节。aes：上鼓室前间隙；in：砧骨；ma：锤骨

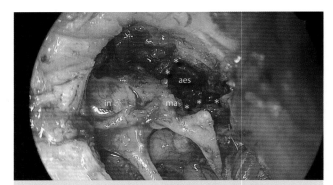

图 10.135　临床病例 6，右耳：骨折线（＊＊＊）清晰可见。aes：上鼓室前间隙；in：砧骨；ma：锤骨

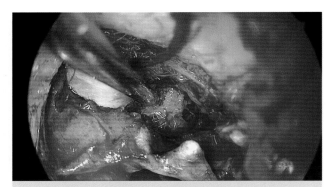

图 10.136　临床病例 6，右耳：可触及骨折片

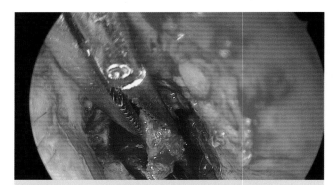

图 10.137　临床病例 6，右耳：取出骨折片

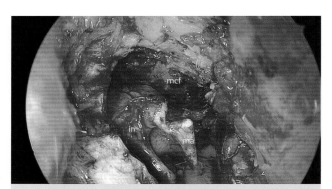

图 10.138　临床病例 6，右耳：可见颅中窝硬脑膜。in：砧骨；ma：锤骨；mcf：颅中窝

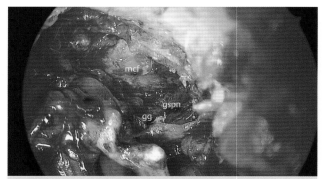

图 10.139　临床病例 6，右耳：可见膝状神经节和岩浅大神经。gg：膝状神经节；gspn：岩浅大神经；mcf：颅中窝

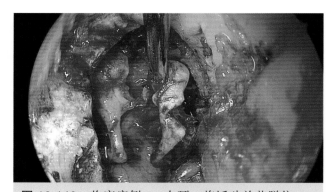

图 10.140　临床病例 6，右耳：将锤砧关节脱位

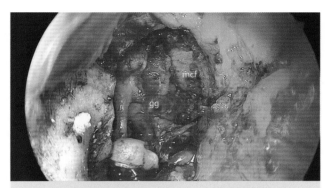

图 10.141 临床病例 6，右耳：轻轻将锤骨向下移位，暴露膝状神经节上区。gg：膝状神经节；mcf：颅中窝

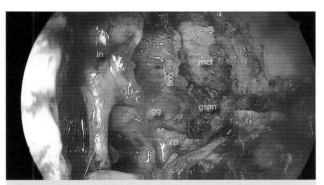

图 10.142 临床病例 6，右耳：在齿突和匙突之间逐步减压释放膝状神经节。cp：匙突；gg：膝状神经节；gspn：岩浅大神经；in：砧骨；mcf：颅中窝

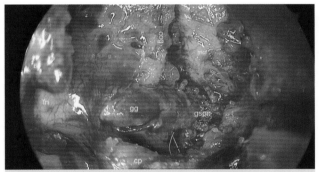

图 10.143 临床病例 6，右耳：内镜放大观察膝状神经节（GG）。注意其与齿突和匙突的位置关系。cp：匙突；fn：面神经；gg：膝状神经节；gspn：岩浅大神经；mcf：颅中窝

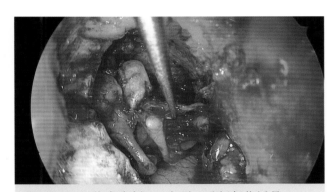

图 10.144 临床病例 6，右耳：重新复位锤骨

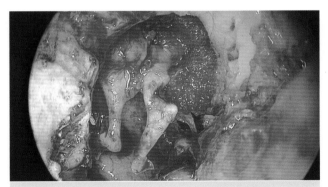

图 10.145 临床病例 6，右耳：复位锤骨后，在前面塞满明胶海绵增加锤砧关节的稳定性

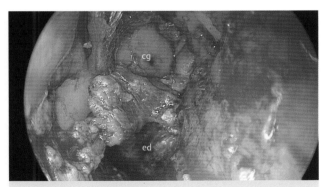

图 10.146 临床病例 6，右耳：用软骨重建上鼓室缺损。cg：软骨片；ed：鼓膜

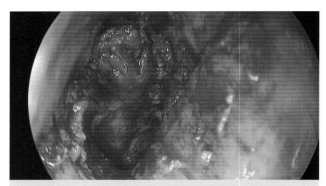

图 10.147 临床病例 6，右耳：将鼓膜外耳道瓣复位后的内镜观

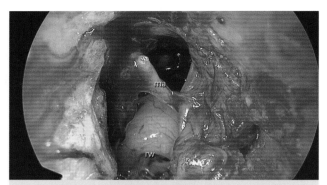

图 10.148 临床病例 7，右耳：颞骨骨折导致右侧周围性面瘫和传导性耳聋。鼓膜外耳道瓣已翻起；鼓室可见凝血块。ma：锤骨；rw：圆窗

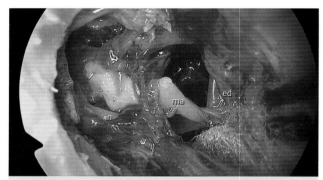

图 10.149 临床病例 7，右耳：上鼓室已切开。可见锤砧关节脱位。ed：鼓膜；in：砧骨；ma：锤骨

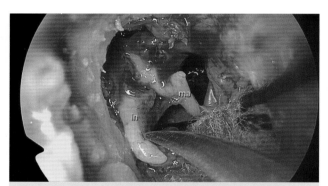

图 10.150 临床病例 7，右耳：取出砧骨。in：砧骨；ma：锤骨

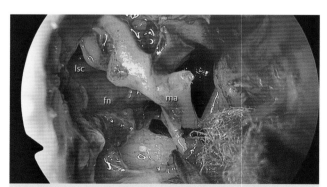

图 10.151 临床病例 7，右耳：可见面神经。fn：面神经；lsc：外半规管；ma：锤骨

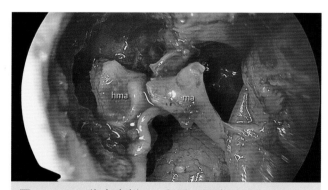

图 10.152 临床病例 7，右耳：切除锤骨头。hma：锤骨头；ma：锤骨

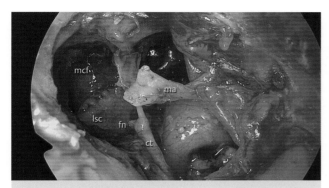

图 10.153　临床病例 7，右耳：内镜下观察上鼓室和面神经鼓室段。ct：鼓索；fn：面神经；lsc：外半规管；ma：锤骨；mcf：颅中窝

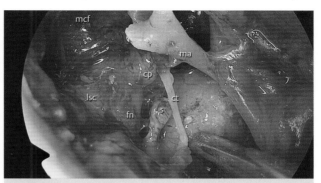

图 10.154　临床病例 7，右耳：注意观察面神经鼓室段和匙突的关系。cp：匙突；ct：鼓索；fn：面神经；lsc：外半规管；ma：锤骨；mcf：颅中窝；s：镫骨

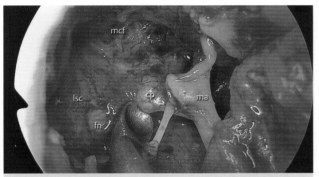

图 10.155　临床病例 7，右耳：为了给膝状神经节减压，用刮匙切除匙突。cp：匙突；fn：面神经；lsc：外半规管；ma：锤骨；mcf：颅中窝

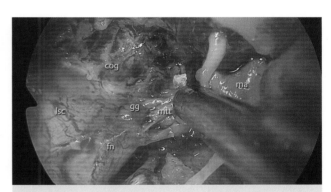

图 10.156　临床病例 7，右耳：切除匙突的过程，要特别注意鼓膜张肌和膝状神经节的紧密关系。fn：面神经；gg：膝状神经节；lsc：外半规管；ma：锤骨；mtt：鼓膜张肌

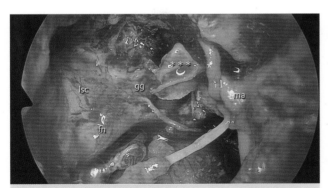

图 10.157　临床病例 7，右耳：压迫膝状神经节的骨折片（＊＊＊）被去除。fn：面神经；gg：膝状神经节；lsc：外半规管；ma：锤骨

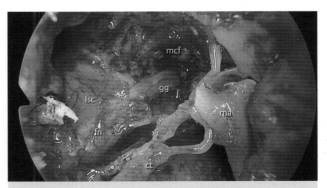

图 10.158　临床病例 7，右耳：膝状神经节的减压已完成。ct：鼓索；fn：面神经；gg：膝状神经节；lsc：外半规管；ma：锤骨；mcf：颅中窝；s：镫骨

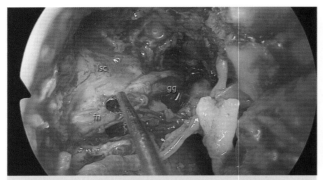

图 10.159　临床病例 7，右耳：用一个小号剥离子给面神经鼓室段减压。fn：面神经；gg：膝状神经节；lsc：外半规管

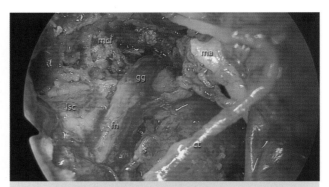

图 10.160　临床病例 7，右耳：内镜观察完成减压的面神经。ct：鼓索；fn：面神经；gg：膝状神经节；lsc：外半规管；ma：锤骨；mcf：颅中窝；s：镫骨

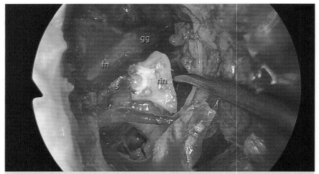

图 10.161　临床病例 7，右耳：将自体砧骨塑形后加在镫骨头上完成听骨链重建。fn：面神经；gg：膝状神经节；rin：重塑的砧骨；s：镫骨

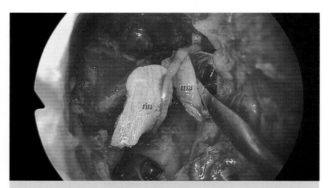

图 10.162　临床病例 7，右耳：内镜观察重建的听骨链。ma：锤骨；rin：重塑的砧骨

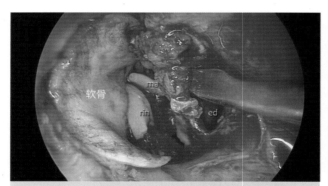

图 10.163　临床病例 7，右耳：用带膜的软骨重建上鼓室外侧壁。ed：鼓膜；ma：锤骨；rin：重塑的砧骨

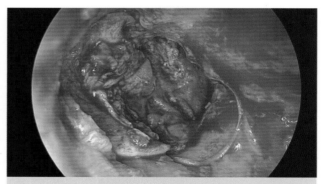

图 10.164　临床病例 7，右耳：复位鼓膜外耳道瓣

（耿娟娟　崔　勇　译，汤文龙　审）

参考文献

[1] Marchioni D, Alicandri-Ciufelli M, Mattioli F, et al. From external to internal auditory canal:surgical anatomy by an exclusive endoscopic approach. Eur Arch Otorhinolaryngol, 2013, 270(4):1267‒1275

[2] Marchioni D, Alicandri-Ciufelli M, Rubini A, et al. Endoscopic transcanal corridors to the lateral skull base: Initial experiences. Laryngoscope, 2015,125 Suppl 5:S1‒S13

[3] Presutti L, Alicandri-Ciufelli M, Rubini A, et al. Combined lateral microscopic/endoscopic approaches to petrous apex lesions:pilot clinical experiences. Ann Otol Rhinol Laryngol, 2014,123(8):550‒559

[4] Marchioni D, Alicandri-Ciufelli M, Piccinini A, et al. Surgical anatomy of transcanal endoscopic approach to the tympanic facial nerve. Laryngoscope, 2011,121(7):1565‒1573

推荐阅读

Jenkins HA, Ator GA. Traumatic facial paralysis // Brackmann DE, Shelton C, Arriaga MA, eds. Otologic Surgery (Chapter 30), 2nd ed. Philadelphia, PA: Saunders,2001:329

Mastoid Microsurgery (Chapter 1). Stuttgart, Germany: Georg Thieme Verlag,2003

Marchioni D, Alicandri-Ciufelli M, Mattioli F, et al. From external to internal auditory canal:surgical anatomy by an exclusive endoscopic approach. Eur Arch Otorhinolaryngol, 2013,270(4):1267‒1275

Marchioni D, Mattioli F, Alicandri-Ciufelli M, et al. Endoscopic approach to tensor fold in patients with attic cholesteatoma. Acta Otolaryngol, 2009,129(9):946‒954

Marchioni D, Alicandri-Ciufelli M, Molteni G, et al. Endoscopic tympanoplasty in patients with attic retraction pockets. Laryngoscope, 2010,120(9):1847‒1855

Marchioni D, Alicandri-Ciufelli M, Molteni G, et al. Ossicular chain preservation after exclusive endoscopic transcanal tympanoplasty:preliminary experience. Otol Neurotol, 2011,32(4):626‒631

第 11 章

经耳道 – 鼓岬至内耳道和桥小脑角入路

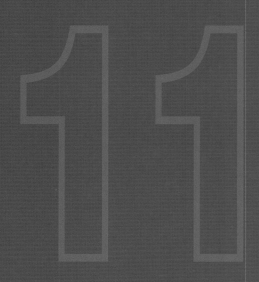

11 经耳道-鼓岬至内耳道和桥小脑角入路

Daniele Marchioni, Barbara Masotto, Alejandro Rivas, Lukas Anschütz, Livio Presutti

摘 要

经耳道经鼓岬入路是一种具有创新性的微创外科术式，用于治疗局限于内耳、内耳道（IAC）以及轻微侵及桥小脑角（CPA）的肿瘤。

该术式需磨开鼓岬区以到达内耳，并磨除耳蜗-前庭骨质以到达内耳道，使用以下解剖标志间的手术通道：前方为岩段颈内动脉垂直部，上方为面神经（FN）鼓室段，后方为面神经乳突段，下方为颈静脉球。

有两种不同的经鼓岬入路，即内镜下经耳道经鼓岬入路和显微镜下扩大经耳道经鼓岬入路。

内镜下经耳道经鼓岬入路是一种全内镜手术，用于切除位于内耳和内耳道的较小病变。

显微镜下扩大的经耳道经鼓岬入路是一种显微镜和内镜相结合的手术入路，用于手术治疗累及内耳道和桥小脑角的较大病变。

该手术入路不需要轮廓化硬脑膜并牵拉小脑。因此，术后并发症较少，被认为是一种微创手术方法。

关键词：前庭神经鞘瘤，内耳道，桥小脑角，听神经瘤，微创。

11.1 引 言

传统显露内耳道的入路（IAC）可以根据其与耳囊的解剖关系进行分类（表11.1）。我们把经过耳囊的入路区分为经迷路、经耳囊和经耳蜗入路，以及保留耳囊从上方进入内耳道的颅中窝（MCF）入路，经后方的乙状窦后和迷路后入路。所有这些入路都需要磨除大量的骨质，包括对颅中窝和颅后窝的硬脑膜进行广泛的轮廓化和操作，以及对脑干区的操作。这些手术也适用于仅位于内耳道内的病变。最近引进的中耳内镜手术使手术医生提高了对鼓室解剖的认识，而且内镜解剖也允许建立一条新的手术路径，该路径作为天然的手术通道直接通过外耳道（EAC）到达内耳道（▶图11.1）。该手术路径根据通过耳囊的手术路径进行分类，其特征为直接暴露内耳道底、耳蜗和前庭。在该入路中，不需要显露脑膜平面及对脑干结构进行操作；因此，它被认为是处理仅局限于内耳道病变的微创手术。其结果是一种专注于肿瘤的

表 11.1　侧颅底主要手术入路的适应证、优点、缺点总结

	适应证	优点	缺点
颅中窝	·肿瘤位于内耳道内	·听力保留 ·内耳道外侧肿瘤控制良好	·大骨瓣切开术 ·大肌皮瓣 ·从上方暴露面神经 ·牵拉颞叶
经迷路	·肿瘤位于内耳道内，有限延伸至桥小脑角	·内耳道后方肿瘤控制良好	·破坏迷路 ·破坏乳突
乙状窦后	·肿瘤位于桥小脑角 ·较大肿瘤	·听力保留 ·桥小脑角结构和血管控制良好 ·可在内耳道内使用内镜	·颅骨切开术 ·进入内耳道受限 ·并发症（头痛）
内镜下 TTA	·肿瘤位于内耳道底	·直接入路 ·内镜放大和整体观察 ·微创入路 ·并发症少	·面神经保护好 ·破坏耳蜗
扩大的 TTA	·肿瘤位于内耳道并延伸至内耳门	·直接入路 ·内镜放大和整体观察 ·微创入路 ·并发症少 ·面神经保护好	·破坏耳蜗

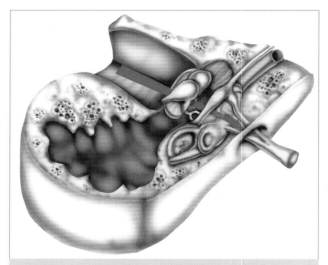

图 11.1 经耳道经鼓岬入路至内耳道（IAC）的手术路线示意图

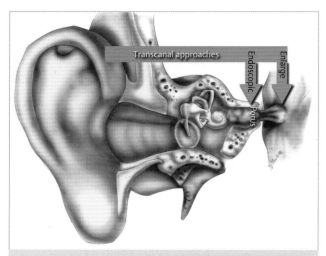

图 11.2 两种经耳道经鼓岬入路，根据肿瘤范围确定其适应证。Transcanal approaches：经耳道入路；Endoscopic：内镜入路；Enlarge：扩大入路

入路，不需要脑干和硬脑膜的牵拉，与内镜下经鼻入路治疗前颅底病变的原理相同。

行该手术时，必须切除听骨链和鼓岬从而牺牲耳蜗。因此，经耳道经鼓岬入路被归类为牺牲患者听觉功能的手术入路（表 11.1）。从外耳道至内耳道的入路允许从内耳道底至内耳门的轮廓化，从外侧到内侧，从上方到下方，暴露内耳道的前壁、下壁和后壁。虽然这种手术入路代表了一种具有微创特征的创新，用于治疗局限于内耳道的肿瘤，但累及桥小脑角（CPA）的病变代表了其相对局限性。

我们将论述不同的入路：

· 内镜下经耳道经鼓岬入路的适应证为仅位于内耳道的病变（▶图 11.2）。

· 显微镜下扩大的经耳道经鼓岬入路，其适应证是累及内耳道和桥小脑角的病变（▶图 11.2）。

11.2 全内镜下经耳道经鼓岬入路

全内镜下经耳道经鼓岬入路（EndoTTA）完全经耳道途径，无需在外耳道外做切口。它要求完全使用内镜来处理病变。这是一种与传统内镜中耳手术完全相同的单手操作技术，因此，其适应证仅限于内耳道底、耳蜗和前庭的病变，不涉及内耳门的病变。

11.2.1 适应证

· 磁共振成像（MRI）放射学随访期间发现位于内耳道的生长性肿块。

· 内耳道的单纯性前庭神经鞘瘤伴顽固性眩晕。

· 乙状窦后入路术后内耳道内生长的残留肿瘤（▶图 11.3）。

· 前庭神经鞘瘤，Koos 分级 Ⅰ 级：主要位于内耳道底。

· 迷路内神经鞘瘤和蜗神经鞘瘤伴或不伴内耳道受累（见临床病例 7 ▶图 11.109 至 ▶图

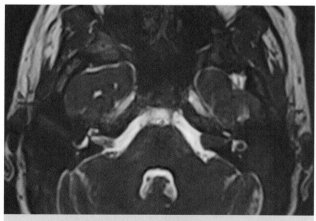

图 11.3 脑部磁共振成像（MRI），轴位视图。内镜下经耳道经鼓岬入路的典型适应证。5 年前接受乙状窦后入路的同侧无听力功能患者的左侧内耳道（IAC）内生长的残留肿瘤

11.152）。

· 美国耳鼻咽喉头颈外科学会（AAO–HNS）D 级听力状况（重度至极重度听力损失）。

11.2.2 禁忌证

· 仅位于桥小脑角或累及桥小脑角的肿瘤。在这些病例中，较大的术野及能够双手操作被认为更为安全。

· 小脑前下动脉（AICA）袢位于内耳道水平的血管异常，可作为相对禁忌证，因为这可能会导致出血风险，可能需要将该入路改为常规入路。

· 一个相对禁忌证是颈静脉球高位的解剖结构，这将妨碍手术合适地显露内耳门，并可能导致切除内耳道肿瘤时颈静脉球出血。

11.2.3 优　点

· 无外部切口，无需开颅。

· 放大并能很好地观察到精细解剖结构，尤其是面神经（FN）。

· 术后护理方便，无需进入重症监护室（ICU）。

· 手术时间短，住院时间短，并发症发生率低。

11.2.4 缺　点

· 单手操作，学习曲线较长。

· 肿瘤大小和部位的适应证有限。

· 意外出血时难以处理。

· 术后完全听力丧失。

11.2.5 术前评估

· 计算机断层扫描（CT）和磁共振成像（MRI），以及特定病例的血管造影。

· 言语和纯音测听。

· 耳神经系统检查。

11.2.6 手术步骤（见临床病例 1 ▶图 11.35 至 ▶图 11.61，临床病例 2 ▶图 11.62 至 ▶图 11.76，临床病例 3 ▶图 11.77 至 ▶图 11.90，临床病例 4 ▶图 11.91 至 ▶图 11.100）

患者仰卧位，头部向对侧旋转并伸展。安装并调试面神经电生理监测装置。左手持内镜（0°，直径

4mm，长度 15cm），另一只手持器械。整个手术通过外耳道进行，无需外部切口（▶图 11.4）。

第一步：进入中耳

用单极电刀在骨软骨交界处环形切开外耳道皮肤，然后掀起皮瓣直至鼓环（▶图 11.5）。

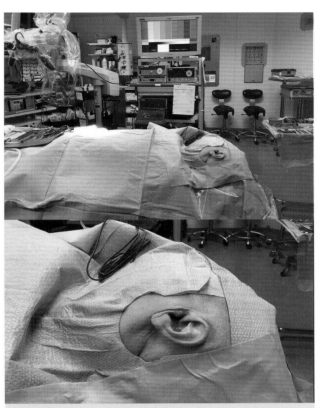

图 11.4　左侧。患者取仰卧位，头部向对侧旋转和伸展。用于内镜手术的显微镜和监视器相对于外科医生放置在另一侧

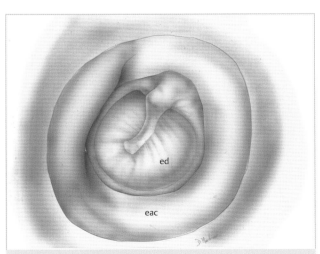

图 11.5　左侧：外耳道（EAC）环形切口。eac：外耳道；ed：鼓膜

在此过程中，将浸泡过肾上腺素溶液的棉片放在外耳道的皮肤和骨面之间，以减少出血。皮瓣逐渐环状掀起，以到达纤维鼓环及其延伸。（▶图11.6）。在切割皮肤时，必须特别注意进行这一操作以避免留下任何皮肤碎片。掀起鼓环进入鼓室，鼓膜逐渐从锤骨上分离，与外耳道皮肤一起被提起（▶图11.7）。整块切除皮肤和鼓膜以进入鼓室（▶图11.8）。

通过钻磨鼓环和外耳道周围来扩大入路，尽量不要损伤岩骨内面神经的第三段（▶图11.9）。在此阶段，建议使用金刚砂钻头对整个骨性外耳道进行环形钻磨。钻磨使得通过外耳道使用器械切除肿瘤时更加舒适。必须向前延伸以确定构成解剖前界的颞下颌关节，然后继续钻磨骨性鼓环以暴露上鼓室、前鼓室、下鼓室和后鼓室。必须逐步去除盾板以暴露砧锤关节和整个上

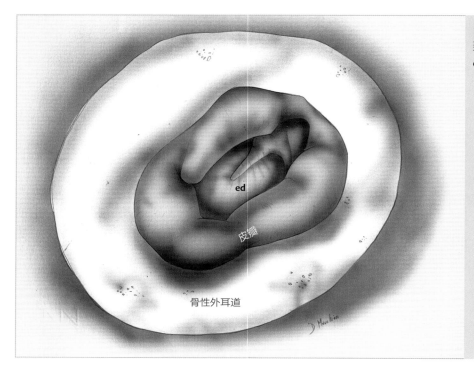

图11.6 左侧：环状掀起周围皮瓣，直到识别鼓环。ed：鼓膜；eac：外耳道

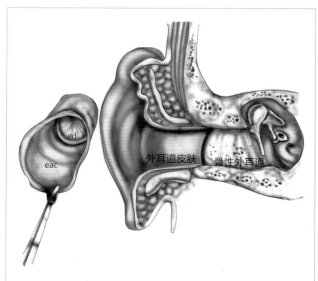

图11.7 左侧：将皮肤和鼓膜整块切除，以进入鼓室。eac：外耳道；ed：鼓膜

鼓室，并磨除面神经第三段附近的后部鼓环骨质（▶图11.10）。在这一阶段，从鼓室段向上到第二膝来追踪面神经非常重要，这提示了面神经第三段的水平。逐步切开下鼓室和前鼓室区域，向下暴露颈静脉球及咽鼓管口下方的颈内动脉垂直段区域（▶图11.11）。一旦鼓室暴露完全，就可以取出听骨链，探查鼓室的内侧壁。

用钩针来识别砧骨和镫骨之间的关节。通过在关节之间轻轻移动钩针，可以确定两个听骨结构之间的分离平面，并分离砧骨，将其从内侧向外侧轻轻移动，然后取出（▶图11.12）。切开砧骨后，可以暴露面神经的鼓室段及后上方的外半规管（LSC）。在匙突水平切断鼓膜张肌的肌腱，切断锤骨前韧带，然后取出锤骨。在这一步之后，就可以完全确定面神经岩骨内的第二段，从匙突

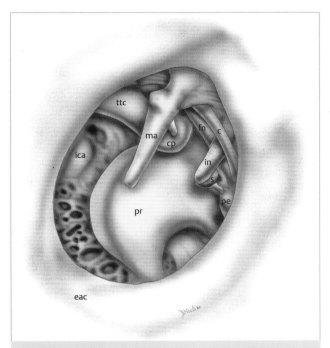

图 11.8　左侧：外耳道（EAC）皮肤和鼓膜切除后的鼓室内镜视图。c：鼓索；cp：匙突；fn：面神经；ica：颈内动脉；in：砧骨；ma：锤骨；pe：锥隆起；pr：鼓岬；s：镫骨；ttc：鼓膜张肌半管

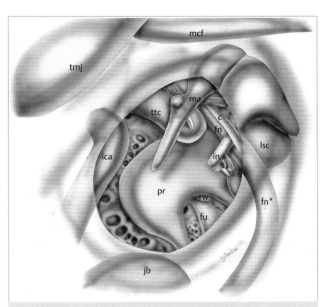

图 11.10　左侧：鼓室内镜视图。在钻磨外耳道（EAC）的步骤中，必须考虑内镜经耳道经鼓岬入路的解剖边界。c：鼓索；fn：面神经；fn*：面神经乳突段；fu：龛下柱；ica：颈内动脉；in：砧骨；jb：颈静脉球；lsc：外半规管；ma：锤骨；mcf：颅中窝；pr：鼓岬；rw：圆窗；tmj：颞下颌关节；ttc：鼓膜张肌半管

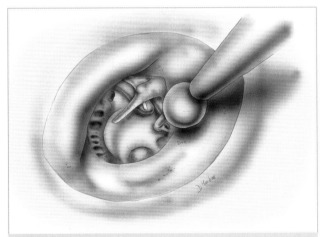

图 11.9　左侧：内镜下，使用金刚砂钻头扩大外耳道（EAC）

和齿突（COG）之间的膝状神经节到外半规管（▶图 11.13）。

　　辨识卵圆窗、镫骨和圆窗，以及后鼓室骨嵴、岬小桥、岬下脚和岬末脚。

　　然后去除镫骨，显露前庭（▶图 11.14）。

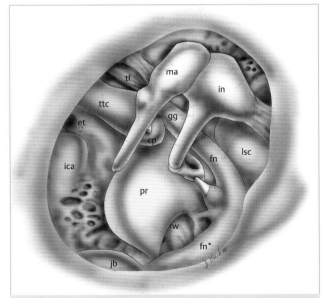

图 11.11　左侧：外耳道（EAC）钻磨后，鼓室逐渐暴露；切断鼓索。et：咽鼓管；fn：面神经；fn*：面神经乳突段；ica：颈内动脉；in：砧骨；jb：颈静脉球；lsc：外半规管；ma：锤骨；pr：鼓岬；rw：圆窗；tf：鼓膜张肌皱襞；ttc：鼓膜张肌半管

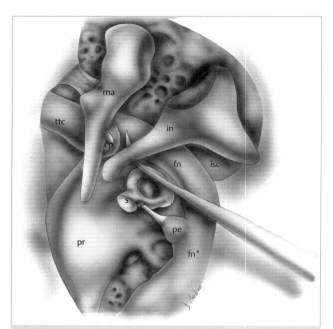

图 11.12 左侧：从鼓室中取出砧骨。fn：面神经；fn*：面神经乳突段；in：砧骨；lsc：外半规管；ma：锤骨；pe：锥隆起；pr：鼓岬；s：镫骨；tc：鼓膜张肌半管

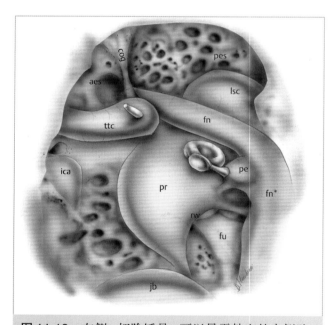

图 11.13 左侧：切除锤骨，可以暴露鼓室的内侧壁。识别从第二膝到膝状神经节的面神经（FN）鼓室段。aes：上鼓室前间隙；fn：面神经；fn*：面神经乳突段；fu：龛下柱；ica：颈内动脉；jb：颈静脉球；lsc：外半规管；pe：锥隆起；pes：上鼓室后间隙；pr：鼓岬；rw：圆窗；ttc：鼓膜张肌半管；cog：齿突

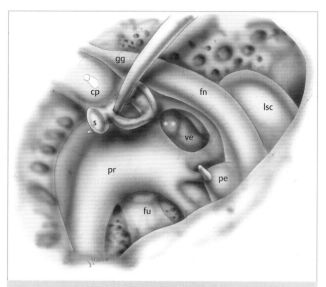

图 11.14 左侧：移除镫骨，暴露前庭。cp：匙突；fn：面神经；fu：龛下柱；lsc：外半规管；pe：锥隆起；pr：鼓岬；s：镫骨；ve：前庭；**：球囊隐窝

第二步：标志点的识别和中耳解剖

一旦听骨链被移除，鼓室就会被暴露出来。下鼓室、前鼓室、后鼓室和上鼓室区域与外耳道合并。识别出代表入路解剖学限制的岩骨内血管结构至关重要。在咽鼓管口的下方确定岩骨内颈内动脉的垂直段。使用中等尺寸的金刚砂钻小心地去除前鼓室的气房结构，直到清楚地识别出颈内动脉的走向。强烈建议不要暴露血管壁，而只是达到能够识别岩骨内的血管走行所需就行。靠近颈内动脉的前鼓室骨质的解剖结构可能存在变异。事实上，在一些术者中，我们发现存在骨裂，因此颈内动脉在咽鼓管下方处更浅，在这里动脉的垂直段变成水平段。在其他患者中，颈内动脉更深，被更多的骨质所覆盖。这种结构需要更深、更准确的钻磨，直到找到血管结构。一旦识别出代表前界的颈内动脉，就可以寻找颈静脉球，该结构是解剖的下界（▶图11.15）。用中等尺寸的金刚砂钻头钻磨鼓岬区域下方的下鼓室气房结构。我们应该牢记，岬末脚起源于圆窗前柱的后方，并朝向下鼓室的颈静脉球。因此，我们把这个骨崤作为寻找颈静脉球解剖学上的标志，通过对岬末脚和下鼓室气房结构的钻磨，直到确认下鼓室蓝色的静脉壁。此外，在该步骤中，建议通过透明的骨质确认血管，而不暴露血管壁，因为在后面的肿瘤切除过程中，器械的使用可能

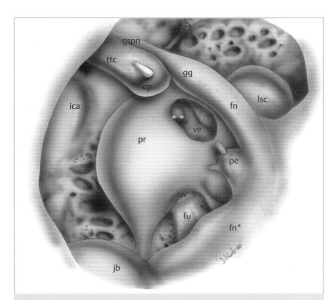

图 11.15 左侧：颈内动脉和颈静脉球位于鼓室内，代表了解剖的前界和下界。cp：匙突；fn：面神经；fn*：面神经乳突段；fu：龛下柱；gg：膝状神经节；gspn：岩浅大神经；ica：颈内动脉；jb：颈静脉球；lsc：外半规管；pe：锥隆起；pr：鼓岬；rw：圆窗；ttc：鼓膜张肌半管；ve：前庭；**：球囊隐窝；cog：齿突

会损伤血管壁，从而产生严重的出血。术前 CT 扫描评估颈静脉球的高度也很重要，因为特别高位的颈静脉球会使经外耳道手术难以进行。低位颈静脉球需要在下鼓室区域进行大量钻磨，直到确定血管，但是这使外科医生获得了更大的手术空间，让接下来的内镜操作更加容易。一旦使用金刚砂钻钻磨确定血管结构后，在岩骨内面神经的第三段水平上轻轻地移除骨质，这是解剖的后界。建议不要将神经从骨质中暴露出来，应在神经表面保留一层骨质以保护神经。在此步骤中，必须用水冲洗术野，并轻轻地使用金刚砂钻（见临床病例 7）。另外，超声骨刀可以帮助去除神经上方的骨质，避免加热对神经本身产生的危险。

第三步：经鼓岬进入内耳道

一旦确定了手术路径的解剖界限，就可以开始打开内耳并确认内耳道。通过从卵圆窗中取出镫骨进入前庭，然后使用微型刮匙、金刚砂钻头或超声骨刀扩大开口，以识别球囊和球囊隐窝。球囊隐窝的筛区位于球囊的前下部（▶图 11.15 和▶图 11.18）。在内镜下，球囊隐窝是一个椭圆形的结构，其颜色与前庭内侧壁其他区域不同，

可以带有白色或褐色。该结构代表前庭下神经的终末位置，是提示内耳道底的重要标志（▶图 11.20）。

暴露前庭，并确认球囊隐窝后，就可以去除鼓岬，从而暴露耳蜗，这对解剖内耳道底非常必要（▶图 11.16）。识别圆窗龛，并用金刚砂钻或超声骨刀磨除圆窗龛，直到识别圆窗膜。在该水平上进一步切除鼓岬骨质，进入耳蜗。耳蜗由被螺旋板隔开的前庭阶和鼓阶组成。切除鼓岬前方的骨质，向前追踪底转至其与中转的交界处（▶图 11.18）。一旦底转暴露，就可以确定中转和顶转。为了找到中转和顶转，需要钻磨鼓岬的内侧和前下侧。逐步磨除张肌半管以下的骨质，暴露出耳蜗结构、中转和顶转直至蜗孔。

通过打开耳蜗骨质向上到达鼓膜张肌半管的骨槽，便可以确定耳蜗的顶转。识别蜗孔。此处，有三个通向迷路的开口：前方是有蜗孔的耳蜗顶转，下方是耳蜗底转，上方是前庭内侧的卵圆窗龛（▶图 11.17 和▶图 11.18）。这三个标志之间代表了耳蜗 – 前庭骨，是前庭和耳蜗之间的一个形状可变的薄骨，提供了进入内耳道底的通路。

因此，可以用金刚砂钻或超声骨刀钻逐步切除耳蜗 – 前庭骨（▶图 11.19；见临床病例 5 ▶图

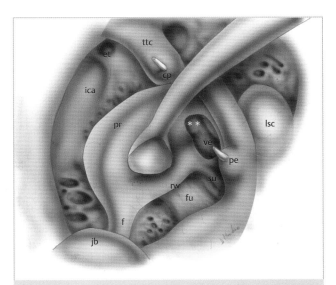

图 11.16 左侧：用超声骨刀切除鼓岬，暴露耳蜗各转。cp：匙突；et：咽鼓管；f：岬末脚；fu：龛下柱；ica：颈内动脉；jb：颈静脉球；lsc：外半规管；pe：锥隆起；pr：鼓岬；rw：圆窗；su：岬下脚；ttc：鼓膜张肌半管；ve：前庭；**：球囊隐窝

11.101 至 ▶图 11.105）。建议钻磨时要特别小心，因为在此手术路径中，面神经和前庭上神经位于耳蜗和前庭下神经的下面。特别是磨除该骨后，可以暴露蜗神经及其进入的蜗轴、前庭下神经及

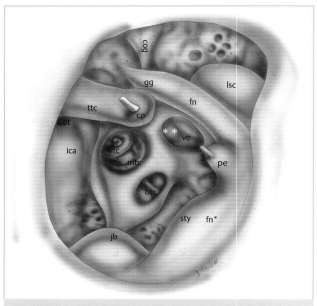

图 11.17 左侧：鼓岬已被磨开，暴露出耳蜗的底转、中转和顶转。atc：耳蜗顶转；btc：耳蜗底转；cp：匙突；et：咽鼓管；fn：面神经；fn*：面神经乳突段；gg：膝状神经节；ica：颈内动脉；jb：颈静脉球；lsc：外半规管；mtc：耳蜗中转；pe：锥隆起；sty：茎突隆起；ttc：鼓膜张肌半管；ve：前庭；**：球囊隐窝；cog：齿突

后方的球囊隐窝，而面神经则向前上方延伸（▶图 11.20；见临床病例 5 ▶图 11.103）。

一旦内耳道底被打开，如果神经鞘瘤累及该区域，则可以看到完全覆盖神经的肿瘤。在某些情况下，肿瘤本身会导致内耳道增宽，这有利于随后对内耳道的硬脑膜的切开，也有利于随后从面神经上切除肿瘤的操作。通过使用中等尺寸的金刚砂钻或超声骨刀，从外向内切除内耳道底的骨质，暴露内耳道的硬脑膜（▶图 11.21）。从外向内、从前至后暴露内耳道的解剖。内耳门的位置较内耳道底 1~1.5cm，通过使用金刚砂钻，从外至内，以马蹄铁形的方式去除内耳道表面的骨质，逐步暴露内耳道前壁、下壁和后壁的硬脑膜（▶图 11.22）。内耳道前后界的轮廓化，前方在前界和颈内动脉之间形成一个沟槽，后方在内耳道后壁和面神经的第三段之间也形成一个沟槽（▶图 11.23）。更深的钻磨使医生能够暴露内耳道的最内侧部分，该部分与内耳门相对应。去除内耳门周围的骨质可以暴露硬脑膜，直到硬脑膜从内耳道反折走向颞骨岩部后壁，这相当于解剖的最深界限（▶图 11.24）。在这一水平，硬脑膜的特点是呈蓝色，打开硬脑膜后，可以看到桥小脑角及进入脑干的面听束。脑干（面听束进入的区域）和内耳门之间的距离是可变的，但扩大内耳门的开口可以为面听束进入区提供宽阔的手术视野

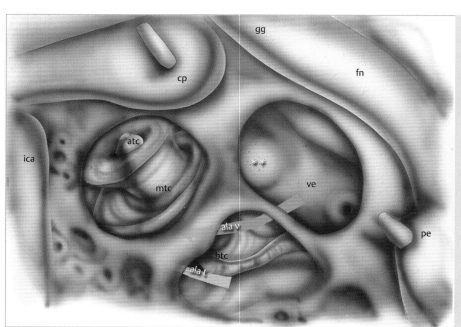

图 11.18 左侧：指出耳蜗底转与前庭之间的解剖关系，以及前庭阶和鼓阶的解剖位置。读者可以注意到前庭和前庭阶之间的联系。atc：耳蜗顶转；btc：耳蜗底转；cp：匙突；fn：面神经；gg：膝状神经节；ica：颈内动脉；mtc：耳蜗中转；pe：锥隆起；scala t：鼓阶；scala v：前庭阶；ve：前庭；**：球囊隐窝

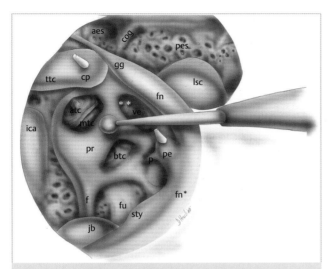

图 11.19 左侧：逐步磨除耳蜗 – 前庭骨质（橙色区域），以进入内耳道（IAC）底。aes：上鼓室前间隙；atc：耳蜗顶转；btc：耳蜗底转；cp：匙突；f：岬末脚；fn *：面神经乳突段；fn：面神经；fu：龛下柱；gg：膝状神经节；ica：颈内动脉；jb：颈静脉球；lsc：外半规管；mtc：耳蜗中转；pe：锥隆起；pes：上鼓室后间隙；sty：茎突隆起；ttc：鼓膜张肌半管；ve：前庭；**：球囊隐窝；cog：齿突

（见临床病例 6 ▶图 11.106 至 ▶图 11.108）。

第四步：肿瘤切除

当内耳门及硬脑膜在桥小脑角区反折被确认后，整个内耳道就完成了轮廓化，可以开始切除肿瘤的操作了。使用手术刀或显微剪，平行于内耳道的主轴切开内耳道的硬脑膜，并暴露内耳道内的肿瘤。确定肿瘤后，严格沿着包膜开始切除，小心分离粘连的蛛网膜以及为肿瘤供血的小血管（▶图 11.25，▶图 11.26，▶图 11.27）。必要时，可对肿瘤囊内减瘤。一旦到达病变的最内侧，让脑脊液（CSF）流出非常重要，以便更好地移动肿瘤，改善面神经的识别。由于该技术是单手操作，脑脊液持续流出可能会妨碍直接切除。因此，第二位手术医生可以协助握住吸引器，以保持手术区域清洁。确定面神经后，从神经和内耳道上切除肿瘤，直至到达内耳门（▶图 11.27，▶图 11.28，▶图 11.29）。在这一区域，我们经常观察到面神经的粘连，应沿着肿瘤包膜平面轻柔分离。此时，面神经往往是扁平的，因此很脆弱。内镜可以彻底检查任何残留的疾病，肿瘤用逐块切除的技术来实现根治性切除。

第五步：关闭术腔

在最后一次刺激证明面神经的完整性及在内镜下确认无出血后，便进行关闭。首先，用小块肌肉封闭咽鼓管。可以用鼓膜张肌的带蒂肌瓣封闭。用微型刮匙打开匙突，用剥离子向前推鼓膜张肌，以获得足够长度的带蒂肌瓣来封闭咽鼓管（▶图 11.30 和 ▶图 11.31）。用 Tabotamp（可吸收止血材料）来推动咽鼓管内的肌肉使其封闭。纤维蛋白胶加固咽鼓管的封闭；然后，加入一小块脂肪，

图 11.20 左侧：已磨除耳蜗 – 前庭骨质；打开内耳道（IAC）底；可以注意到内耳道底处神经之间的解剖关系。atc：耳蜗顶转；btc：耳蜗底转；cocn：蜗神经；cp：匙突；fn：面神经；fn *：面神经乳突段；fn **：面神经进入内耳道；ica：颈内动脉；ivn：前庭下神经；jb：颈静脉球；mtc：耳蜗中转；pe：锥隆起；svn：前庭上神经；ttc：鼓膜张肌半管；ve：前庭；**：球囊隐窝

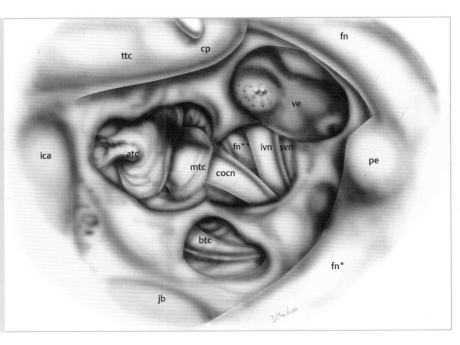

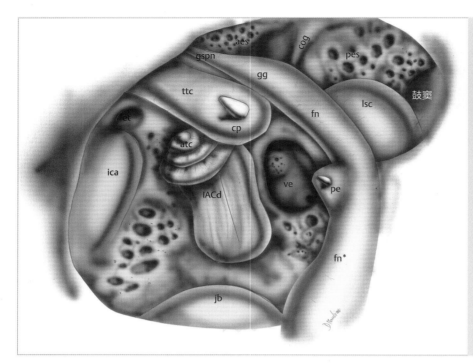

图 11.21 左侧：使用金刚砂钻从内耳道底到内耳门逐渐暴露内耳道（IAC）的硬脑膜。红线表示内耳道的主轴和方向，同一条线是内耳道硬脑膜的切口线。aes：上鼓室前间隙；atc：耳蜗顶转；cp：匙突；et：咽鼓管；fn*：面神经乳突段；fn：面神经；gg：膝状神经节；gspn：岩浅大神经；IACd：IAC 的硬膜平面；ica：颈内动脉；jb：颈静脉球；lsc：外半规管；pe：锥隆起；pes：上鼓室后间隙；ttc：鼓膜张肌半管；ve：前庭；cog：齿突

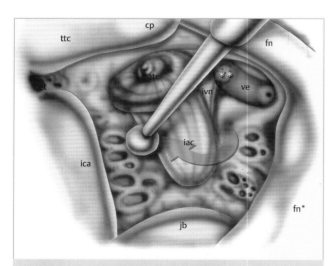

图 11.22 左侧：用金刚砂钻以马蹄形（红色箭头）的方式，由浅及深逐步切除内耳道（IAC）周围的骨质，暴露内耳道的外侧壁、前壁和后壁的硬脑膜。atc：耳蜗顶转；cp：匙突；et：咽鼓管；fn：面神经；fn*：面神经乳突段；iac：内耳道；ica：颈内动脉；ivn：前庭下神经；jb：颈静脉球；ttc：鼓膜张肌半管；ve：前庭；**：球囊隐窝

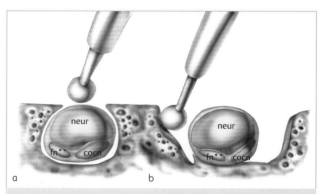

图 11.23 左侧：（a，b）内耳道（IAC）侧壁、前壁和后壁的硬脑膜逐渐被暴露，在内耳道周围形成深槽。cocn：蜗神经；fn**：进入内耳道的面神经；neur：听神经瘤

手术入路，最后缝合外耳道剩余的皮肤。将外耳道骨软骨部交界的皮肤从软骨上分离，并向外推（▶图 11.33）。之后用不可吸收缝线（即丝线）缝合，以盲端缝合的方式使得皮肤封闭（▶图 11.34）。然后，包扎伤口。

11.2.7 注意事项

· 在进行外耳道成形术的过程中，建议广泛地钻磨外耳道，以确定其解剖界限（前方是颞下颌关节，后方是面神经第三段）。这允许医生能

再次使用止血材料和纤维蛋白胶来封闭该区域。通过腹部小切口，用一块脂肪来封闭桥小脑角和鼓室之间的缺损：将第一块脂肪块推入内耳门区，封闭桥小脑角和鼓室之间的缺损（▶图 11.32），纤维蛋白胶也可以用于加强封闭。然后用脂肪填充整个

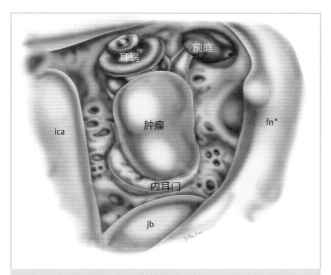

图 11.24 左侧：打开内耳道（IAC）的硬脑膜。
fn*：面神经乳突段；ica：颈内动脉；jb：颈静脉球；
tum：肿瘤

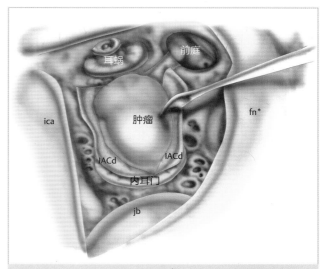

图 11.25 左侧：已打开内耳道（IAC）的硬脑膜。
fn*：面神经乳突段；IACd：内耳道的硬脑膜平面；
ica：颈内动脉；jb：颈静脉球；tum：肿瘤

图 11.26 左侧：轻轻地分离和切除肿瘤，分离内耳道（IAC）周围的粘连，检测肿瘤下方的面神经（FN）。
cp：匙突；fn：面神经；fn*：面神经乳突段；gg：膝状神经节；gspn：岩浅大神经；ica：颈内动脉；jb：颈静脉球；lsc：外半规管；mcf：颅中窝；tum：肿瘤；cog：齿突

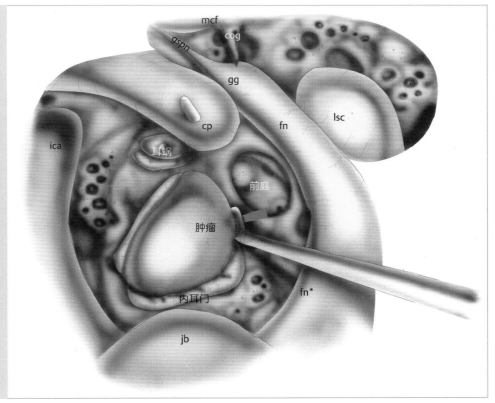

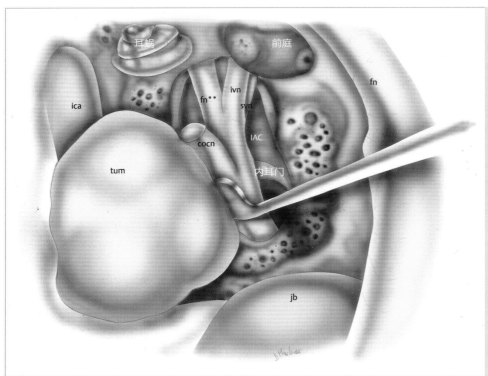

图 11.27 左侧：在内耳道（IAC）内识别面神经（FN），轻轻切除肿瘤，在蛛网膜平面将肿瘤和神经分离。cocn：蜗神经；fn**：进入内耳道的面神经；fn：面神经；IAC：内耳道；ica：颈内动脉；ivn：前庭下神经；jb：颈静脉球；svn：前庭上神经；tum：肿瘤

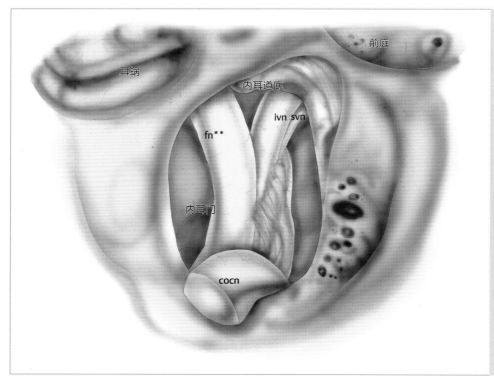

图 11.28 左侧：肿瘤切除后内耳道（IAC）的内镜视图；可见神经从内耳道底到内耳门进入内耳道。cocn：蜗神经；fn**：进入内耳道的面神经；ivn：前庭下神经；svn：前庭上神经

图 11.29　左侧：肿瘤切除后的最终术腔。cocn：蜗神经；cp：匙突；et：咽鼓管；fn：面神经；fn*：面神经乳突段；fn**：进入内耳道的面神经；gg：膝状神经节；ica：颈内动脉；ivn：前庭下神经；jb：颈静脉球；lsc：外半规管；mcf：颅中窝；pe：锥隆起；cog：齿突

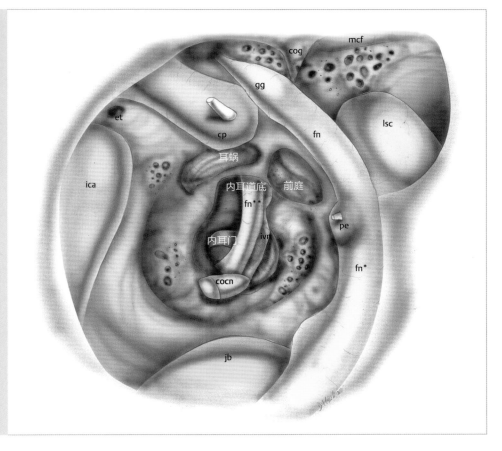

图 11.30　左侧：通过微型刮匙切除匙突，并向前推鼓膜张肌。在此过程中，手术医生应注意肌肉的最上和最前部分，因为该肌肉位于膝状神经节附近，有很稳定的解剖学关系。cp：匙突；et：咽鼓管；fn：面神经；fn*：面神经乳突段；fn**：进入内耳道的面神经；gg：膝状神经节；ica：颈内动脉；lsc：外半规管；mcf：颅中窝；ttm：鼓膜张肌

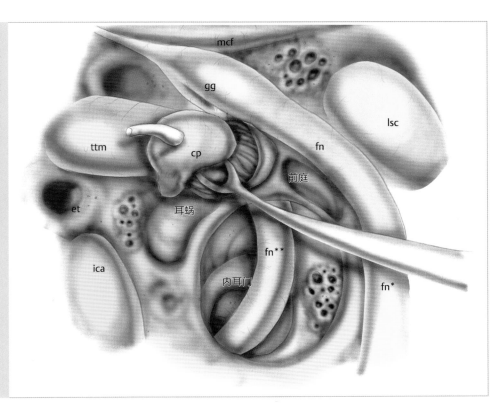

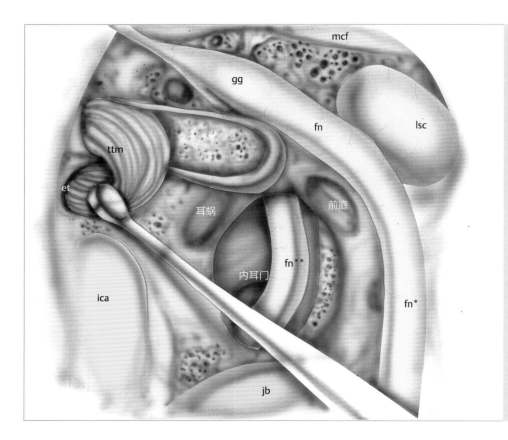

图 11.31 左侧：将鼓膜张肌推入咽鼓管，以封闭咽鼓管口，可使用 Surgicel 将肌肉深深推入咽鼓管。et：咽鼓管；fn：面神经；fn*：面神经乳突段；fn**：进入内耳道的面神经；gg：膝状神经节；ica：颈内动脉；jb：颈静脉球；lsc：外半规管；mcf：颅中窝；ttm：鼓膜张肌

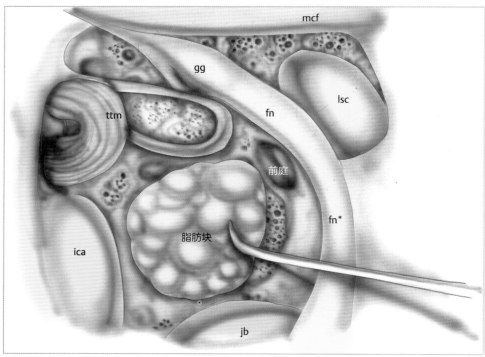

图 11.32 左侧：腹部脂肪用于封闭鼓室和桥小脑角（CPA）之间的缺损。将一块脂肪推入内耳道（IAC），穿过内耳门，以填补缺损。fn：面神经；fn *：面神经乳突段；gg：膝状神经节；ica：颈内动脉；lsc：外半规管；mcf：颅中窝；ttm：鼓膜张肌

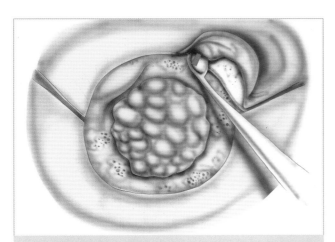

图 11.33 左侧：腹部脂肪用于封闭术腔，分离并翻转外耳道（EAC）软骨周围的皮肤（红色箭头）

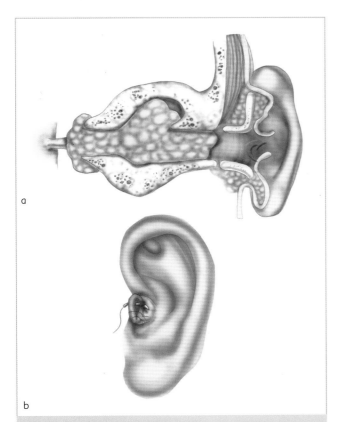

图 11.34 （a，b）左侧：用腹部脂肪封闭术腔后，缝合外翻的外耳道（EAC）皮肤

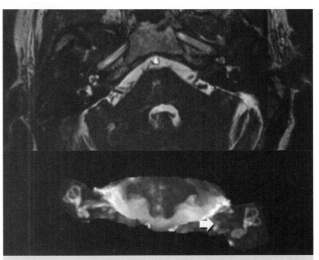

图 11.35 临床病例 1：患者患有顽固性眩晕，伴左侧重度感音性听力损失。磁共振成像（MRI）显示左侧听神经瘤占据整个内耳道（IAC）

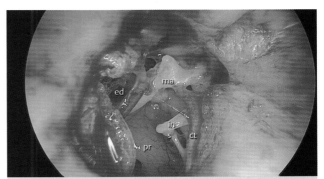

图 11.36 左侧：通过 0°、直径 4mm、长度 15cm 的内镜观察。使用单极电刀行环形切口，掀起皮肤，直达鼓环。ct：鼓索；ed：鼓膜；in：砧骨；ma：锤骨；pr：鼓岬；s：镫骨

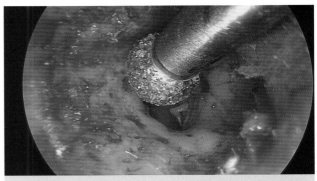

图 11.37 左侧：使用中号（直径 4mm）的金刚砂钻行环形钻磨扩宽外耳道（EAC），以便更好地观察术腔以及更好地使用器械

够方便地使用如钻头之类的手术器械，同时又可保持精细结构可控。此外，这种扩大允许第二位外科医生握住吸引器来帮助切除内耳道肿瘤。

· 在轮廓化内耳的过程中，建议使用超声骨刀，因为它允许手术在持续冲洗下进行超声切除，

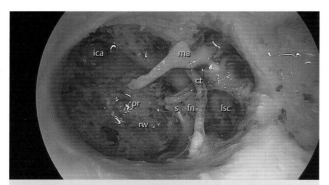

图 11.38 左侧：外耳道（EAC）骨性部分钻磨后的术腔视图：行大的上鼓室切开以及磨除鼓环，以便很好地暴露上鼓室、后鼓室、下鼓室和前鼓室。ct：鼓索；fn：面神经；ica：颈内动脉；lsc：外半规管；ma：锤骨；pr：鼓岬；rw：圆窗；s：镫骨

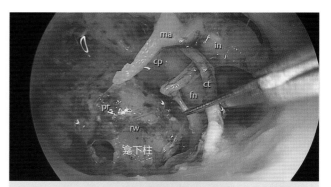

图 11.39 左侧：切断鼓索。cp：匙突；ct：鼓索；fn：面神经；in：砧骨；ma：锤骨；pr：鼓岬；rw：圆窗

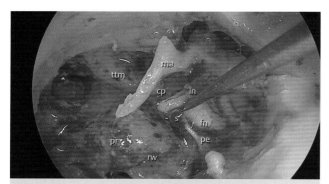

图 11.40 左侧：将砧骨从镫骨上分离并切除。cp：匙突；fn：面神经；in：砧骨；ma：锤骨；pe：锥隆起；pr：鼓岬；rw：圆窗；s：镫骨；ttm：鼓膜张肌

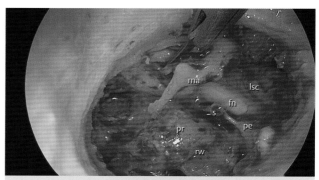

图 11.41 左侧：切断锤骨前韧带皱襞和鼓膜张肌肌腱。然后取出锤骨。fn：面神经；lsc：外半规管；ma：锤骨；pe：锥隆起；pr：鼓岬；rw：圆窗；s：镫骨

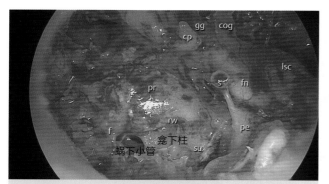

图 11.42 左侧：切除砧骨和锤骨后，暴露面神经（FN）鼓室段。cp：匙突；f：岬末脚；fn：面神经；gg：膝状神经节；lsc：外半规管；pe：锥隆起；pr：鼓岬；rw：圆窗；s：镫骨；cog：齿突

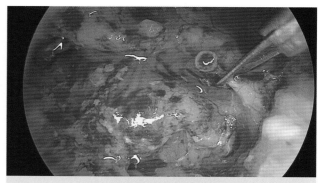

图 11.43 左侧：使用 Bellucci 显微剪切断镫骨肌腱

从而保留神经结构。特别是在打开内耳道底和耳蜗时，超声骨刀非常有用。因为在这些步骤中，使用钻头会对面神经迷路段神经束造成热损伤（见临床病例 1 ▶图 11.46 和▶图 11.47）。

· 在从面神经上剥离肿瘤的过程中，浸湿的脑棉片可能有用。剥离应在肿瘤块上进行，而不是在神经上进行，以避免其被牵拉而造成麻痹。

· 切开内耳道脑硬膜时，小血管可能会出血。在大多数情况下，将棉片放置在出血部位便可解决这一必须控制的问题，特别是因为这是单手手术技术。在持续出血的情况下，可以在冲洗过程中使用微型双极镊电凝血管。

· 必须特别注意处理内耳门和桥小脑角之间区域的肿瘤，因为可能存在来自小脑前下动脉的小血管。在这种情况下，外科医生使用微型双极电凝粘连在肿瘤上的血管，第二位操作者可以用

手握持吸引器来帮助清洁手术区域。

· 位于内耳道或内耳门内的小脑前下动脉祥对该技术而言可能是危险的，因为动脉损伤后向桥小脑角内回缩需要将内镜入路转换为扩大的显微镜下经耳道入路（见下节），甚至是乙状窦后入路来控制桥小脑角内的出血。因此，我们建议通过术前 MRI 对小脑前下动脉的走向进行详细的影像学研究。大面积环形钻磨直至内耳门，可以使手术野更宽，能够实现对该区域的血管进行充分的处理，以及使用微型双极来凝固粘连在肿瘤上的血管。

· 在最后的封闭步骤中，必须将脂肪组织轻轻推入桥小脑角和内耳门之间的缺损区域。推动必须持续且轻柔，以避免牵拉在此解剖区域内的面神经。使用 Surgicel（可吸收止血材料）适当地推压脂肪，以沙漏的方式，封闭和密封该区域，以避免任何脑脊液漏。

· 外耳道皮肤的外翻和盲端缝合必须特别准确，以获得软骨和皮肤的分隔。术腔内不得有皮肤残留物，以避免继发性胆脂瘤的发生。

11.2.8 术后护理

如果患者无相关并发症，常规术后立即拔管并在麻醉恢复室监测。

无需加压包扎；将敷料放置在外耳道以覆盖盲端缝合处。术后 10d 门诊拆线。

在手术当天，即手术结束后 6h，进行 CT 扫

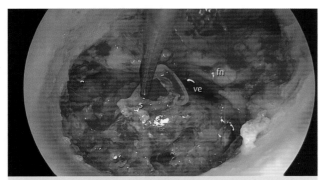

图 11.44　左侧：在镫骨脚之间插入钩针，将其从卵圆窗中取出。fn：面神经；s：镫骨；ve：前庭

图 11.45　左侧：内镜下暴露前庭中的球囊。在前庭内侧壁的前下方可以看到球囊隐窝。它是指示内耳道（IAC）底的重要标志。cp：匙突；et：咽鼓管；fn：面神经；gg：膝状神经节；lsc：外半规管；pe：锥隆起；pr：鼓岬；rw：圆窗；st：鼓窦；ttm：鼓膜张肌；ve：前庭；cog：齿突

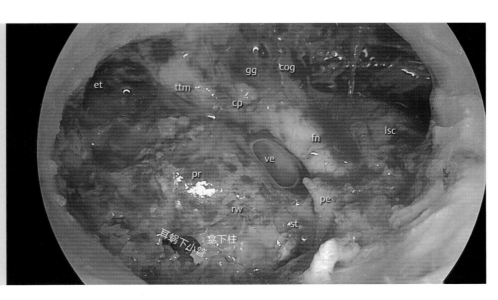

描以排除任何出血性并发症（▶图 11.152）。

为修复缺损重建，患者保持仰卧位 2d。第 3 天，患者可以活动，根据身体状况，术后第 4 天或第 5 天出院。

按需使用疼痛或头晕的药物。术前和围手术期进行静脉抗生素预防（头孢唑啉）治疗。影像学随访包括术后 1 年行钆造影剂增强的 MRI 扫描。

并发症

术中并发症

·出血是最危险的并发症，必须立即处理。包括以下几种情况：

– 小脑前下动脉袢的损伤。在这种情况下，我们建议将手术转变为耳后皮肤切口的显微镜下扩大经鼓岬入路手术，从而扩大桥小脑角的手术野并电凝血管。

– 颈静脉球破裂。这会导致大量静脉出血。

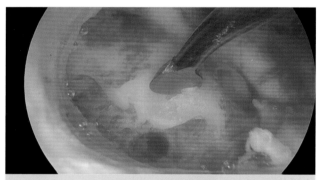

图 11.46 左侧：超声骨刀切除岬骨，暴露耳蜗底转、中转和顶转。在前庭的下方和前方切除鼓岬

用 Tabotamp 填塞血管，直到出血停止。在静脉出血时，助理医生可以使用吸引器来帮助术者阻塞血管；在血管壁和下鼓室骨之间腔外塞入大片 Tabotamp 用于出血。可以用脑棉压迫放置在血管上的 Tabotamp，保持约 10min。

– 颈内动脉破裂是最严重的并发症。这是一种创伤性事件，源于识别过程中采用错误的手术技术去除颈内动脉壁以及随后对动脉的损伤。这导致大量的出血，需要立即对血管持续加压以减少出血，以避免低血容量休克。必须在血管上放置外科压力绷带，一旦出血停止，必须完成手术并立即进行血管造影。

·面神经损伤。我们将损伤分为两种类型。

– 面神经牵拉性损伤。这种损伤是在进行肿瘤剥离操作时引起的。面神经最易损伤的区域是从内耳门到达桥小脑角的神经束，以及迷路段神经束。这两段神经非常脆弱，对神经的操作应轻柔。

– 面神经直接损伤伴神经断裂或撕裂。这些情况下，在内耳道中将神经的两端靠近，使用少量纤维蛋白胶连接神经。当神经的两个断端不可能直接连接时，可用神经移植物并通过纤维蛋白胶固定在面神经上。最常用的移植物是耳大神经（见第 14 章）。

术后并发症

·术后颅后窝血管出血是一种极为罕见的并发症，这是因为手术入路类型及该手术通常所涉及的神经鞘瘤的特点。任何情况下，都必须在术

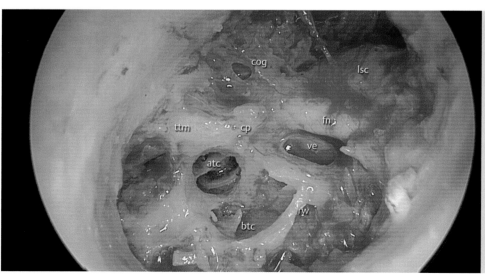

图 11.47 左侧：完全识别出耳蜗后，开始打开内耳道（IAC）底。钻磨开始时。小心去除耳蜗中转（前上方）和前庭（后上方）之间的鼓岬骨质。atc: 耳蜗顶转；btc: 耳蜗底转；cp: 匙突；fn: 面神经；lsc: 外半规管；rw: 圆窗；ttm: 鼓膜张肌；ve: 前庭；cog: 齿突

后 6h 进行 CT 扫描，并对患者进行神经系统检查，以排除这种情况。大多数情况下无需再次手术。在罕见的活动性出血病例中，无论是否有神经功能损伤，都必须立即经乙状窦后入路再次手术。

·外耳道盲端缝合处裂开可在术后 1 周发生。在修复皮肤伤口时，有必要行耳后切口并进一步外翻皮肤直接缝合。

·脑脊液从外耳道渗漏也可在 1~4 周后发生。这是桥小脑角和鼓室之间直接连通的一个标志。因此，脑脊液可以填充在鼓岬缺损处脂肪内的空间。如果发生脑脊液漏，患者必须取仰卧位，以利于脑脊液漏的自发愈合。如果脑脊液漏没有停止，可以考虑行脑室外引流，以使漏口愈合。在少数情况下，采取这些保守措施后，仍有持续的液体漏出，则需要进行再次手术，需在内耳门处

放置更多的脂肪填充物。

11.3 扩大的经耳道经鼓岬入路

该手术技术代表了全内镜下经鼓岬技术的演变，因为它允许在桥小脑角内扩大术野。手术医生能够切除直线延伸至内耳道直到内耳门区影响桥小脑角的病变（Koos Ⅱ~Ⅲ 级）。既往手术入路的特点是完全采用内镜。新的显微镜、内镜辅助手术技术克服了单手技术的缺点。因此，经典的显微镜下双手操作允许在内耳门之外和 CPA 水平上对肿瘤组织进行切除。

11.3.1 适应证

该入路可以在桥小脑角上创建手术窗口，暴露脑干和面听束的入口区。因此，其适用于直线扩展累及桥小脑角的肿瘤。

该入路适用于以下情况：

·连续的 MRI 检查显示生长性占位。

·前庭神经鞘瘤：Koos Ⅰ 级或 Ⅱ 级肿瘤：位于内耳道的肿块，累及内耳门并侵袭桥小脑角。

·神经鞘瘤（Koos Ⅲ 级肿瘤）肿块位于内耳道内，累及内耳门并侵袭桥小脑角。

·桥小脑角和岩尖的病变和（或）神经鞘瘤，其生长至颈内动脉垂直段和水平段以下（临床病例 12 ▶图 11.291）。

·D 级听力状况（重度至极重度听力损失）。

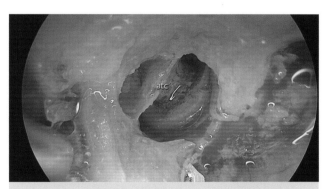

图 11.48 左侧：通过内镜放大详细显示耳蜗的中转和底转。atc：耳蜗顶转

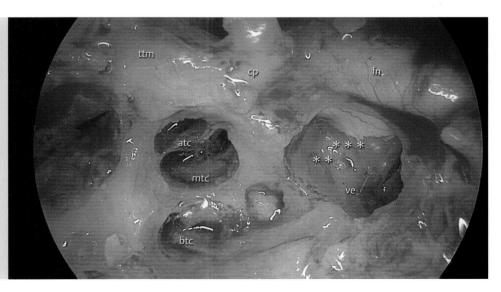

图 11.49 左侧：耳蜗中转和前庭之间的鼓岬（耳蜗–前庭骨）被切除，打开内耳道（IAC）底。atc：耳蜗顶转；btc：耳蜗底转；cp：匙突；fn：面神经；mtc：耳蜗中转；ttm：鼓膜张肌；ve：前庭；**：球囊隐窝；***：椭圆囊隐窝

11.3.2 禁忌证

绝对禁忌证包括肿瘤向下侵袭后组脑神经或向上侵袭三叉神经。高位颈静脉球是相对禁忌证。

11.3.3 优 点

· 非常小的外切口（Shambaugh 耳内切口或耳后切口），无需开颅。

· 额外的空间允许双手操作切除肿瘤。

· 放大且可极好地观察精细结构，特别是面神经和内耳门区。

· 无需牵拉脑干或硬脑膜，切除操作在肿瘤上进行，无需牵拉脑部结构。

· 术后护理方便，无需入 ICU。

· 手术时间短，住院时间短，复发率低。

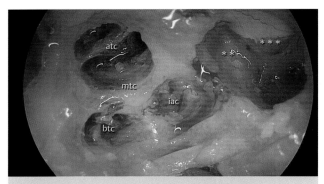

图 11.50 左侧：进一步钻磨，切除前庭和耳蜗之间的鼓岬骨质，以暴露肿瘤和内耳道（IAC）。atc：耳蜗顶转；btc：耳蜗底转；iac：内耳道；mtc：耳蜗中转；**：球囊隐窝；***：椭圆囊隐窝

11.3.4 缺 点

· 对于肿瘤的大小和位置有限制。

· 意外出血时难以处理。

· 完全听力丧失。

11.3.5 术前评估

· CT 及钆造影剂增强的 MRI，特定的病例行血管造影。

· 测听：纯音听力图和言语听力图。

· 耳神经系统检查。

在显微镜下进行扩大的经鼓岬入路手术。内镜在手术的最后阶段协助进行术腔探查及切除可能残留的肿瘤；因此，这被认为是内镜辅助入路。由于像下文所述的那样，手术操作空间扩大，允许在显微镜下从外耳道到内耳道进行双手操作，这在打开硬脑膜后切除肿瘤时处理脑脊液漏及分离颅内血管时控制出血时非常有用。该入路从外耳道直接进入内耳道，提供了良好的显微镜下视野。如果需要全景、高倍放大或角度成像来检查任何残留病变或识别解剖标志，内镜可以作为一个合适的手术工具。尽管源自全内镜下经耳道经鼓岬入路，但扩大的入路方式基本上是基于显微镜技术。患者的体位与内镜经鼓岬入路相同（▶图 11.4）。患者取仰卧位，头部略微伸展并向对侧旋转。术中必须监测面神经。

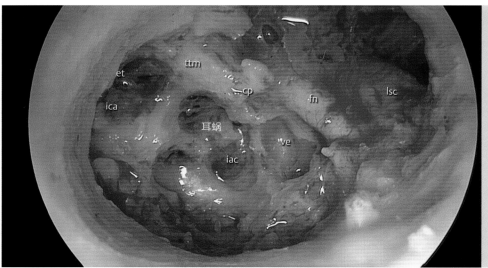

图 11.51 左侧：从内耳道底到内耳门仔细地钻磨内耳道（IAC）。环绕内耳道的前部、后部和下部，钻磨的方向从外到内，从上到下。cp：匙突；et：咽鼓管；fn：面神经；iac：内耳道；ica：颈内动脉；lsc：外半规管；ttm：鼓膜张肌；ve：前庭

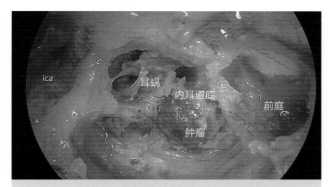

图 11.52 左侧：在耳蜗和前庭之间清晰可见肿瘤。ica：颈内动脉

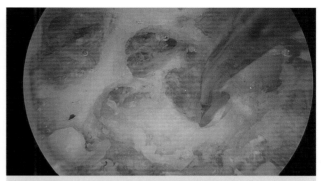

图 11.53 左侧：用超声骨刀仔细地将内耳道（IAC）的硬脑膜轮廓化

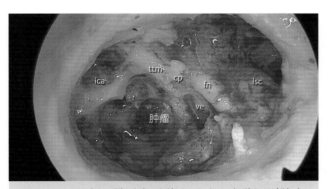

图 11.54 左侧：暴露内耳道（IAC），充分识别肿瘤，并轻柔切除，保留面神经（FN）。cp：匙突；fn：面神经；ica：颈内动脉；lsc：外半规管；ttm：鼓膜张肌；ve：前庭

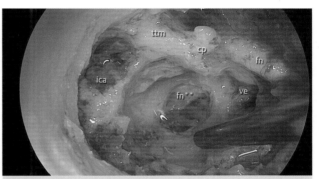

图 11.55 左侧：在内耳道（IAC）中识别面神经（FN），并从面神经和内耳道中切除肿瘤。cp：匙突；fn：面神经鼓室部；fn**：进入内耳道的面神经；ica：颈内动脉；ttm：鼓膜张肌；ve：前庭

图 11.56 左侧：肿瘤切除后的术腔视图：整个内耳道（IAC）被暴露。cp：匙突；fn**：进入内耳道的面神经；fn：面神经鼓室段；gg：膝状神经节；ica：颈内动脉；lsc：外半规管；ttm：鼓膜张肌；cog：齿突

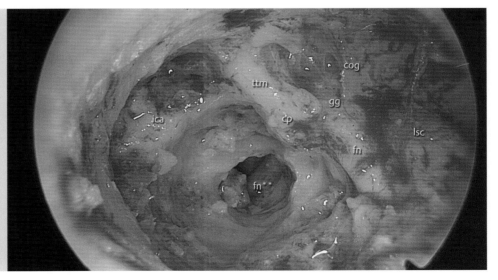

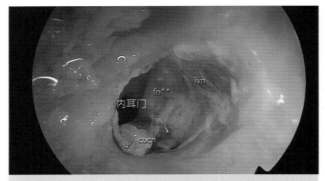

图 11.57　左侧：从内耳道底到内耳门识别内耳道（IAC）内的面神经（FN），可以看到被切断的蜗神经和前庭神经。cocn：蜗神经；fn**：进入内耳道的面神经；ivn：前庭下神经

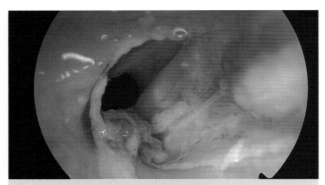

图 11.58　左侧：内镜下内耳门的放大视图

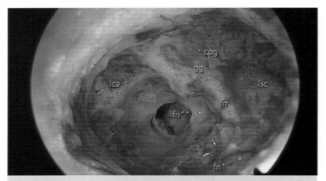

图 11.59　左侧：最终的术腔显示桥小脑角（CPA）和鼓室之间的手术缺损。ica：颈内动脉；gg：膝状神经节；fn：面神经鼓室段；fn*：面神经乳突段；fn**：进入内耳道的面神经；lsc：外半规管；cog：齿突

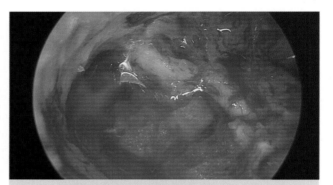

图 11.60　左侧：获取腹部脂肪并放置在鼓岬缺损处。将脂肪拉入内耳门以密封缺损

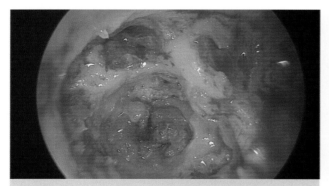

图 11.61　左侧：将 Surgicel（可吸收止血材料）与脂肪组织一起放入术腔。先用一小块颞肌，然后用一小块脂肪，将咽鼓管封闭。之后用止血材料和纤维蛋白胶封闭咽鼓管。剩余的空腔用脂肪填充，然后用盲囊缝合法缝合外耳道（EAC）皮肤

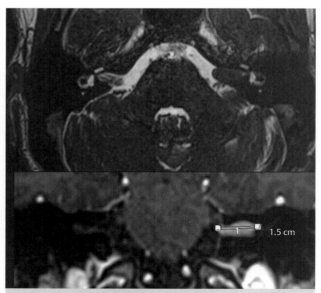

图 11.62　临床病例2，左侧：磁共振成像（MRI）显示1例左侧极重度感音神经性聋患者在等待和扫描期间发现听神经瘤生长，占据整个内耳道（IAC），并突入桥小脑角（CPA）

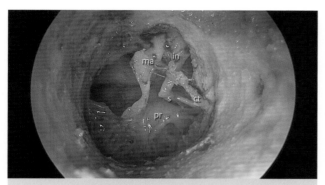

图 11.63　左侧：通过 0°、直径 4mm、长度 15cm 的内镜观察，耳道成形及盾板切开后暴露鼓室腔。图中显示了听骨链。ct: 鼓索；in: 砧骨；ma: 锤骨；pr: 鼓岬；s: 镫骨

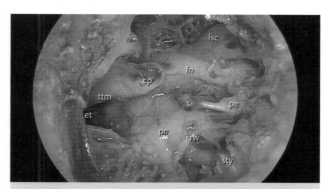

图 11.64　左侧：切除锤骨和砧骨，以便暴露整个鼓室内壁。cp: 匙突；et: 咽鼓管；fn: 面神经；lsc: 外半规管；pe: 锥隆起；pr: 鼓岬；rw: 圆窗；s: 镫骨；sty: 茎突隆起；ttm: 鼓膜张肌

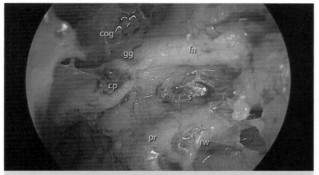

图 11.65　左侧：切除镫骨上层结构，膝状神经节位于匙突上方。cp: 匙突；fn: 面神经；gg: 膝状神经节；pr: 鼓岬；rw: 圆窗；s: 镫骨（足板）；cog: 齿突

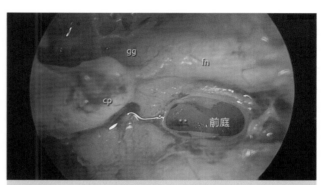

图 11.66　左侧：移除镫骨足板后，暴露球囊中的球囊隐窝。球囊隐窝位于前庭的前下部，指示内耳道（IAC）底。cp: 匙突；fn: 面神经；gg: 膝状神经节；**: 球囊隐窝

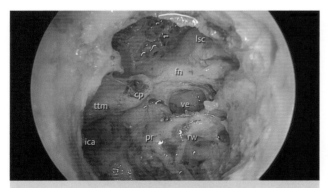

图 11.67　左侧。切除卵圆窗周围的骨质，以获得更宽的前庭通路和球囊隐窝的直接视野。cp: 匙突；fn: 面神经；ica: 颈内动脉；lsc: 外半规管；pr: 鼓岬；ttm: 鼓膜张肌；ve: 前庭

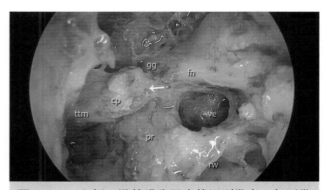

图 11.68　左侧：沿鼓膜张肌半管识别匙突。打开匙突。用鼓膜张肌瓣封闭咽鼓管。必须特别注意面神经（箭头），因为在这个区域，神经纤维与鼓膜张肌直接接触。cp: 匙突；fn: 面神经；gg: 膝状神经节；pr: 鼓岬；rw: 圆窗；ttm: 鼓膜张肌半管；ve: 前庭

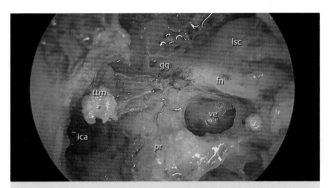

图 11.69　左侧：轻轻向前推鼓膜张肌，保留其蒂部。对于这一步操作，建议使用小刮匙或小圆刀。注意面神经（FN）与鼓膜张肌管的最紧密接触是在匙突的后上方水平。fn：面神经；gg：膝状神经节；ica：颈内动脉；lsc：外半规管；pr：鼓岬；ttm：鼓膜张肌半管；ve：前庭

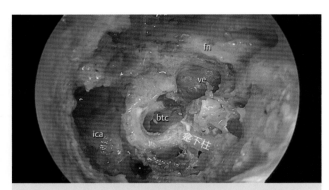

图 11.70　左侧：识别耳蜗底转。btc：耳蜗底转；fn：面神经；ica：颈内动脉；ve：前庭

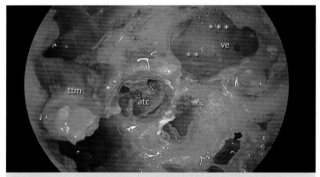

图 11.71　左侧：内耳道（IAC）的硬脑膜轮廓化后，识别耳蜗中转和顶转。atc：耳蜗顶转；ttm：鼓膜张肌半管；ve：前庭；**：球囊隐窝；***：椭圆囊隐窝

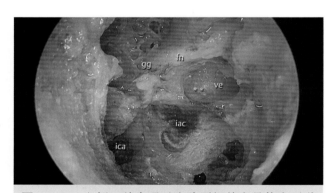

图 11.72　左侧：首先通过去除耳蜗前庭骨使内耳道（IAC）硬脑膜轮廓化。fn：面神经；gg：膝状神经节；iac：内耳道；ica：颈内动脉；ve：前庭；**：球囊隐窝

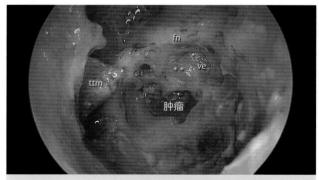

图 11.73　左侧：将鼓膜张肌推入咽鼓管，肿瘤位于内耳道（IAC）。fn：面神经；ttm：鼓膜张肌半管；ve：前庭；**：球囊隐窝

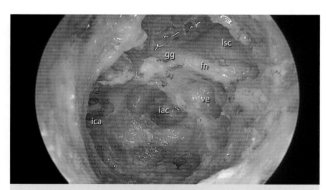

图 11.74　左侧：通过在内耳道（IAC）的前部、下部和后部硬脑膜周围钻磨骨质，使内耳道轮廓化。fn：面神经；gg：膝状神经节；iac：内耳道；ica：颈内动脉；lsc：外半规管；ve：前庭

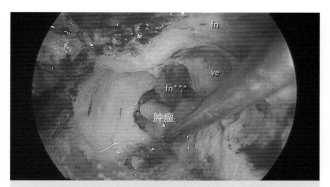

图 11.75 左侧：识别面神经（FN），然后切除肿瘤，注意不要损伤神经。在切除肿瘤时，最好使用温和的吸力，在肿瘤而不是在神经结构上操作。也可以采用三手技术；助手拿着吸引器，外科医生一手拿着内镜，另一只手解剖。这种技术可以切除肿瘤，并且避免牵拉或损伤下方的神经结构。fn：面神经；fn***：进入内耳道的面神经；ve：前庭

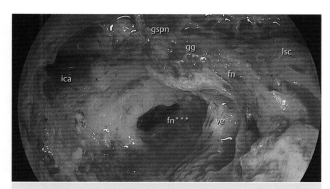

图 11.76 左侧：肿瘤被已切除。fn：面神经；fn***：进入内耳道的面神经；gg：膝状神经节；gspn：岩浅大神经；ica：颈内动脉；lsc：外半规管；ve：前庭

图 11.77 临床病例 3：磁共振成像（MRI）图像。右侧听神经瘤，占据扩大的内耳道（IAC），并进入耳蜗，没有延伸至桥小脑角（CPA）（白色箭头表示孔）

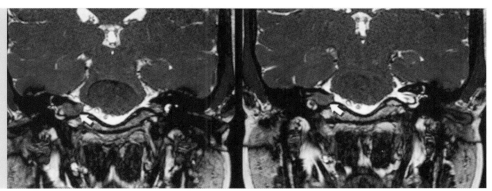

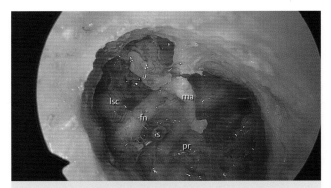

图 11.78 右侧：通过 0°、直径 4mm、长度 15cm 的内镜观察。切除外耳道（EAC）的皮肤和鼓膜，外耳道骨质环形钻磨，除去砧骨，暴露出鼓室的内侧壁。fn：面神经；lsc：外半规管；ma：锤骨；pr：鼓岬；s：镫骨

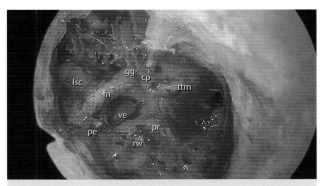

图 11.79 右侧：切除砧骨和镫骨以识别前庭和球囊隐窝。cp：匙突；fn：面神经；gg：膝状神经节；lsc：外半规管；pe：锥隆起；pr：鼓岬；rw：圆窗；ttm：鼓膜张肌半管；ve：前庭

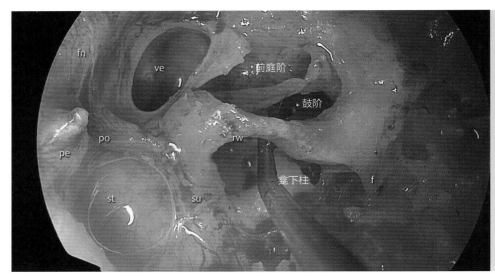

图 11.80 右侧：打开耳蜗底转，保留圆窗盖。有可能发现龛下柱的解剖结构，这是识别鼓阶的标志（见第 12 章关于耳蜗的内镜手术）。fn：面神经；pe：锥隆起；po：岬小桥；rw：圆窗；st：鼓室窦；su：岬下脚；ve：前庭

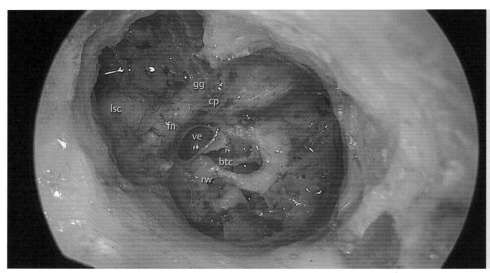

图 11.81 右侧：耳蜗底转部分切除的鼓室腔。btc：耳蜗底转；cp：匙突；fn：面神经；gg：膝状神经节；lsc：外半规管；rw：圆窗；ve：前庭

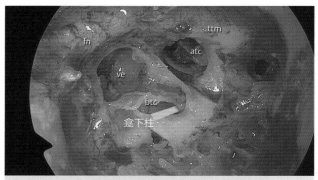

图 11.82 右侧：使用超声骨刀去除鼓岬骨质后，前庭的前方为耳蜗中转和顶转。atc：耳蜗顶转；btc：耳蜗底转；fn：面神经；ttm：鼓膜张肌半管；ve：前庭；蓝色箭头：前庭阶；黄色箭头：鼓阶

11.3.6 第一步：外耳道骨暴露

皮肤切口可以通过两种方式进行：

· Shambaugh 耳内切口。

· 耳后切口。

这两种方法都可有效暴露外耳道的骨性部分，并以最佳的方式进入鼓室内侧壁。为了简化操作，我们建议采用耳后皮肤切口，以便于盲端缝合，类似于众所周知的一种经耳囊入路。

11.3.7 皮肤切口 （见临床病例 8 ▶图 11.176 至 ▶图 11.224）

大约在骨软骨交界处水平的外耳道皮肤上做一个圆形切口。在耳屏和耳轮之间向上延伸

图 11.83 右侧：通过切除耳蜗中转和底转与前庭之间的骨性区域，打开内耳道（IAC）底。这个骨性区域是耳蜗 – 前庭骨，它是一个薄薄的骨嵴，将鼓室和内耳道分开。atc: 耳蜗顶转；btc: 耳蜗底转；mtc: 耳蜗中转；ve: 前庭

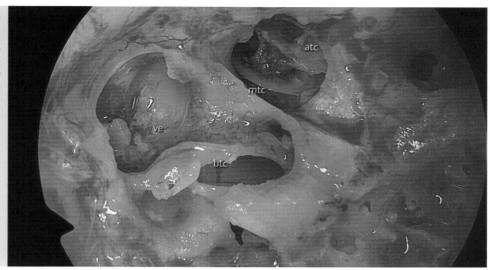

图 11.84 右侧：从内耳道（IAC）底到内耳门将内耳道轮廓化，暴露听神经瘤，首先在前方确定颈内动脉的垂直段，然后在下方确定颈静脉球。内耳道应从外侧到内侧方向轮廓化至少 180°。必须特别注意内耳道前部的钻磨，因为解剖的前界是颈内动脉垂直段。et: 咽鼓管；fn: 面神经；gg: 膝状神经节；ica: 颈内动脉；jb: 颈静脉球；lsc: 外半规管；ve: 前庭

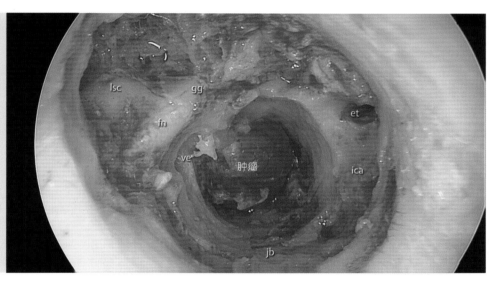

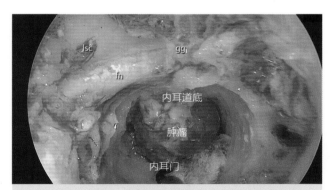

图 11.85 右侧：用脑棉控制靠近内耳门附近的硬脑膜出血

（Shambaugh 切口），向下直到耳垂根部（▶图 11.153）。切口上部继续进行，直至暴露颞肌筋膜；后者代表手术平面，形成前、后两个皮瓣，以显露颞肌筋膜。这两个皮瓣与外耳道的环形切口相接，形成两个连续的皮瓣。将软骨从其下方的腮腺组织中分离出来，形成前部皮软骨瓣，然后将其向前翻起并推向前方。将皮肤从下层纤维骨膜组织上分离并向后移动而形成后部皮瓣。放置撑开器以撑开皮瓣、外耳道及其周围。全层切开外耳道上方的颞肌，并继续向下延伸，绕过外耳道后缘（▶图 11.154），从而形成两个肌骨膜瓣（前瓣和后瓣）。使用剥离子，将后瓣从乳突骨质上分离，并将其置于撑开器下方，该操作允许暴露乳突骨壁。将前瓣推到牵开器下方，以暴露外耳

道上方的颞骨区域。在此操作的最后时，切除外耳道的皮肤和鼓膜，完全暴露外耳道骨质，然后可以开始标准流程（▶图 11.155）。取一块颞肌置于抗生素溶液中，在手术的最后，用于封闭咽鼓管。必须特别注意外耳道的皮瓣，因为外耳道的最终封闭将取决于它们。部分切除和分离黏附在前部皮瓣上的软骨，以便进行盲端缝合。

11.3.8 耳后切口（见临床病例 9 ▶图 11.225 至 ▶图 11.261 ）

进入外耳道简单安全的方法是在耳后沟上行耳后切口。切口的上方应达到代表解剖平面的颞肌筋膜的水平。皮瓣沿着解剖平面向前分离，切断外耳道后壁附近的耳后肌，分离耳前软组织。在骨软骨交界处，环形切断外耳道的皮肤，皮瓣继续向前延伸到腮腺囊壁。外耳道外部的皮肤与

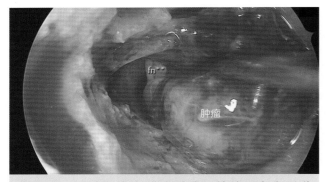

图 11.86 右侧：轻轻分离肿瘤，持续观察内耳道（IAC）内的面神经（FN）。fn**：进入内耳道的面神经

软骨组织分离，并翻向外，为盲端缝合做准备（▶图 11.156）。与先前描述的手术技术相同，在外耳道上方全层切开颞肌，并在乳突水平继续绕后壁切开。从乳突和颞骨上分离肌骨膜瓣，并将其置于撑开器下方，以完全暴露外耳道。分离外耳道皮肤直至鼓环，然后完全切除。如在这一阶段使用内镜操作，必须特别注意避免遗留表皮残留物，以免引起医源性胆脂瘤；因此，建议将皮肤和鼓膜一起仔细切除。

11.3.9 第二步：标准鼓岬入路

使用大号金刚砂钻头从后上方开始钻磨外耳道；切除 Henle 棘（▶图 11.157）。必要时，磨除范围要充分，以便需要时可对内耳道和桥小脑角的肿瘤进行较好的处理。因此，如有必要，钻磨也可以扩展到乳突气房，以获得更好的手术视野。通过切除外耳道前部的骨质来确认颞下颌关节。在上方广泛钻磨，以暴露上鼓室；仅在"低"骑跨硬脑膜平面的情况下，识别并追踪颅中窝的硬脑膜；否则不需要进行识别。磨除外耳道后，广泛扩大鼓环，暴露上鼓室、前鼓室、后鼓室和下鼓室（▶图 11.158）。在后方，通过鼓窦的开口可以识别外半规管。在上鼓室，可见砧锤关节和鼓室盖。轮廓化的前界是颞下颌关节，后上界是鼓窦，后界是面神经的乳突段。还必须在面神经隐窝中识别面神经，从而明确第二膝和锥隆起，这是确认面神经第三段深度的重要标志（▶

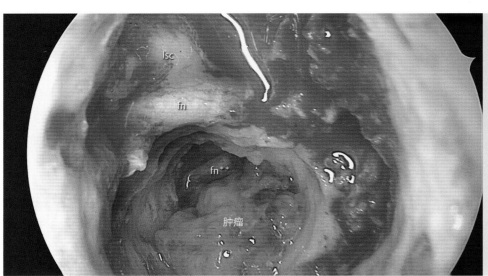

图 11.87 右侧：肿瘤被整块切除。通过内镜经外耳道观察面神经（FN）走行：面神经鼓室段和直至内耳门的内耳道段神经。fn：面神经鼓室段；fn**：进入内耳道的面神经；lsc：外半规管

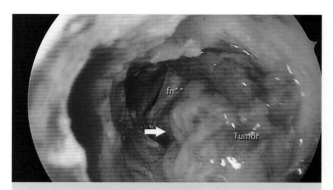

图 11.88　右侧：内镜下内耳道（IAC）内面神经（FN）的放大视图。fn**：进入内耳道的面神经；Tumor：肿瘤

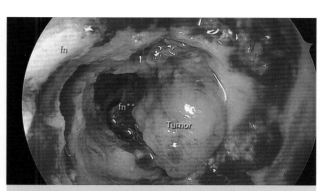

图 11.89　右侧：肿瘤从前庭下神经处分离。fn：面神经鼓室段；fn**：进入内耳道的面神经；Tumor：肿瘤

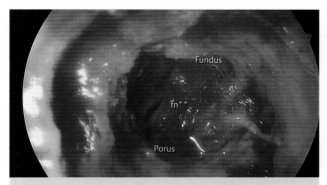

图 11.90　右侧：内镜下放大的面神经（FN）和内耳道（IAC）中的前庭神经。fn**：进入内耳道的面神经；Fundus：内耳底；Porus：内耳门

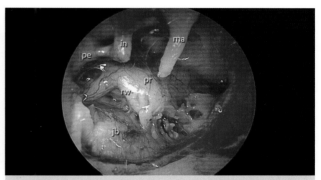

图 11.91　临床病例 4：右侧内耳道内听神经瘤。右侧：直径 4mm、长度 15cm 的 0° 内镜观察视图。切除外耳道（EAC）的皮肤和鼓膜。钻磨外耳道，暴露鼓室。注意下方的颈静脉球，它代表了解剖的下界。in：砧骨；jb：颈静脉球；ma：锤骨；pe：锥隆起；pr：鼓岬；rw：圆窗

图 11.92　右侧：鼓室内侧壁的内镜视图。fn：面神经鼓室段；ica：颈内动脉；in：砧骨；jb：颈静脉球；lsc：外半规管；ma：锤骨；pr：鼓岬；rw：圆窗

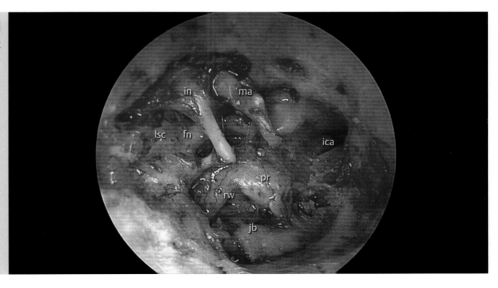

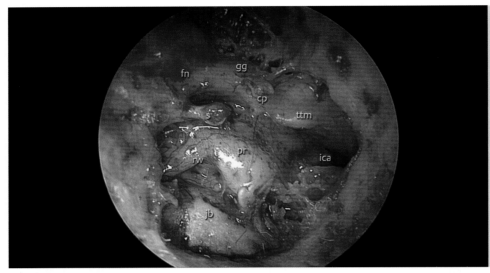

图 11.93 右侧：切除的范围：上方为面神经（FN）的鼓室段，前方为岩部颈内动脉的垂直段，下方为颈静脉球，后方为面神经的乳突段。cp：匙突；fn：面神经鼓室段；gg：膝状神经节；ica：颈内动脉；jb：颈静脉球；pr：鼓岬；rw：圆窗；s：镫骨；ttm：鼓膜张肌半管

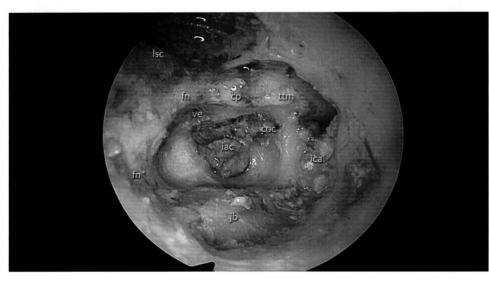

图 11.94 右侧：在上一临床病例中，通过已经显露出的标志来识别和轮廓化内耳道（IAC）。coc：耳蜗；cp：匙突；fn：面神经鼓室段；fn*：面神经乳突段；iac：内耳道；ica：颈内动脉；jb：颈静脉球；lsc：外半规管；ttm：鼓膜张肌半管；ve：前庭

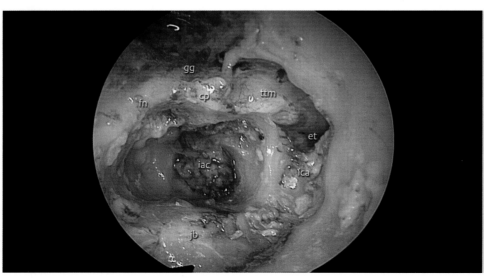

图 11.95 右侧：轮廓化内耳道（IAC）硬脑膜，直到确定硬脑膜从内耳道向颞骨后面返折。硬脑膜返折代表内耳道末端，打开此处硬脑膜，我们可以找到桥小脑角（CPA）。cp：匙突；et：咽鼓管；fn：面神经鼓室段；gg：膝状神经节；iac：内耳道；ica：颈内动脉；jb：颈静脉球；tm：鼓膜张肌半管

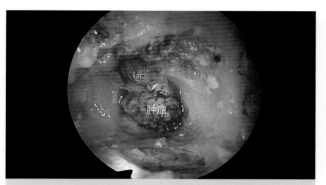

图 11.96 右侧：覆盖在颞骨内侧的硬脑膜蓝线在内镜下的细节。iac：内耳道

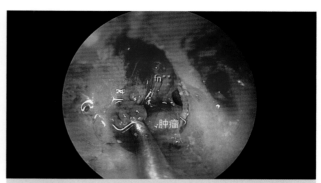

图 11.97 右侧：肿瘤从内耳门中切除，保留了面神经（FN）。fn**：进入内耳道的面神经

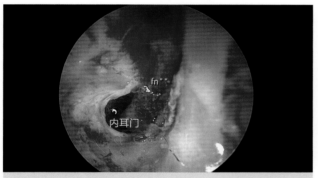

图 11.98 右侧：肿瘤切除后内耳道（IAC）的内镜视图。fn**：进入内耳道的面神经

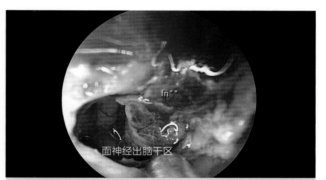

图 11.99 右侧：面神经出脑干区。fn**：进入内耳道的面神经

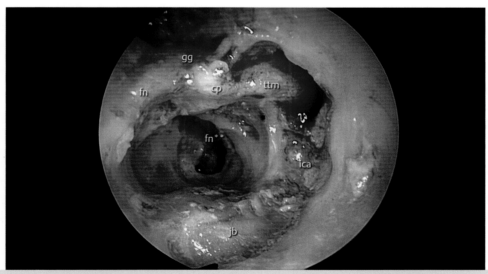

图 11.100 右侧：肿瘤切除后的最终术腔。应始终从切除耳蜗 – 前庭骨开始来打开内耳道底，这是一个菲薄的骨嵴，位于耳蜗中转、底转和前庭之间。耳蜗前庭骨将鼓岬与内耳道底分开，耳蜗、面神经和前庭神经的附着点就在这里。一旦耳蜗前庭骨被切除，就可以看到正进入耳蜗的蜗神经，在内耳道底，在其附着于球囊隐窝和椭圆囊隐窝前，分别识别前庭上神经和前庭下神经。面神经（FN）在蜗神经和前庭下神经之间进入内耳道，在耳蜗上方成为迷路段。cp：匙突；fn：面神经鼓室段；fn**：进入内耳道的面神经；gg：膝状神经节；ica：颈内动脉；jb：颈静脉球；tm：鼓膜张肌半管

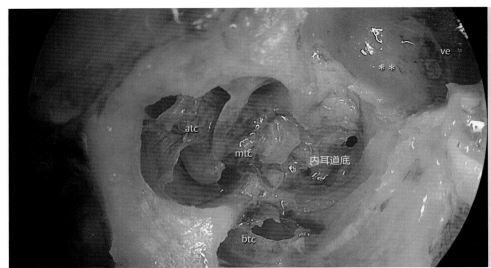

图 11.101 临床病例 5，左侧：打开内耳道（IAC）底：在确定了耳蜗的底转、中转和顶转、前庭的内侧部分和球囊隐窝后，可以通过超声骨刀去除耳蜗－前庭骨（橙色区域）并打开内耳道底。atc：耳蜗顶转；btc：耳蜗底转；mtc：耳蜗中转；ve：前庭；**：球囊隐窝

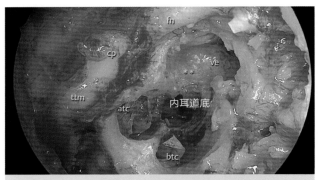

图 11.102 左侧：切除耳蜗－前庭骨，打开内耳道底。atc：耳蜗顶转；btc：耳蜗底转；cp：匙突；fn：面神经鼓室段；ttm：鼓膜张肌半管；ve：前庭；**：球囊隐窝

图 11.159）。跟踪鼓索直到其进入面神经乳突段，面神经轮廓化，从第二膝到茎乳孔跟踪其整个长度。重要的是在留下一层骨质保护而不暴露神经的情况下识别它。在此阶段，使用中等尺寸的金刚砂钻头和持续冲洗以避免对神经本身造成热损伤至关重要（见临床病例 9 ▶ 图 11.238）。作为解剖界限的浅层解剖标志是：

- 前界：颞下颌关节囊。
- 上界：鼓窦和鼓室盖。
- 后界：面神经第三段。
- 下界：下鼓室气房。

然后切断鼓索。

11.3.10 第三步：解剖中耳

一旦鼓室腔被打开，解剖学标志就开始暴露，这有助于划定与桥小脑角和内耳道有关的手术窗口。移除听骨链后，便可暴露位于匙突和齿突间，从第二膝到膝状神经节的面神经鼓室段（▶ 图 11.160）。切除位于前庭入口的镫骨，用金刚砂钻确定颈内动脉和颈静脉球的解剖边界。然后，外科医生必须像以前的手术操作那样，识别深层解剖界限和血管结构。颈内动脉位于咽鼓管下方，通过使用中等尺寸的金刚砂钻头钻磨鼓室前区，以确定其垂直走向。血管的暴露是逐步进行的，保留上方一层骨质以避免暴露血管壁。颈内静脉的暴露与内镜技术一样，通过在岬末脚下方的下鼓室钻磨暴露颈静脉窝，在血管上方保留一层薄骨（▶ 图 11.161）。颈内动脉和颈静脉球分别代表解剖前界和下界。确定了血管结构后，就可以开始切除鼓岬并确定内耳结构，一般从切除圆窗龛进入耳蜗底转开始（▶ 图 11.162）。在扩大入路中，必须切除匙突和鼓膜张肌，以便充分暴露耳蜗，否则耳蜗就会隐藏在鼓膜张肌半管的下面，不被显微镜看到。在切除匙突之前，使用微型双极凝固走行在鼓岬的 Jacobson 神经丛，这使得医生能够最大限度地减少该区域的出血。用刮匙向前折断匙突；识别鼓膜张肌并将其从管内分离出来，注意匙突附近该肌肉的后上方部分，其与面神经关系密切。然后剪断并切除该肌肉，以便暴露出鼓岬骨质（▶ 图 11.163）。

图 11.103 左侧：切除耳蜗前庭骨后就可以暴露面听束。与蜗神经相比，可以看到更深处附着在耳蜗后下方的蜗神经及前庭下神经的末端。atc：耳蜗顶转；cocn：蜗神经；fn**：进入内耳道的面神经；ivn：前庭下神经；mtc：耳蜗中转；svn：前庭上神经

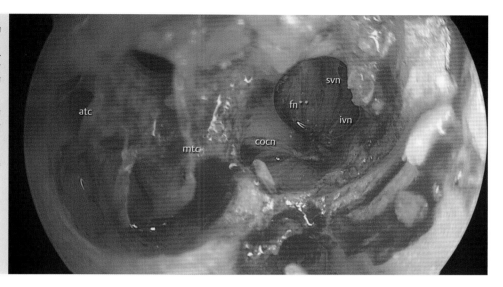

图 11.104 左侧：分离沿着硬脑膜由外向内的方向进行，从内耳道（IAC）底至内耳门。atc：耳蜗顶转；btc：耳蜗底转；mtc：耳蜗中转；ve：前庭

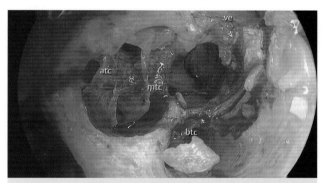

图 11.105 左侧：以马蹄形方式在内耳道（IAC）硬脑膜的下部、后部和前部周围从外向内钻磨，直至确定内耳门。ttm：鼓膜张肌；cp：匙突；fn：面神经；ve：前庭；ica：颈内动脉；iac：内耳道

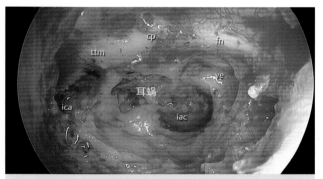

图 11.106 临床病例 6，右侧：扩大的经耳道经鼓岬入路术中内耳道（IAC）的显微镜视图；可以观察到内耳门下方的钻磨情况以及进入桥小脑角（CPA）的通路。注意脑干的距离非常接近。fn：面神经鼓室段；fn**：进入内耳道的面神经

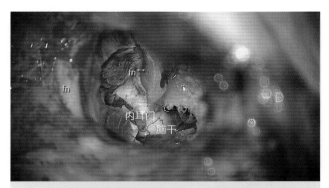

图 11.107 右侧：0° 内镜视图。内耳道（IAC）轮廓化，钻磨内耳门的下段，以获得进入桥小脑角（CPA）的广阔通路。注意面听束出／入脑干区。afb：面听束；fn**：进入内耳道的面神经

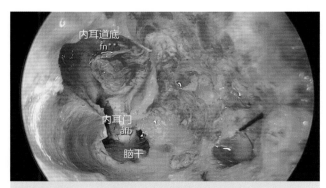

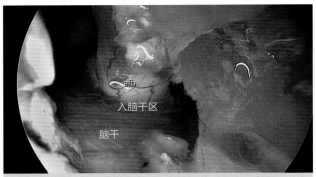

图 11.108 右侧：经耳道经鼓岬入路中面听束出 / 入脑干区的内镜视图，注意到在内耳门周围的岩骨后部与脑干之间的狭窄区域。fn**：进入内耳道的面神经；afb：面听束

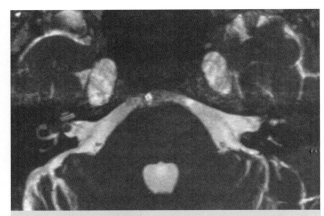

图 11.109 临床病例 7：患者患有顽固性眩晕，伴右侧重度听力损失；磁共振成像（MRI）显示占据前庭和内耳道底的迷路内神经鞘瘤

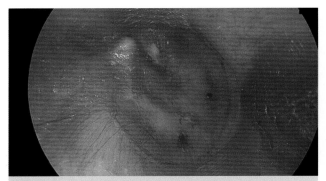

图 11.110 右侧：直径 4mm、长度 15cm、0° 的内镜观察鼓膜视图

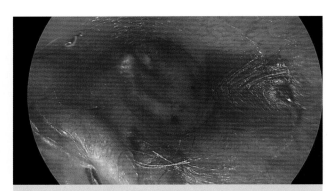

图 11.111 右侧：用局部麻醉剂和血管收缩剂溶液进行耳后皮肤浸润

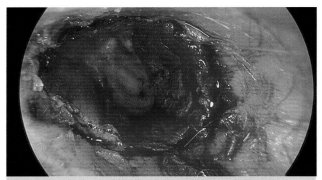

图 11.112 右侧：在骨软骨交界处环形切开外耳道（EAC）皮肤

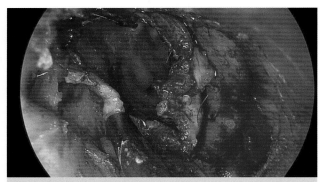

图 11.113 右侧：用吸引器或圆刀环形掀起外耳道（EAC）皮肤

11.3.11 第四步：经鼓岬入路至内耳道

如前所述，切断镫骨肌腱，从卵圆窗中去除镫骨。切除镫骨后，就可以确定前庭及其内容物——球囊。在前庭内侧壁的前下部，球囊隐窝呈不同的褐色 / 白色。前庭下神经的神经纤维末

梢位于由薄骨组成的该区域，也是内耳道的标志。一旦前庭打开，暴露其内侧壁后，手术医生必须开始打开耳蜗，去除圆窗龛，确定圆窗膜。进入圆窗后，就可以进入含有鼓阶和前庭阶的耳蜗底转（▶图 11.163）。当底转完全暴露后，通过在

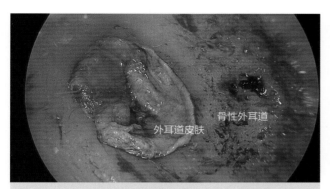

图 11.114　右侧：掀起外耳道皮肤直至鼓膜，将鼓膜和外耳道皮肤一并切除

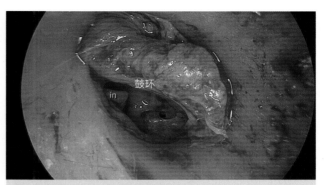

图 11.115　右侧：到达鼓环并与鼓沟分离，然后将其与鼓膜和皮肤一起向前掀起。in：砧骨

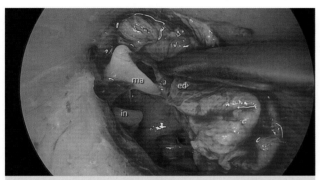

图 11.116　右侧：将鼓膜从锤骨柄上分离，并切开鼓膜脐部的纤维层。ed：鼓膜；in：砧骨；ma：锤骨

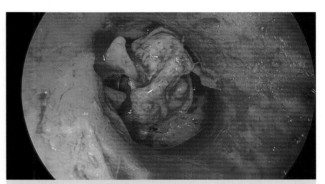

图 11.117　右侧：外耳道（EAC）的皮肤和鼓膜被整块切除

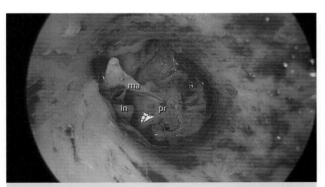

图 11.118　右侧：去除鼓膜和耳道皮肤后的鼓室内镜视图。in：砧骨；ma：锤骨；pr：鼓岬

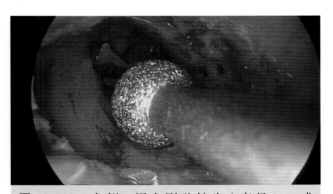

图 11.119　右侧：用金刚砂钻头（直径 3mm 或 4mm）对外耳道四周进行钻磨

鼓岬前下部磨除，开始轮廓化耳蜗中转和顶转，在耳蜗骨与鼓膜张肌骨沟交界处打开耳蜗，识别耳蜗顶转（▶图 11.164），也可确定蜗孔。此时存在三个开口：前方是带有蜗孔的耳蜗顶转，下方是耳蜗底转，上方是代表前庭内侧部的卵圆窗龛。这些结构之间的骨桥代表着耳蜗前庭骨，这是一块非常薄的骨，将鼓岬和内耳道底分开。切除该骨后，就可

以进入靠近蜗神经的内耳道底（▶图 11.165；见临床病例 11 ▶图 11.284 至 ▶图 11.290）。蜗神经在该水平处于前下方，而前庭下神经更浅且处于后方，直至其附着在球囊隐窝。面神经迷路段沿着一条假想线，从膝状神经节到球囊隐窝围绕耳蜗顶转（见临床病例 11 ▶图 11.284）。内耳道几乎与外耳道平行，但在内外侧方向上从表面到深部由前到

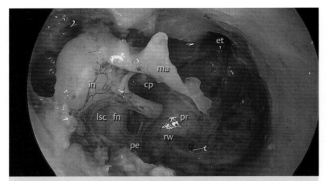

图 11.120 右侧。磨除盾板，对骨性外耳道进行钻磨，直至完全暴露下鼓室和前鼓室区域。在鼓环后部钻磨时必须小心，直到识别出面神经（FN）乳突段，但不能暴露。et：咽鼓管；fn：面神经鼓室段；in：砧骨；lsc：外半规管；ma：锤骨；pr：鼓岬；rw：圆窗

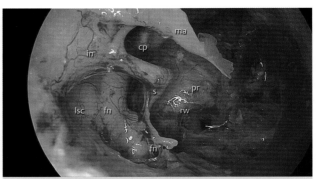

图 11.121 右侧：面神经（FN）和锥隆起清晰可见。锥隆起是识别面神经乳突段深度和方向的标志。cp：匙突；fn：面神经鼓室段；fn *：面神经乳突段；in：砧骨；lsc：外半规管；ma：锤骨；pr：鼓岬；rw：圆窗

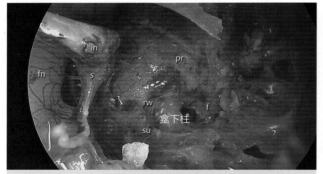

图 11.122 右侧：广泛暴露后鼓室及鼓岬区。f：岬末脚；fn：面神经鼓室段；in：砧骨；pr：鼓岬；rw：圆窗；s：镫骨；su：岬下脚

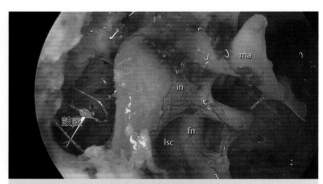

图 11.123 右侧：上鼓室间隙和鼓窦入口暴露良好。fn：面神经鼓室段；In：砧骨；lsc：外半规管；ma：锤骨

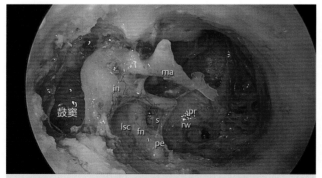

图 11.124 右侧：显示听骨链。暴露下鼓室、前鼓室和后鼓室，鼓窦开口至外耳道（EAC）。fn：面神经鼓室段；in：砧骨；ma：锤骨；lsc：外半规管；pe：锥隆起；pr：鼓岬；rw：圆窗；s：镫骨

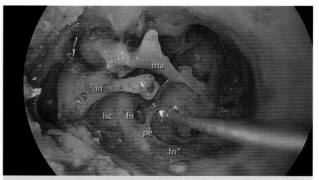

图 11.125 右侧：去除砧骨。fn：面神经鼓室段；fn*：面神经乳突段；in：砧骨；lsc：外半规管；ma：锤骨；pe：锥隆起；s：镫骨

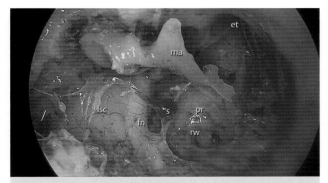

图 11.126　右侧：砧骨切除后，面神经（FN）的鼓室段暴露。et：咽鼓管；fn：面神经鼓室段；lsc：外半规管；ma：锤骨；pr：鼓岬；rw：圆窗；s：镫骨

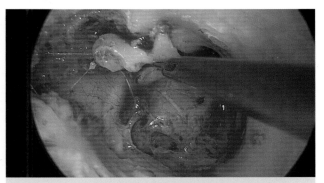

图 11.127　右侧：切断鼓膜张肌肌腱，取出锤骨

图 11.128　右侧：显示鼓室的内侧壁、前庭以及后方的外半规管（LSC）。从膝状神经节到第二膝可看到面神经（FN）鼓室段。cp：匙突；et：咽鼓管；fn：面神经鼓室段；fn*：面神经乳突段；gg：膝状神经节；ica：颈内动脉；lsc：外半规管；mcf：颅中窝；pr：鼓岬；rw：圆窗；s：镫骨；ttm：鼓膜张肌半管

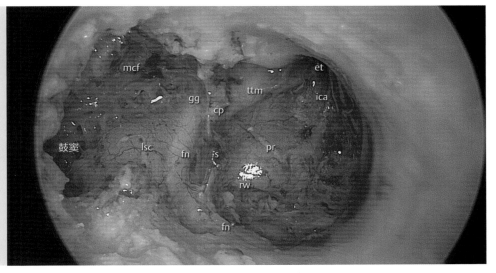

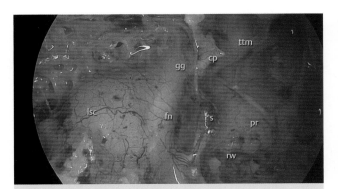

图 11.129　右侧：注意外半规管（LSC）和面神经鼓室段（FN）之间的解剖关系。cp：匙突；fn：面神经鼓室段；gg：膝状神经节；lsc：外半规管；pr：鼓岬；rw：圆窗；s：镫骨；ttm：鼓膜张肌半管

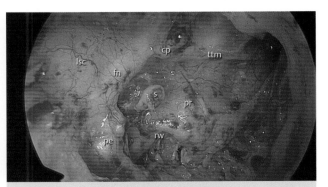

图 11.130　右侧：切断镫骨肌肌腱。cp：匙突；fn：面神经鼓室段；lsc：外半规管；pe：锥隆起；pr：鼓岬；rw：圆窗；s：镫骨；ttm：鼓膜张肌半管

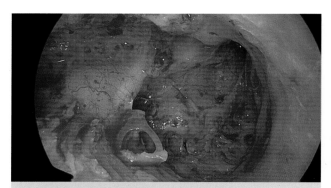

图 11.131 右侧：切除镫骨以进入前庭

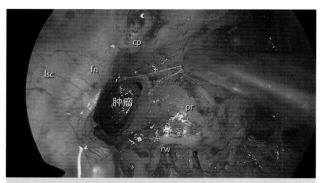

图 11.132 右侧：前庭内可见肿瘤。cp：匙突；fn：面神经鼓室段；lsc：外半规管；pr：鼓岬；rw：圆窗

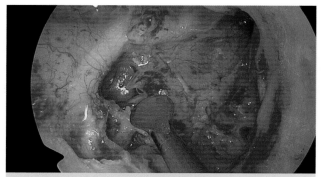

图 11.133 右侧：用超声骨刀扩大进入前庭的通路，打开耳蜗底转

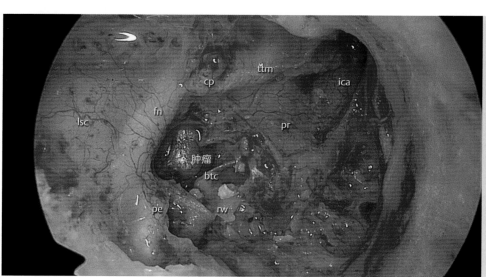

图 11.134 右侧：前庭及耳蜗底转打开后术腔的内镜视图。btc：耳蜗底转；cp：匙突；fn：面神经鼓室段；ica：颈内动脉；lsc：外半规管；pe：锥隆起；pr：鼓岬；rw：圆窗；ttm：鼓膜张肌半管

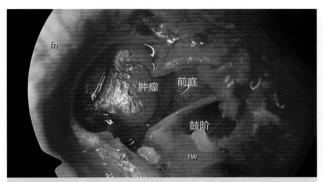

图 11.135　右侧：暴露鼓阶和前庭阶。神经鞘瘤的下部位于前庭阶，向上延伸至前庭，向内延伸至面神经（FN）鼓室段。fn：面神经鼓室段；rw：圆窗

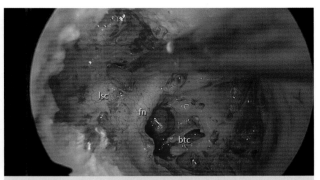

图 11.136　右侧：使用超声骨刀打开外半规管（LSC）。面神经（FN）在内镜视野中，便于控制和保留神经。btc：耳蜗底转；fn：面神经鼓室段；lsc：外半规管

图 11.137　右侧：注意外半规管（LSC）的蓝线。在这种情况下，进入 LSC 是为了控制肿瘤的上部，将面神经（FN）保持在其骨管中。btc：耳蜗底转；cp：匙突；fn：面神经鼓室段；gg：膝状神经节；lsc：外半规管

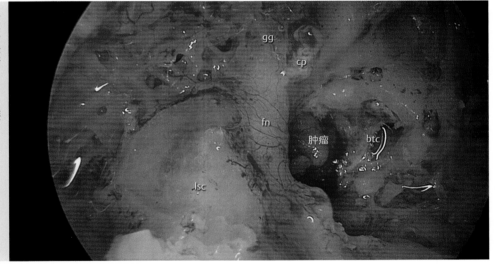

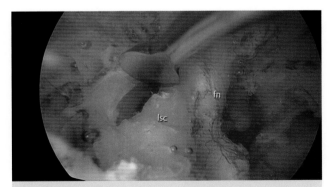

图 11.138　右侧：在磨除外半规管（LSC）时，必须持续在水中工作，以避免对非常接近该区域的面神经（FN）造成热损伤。fn：面神经鼓室段；lsc：外半规管

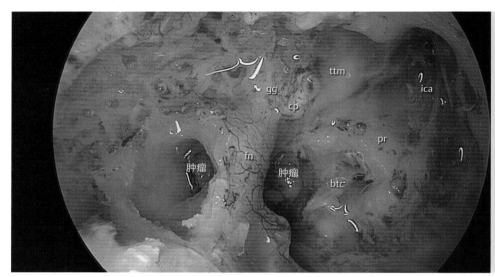

图 11.139 右侧。可见前庭的上部，可很好地手术控制向上延伸的肿瘤。btc：耳蜗底转；cp：匙突；fn：面神经鼓室段；gg：膝状神经节；ica：颈内动脉；pr：鼓岬；ttm：鼓膜张肌半管

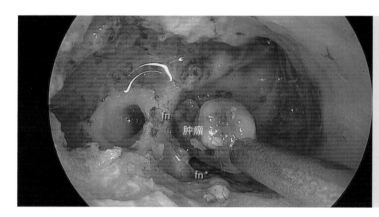

图 11.140 右侧：用小吸引管将肿瘤从前庭表面轻轻分离，并将其整块去除。fn：面神经鼓室段；fn*：面神经乳突段

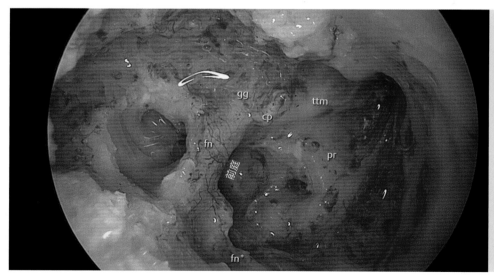

图 11.141 右侧：前庭清晰，无肿瘤残留。cp：匙突；fn：面神经鼓室段；fn*：面神经乳突段；gg：膝状神经节；pr：鼓岬；ttm：鼓膜张肌半管

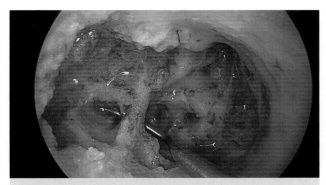

图 11.142　右侧：将弯形剥离子插入面神经管下方的前庭

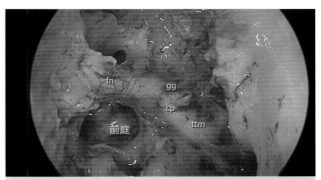

图 11.143　右侧：直径 4mm、长度 15cm 的 45° 内镜视图。使用成角度的内镜来检查面神经管下方的前庭区域，以探查任何残留的病变。cp：匙突；fn：面神经鼓室段；gg：膝状神经节；ttm：鼓膜张肌半管

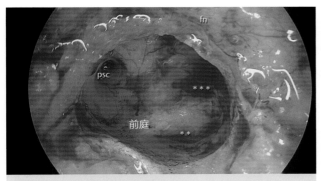

图 11.144　右侧：面神经下方的前庭放大观。fn：面神经鼓室段；psc：后半规管壶腹；**：球囊隐窝；***：椭圆囊隐窝

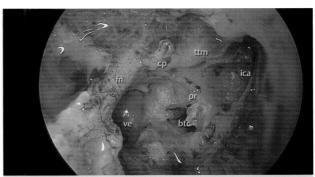

图 11.145　右侧：进一步向前和向下钻磨至球囊隐窝以识别内耳道（IAC）底。btc：耳蜗底转；cp：匙突；fn：面神经鼓室段；ica：颈内动脉；pr：鼓岬；ttm：鼓膜张肌半管；ve：前庭

图 11.146　右侧：暴露耳蜗中转和顶转。atc：耳蜗顶转；btc：耳蜗底转；cp：匙突；fn：面神经鼓室段；ica：颈内动脉；mtc：耳蜗中转；ttm：鼓膜张肌半管；ve：前庭；**：球囊隐窝

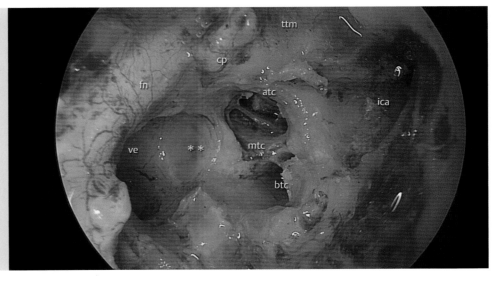

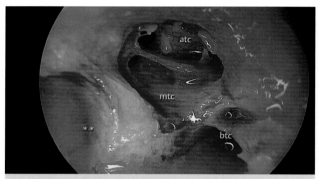

图 11.147　右侧：暴露耳蜗底转、中转和顶转。球囊隐窝位于前庭前上方，是内耳道（IAC）底的标志。atc：耳蜗顶转；btc：耳蜗底转；mtc：耳蜗中转；**：球囊隐窝

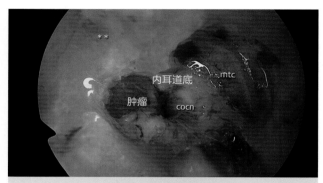

图 11.148　右侧：打开内耳道（IAC）底，识别位于该区域的残余肿瘤。肿瘤起源于前庭下神经，附于球囊隐窝。cocn：蜗神经；mtc：耳蜗中转；**：球囊隐窝

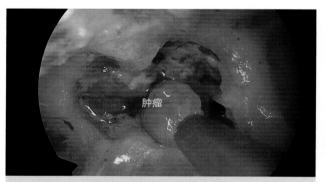

图 11.149　右侧：轻轻切除肿瘤，保留面神经（FN）

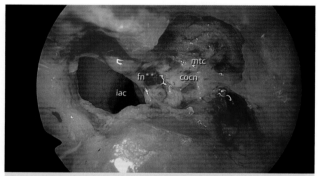

图 11.150　右侧：切除最后一部分肿瘤，暴露面神经（FN）的内耳道部分直至内耳门。cocn：蜗神经；fn**：进入内耳道的面神经；iac：内耳道；mtc：耳蜗中转

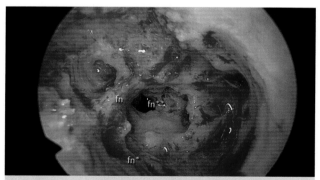

图 11.151　右侧：腹部脂肪填充鼓岬缺损，肌肉填塞咽鼓管。对外耳道（EAC）的皮肤进行盲囊缝合。面神经（FN）的走行如图所示。fn：面神经鼓室段；fn*：面神经乳突段；fn**：进入内耳道的面神经

后略有倾斜（►图 11.165）。在前庭内侧水平识别内耳道底后，逐步暴露内耳道硬脑膜。钻磨鼓岬和鼓室的整个周边，前方以颈内动脉为界，下方以颈静脉球为界，后方以面神经第三段为界，上方以面神经鼓室段为界。通过逐步切除骨质，暴露内耳道的硬脑膜，由浅及深到达岩尖和内耳门（►图 11.166；见临床病例 11）。

在此阶段，建议使用中等尺寸的金刚砂钻头。内耳道逐渐轮廓化，其外侧壁、前壁和后壁在鼓室中完全暴露。一旦确定了内耳门，暴露颞骨内侧表面返折的硬脑膜（颅后窝的硬脑膜）。该区域的暴露对于确定桥小脑角的术野和显露脑池内的肿瘤至关重要（►图 11.167）。入路的下界不应位于颈静脉球和颈内动脉交界处的投影区，因为这一解剖区域代表了混合神经的投影区。一旦内耳道和颞骨的

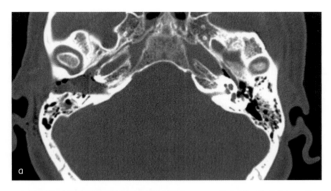

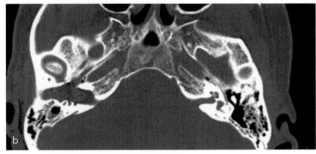

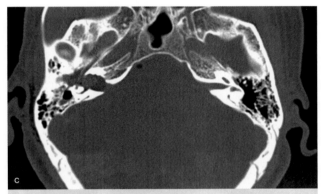

图 11.152 （a~c）术后 6h 颞骨的计算机断层扫描（CT）。我们可以观察到从外耳道（EAC）到内耳道（IAC）的手术路径，这是经典的经耳道经鼓岬入路

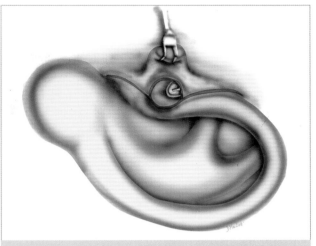

图 11.153 左侧：在外耳道皮肤的骨软骨交界处做一圆形切口，向上经耳屏和耳轮之间延伸，向下延伸到耳垂根部

硬脑膜暴露，通过在远离内耳道的内耳门切开脑膜进入桥小脑角。当肿瘤没有相当大的尺寸时，可以引流脑池中的脑脊液以便后续操作切除肿瘤（▶图11.168）。识别肿瘤后暴露桥小脑角。在暴露良好的情况下，面听束进入区通常位于操作者的前方。

11.3.12 第五步：肿瘤切除

沿着内耳道从内耳道底至内耳门向内切开硬脑膜。掀起硬脑膜，从内耳道至桥小脑角暴露肿瘤包膜。识别肿瘤后，严格沿着包膜开始分离，小心地去除蛛网膜粘连和为肿瘤供血的小血管（▶图11.169）。一旦到达肿瘤的最内侧，就可以观

察到脑脊液明显外流。在内耳门区域，我们经常观察到肿瘤与面神经粘连，沿着肿瘤包膜平面轻轻分离。此时面神经往往是扁平的，因此很脆弱。肿瘤的最后方和内侧部分逐渐分离，然后被切除。当病变在内耳门附近扩展至桥小脑角时，对肿瘤进行中心减瘤，清空神经鞘瘤的中心部分；因此，手术操作以及血管（如小脑前下动脉）的分离，以及识别并跟踪面神经直至其进入区都变得容易（▶图11.170 和 ▶图11.171）。一旦肿瘤被切除，使用4mm 的 0° 内镜通过鼓岬缺损处，检查内耳道和桥小脑角的术腔，以寻找任何肿瘤残留。如有肿瘤残留，将采用上述方式行内镜下切除（见临床病例10 ▶图11.262 至 ▶图11.283）。内镜系统的引入可以直接放大和观察入口区、三叉神经和深部的展神经。此外，对于延伸到岩尖、颈内动脉垂直、水平段下方的病变，可以使用内镜（0° 或 45°）显露残留肿瘤，并使用成角器械极其精确地切除（见临床病例12 ▶图11.291 至 ▶图11.297）。最后显微镜下通过内耳门进行探查，可以直接看到向桥小脑角走行的面听束；识别出上方的三叉神经及更内侧的小脑前下动脉（▶图11.171）。

11.3.13 第六步：关闭术腔

最后一次刺激面神经以证明其完好性及排除出血后，便可开始关闭术腔。先用一块肌肉（从颞肌取下）封闭咽鼓管，然后用一小块脂肪以及

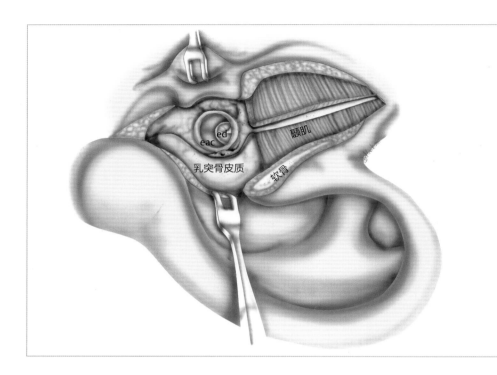

图 11.154　左侧：制作两个皮瓣，暴露颞肌筋膜。然后行深切口直至骨平面，在外耳道（EAC）上方切断颞肌，继续在乳突骨上的纤维骨膜层下方绕过外耳道后缘。eac：外耳道；ed：鼓膜

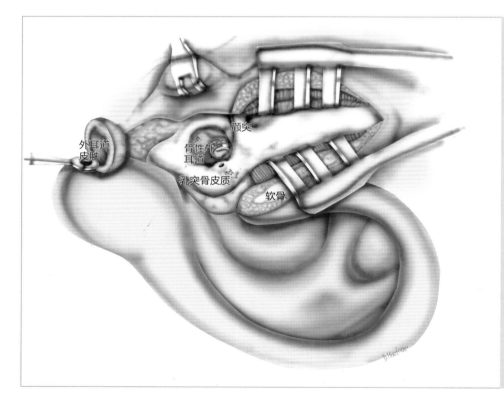

图 11.155　左侧：在纤维骨膜和颞肌瓣上放置撑开器，暴露乳突骨壁。将外耳道（EAC）皮肤和鼓膜一起切除，暴露外耳道骨壁

图 11.156 左侧：在耳后沟行切口（a），做蒂在上方的带蒂肌骨膜瓣，暴露乳突骨质。将外耳道（EAC）外侧的皮肤与软骨部分分离，并外翻，为盲端封闭做准备（b）。外耳道皮肤进行 EAC 皮肤外翻和盲端封闭（c）

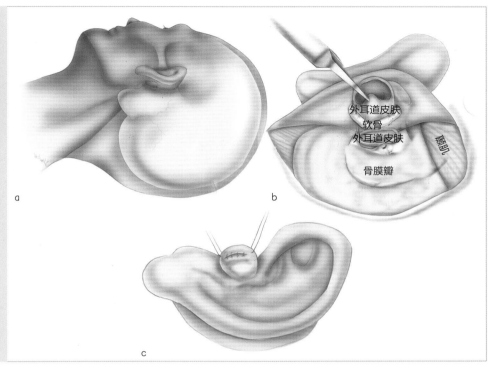

图 11.157 左侧：用大号金刚砂钻对骨性外耳道（EAC）进行钻磨。ma：锤骨；pr：鼓岬

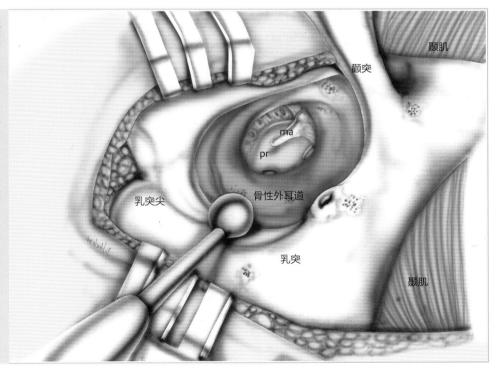

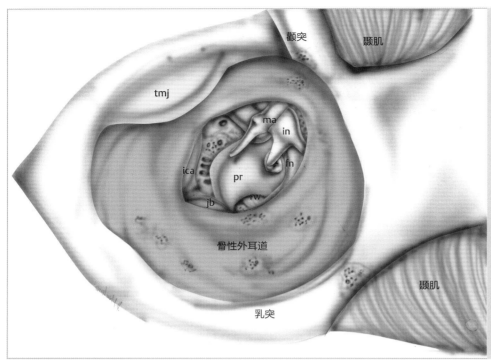

图 11.158 左侧：外耳道（EAC）钻磨后的显微视图。在外耳道前部确认颞下颌关节。上鼓室可见听骨链；逐渐暴露前鼓室、后鼓室和下鼓室，并可观察到位于鼓室中的主要血管结构。fn：面神经；ica：颈内动脉；in：砧骨；jb：颈静脉球；ma：锤骨；pr：鼓岬；rw：圆窗；tmj：颞下颌关节

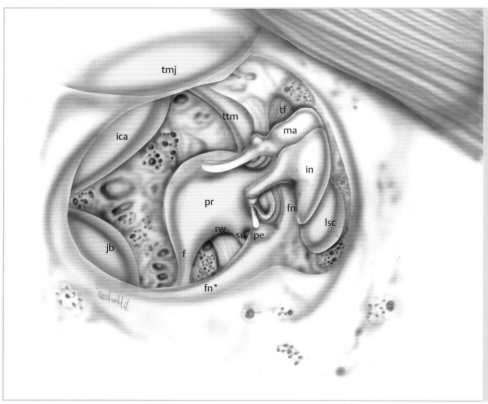

图 11.159 左侧：暴露鼓室；颞下颌关节代表解剖的前界；后上界是鼓窦；后界是面神经乳突段（FN）。f：岬末脚；fn：面神经；fn*：面神经乳突段；ica：颈内动脉；in：砧骨；jb：颈静脉球；lsc：外半规管；ma：锤骨；pe：锥隆起；pr：鼓岬；rw：圆窗；su：岬下脚；tf：鼓膜张肌皱襞；tmj：颞下颌关节；ttm：鼓膜张肌

图 11.160 左侧：去除听骨链后可以观察到鼓室内从膝状神经节到乳突的面神经（FN）。et: 咽鼓管；f: 岬末脚；fn: 面神经；fn*: 面神经乳突段；gg: 膝状神经节；ica: 颈内动脉；jb: 颈静脉球；lsc: 外半规管；mcf: 颅中窝；pe: 锥隆起；pr: 鼓岬；s: 镫骨；sr: 管上隐窝；su: 岬下脚；tmj: 颞下颌关节；cog: 齿突

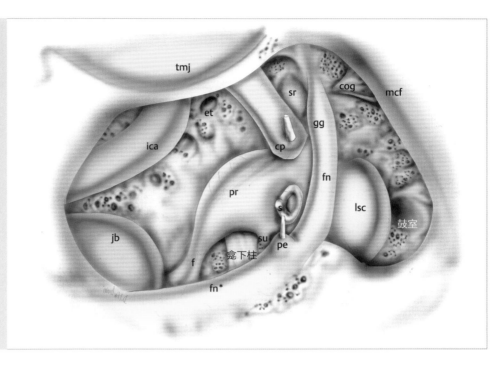

图 11.161 左侧：去除镫骨后，用金刚砂钻钻磨颈内动脉和颈静脉球。et: 咽鼓管；f: 岬末脚；fn: 面神经；fn*: 面神经乳突段；gg: 膝状神经节；ica: 颈内动脉；jb: 颈静脉球；lsc: 外半规管；mcf: 颅中窝；pr: 鼓岬；rw: 圆窗；tmj: 颞下颌关节；ttm: 鼓膜张肌；cog: 齿突

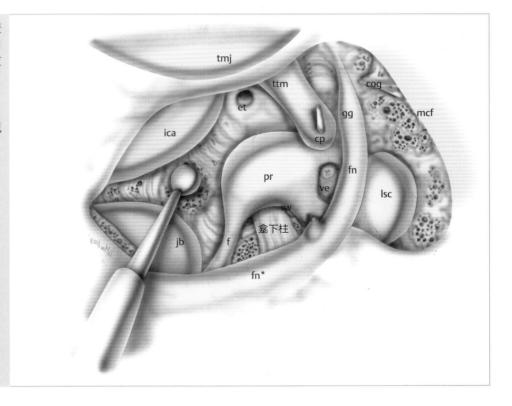

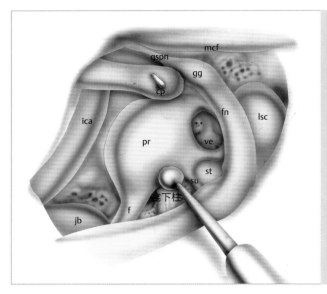

图 11.162 左侧：用金刚砂钻去除圆窗龛，暴露圆窗膜，进入耳蜗底转。f：岬末脚；fn：面神经；gg：膝状神经节；gspn：岩浅大神经；ica：颈内动脉；jb：颈静脉球；lsc：外半规管；mcf：颅中窝；pr：鼓岬；st：鼓窦；su：岬下脚；ve：前庭

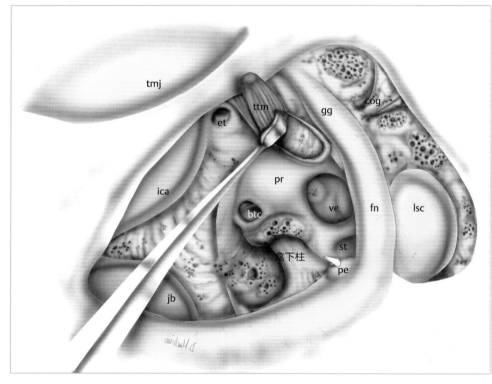

图 11.163 左侧：已打开耳蜗的底转，切除匙突，将鼓膜张肌从其管内分离出来，并向前推。btc：耳蜗底转；et：咽鼓管；fn：面神经；gg：膝状神经节；ica：颈内动脉；jb：颈静脉球；lsc：外半规管；pe：锥隆起；pr：鼓岬；st：鼓窦；tmj：颞下颌关节；ttm：鼓膜张肌；ve：前庭；cog：齿突

止血材料和纤维蛋白胶封闭（▶图 11.172）。将一块腹部脂肪放进手术产生的缺损处，这样可以立即阻止脑脊液漏（▶图 11.173）。使用止血材料和纤维蛋白胶进一步封闭移植物，然后用脂肪填充整个通道，最后分层闭合外耳道口水平处的剩余皮肤和皮肤切口。如果是 Shambaugh 切口，则缝合颞肌，骨膜层复位并缝合以覆盖术腔（▶图 11.174）。皮肤分层紧密缝合，外翻并缝合外耳道皮肤（▶图 11.175）。

11.3.14 注意事项

· 采用耳后切口行该手术有利于盲囊封闭外耳道；因此，该选择比前方的切口更可取。

· 如果病变在 2cm 以上，建议广泛暴露乳突。如有必要，经外耳道入路可转换为经耳囊入路以暴露整个桥小脑角。

图 11.164 左侧：磨除鼓岬，从底转到顶转暴露耳蜗。atc：耳蜗顶转；btc：耳蜗底转；et：咽鼓管；fn：面神经；gg：膝状神经节；gspn：岩浅大神经；ica：颈内动脉；jb：颈静脉球；lsc：外半规管；mcf：颅中窝；mtc：耳蜗中转；tmj：颞下颌关节；ve：前庭

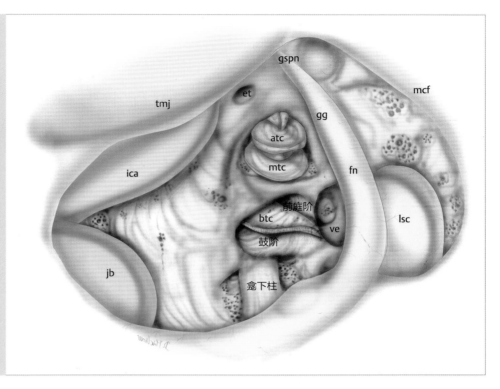

图 11.165 左侧：耳蜗前庭骨切除后内耳道底的解剖结构示意图；神经的走行方向清晰可见。atc：耳蜗顶转；cocn：蜗神经；et：咽鼓管；fn：面神经；fn*：面神经乳突段；fn**：进入内耳道的面神经；gg：膝状神经节；ivn：前庭下神经；jb：颈静脉球；svn：前庭上神经；tmj：颞下颌关节；ve：前庭

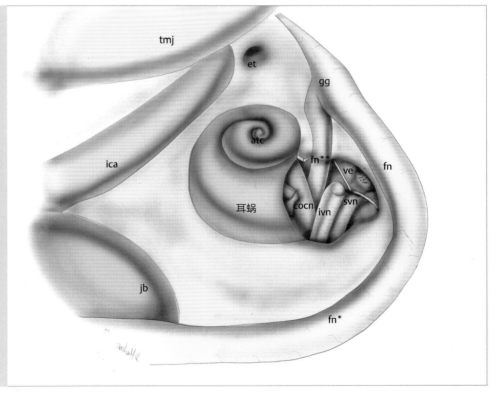

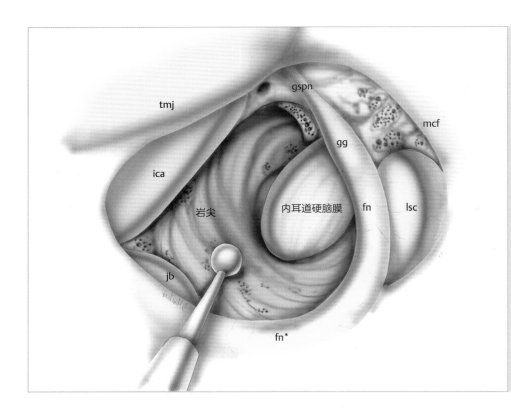

图 11.166 左侧：逐渐轮廓化内耳道（IAC）的硬脑膜。fn：面神经；fn*：面神经乳突段；gg：膝状神经节；gpsn：岩浅大神经；ica：颈内动脉；jb：颈静脉球；lsc：外半规管；mcf：颅中窝；tmj：颞下颌关节

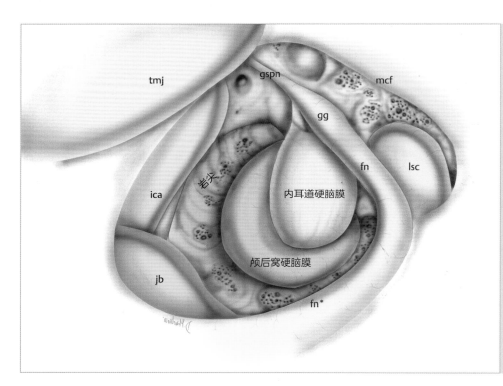

图 11.167 左侧：从内耳道底到内耳门轮廓化内耳道（IAC）。颅后窝内耳门周围的硬脑膜广泛暴露，以进入桥小脑角（CPA）。fn：面神经；fn *：面神经乳突段；gg：膝状神经节；gpsn：岩浅大神经；ica：颈内动脉；jb：颈静脉球；lsc：外半规管；mcf：颅中窝；tmj：颞下颌关节

图 11.168 左侧：切开颅后窝硬脑膜；在此过程中会释放脑脊液。et：咽鼓管；fn：面神经；fn*：面神经乳突段；gg：膝状神经节；ica：颈内动脉；jb：颈静脉球；lsc：外半规管；mcf：颅中窝；tmj：颞下颌关节；cog：齿突

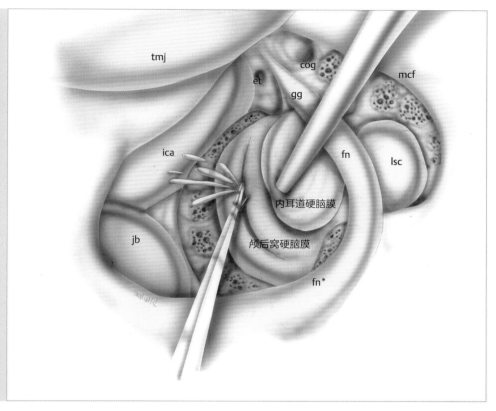

图 11.169 左侧：切开内耳道（IAC）的硬脑膜，暴露内耳道和桥小脑角（CPA）内的肿瘤。开始切除肿瘤。afb：面听束；et：咽鼓管；fn：面神经；fn*：面神经乳突段；gg：膝状神经节；ica：颈内动脉；jb：颈静脉球；lsc：外半规管；tmj：颞下颌关节；cog：齿突

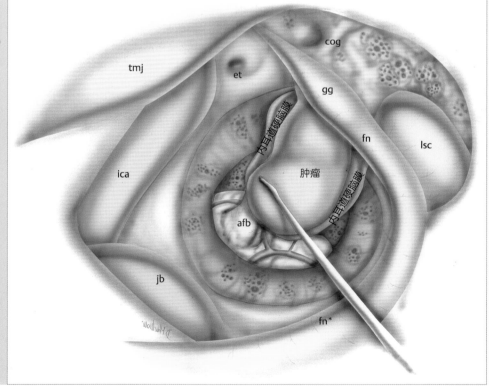

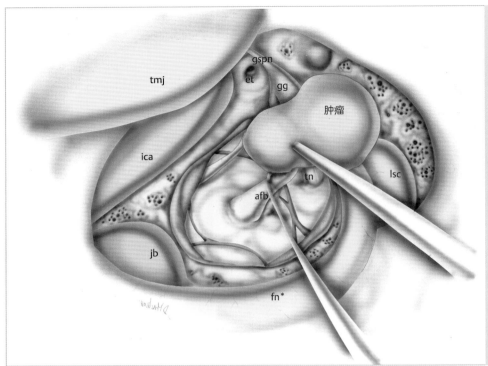

图 11.170 左侧：从面神经（FN）上轻轻分离肿瘤。afb：面听束；et：咽鼓管；fn*：面神经乳突段；gg：膝状神经节；gspn：岩浅大神经；ica：颈内动脉；jb：颈静脉球；lsc：外半规管；tmj：颞下颌关节；tn：三叉神经

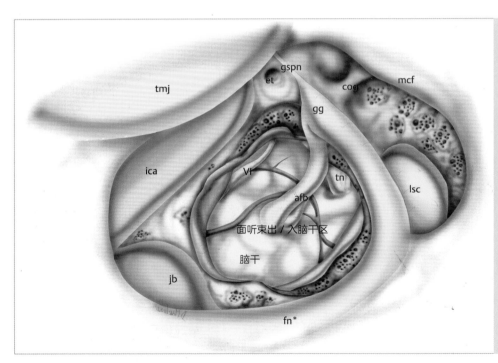

图 11.171 左侧：肿瘤切除后的最终术腔。afb：面听束；et：咽鼓管；fn*：面神经乳突段；gg：膝状神经节；gspn：岩浅大神经；ica：颈内动脉；jb：颈静脉球；lsc：外半规管；mcf：颅中窝；tmj：颞下颌关节；tn：三叉神经；cog：齿突

图 11.172　左侧：用一块颞肌封闭咽鼓管口，将其推入管腔。fn：面神经；fn*：面神经的乳突段；fn**：进入桥小脑角的面神经；gg：膝状神经节；ica：颈内动脉；jb：颈静脉球；lsc：外半规管；tmj：颞下颌关节

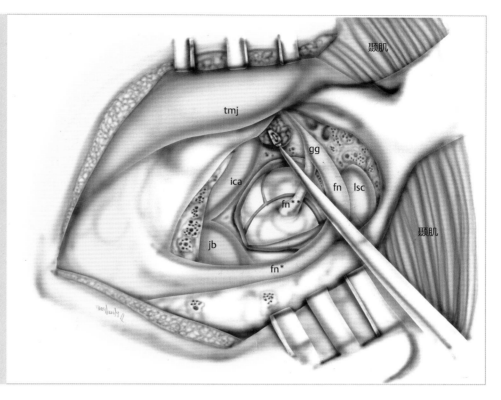

图 11.173　左侧：用腹部脂肪填充术腔，以封闭桥小脑角（CPA）和鼓室之间的缺损。fn：面神经；gg：膝状神经节；ica：颈内动脉；jb：颈静脉球；lsc：外半规管；tmj：颞下颌关节

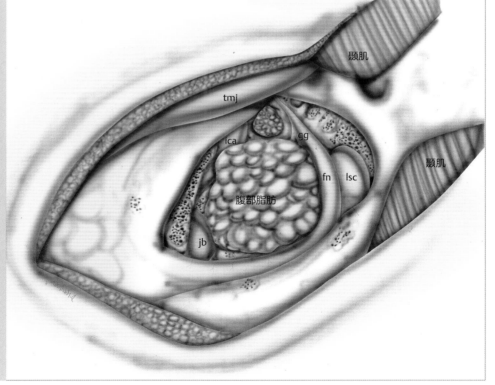

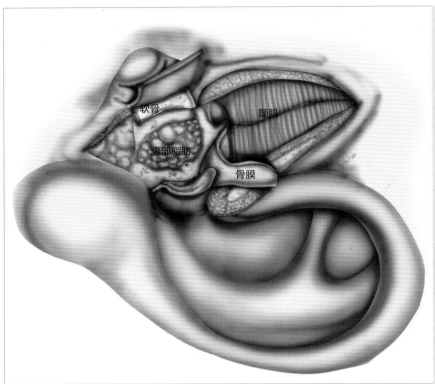

软骨

颞肌

腹部脂肪

骨膜

图 11.174 左侧：缝合颞肌，骨膜层复位并缝合以覆盖手术腔

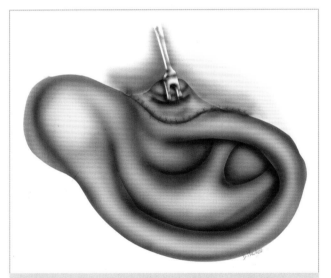

图 11.175 左侧：外耳道（EAC）皮肤外翻并缝合；精准缝合切口处的皮肤

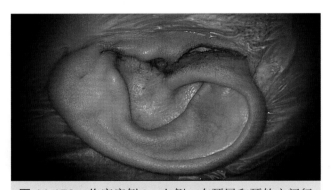

图 11.176 临床病例 8，左侧：在耳屏和耳轮之间行耳前切口（Shambaugh 切口），并在外耳道（EAC）中环形向下延伸

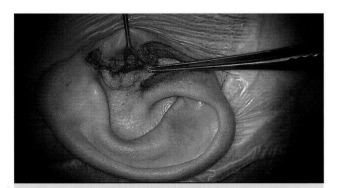

图 11.177 左侧：分离外耳道（EAC）前部的皮肤，并与耳屏软骨一起向前方移位

图 11.178 左侧：从颞肌筋膜的平面分离前、后皮瓣，然后在外耳道（EAC）的骨软骨交界处的皮肤上做一个圆形切口

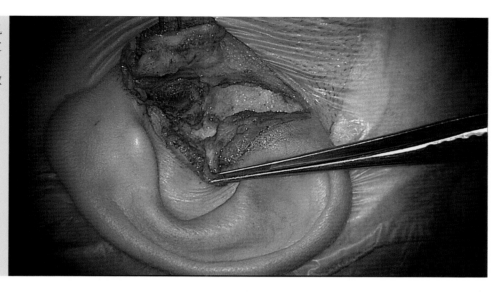

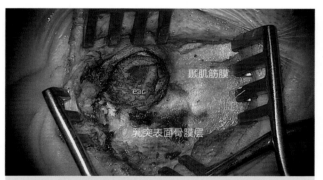

图 11.179 左侧：放置两个自动撑开器以暴露外耳道（EAC）的远端部分。eac：外耳道

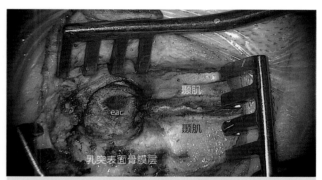

图 11.180 从外耳道（EAC）上部垂直切开颞肌，切口必须深及骨质，以形成肌骨膜瓣。将前瓣和后瓣掀起，以暴露乳突和颧突

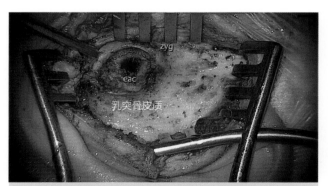

图 11.181 为了暴露后方的乳突和前方的颧骨，将撑开器置于肌骨膜瓣下。eac：外耳道；zyg：颧突

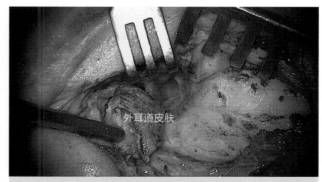

图 11.182 切除外耳道外侧部的皮肤。eac：外耳道

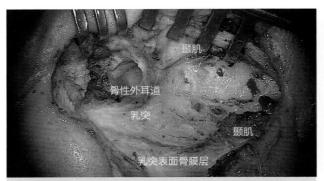

图11.183 此时，已完全暴露鼓膜。eac：外耳道

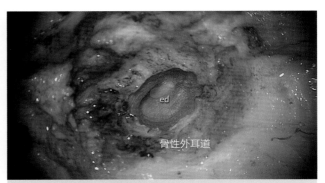

图11.184 可以清楚地看到外耳道（EAC）的内侧部分和鼓膜。eac：外耳道；ed：鼓膜

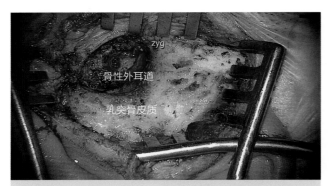

图11.185 将外耳道（EAC）内侧皮肤与鼓膜一起切除，注意不要在鼓室中残留任何皮肤组织。eac：外耳道；zyg：颧突

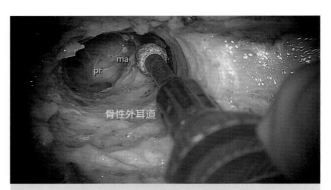

图11.186 用中等大小的金刚砂钻行环状钻磨，以扩大外耳道（EAC）。eac：外耳道；ma：锤骨；pr：鼓岬

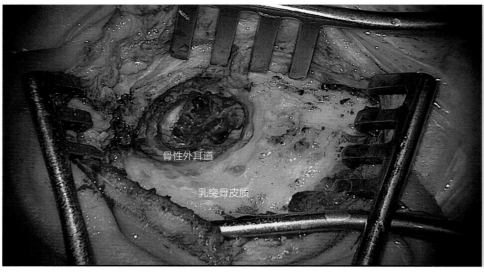

图11.187 颞下颌关节代表前界，向上行广泛的上鼓室切开术，磨除盾板，显露砧锤关节。向后必须小心钻磨骨质，以发现面神经（FN）的第三段。下方的颈静脉球代表钻磨的界限

图 11.188 外耳道（EAC）扩大及上鼓室切开后的鼓室显微镜视图；可见下方的颈静脉球。fn：面神经；in：砧骨；jb：颈静脉球；ma：锤骨；pr：鼓岬；s：镫骨

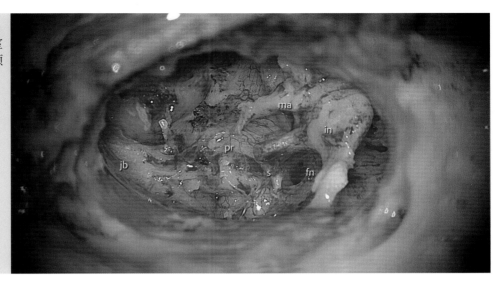

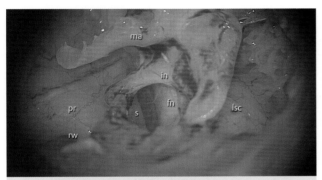

图 11.189 砧骨下方可见面神经鼓室段，直至第二膝。fn：面神经；in：砧骨；lsc：外半规管；ma：锤骨；pr：鼓岬；rw：圆窗；s：镫骨

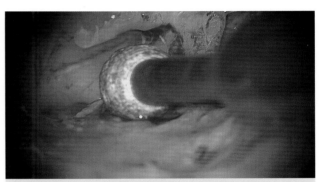

图 11.190 小心钻磨外耳道（EAC）后部，暴露后鼓室。注意面神经（FN）第三段（乳突段）

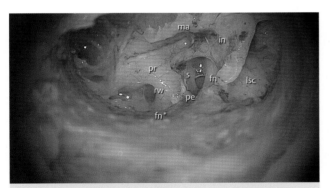

图 11.191 后鼓室、圆窗区和下鼓室清晰可见。fn：面神经；fn*：面神经乳突段；in：砧骨；lsc：外半规管；ma：锤骨；pr：鼓岬；rw：圆窗；s：镫骨

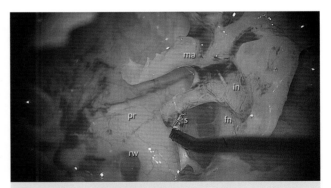

图 11.192 切除砧骨和锤骨。fn：面神经；in：砧骨；ma：锤骨；pr：鼓岬；rw：圆窗；s：镫骨

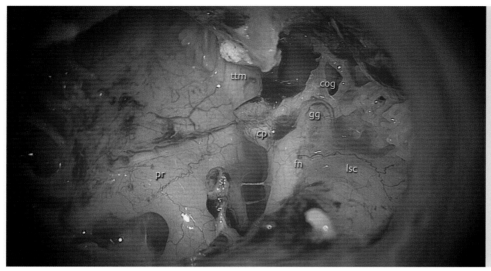

图 11.193 暴露面神经（FN）至第二段。cog: 齿突；cp: 匙突；fn: 面神经；gg: 膝状神经节；lsc: 外半规管；pr: 鼓岬；s: 镫骨；ttm: 鼓膜张肌

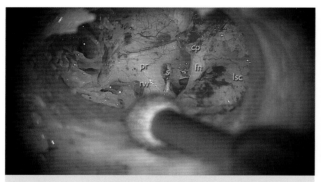

图 11.194 用金刚砂钻去除面神经（FN）第三段上方的骨质，这可以更好地显露内耳道（IAC）和桥小脑角（CPA）。cp: 匙突；fn: 面神经；lsc: 外半规管；pr: 鼓岬；rw: 圆窗；s: 镫骨

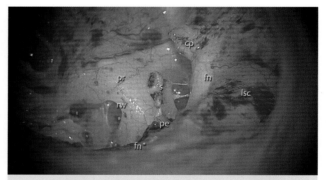

图 11.195 钻磨外耳道（EAC）有助于暴露圆窗区，该区域代表内耳道（IAC）的外部投影。cp: 匙突；fn: 面神经；fn*: 面神经乳突段；lsc: 外半规管；pr: 鼓岬；rw: 圆窗；s: 镫骨

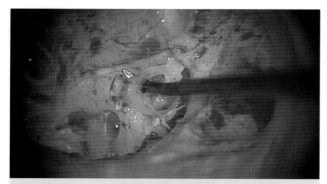

图 11.196 去除镫骨暴露前庭

· 颈内动脉和颈静脉球必须用薄骨覆盖，以保护血管结构。

· 向颞骨内侧面钻磨必须特别精确，广泛暴露颅后窝的返折的脑膜。在内耳门周围，硬脑膜暴露范围越宽，桥小脑角的术野显露越大。

· 切勿暴露面神经的乳突段，因为这可能导致切除深部肿瘤的操作过程中对其的创伤性损伤。因此，必须始终保留保护性骨壁。

· 在切除肿瘤时，我们建议用浸过水的棉片包围桥小脑角中的肿瘤。这一步骤可以保护脑干并避免对血管结构造成创伤性损伤。手术操作将在肿瘤周围进行，而不是在脑组织上。对于大于2cm的肿瘤，对肿块进行中央减瘤以减小肿瘤体积，这样在随后的切除和面神经保留阶段，具有

图 11.197　磨除外耳道（EAC）后的手术视野。fn：面神经；fn*：面神经乳突段；pr：鼓岬

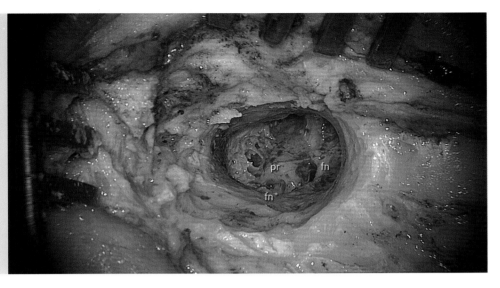

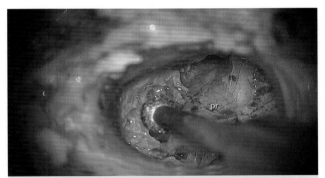

图 11.198　用中等大小的金刚砂钻去除前鼓室气房，暴露颈内动脉垂直段，这是解剖的前界。pr：鼓岬

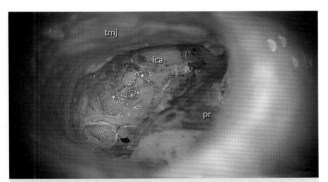

图 11.199　识别颈内动脉垂直段，保留覆盖血管结构的骨质，以避免在肿瘤切除过程中可能的损害。ica：颈内动脉；pr：鼓岬；tmj：颞下颌关节

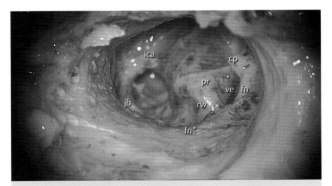

图 11.200　在下方暴露颈静脉球。cp：匙突；fn：面神经；fn*：面神经乳突段；ica：颈内动脉；jb：颈静脉球；pr：鼓岬；rw：圆窗；ve：前庭

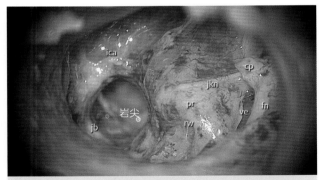

图 11.201　识别解剖标志，前界是颈内动脉，下界是颈静脉球，后界是面神经（FN）第三段，上界是面神经鼓室段。cp：匙突；fn：面神经；ica：颈内动脉；jb：颈静脉球；jkn：Jacobson 神经；pr：鼓岬；rw：圆窗；ve：前庭

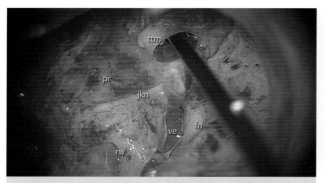

图 11.202 切除匙突，前方切断鼓膜张肌，暴露膝状神经节。这样我们可以确定耳蜗顶转，否则它会被隐藏起来。fn：面神经；jkn：Jacobson 神经；pr：鼓岬；rw：圆窗；ttm：鼓膜张肌；ve：前庭

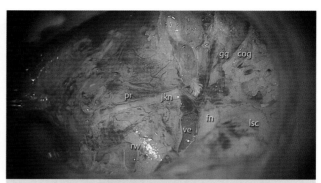

图 11.203 将鼓膜张肌推向前方，并从其所在的骨管中分离出来。fn：面神经；gg：膝状神经节；jkn：Jacobson 神经；lsc：外半规管；pr：鼓岬；rw：圆窗；ve：前庭；cog：齿突

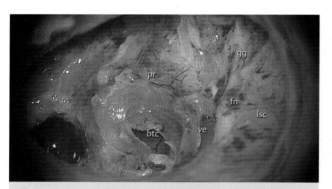

图 11.204 从圆窗开始去除鼓岬，以识别耳蜗底转。btc：耳蜗底转；fn：面神经；gg：膝状神经节；lsc：外半规管；pr：鼓岬；ve：前庭

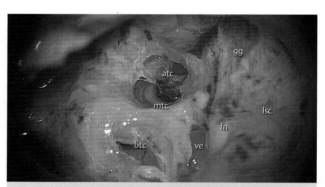

图 11.205 上方确认耳蜗中转和顶转，现在我们可以清楚地看到切除鼓膜张肌对暴露耳蜗顶转是多么重要。atc：耳蜗顶转；btc：耳蜗底转；fn：面神经；gg：膝状神经节；lsc：外半规管；mtc：耳蜗中转；ve：前庭

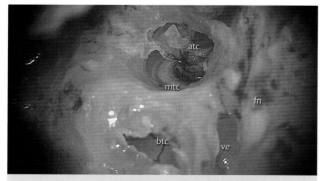

图 11.206 鼓岬（耳蜗 - 前庭骨）是前庭和耳蜗之间的骨桥，代表内耳道（IAC）底的理想投影。atc：耳蜗顶转；btc：耳蜗底转；fn：面神经；mtc：耳蜗中转；ve：前庭

更大的可操作性。

· 在关闭术腔阶段，如果缺损很大，最好用腹部脂肪闭合缺损，通过分层的方式将缺损严密缝合。

11.3.15 术后护理

术后护理与上述全内镜技术相似。患者必须保持仰卧位 48h，然后第 3 天可以活动，术后第 5 天计划出院。如果患者没有相关并发症，正常流程为术后立即拔管并在恢复室进行监测。手术当天 6h 后进行 CT 扫描以排除出血性并发症，然后患者被送到病房。按需给予疼痛或头晕的药物，术后无需抗生素治疗。随访主要包括术后 1 年的

图 11.207 所有标志均可见。开始识别内耳道底。atc：耳蜗顶转；btc：耳蜗底转；fn：面神经；gg：膝状神经节；mtc：耳蜗中转；ve：前庭

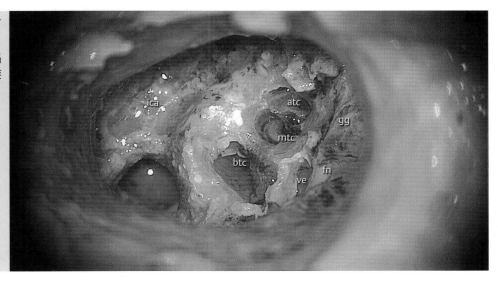

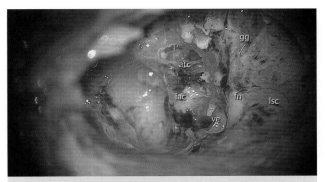

图 11.208 去除其周围的骨质后将内耳道（IAC）轮廓化。在这张图片中，内耳道的方向很清楚，从耳蜗蜗轴开始，延伸到前庭下方。atc：耳蜗顶转；fn：面神经；gg：膝状神经节；iac：内耳道；lsc：外半规管；ve：前庭

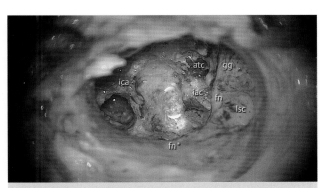

图 11.209 继续轮廓化内耳道（IAC），在内耳道下方磨除鼓岬骨质。atc：耳蜗顶转；fn：面神经；gg：膝状神经节；iac：内耳道；ica：颈内动脉；lsc：外半规管

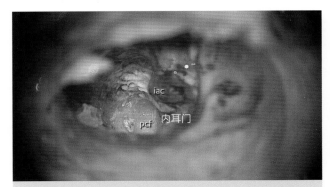

图 11.210 硬脑膜在岩骨内侧表面的返折代表了钻磨的最深界限。蓝色的硬脑膜是内耳门的标志。iac：内耳道；pcf：颅后窝

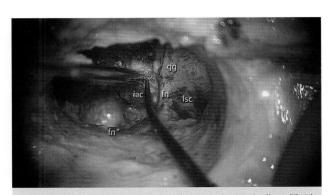

图 11.211 纵向切开内耳道（IAC）硬脑膜以暴露神经鞘瘤。通过这种入路，可以使用显微镜和双手技术切除前庭神经鞘瘤。fn：面神经；fn＊：面神经乳突段；gg：膝状神经节；iac：内耳道；lsc：外半规管

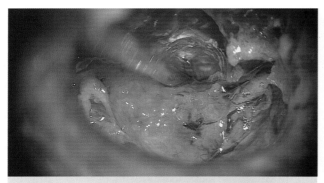

图 11.212 切除前庭神经鞘瘤并辨认和保留面神经。该患者的前庭神经鞘瘤累及内耳道（IAC），直至内耳门

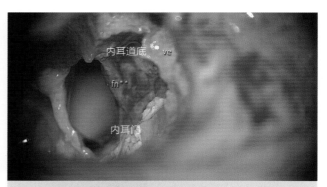

图 11.213 前庭神经鞘瘤切除后，内耳门显微镜视图。fn**：进入内耳道的面神经；ve：前庭

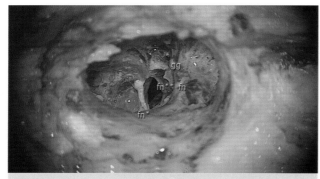

图 11.214 前庭神经鞘瘤切除后的手术视野，切除后鼓岬缺损清晰可见。fn：面神经；fn*：面神经乳突段；fn**：进入内耳道的面神经；gg：膝状神经节

钆磁共振扫描。围手术期和术后并发症与之前列出的全内镜技术的并发症没有差异，也类似经颞骨入路的并发症。

· 血管结构损伤（颈内静脉和颈内动脉）。

· 术中小脑前下动脉或 Dandy 静脉丛出血。

· 术后出血和桥小脑角血肿是最可怕的并发症，必须通过再次手术及时治疗。

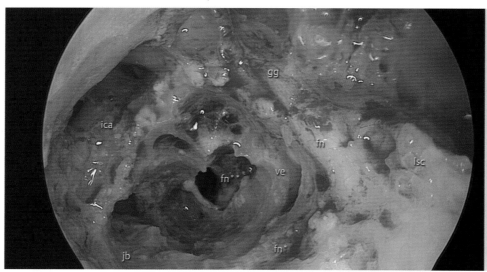

图 11.215 长度 15cm、直径 4mm 的 0° 内镜视图。fn：面神经；fn*：面神经乳突段；fn**：进入内耳道的面神经；gg：膝状神经节；ica：颈内动脉；jb：颈静脉球；lsc：外半规管；ve：前庭

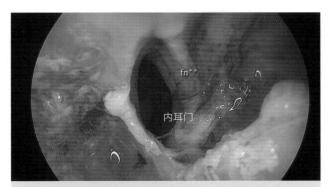

图 11.216 内镜的放大可以发现任何残留的病变。fn**: 进入内耳道（IAC）的面神经

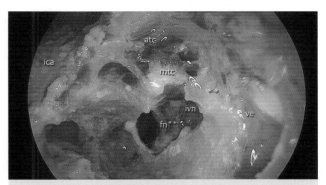

图 11.217 骨质缺损在耳蜗中转、顶转以及前庭内侧壁清晰可见；面神经（FN）在所有的节段都可以看到，直至内耳道（IAC）底。atc: 耳蜗顶转；fn**: 进入内耳道的面神经；ica: 颈内动脉；ivn: 前庭下神经；mtc: 耳蜗中转；ve: 前庭；**: 球囊隐窝

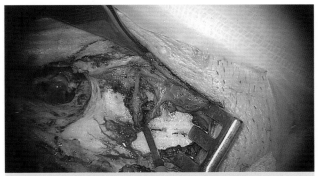

图 11.218 从颞肌中切取小块肌肉

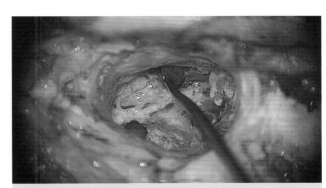

图 11.219 用肌肉块封闭咽鼓管

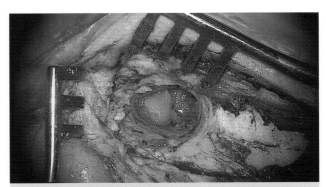

图 11.220 在腹部获取脂肪，将其置于鼓岬缺损处以填充鼓室，防止任何脑脊液（CSF）漏，然后用纤维蛋白胶封闭

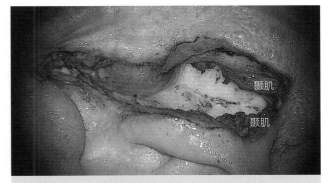

图 11.221 移除撑开器

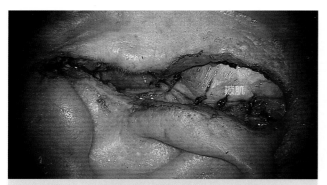

图 11.222 缝合颞肌

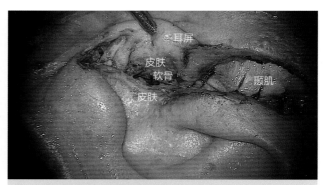

图 11.223 缝合外耳道皮瓣

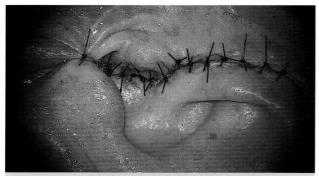

图 11.224 皮瓣的缝合，伤口无需加压包扎，黏贴一块敷料在伤口上即可

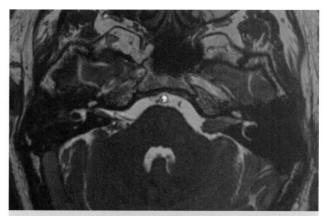

图 11.225 临床病例 9，左侧：轴向磁共振成像（MRI）。累及内耳道（IAC）至内耳道底的听神经瘤（Koos Ⅱ级）

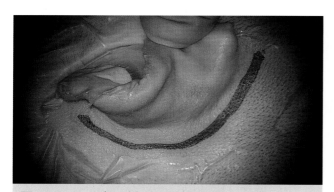

图 11.226 左侧：沿耳后沟行耳后切口

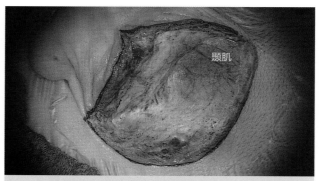

图 11.227 在颞肌筋膜上方掀起皮瓣；必须确定外耳道（EAC）后缘

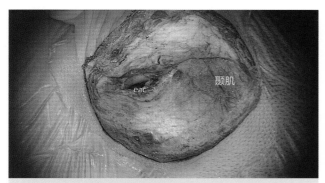

图11.228 在骨软骨交界处环形切开外耳道（EAC）皮肤；然后将皮瓣向前掀起。eac：外耳道

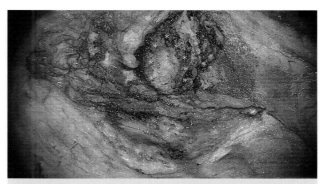

图11.229 将外耳道（EAC）皮肤从外耳道软骨部分离

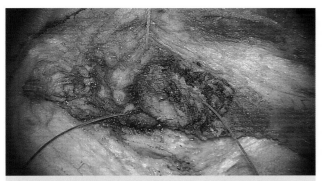

图11.230 缝线穿过外耳道（EAC）皮肤的内侧缘

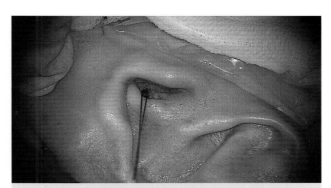

图11.231 缝线穿过外耳道（EAC）向外拉，外翻外耳道皮瓣

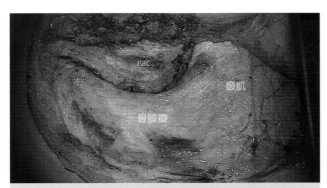

图11.232 沿着外耳道（EAC）后缘，切开颞肌和骨膜层暴露乳突。eac：外耳道

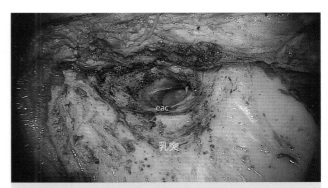

图11.233 向上掀起肌骨膜瓣，暴露乳突，分离外耳道（EAC）外侧皮肤并切除。eac：外耳道

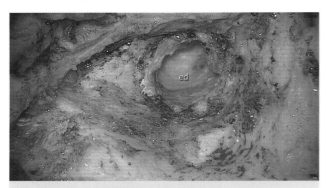

图 11.234　显露鼓膜。ed：鼓膜

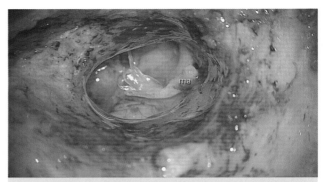

图 11.235　将外耳道（EAC）内侧皮肤和鼓膜整体切除。ma：锤骨

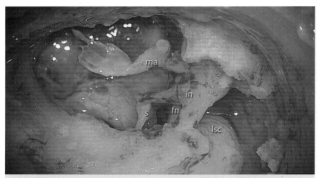

图 11.236　对外耳道进行环形钻磨，以暴露鼓室。fn：面神经；in：砧骨；lsc：外半规管；ma：锤骨；s：镫骨

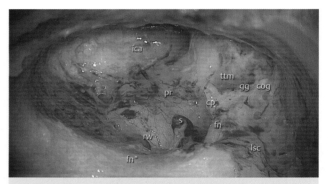

图 11.237　去除砧骨和锤骨，可见鼓岬、面神经鼓室段、膝状神经节区域和颈内动脉。cog：齿突；cp：匙突；fn：面神经；fn*：面神经乳突段；gg：膝状神经节；ica：颈内动脉；lsc：外半规管；pr：鼓岬；rw：圆窗；s：镫骨；ttm：鼓膜张肌

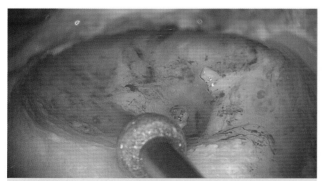

图 11.238　磨低面神经嵴；在这一步骤中，必须对术区进行冲洗，以防止对神经产生热损伤

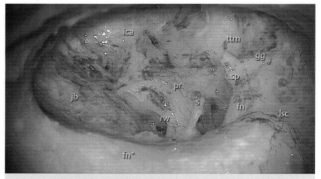

图 11.239　确定面神经（FN）的第三段，颈静脉球代表解剖下界。此病例颈静脉球高位。高位颈静脉球可能是此类入路的排除标准，因为它限制了到达内耳门的手术空间。cp：匙突；fn：面神经；fn*：面神经乳突段；gg：膝状神经节；ica：颈内动脉；jb：颈静脉球；lsc：外半规管；pr：鼓岬；rw：圆窗；s：镫骨；ttm：鼓膜张肌

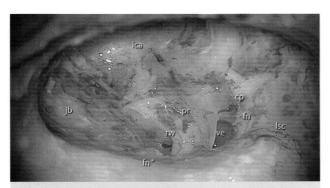

图 11.240　切除镫骨，暴露前庭。cp：匙突；fn：面神经；fn*：面神经乳突段；ica：颈内动脉；jb：颈静脉球；lsc：外半规管；pr：鼓岬；rw：圆窗；ve：前庭

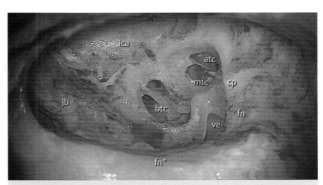

图 11.241　打开耳蜗，暴露耳蜗底转、中转和顶转。atc：耳蜗顶转；btc：耳蜗底转；cp：匙突；fn：面神经；fn*：面神经乳突段；ica：颈内动脉；jb：颈静脉球；mtc：耳蜗中转；ve：前庭

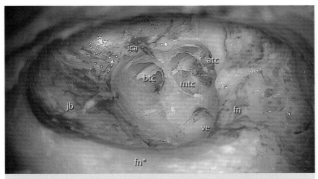

图 11.242　耳蜗 – 前庭骨是内耳道（IAC）的标志。atc：耳蜗顶转；btc：耳蜗底转；fn：面神经；fn*：面神经乳突段；ica：颈内动脉；jb：颈静脉球；mtc：耳蜗中转；ve：前庭

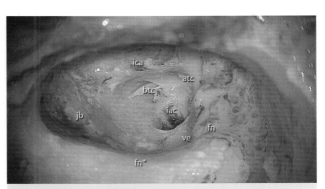

图 11.243　切除耳蜗前庭骨，以进入内耳道（IAC）底。注意解剖的边界很重要：下界是颈静脉球，前界是颈内动脉，后界是面神经（FN）（乳突段），上界是面神经（鼓室段）。atc：耳蜗顶转；btc：耳蜗底转；fn：面神经；fn*：面神经乳突段；iac：内耳道；ica：颈内动脉；jb：颈静脉球；ve：前庭

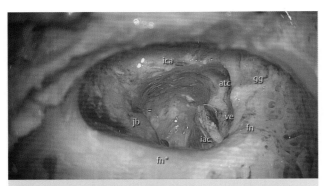

图 11.244　轮廓化内耳道（IAC），以马蹄形向下钻磨，直到内耳门。atc：耳蜗顶转；fn：面神经；fn*：面神经乳突段；gg：膝状神经节；iac：内耳道；ica：颈内动脉；jb：颈静脉球；ve：前庭

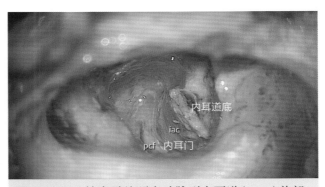

图 11.245　钻磨需从颈内动脉到内耳道（IAC）前部，从颈静脉球到内耳道下缘，从面神经（FN）第三段到面神经后缘，一直轮廓化至内耳门；返折在岩骨上的蓝色硬脑膜代表了解剖的深度。iac：内耳道；pcf：颅后窝

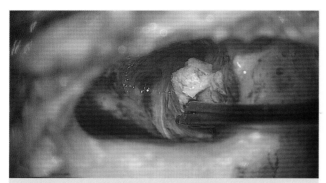

图 11.246 用显微剪纵向剪开硬脑膜

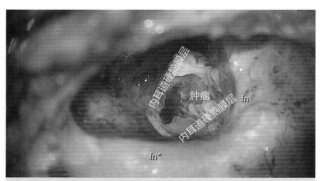

图 11.247 听神经瘤暴露在硬脑膜下，fn：面神经；fn*：面神经乳突段；iac：内耳道

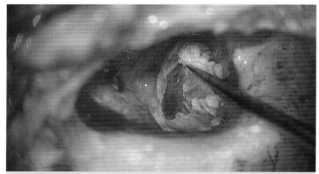

图 11.248 将硬脑膜瓣与下面的神经鞘瘤分离，暴露出位于内耳道（IAC）的整个病变

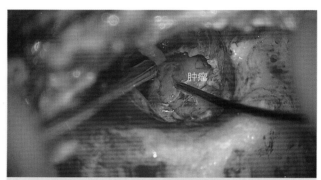

图 11.249 使用双手显微镜技术分离前庭神经鞘瘤，保持其包膜完整

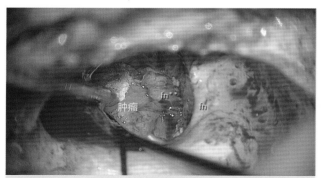

图 11.250 将前庭神经鞘瘤非常轻柔地与神经结构分离。fn：面神经；fn**：进入内耳道的面神经

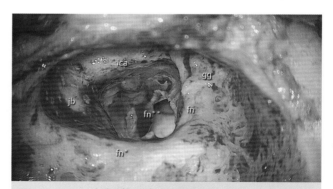

图 11.251 前庭神经鞘瘤已被完全切除，通过鼓岬缺损可以看到内耳门。fn：面神经；fn*：面神经乳突段；fn**：进入内耳道的面神经；gg：膝状神经节；ica：颈内动脉；jb：颈静脉球

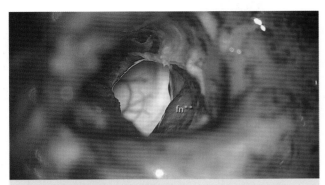

图 11.252　显微镜下桥小脑角内的面神经（FN）。
fn**：进入桥小脑角（CPA）的面神经

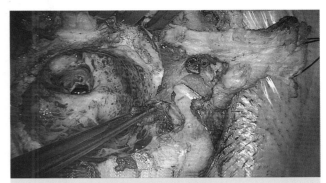

图 11.253　从颞肌上获取小块肌肉

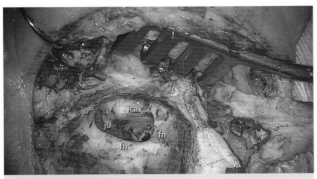

图 11.254　检查手术野，并用抗生素溶液冲洗。
fn：面神经；fn*：面神经乳突段；ica：颈内动脉；
jb：颈静脉球

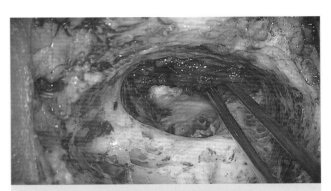

图 11.255　将小块肌肉推入以封闭咽鼓管

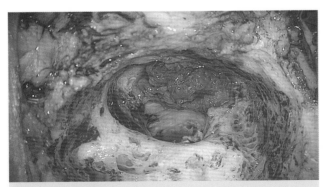

图 11.256　用 Tabotamp 和纤维蛋白胶来加强封闭咽
鼓管

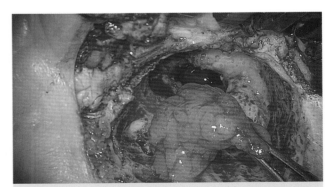

图 11.257　将腹部获取的脂肪置于鼓岬缺损处，封
闭空腔并将桥小脑角（CPA）与鼓室分开

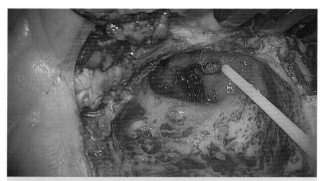

图 11.258 用 Tabotamp 将脂肪推入鼓岬缺损内，然后灌注纤维蛋白胶以稳定封闭

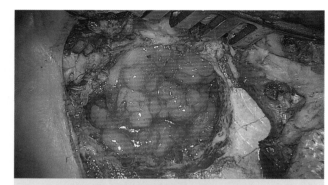

图 11.259 手术腔填充脂肪

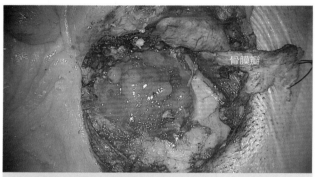

图 11.260 颞肌皮瓣复位、缝合

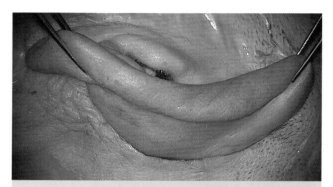

图 11.261 皮内缝合皮肤

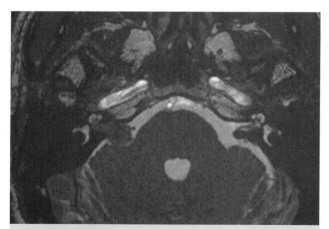

图 11.262 临床病例 10，右侧：轴向磁共振成像（MRI）。听神经瘤（Koos Ⅲ 级）累及内耳道（IAC）直至内耳道底，且直线延伸至桥小脑角（CPA），累及神经入口区

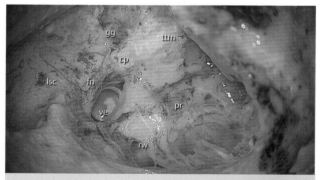

图 11.263 右侧：切除听骨链，暴露前庭，可见位于深处的球囊隐窝。cp：匙突；fn：面神经；gg：膝状神经节；lsc：外半规管；pr：鼓岬；rw：圆窗；ttm：鼓膜张肌；ve：前庭

图 11.264　切除鼓膜张肌以扩大手术视野。fn：面神经；gg：膝状神经节；lsc：外半规管；pr：鼓岬；rw：圆窗；ttm：鼓膜张肌；ve：前庭

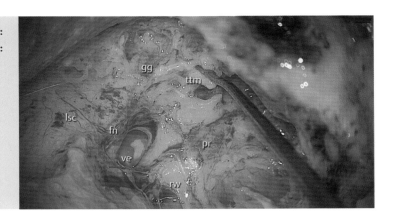

图 11.265　识别颈静脉球和颈内动脉，它们代表了手术边界。fn：面神经；fn*：面神经乳突段；ica：颈内动脉；jb：颈静脉球；pr：鼓岬；rw：圆窗；ttm：鼓膜张肌；ve：前庭

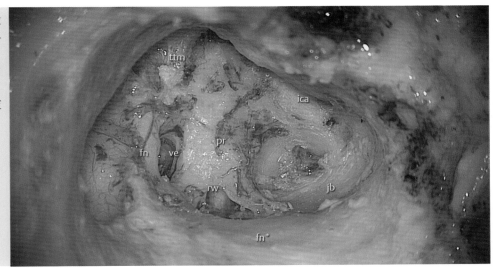

图 11.266　钻磨鼓岬，暴露耳蜗。**：球囊隐窝

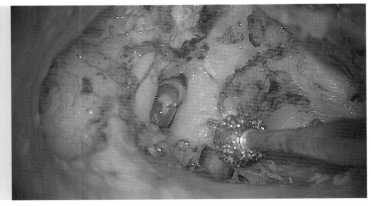

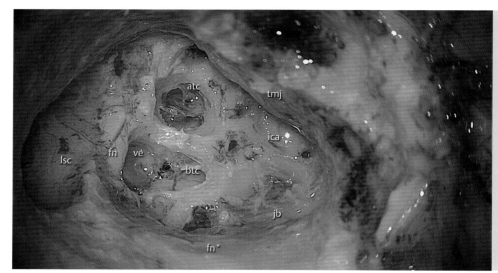

图 11.267 暴露耳蜗底转和顶转。此时，所有解剖标志均可见。atc：耳蜗顶转；btc：耳蜗底转；fn：面神经；fn*：面神经乳突段；ica：颈内动脉；jb：颈静脉球；lsc：外半规管；tmj：颞下颌关节；ve：前庭

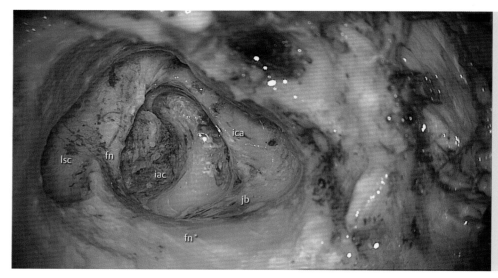

图 11.268 切除面神经（FN）、颈内动脉和颈静脉球之间的骨质，暴露内耳道（IAC）的硬脑膜直至内耳门。fn：面神经；fn*：面神经乳突段；iac：内耳道；ica：颈内动脉；jb：颈静脉球；lsc：外半规管

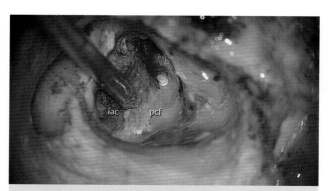

图 11.269 在此图中，用吸引器轻轻向前上方推动内耳道（IAC），以暴露血管结构之间的骨质，必须切除这些骨质，以实现完全轮廓化内耳道，并达到岩骨内侧面硬脑膜的蓝线。iac：内耳道；pcf：颅后窝

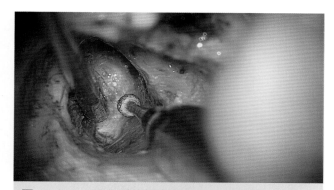

图 11.270 用金刚砂钻磨除最后一层骨质；蓝色的硬脑膜在手术区域的深处清晰可见，必须切开该脑膜才能进入桥小脑角（CPA）

图 11.271　切开颅后窝的硬脑膜，切口在内耳门的下方，即面神经出 / 入脑干区的投影区域。fn：面神经；fn*：面神经乳突段；fn**：进入桥小脑角的面神经（CPA）

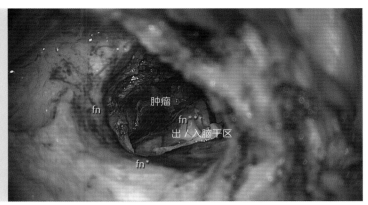

图 11.272　将前庭神经鞘瘤从入口区到内耳道底切除。fn：面神经；fn*：面神经乳突段；fn**：进入桥小脑角的面神经（CPA）

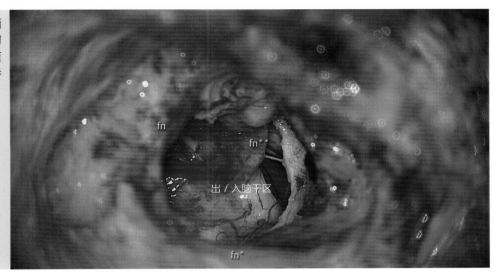

图 11.273　入口区的显微镜放大视图。注意行扩大的经外耳道入路后，手术医生正好在这个区域的前方。fn**：进入桥小脑角的面神经（CPA）

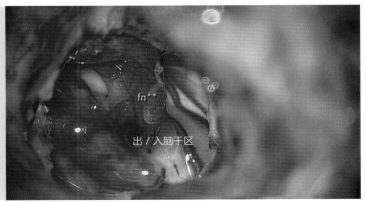

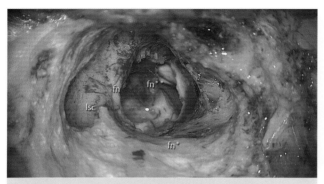

图 11.274 切除前庭神经鞘瘤后桥小脑角的显微镜视图。fn：面神经；fn*：面神经乳突段；fn**：进入桥小脑角的面神经（CPA）；lsc：外半规管

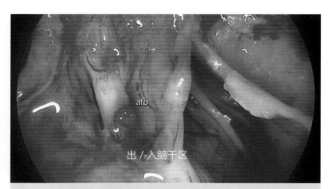

图 11.275 桥小脑角（CPA）的内镜视图（0°、长度 15cm、直径 4mm）。插入内镜是为了检查是否切除干净。入口区域正好在外科医生的前面。afb：面听束

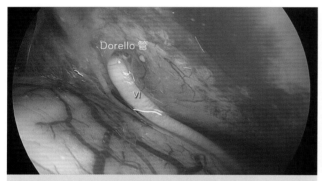

图 11.276 通过该入路可以看到第 VI 脑神经（展神经），直到其进入 Dorello 管

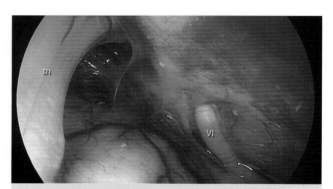

图 11.277 在脑干走行的三叉神经内镜视图。tn：三叉神经。VI：展神经

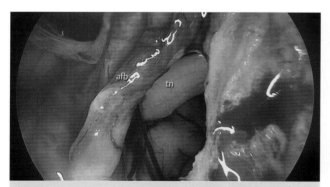

图 11.278 第 VIII 脑神经的内镜视图及其与三叉神经的关系。afb：面听束；tn：三叉神经

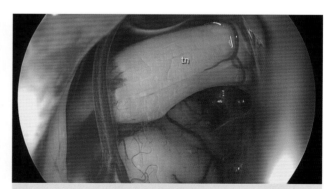

图 11.279 三叉神经的内镜放大视图。tn：三叉神经

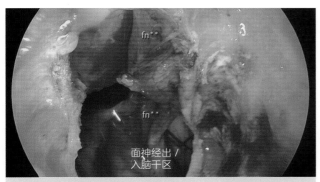

图 11.280 手术切除后内镜检查手术野。fn**：进入桥小脑角（CPA）的面神经

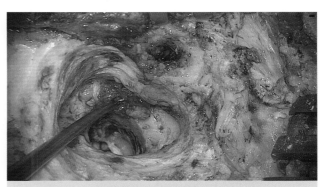

图 11.281 用小块颞肌封闭咽鼓管

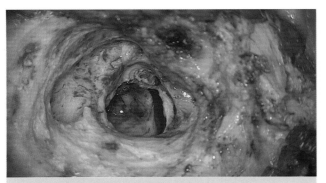

图 11.282 显微镜下检查鼓岬缺损

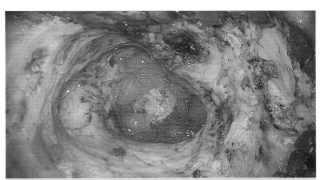

图 11.283 从腹部获取脂肪用于填充术腔，用纤维素材料和纤维蛋白胶加固

图 11.284 临床病例 11，左侧：鼓岬已切除，暴露耳蜗各转；前庭已打开。显露面神经（FN）鼓室段、乳突段和的迷路段。atc：耳蜗顶转；btc：耳蜗底转；fn：面神经；fn*：面神经乳突段；fn**：面神经迷路段；gg：膝状神经节；ica：颈内动脉；jb：颈静脉球；lsc：外半规管；mtc：耳蜗中转；ve：前庭

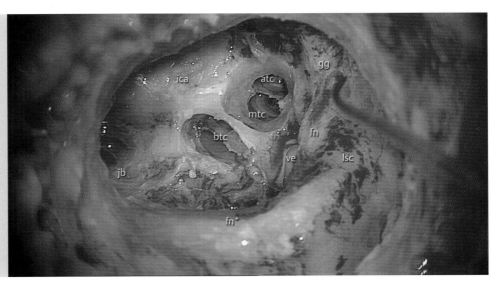

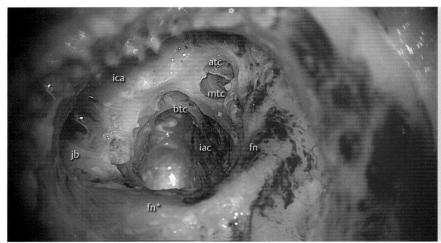

图 11.285 左侧：通过在前庭和耳蜗底转之间的骨上钻磨，暴露内耳道（IAC）的硬脑膜；可见内耳道与耳蜗底转、中转和顶转的解剖学关系。atc：耳蜗顶转；btc：耳蜗底转；fn：面神经；fn*：面神经乳突段；ica：内耳道；iac：颈内动脉；jb：颈静脉球；mtc：耳蜗中转

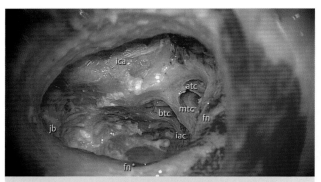

图 11.286 左侧：暴露颈内动脉的垂直段。读者可以注意动脉和耳蜗各转之间的解剖关系。atc：耳蜗顶转；btc：耳蜗底转；fn：面神经；fn*：面神经乳突段；iac：内耳道；ica：颈内动脉；jb：颈静脉球；mtc：耳蜗中转

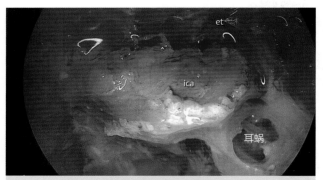

图 11.287 左侧：内镜下颈内动脉垂直段的放大视图。et：咽鼓管；ica：颈内动脉

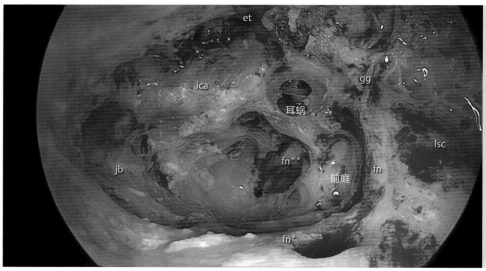

图 11.288 左侧：内耳道（IAC）肿瘤切除后的内镜视图。内耳道内可见面神经（FN）；前庭、耳蜗和内耳道之间的解剖学关系也清晰可见。et：咽鼓管；fn：面神经；fn *：面神经乳突段；fn **：进入内耳道的面神经；gg：膝状神经节；ica：颈内动脉；jb：颈静脉球；lsc：外半规管

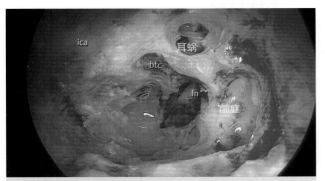

图 11.289　左侧：内耳道（IAC）底的内镜视图。btc：耳蜗底转；fn **：进入内耳道的面神经；ica：颈内动脉

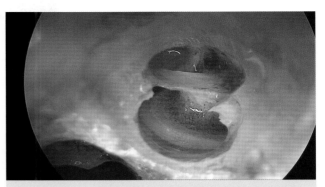

图 11.290　左侧：耳蜗中转和顶转的内镜放大视图

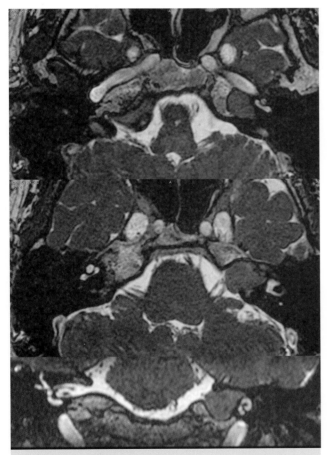

图 11.291　临床病例 12，左侧：轴位磁共振成像（MRI）。不典型扩展至岩尖的听神经瘤延伸至颈内动脉水平段以下

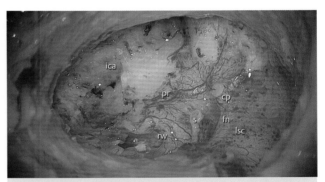

图 11.292　左侧：中耳的显微镜视图。鼓膜和听骨链都已切除。cp：匙突；fn：面神经；ica：颈内动脉；lsc：外半规管；pr：鼓岬；rw：圆窗；s：镫骨

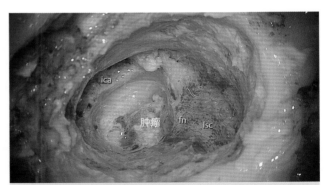

图 11.293　左侧：内耳道（IAC）轮廓化直至内耳门。围绕内耳道的前部、后部和下部，从外到内、从上到下对该区域钻磨。fn：面神经；ica：颈内动脉；lsc：外半规管

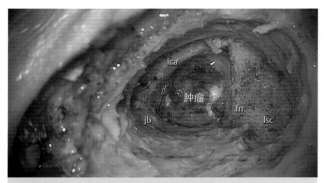

图 11.294　左侧：纵向切开硬脑膜暴露肿瘤。fn：面神经；ica：颈内动脉；jb：颈静脉球；lsc：外半规管

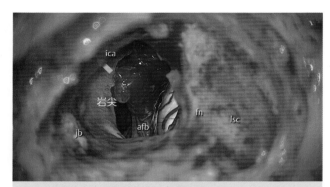

图 11.295　左侧：病变延伸至岩尖，位于颈内动脉垂直段和水平段下方。afb：面听束；fn：面神经；ica：颈内动脉；jb：颈静脉球；lsc：外半规管

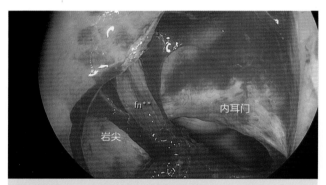

图 11.296　左侧：颈动脉垂直段和水平段下方岩尖和内耳道的内镜视图。残余病变可用弯型器械切除。fn**：进入内耳道的面神经

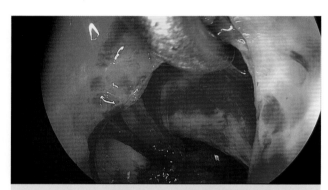

图 11.297　左侧：岩尖和内耳道的内镜视图。残余病变可用弯型器械切除

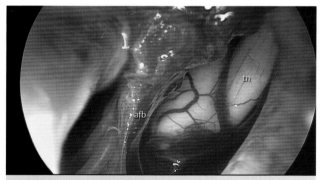

图 11.298　左侧：桥小脑角（CPA）的内镜视图：用内镜检查术腔。afb：面听束；tn：三叉神经

（陈正侬　温立婷　译，汤文龙　审）

推荐阅读

Alicandri-Ciufelli M, Piccinini A, Grammatica A, et al. A step backward: the "rough" facial nerve grading system. J Craniomaxillofac Surg, 2013: 41(7):e175－e179

Ansari SF, Terry C, Cohen-Gadol AA. Surgery for vestibular schwannomas: a systematic review of complications by approach. Neurosurg Focus, 2012: 33(3):E14

Bennett M, Haynes DS. Surgical approaches and complications in the removal of vestibular schwannomas. Otolaryngol Clin North Am, 2007: 40(3):589－609, ix－x

Jacob JT, Pollock BE, Carlson ML, et al. Stereotactic radiosurgery in the management of vestibular schwannoma and glomus jugulare: indications, techniques, and results. Otolaryngol Clin North Am, 2015: 48(3): 515－526

Magnan J, Chays A, Lepetre C, et al. Surgical perspectives of endoscopy of the cerebellopontine angle. Am J Otol, 1994: 15(3):366－370

Marchioni D, Alicandri-Ciufelli M, Mattioli F, et al. From external to internal auditory canal: surgical anatomy by an exclusive endoscopic approach. Eur Arch Otorhinolaryngol, 2013: 270(4):1267 - 1275

Marchioni D, Alicandri-Ciufelli M, Molteni G, et al. Endoscopic tympanoplasty in patients with attic retraction pockets. Laryngoscope, 2010: 120(9):1847 - 1855

Marchioni D, Alicandri-Ciufelli M, Rubini A, et al. Exclusive endoscopic transcanal transpromontorial approach: a new perspective for internal auditory canal vestibular schwannoma treatment. J Neurosurg, 2017: 126(1):98

Marchioni D, Alicandri-Ciufelli M, Rubini A, et al. Endoscopic transcanal corridors to the lateral skull base: initial experiences. Laryngoscope, 2015: 125 Suppl 5:S1 - S13

Patnaik U, Prasad SC, Tutar H, et al. The long-term outcomes of wait-and-scan and the role of radiotherapy in the management of vestibular schwannomas. Otol Neurotol, 2015: 36(4):638 - 646

Presutti L, Alicandri-Ciufelli M, Cigarini E, et al. Cochlear schwannoma removed through the external auditory canal by a transcanal exclusive endoscopic technique. Laryngoscope, 2013: 123(11):2862 - 2867

Presutti L, Marchioni D, Mattioli F, et al. Endoscopic management of acquired cholesteatoma: our experience. J Otolaryngol Head Neck Surg, 2008: 37(4):481 - 487

Presutti L, Nogueira JF, Alicandri-Ciufelli M, et al. Beyond the middle ear: endoscopic surgical anatomy and approaches to inner ear and lateral skull base. Otolaryngol Clin North Am, 2013: 46(2):189 - 200

Tarabichi M. Endoscopic management of limited attic cholesteatoma. Laryngoscope, 2004: 114(7):1157 - 1162

Thakur JD, Banerjee AD, Khan IS, et al. An update on unilateral sporadic small vestibular schwannoma. Neurosurg Focus, 2012: 33(3):E1

Thomassin JM, Korchia D, Doris JM. Endoscopic-guided otosurgery in the prevention of residual cholesteatomas. Laryngoscope, 1993: 103(8):939 - 943

第 12 章

内镜辅助下经耳道人工耳蜗植入术

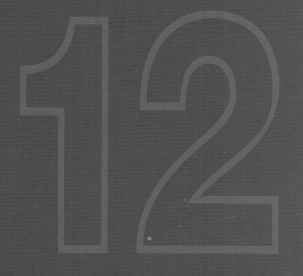

12 内镜辅助下经耳道人工耳蜗植入术

Daniele Marchioni, Davide Soloperto, Luca Bianconi, Joao Flavio Nogueira, Domenico Villari, Marco Carner

摘 要

传统的显微镜下人工耳蜗手术是一种规范、安全、简便的手术，因为人工耳蜗植入方法普及较广，手术程序化，且并发症极少，成功率很高。通过显微镜无法对圆窗（rw）区域进行完全的探查，而通过内镜可以很容易地确定圆窗区域的标志，从而在困难的情况下进行安全的手术。在解剖结构发育异常的情况下，伴有内耳畸形，或晚期耳硬化症，使用传统技术或经上鼓室入路，内镜辅助下可用于提高特殊情况下的手术成功率。经上鼓室入路内镜辅助技术允许外科医生克服一些手术疑难问题，如面神经异常、内耳异常鼓阶骨化、颈静脉球高位或乳突硬化。在前庭神经鞘瘤手术中，鼓岬下入路是经外耳道经鼓岬入路的变化术式，保留了耳蜗最前部的中转和顶转，有助于手术中保护听力。

关键词： 内镜人工耳蜗植入，圆窗解剖，CHARGE综合征，内镜辅助下经上鼓室人工耳蜗植入，前庭神经鞘瘤人工耳蜗植入，鼓岬下入路。

12.1 引 言

虽然内镜下经外耳道入路的方法在耳科医生中越来越普遍，但人工耳蜗植入（CI）手术仍然是一种基于显微镜下的乳突手术。

由于内镜放大了解剖结构，尤其适用于复杂病例或因解剖结构不利而难以定位的病例。

内镜在 CI 的显微手术中也有帮助，尤其是在耳发育畸形情况下。经上鼓室内镜辅助手术是为了帮助外科医生在复杂的病例下完成手术。

另一个例子涉及在听神经瘤切除时采用经外耳道入路同期行人工耳蜗植入术的可能性。一种经耳道鼓岬下入路技术可能有助于切除局限于内耳道（IAC）的肿瘤，保留耳蜗和蜗神经，允许同期植入人工耳蜗以恢复听力功能。

在本章中，我们将特别关注两个径路：

· 内镜辅助下经上鼓室 CI。
· 经耳道鼓岬下入路同期 CI。

12.2 内镜辅助下经上鼓室人工耳蜗植入术

12.2.1 圆窗内镜解剖

圆窗（rw）腔被描述为位于后上方的岬下脚和前下方的岬末脚之间的区域。圆窗龛是由后柱、前柱和天盖形成的三角形骨质，三角形的顶端是

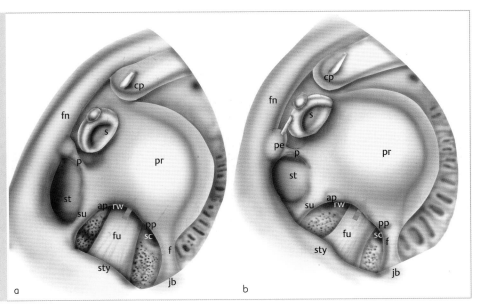

图 12.1 右耳。圆窗解剖图像。图中表现了龛下柱的这种变化。（a）从茎突隆起到圆窗呈斜向的龛下柱。该结构指向圆窗膜和鼓阶（黄线）。（b）龛下柱从茎突隆起处到圆窗呈斜向，走行于圆窗的下方，形成鼓阶底部（黄线）。ap：前柱；cp：匙突；f：岬末脚；fn：面神经；fu：龛下柱；jb：颈静脉球；p：岬小桥；pp：后柱；pe：锥隆起；pr：鼓岬；rw：圆窗；s：镫骨；sc：耳蜗下小管；st：鼓室窦；sty：茎突复合体；su：岬下脚；红色箭头：龛下柱方向

圆窗膜（▶图 12.1）。岬下脚（来自拉丁语，"支撑"）从后柱向茎突隆起延伸，下界为鼓室窦。

岬末脚（来自拉丁语，"边缘"）是连接圆窗龛的前柱和下鼓室颈静脉壁的骨嵴，最初称为岬支柱，岬支柱支持着鼓室下动脉，并在中耳发育过程中包裹着此动脉。岬末脚从前柱向颈静脉穹隆延伸，分隔后鼓室和下鼓室（▶图 12.1）。

龛下柱是一个光滑的骨性结构，形成了圆窗腔的底部，似乎指向圆窗龛的入口。该结构位于茎突隆起和耳蜗的底转之间。

斜行穿过圆窗腔的龛下柱从茎突隆起的后下方和圆窗龛的前上方指向圆窗膜。这个光滑的骨柱代表了一个恒定的解剖学标志，方便找到鼓阶的位置，因为这个解剖结构形成了鼓阶的底部（▶图 12.1）。

在龛下柱和岬末脚之间，可以看见耳蜗下小管穿过气化骨质连接圆窗腔和岩尖之间的骨小管。

耳蜗下小管分为以下三型（见第 13 章）。

· A 型：在内镜下观察可以见到耳蜗下小管粗大，且指向岩尖。

· B 型：耳蜗下小管管腔小，内镜下无法观察到其与岩尖的管腔连接。

· C 型：耳蜗下小管在圆窗腔和岩尖之间的未见明显的连接。

12.2.2 人工耳蜗植入注意事项

人工耳蜗植入术是一种标准化的、安全的、简单的手术，这是由于众所周知的技术方法。目前，最常用的技术是显微镜下乳突切除和后鼓室入路完成手术。作者认为，对于解剖正常的患者，不建议在内镜下行 CI 手术。传统的手术方法保持很好的程序化操作过程，手术成功率高且并发症少。在这种情况下，不建议使用内镜下经耳道人工耳蜗手术。因为可能出现一些手术的风险，如出现医源性胆脂瘤以及可能发生电极移位。

虽然显微镜提供了解剖空间的多平面可视化，但它不能在所有条件下完全可视化圆窗龛，特别是在不利的解剖条件下（如畸形耳和儿童），这个区域有时很难探索。在这些情况下，电极定位的操作非常困难，可能会对面神经（fn）、听骨链或鼓膜造成损伤。

在儿童中，即使没有先天性解剖畸形，由于耳蜗基轴与颞骨中矢状面之间的角度为钝角，儿童圆窗膜相较于成人更不易暴露。此外，儿童耳蜗小管较宽，很容易与圆窗龛混淆，导致手术中耳蜗电极定位错位或耳蜗损伤。

畸形耳患者手术后的听力学结果较差的原因是多方面的，不仅与蜗神经的发育状况有关，而且与中耳和耳蜗结构畸形时电极植入困难有关。在这些病例中，解剖标志的正确暴露对于进行安全、成功的手术是至关重要的，可以避免面神经损伤，确定耳蜗造口的正确位置方便耳蜗电极植入。为了克服这些困难，人们提出了更多的手术方法。尽管这些方法有很多优势，但许多复杂和有争议的问题已经在文献中报道，有时迫使外科医生放弃这样的尝试。

特别是对于先天性面神经发育异常的患者（▶图 12.2），由于神经的位置和神经损伤的高风险，传统的经乳突入路后鼓室切开术可能很困难。近年来，内镜方法的引入使得经内镜辅助下上鼓室入路技术的发展成为可能，该技术试图在不利的解剖条件下识别植入电极的正确位置。

12.2.3 适应证

经上鼓室入路内镜辅助技术允许外科医生克服一些问题：

· 面神经解剖畸形（如 CHARGE 综合征）（见临床病例 1 ▶图 12.3 至 ▶图 12.26）。

· CHARGE 综合征伴内耳异常（见临床病例 2 ▶图 12.27 至 ▶图 12.30）。

· 圆窗和鼓阶骨化（▶图 12.82）。

· 高位颈静脉球导致后鼓室切开困难（▶图 12.30）。

· 硬化型乳突。

12.2.4 人工耳蜗植入治疗耳硬化

据报道，耳蜗耳硬化症病例中有耳蜗圆窗的闭塞和耳蜗骨化（▶图 12.82）。组织病理学研究表明，无论病因如何，耳蜗骨化最常见的部位是底转的鼓阶。圆窗的完全消失可能发生，特别是在晚期耳硬化症中，随着耳蜗内骨化灶延伸到底转，导致骨迷路的完全重塑。然而，耳硬化症患

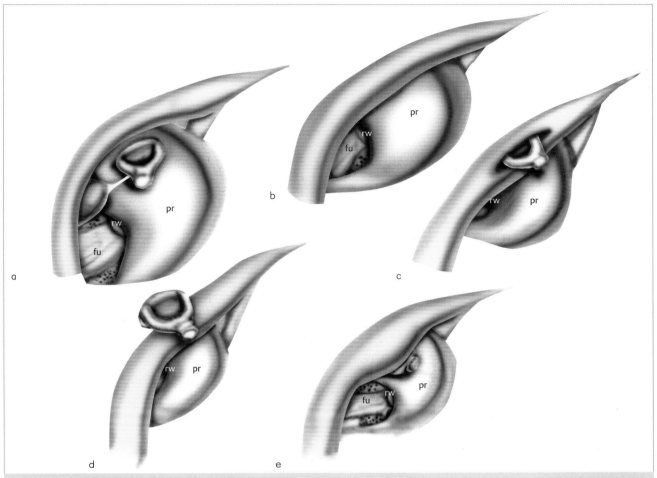

图 12.2　面神经（fn）模式图，先天性中耳畸形患者的面神经（fn）异常（异位）模式。（a）面神经鼓室段的正常解剖。（b）前庭窗上面神经裸露。（c）面神经鼓室段的分叉。（d）走在前庭窗下方的面神经遮盖圆窗（rw）。（e）镫骨上面神经裸露。fu：龛下柱；pr：鼓岬；rw：圆窗；s：镫骨

者的人工耳蜗植入术主要有两个风险：与耳蜗骨化程度有关的电极植入困难和面神经的刺激。伴有淋巴液外渗的迷路瘘管可能也被描述。治疗部分耳蜗骨化最常用的技术是通过耳蜗底转下缘骨化部分向鼓阶侧开凿隧道。由于耳蜗骨化过程改变了圆窗的解剖结构，这个过程可能很困难。因此，在某些情况下，很难确定正确的解剖方向，从而确定鼓阶。

在这些不利的解剖条件下，内镜技术的使用使外科医生能够确定圆窗膜的形态，并可见瘘管、鼓室窦和耳蜗下小管，并清楚地确定底转鼓阶的方向。内镜下可以提供关于耳蜗蜗轴的空间位置，并通过与鼓阶中心线同轴的最佳插入角度，确保电极在耳蜗中的正确位置和推进。

内镜下放大圆窗的优点是可以直接看到病变

影响的圆窗和迷路结构，允许移除最近形成的新骨以方便观察到鼓阶，特别是放大圆窗和窗周围结构有助于我们更好地理解圆窗与圆窗龛之间的解剖学关系。

我们必须考虑一些解剖学标志，以便在人工耳蜗骨化过程中有正确的定位（▶图 12.31）：

龛下柱位于圆窗腔的穹隆区的中部。它是形成圆窗龛的底部的光滑骨结构。龛下柱可以很容易地通过内镜检查出来 . 龛下柱结构是找到鼓阶的主要标志，因为龛下柱就是鼓阶底部的骨质组成部分（▶图 12.1 和▶图 12.31）。

事实上，在圆窗和鼓阶闭塞的情况下，使用龛下柱作为标志是至关重要的。龛下柱是一种从后向前、从下向上延续的平滑的骨性结构。龛下柱的前界是圆窗膜，并形成了鼓阶的底部。因此，

可以作为找到圆窗膜的位置一个重要标志。根据圆窗膜的解剖，我们可以把龛下柱分成两种不同类型的龛下柱（▶图 12.1）：

·A 型：龛下柱是从后向前倾斜形的骨质结构，且正对着圆窗膜。

·B 型：龛下柱是从后向前倾斜形的骨质结构，走行于圆窗膜下方。

内镜下使用磨钻可以暴露龛下柱结构，沿着龛下柱从后向前方向可以观察到鼓阶的开口（▶图 12.32，▶图 12.33，▶图 12.34）。

12.2.5 CHARGE 综合征的人工耳蜗植入术

在先天性畸形耳中，使用内镜下上鼓室入路可观察到面神经的走行变化，颞骨内存在各种面神经异位，尤其是在先天耳畸形中有两种常见的解剖异常：神经异位(反位)和面神经骨管缺如（▶图 12.2）。

在这些病例中，面神经可能穿过前庭窗的水平，可能压迫镫骨板上结构，也可能穿过覆盖圆窗的卵圆窗下方（见临床病例 1 ▶图 12.3）。

由于面神经的异位是常见的现象，在人工耳蜗植入术中，对 CHARGE 综合征患者应特别注意。

CHARGE 综合征的年患病率约为 1/8500 新生儿。患有 CHARGE 综合征的儿童通常表现为异常的杯状耳廓、听力损失（传导性、感音神经性或混合性）、听骨异常、耳蜗发育不全、半规管缺失（特别是外半规管）、后鼻孔闭锁和脑神经缺陷（前庭神经、蜗神经、面神经和嗅神经）。蜗神经发育不全和功能缺失可自出生就开始发生，尤其与 CHARGE 综合征相关。只有一小部分患有 CHARGE 综合征的儿童需要 CI，然而，CHARGE 综合征是 CI 治疗中最常见的综合征之一。耳部异常和听力丧失在 CHARGE 综合征患儿中很常见。慢性中耳炎、胆脂瘤或听骨链异常引起的传导性听力损失和内耳异常引起的感音神经性听力损失都可以发现。CHARGE 综合征也与脑神经异常有关，特别是与嗅觉、面神经、前庭神经和蜗神经有关。这些儿童中有一小部分有严重的听力损失，需要接受 CI 手术。但 CHARGE 综合征患儿术后听力学结果较差，主要原因有以下几个方面，特别是与畸形部位电极插入困难和耳蜗畸形程度有关。在这种情况下，正确暴露解剖标志对于进行安全、成功的手术是至关重要的，避免面神经损伤，并显示正确的耳蜗造口位置以进行电极插入。此外，手术前必须考虑这些患者的脑脊液井喷和内耳道内的蜗神经状况。在这些患者中，应考虑到与人工耳蜗手术相关的几个风险。由于我们无法预测听力结果，因此必须将这种手术的风险和益处告知家长，首先，手术中面神经损伤的风险是相当大的，因为在 43% 的耳蜗畸形患者中，面神经在鼓室中的异常位置与硬化型乳突有关。另一个重要的解剖细节与圆窗入口有关：在某些情况下，面神经遮窗位于圆窗龛之上。在文

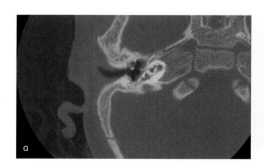
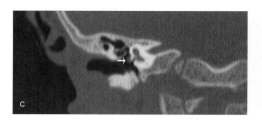
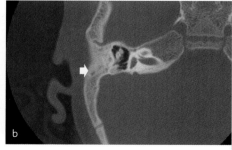
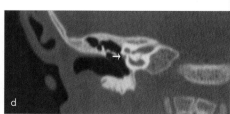

图 12.3　临床病例 1：术前 CT 扫描 CHARGE 综合征患者。（a，b）轴位 CT 扫描。（a）在鼓岬处可见面神经（fn）的异常移位。（b）可见硬化型乳突（白色大箭头）。（c，d）冠状面 CT 扫描。在这些扫描中，面神经在鼓岬的异位走行，遮盖了圆窗（rw）（白色小箭头）

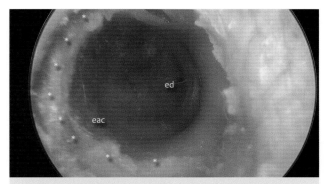

图 12.4 临床病例 1，右耳：CHARGE 综合征患者。内镜下从外耳道（eac）切口（***）开始，制作鼓膜外耳道瓣。使用一个 0° 内镜，长度 15cm，直径 3mm。eac：外耳道；ed：鼓膜

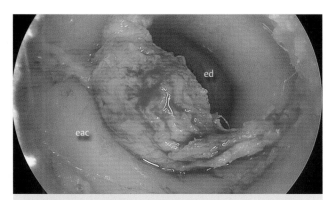

图 12.5 临床病例 1，右耳：CHARGE 综合征患者。在内镜下逐渐掀起鼓膜外耳道瓣。eac：外耳道；ed：鼓膜

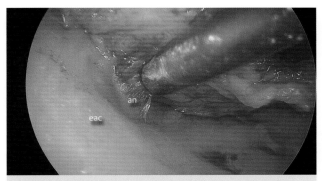

图 12.6 临床病例 1，右耳：CHARGE 综合征患者。内镜下可见纤维鼓环，逐渐将纤维鼓环自鼓沟剥离。an：纤维鼓环；eac：外耳道

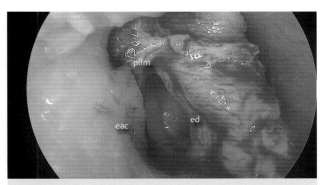

图 12.7 临床病例 1，右耳：CHARGE 综合征患者。鼓膜外耳道瓣向前掀至锤骨柄，进入鼓室腔。eac：外耳道；ed：鼓膜；plfm：锤骨后韧带皱襞

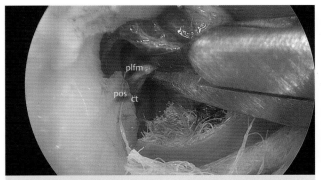

图 12.8 临床病例 1，右耳：CHARGE 综合征患者。内镜下切开锤骨后韧带皱襞。这种手术手法可以使皮瓣完全掀到锤骨上方。在这一步中，术者要小心避免损伤鼓索，因为这条神经正好位于锤骨后韧带皱襞的内侧。ct：鼓索；plfm：锤骨后韧带皱襞；pos：后棘

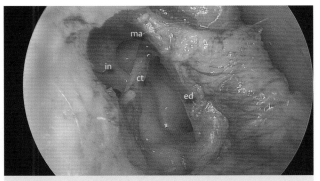

图 12.9 临床病例 1，右耳：CHARGE 综合征患者。将皮瓣向前转至锤骨表面。ct：鼓索；ed：鼓膜；in：砧骨；ma：锤骨

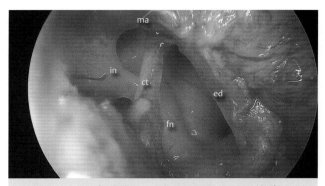

图 12.10 临床病例 1，右耳：CHARGE 综合征患者。鼓室探查内镜图。一异位面神经（fn）位于镫骨下和鼓岬上之间。ct：鼓索；ed：鼓膜；fn：面神经；in：砧骨；ma：锤骨

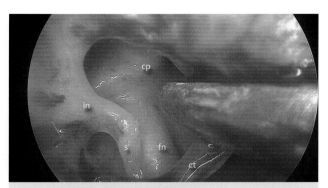

图 12.11 临床病例 1，右耳：CHARGE 综合征患者。镫骨下面神经异位的内镜放大图。cp：匙突；ct：鼓索；fn：面神经；in：砧骨；s：镫骨

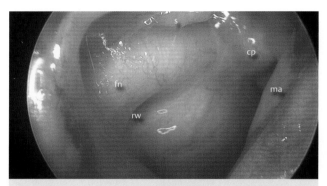

图 12.12 临床病例 1，右耳：CHARGE 综合征患者。异位面神经（fn）走行在鼓岬表面，遮盖住部分圆窗龛：在这种情况下，不建议通过圆窗进行耳蜗造口术。cp：匙突；fn：面神经；ma：锤骨；rw：圆窗；s：镫骨

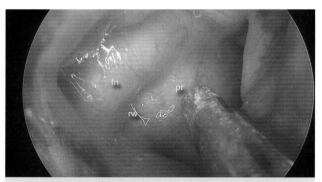

图 12.13 临床病例 1，右耳：CHARGE 综合征患者。根据计算机断层（CT）扫描，计划在耳蜗前下行耳蜗造口术：吸引器指示内镜下开始耳蜗造口的正确位置。fn：面神经；pr：鼓岬；rw：圆窗

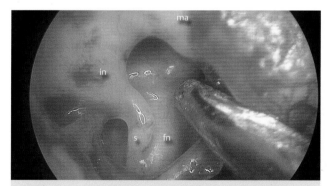

图 12.14 临床病例 1，右耳：CHARGE 综合征患者。在开始耳蜗钻孔之前，通过内镜检查整个面神经鼓室段（fn），以了解神经的正确位置，避免可能的创伤。fn：面神经；in：砧骨；ma：锤骨；s：镫骨

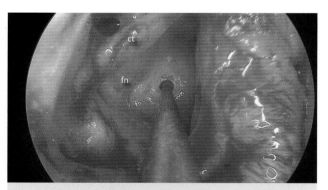

图 12.15 临床病例 1，右耳：患有 CHARGE 综合征患者。保持面神经（fn）在内镜下视野，在鼓岬处使用一个小号金刚砂钻头，在圆窗（rw）的前下方行耳蜗造口术。ct：鼓索；fn：面神经

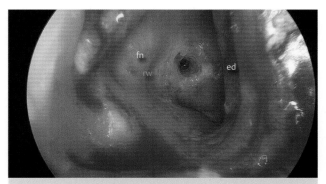

图 12.16　临床病例 1，右耳：CHARGE 综合征患者。在内镜下进行鼓岬耳蜗造口术。ed：鼓膜；fn：面神经；rw：圆窗

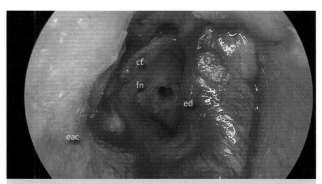

图 12.17　临床病例 1，右耳：CHARGE 综合征患者。内镜操作结束时的鼓室视图。ct：鼓索；eac：外耳道；ed：鼓膜；fn：面神经

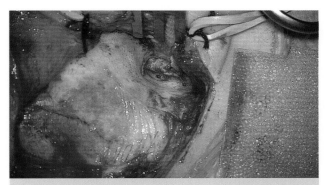

图 12.18　临床病例 1，右耳：CHARGE 综合征患者。开始使用显微镜，做一个耳后切口：乳突组织皮瓣向上翻起以暴露乳突骨面：掀开外耳道（eac）后部的皮肤以暴露鼓室腔

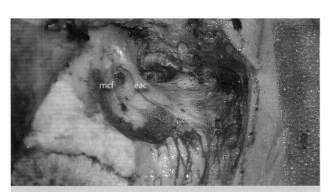

图 12.19　临床病例 1，右耳：CHARGE 综合征患者。显微镜下乳突切除术在硬化型乳突中进行，可以观察到颅中窝平面并保留外耳道（eac）后壁。eac：外耳道；mcf：颅中窝硬脑膜

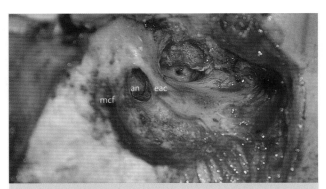

图 12.20　临床病例 1，右耳：CHARGE 综合征患者。乳突切除后暴露鼓窦入口。an：鼓窦；eac：外耳道；mcf：颅中窝硬脑膜

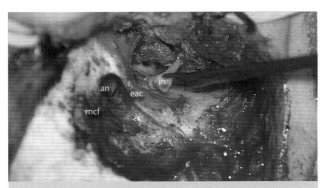

图 12.21　临床病例 1，右耳：CHARGE 综合征患者。去除砧骨，在鼓窦、上鼓室和中鼓室三者之间建立一个广泛的连接腔。an：鼓窦；eac：外耳道；in：砧骨；mcf：颅中窝硬脑膜

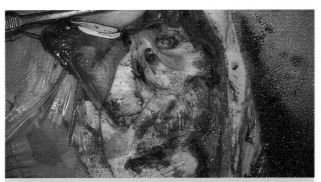

图 12.22　临床病例 1，右耳：CHARGE 综合征患者。在颞肌下建立一个接收 – 刺激器的位置

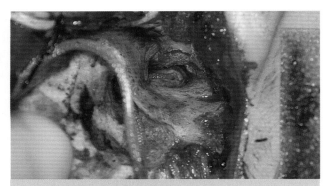

图 12.23　临床病例 1，右耳：CHARGE 综合征患者。乳突切开后人工耳蜗电极被轻轻推进，从鼓窦到鼓室，然后推入人工耳蜗造口处

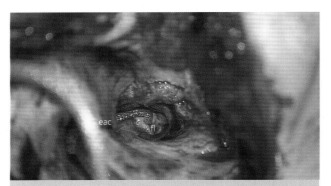

图 12.24　临床病例 1，右耳：CHARGE 综合征患者。一旦电极插入完成，在耳蜗造口处周围放置一片颞肌筋膜，以覆盖鼓岬。eac：外耳道；fl：颞肌筋膜

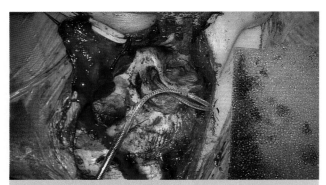

图 12.25　临床病例 1，右耳：CHARGE 综合征患者。人工耳蜗植入完成后手术腔的最终视图

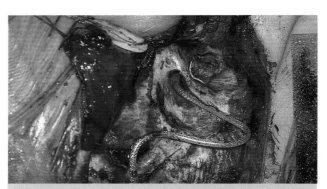

图 12.26　临床病例 1，右耳：CHARGE 综合征患者。复位鼓膜外耳道瓣：用颞肌筋膜来加固鼓膜

献中，畸形耳儿童圆窗龛完全隐藏或缺失的百分比为 4%~14%。在这些情况下，通过传统的显微人工耳蜗手术，圆窗区域的识别以及面神经走行的控制可能非常困难。一些作者建议使用岩骨次全切除术，另一些建议使用外耳道上入路，以便在这些患者中实施安全的人工耳蜗手术并减少面

神经损伤的发生率（见临床病例 3 ▶ 图 12.49 至 ▶ 图 12.81）。然而，从以往的经验来看，特定手术技术的选择似乎不会影响听力学结果。此外，内耳畸形的解剖结构可能导致高风险手术。在这些患者的术前规划中应考虑经上鼓室入路内镜辅助下的人工耳蜗植入，以便在手术中观察鼓室内安全的解剖标志，如面神经、圆窗膜、鼓膜的位置，实施"安全"的耳蜗造口术。由于外科医生知道鼓室内解剖结构的确切位置，特别是面神经的走行，内镜辅助也使外科医生即使在患有硬化型乳突的患者中也能更安全地进行经乳突 / 经上鼓室显微手术。最后，该手术允许外科医生保留外耳道后壁的完整性，并直接暴露鼓室解剖结构，避免了复杂的岩骨次全切除术或一些作者建议的治疗畸形耳的手术入路。

尽管内镜下上鼓室入路人工耳蜗植入术是一种安全的手术，并且是这些病例的主要手术选择，

图 12.27 （a~d）临床病例 2：CT 轴位和冠状位扫描。内耳畸形伴迷路和前庭发育不全伴囊性耳蜗

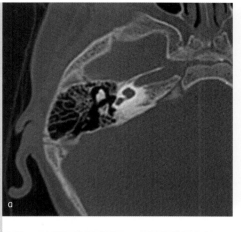
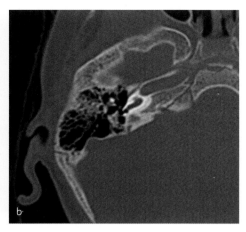
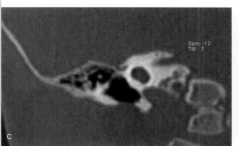
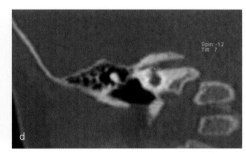

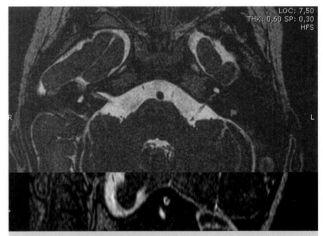

图 12.28 临床病例 2：轴位 MRI 显示双侧蜗神经发育不全

但在作者看来，如果伴有广泛胆脂瘤的 CHARGE 综合征或手术中出现无法控制的井喷，则应考虑进行岩骨次全切除术。

12.2.6 手术步骤

经内镜辅助下上鼓室的人工耳蜗植入过程分为两个连续步骤：内镜下外耳道入路和显微镜下经乳突上鼓室入路。内镜放大作用使外科医生能够识别鼓室的解剖结构，并进行耳蜗造口术。然后，在显微镜下，将电极通过上鼓室插入中鼓室，进入之前通过内镜下所行的耳蜗造口处（见临床病例 3）。这些步骤的细节如下。

12.2.7 内镜下手术步骤

通过外耳道插入一个 0° 的直径 3mm、长度 15cm 的内镜，做鼓膜外耳道瓣，然后向前拉，直到暴露出锤骨的后缘（▶图 12.35 和▶图 12.36）。使用刮匙去除外耳道后部的骨质，以扩大鼓室视野（▶图 12.37）。在这一步中，外科医生应尽量避免损伤鼓索。剥离子可用于下拉鼓索（▶图 12.38）。观察鼓室的解剖结构，检查面神经的走行、听骨链结构、圆窗龛和鼓岬之间的关系。

在耳硬化症导致圆窗闭塞的情况下，确定圆窗龛的位置，评估其可及性：观察圆窗龛天盖、岬末脚和岬下脚的位置：尤其是在闭塞的圆窗腔内龛下柱的位置。为了获得更好的圆窗膜暴露，在内镜下使用金刚砂钻磨除圆窗腔内的纤维化骨质，沿着龛下柱磨除，直到暴露圆窗表面的覆盖物。可能需要进一步钻孔以暴露圆窗膜，然后使

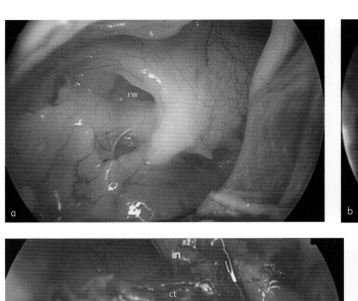

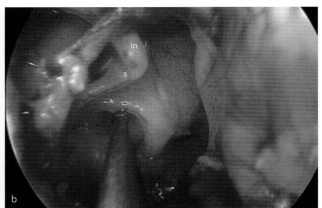

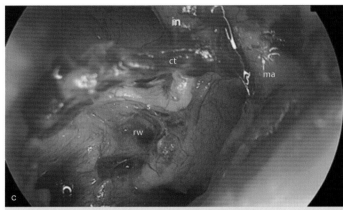

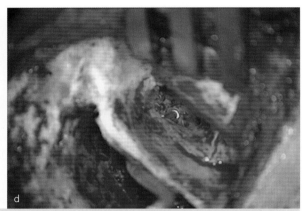

图 12.29 临床病例 2，右耳：内耳畸形患者。（a）内镜下观察圆窗龛。（b）使用金刚砂钻头磨除覆盖圆窗的骨质，露出圆窗膜。（c）圆窗膜位于前庭窗口下方的异常位置。（d）采用显微镜下经上鼓室入路，并注意到电极的插入。ct：鼓索；in：砧骨；ma：锤骨；rw：圆窗；s：镫骨

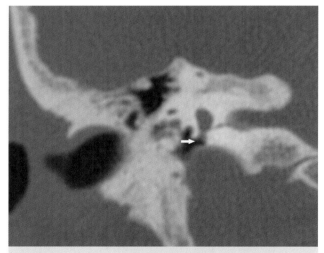

图 12.30 冠状位 CT 扫描显示颈静脉球高位到达圆窗龛（白色箭头）

用显微钩针钩开膜性结构，进入鼓阶并观察耳蜗底转和蜗轴的方向。在耳蜗造口处放置一块可吸收性明胶海绵。在鼓阶闭塞的情况下，龛下柱再

次被用作一个标志。使用金刚砂钻头在闭塞鼓阶上磨开一个隧道。隧道应沿着龛下柱的方向建立，直到找到鼓阶的开口（▶图 12.32，▶图 12.33，▶图 12.34）。一旦发现鼓阶的开口，可使用皮质类固醇溶液冲洗以清除鼓阶上的骨屑。一块可吸收性明胶海绵放置在耳蜗造口部位。

对于像 CHARGE 综合征那样的中耳解剖异常，当圆窗无法接近时，由于面神经的走行异常，隐藏了圆窗龛，或由于圆窗的缺失，必须进行内镜下鼓岬耳蜗造口术（▶图 12.39 和▶图 12.40）。在这种情况下，在内镜下观察到面神经和圆窗龛的位置，避免任何手术损伤或者误将电极植入耳蜗下小管等错误的位置。根据 CT 扫描的解剖形态，在圆窗的前下方使用金刚砂钻进行耳蜗造口术。在这一步中，在内镜下观察面神经和龛下柱，以便有正确的方向找到鼓阶。然后将一块可吸收性明胶海绵放在耳蜗造口部位。

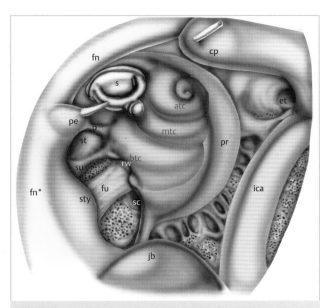

图 12.31　右侧：耳蜗、颈内动脉和面神经（fn）之间的解剖关系示意图。可见圆窗（rw）腔，显示了龛下柱和圆窗膜之间的关系。atc：耳蜗顶转；btc：耳蜗底转；cp：匙突；et：咽鼓管；f：岬末脚；fn：面神经鼓室段；fn＊：面神经乳突段；fu：龛下柱；ica：颈内动脉；jb：颈静脉球；mtc：耳蜗中转；p：岬小桥；pe：锥隆起；pr：鼓岬；rw：圆窗；s：镫骨；sc：耳蜗下小管；st：鼓室窦；sty：茎突隆起；su：岬下脚

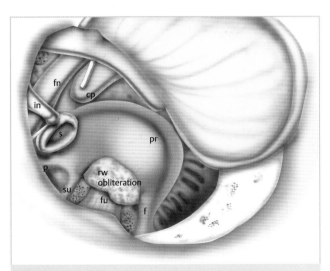

图 12.32　右侧：内镜下鼓膜外耳道瓣被掀开：阻塞的圆窗（rw）被暴露。cp：匙突；f：岬末脚；fn：面神经鼓室段；fu：龛下柱；in：砧骨；p：岬小桥；pr：鼓岬；rw：圆窗；s：镫骨；su：岬下脚

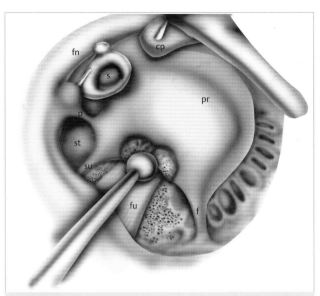

图 12.33　右侧：内镜下经外耳道入路使用金刚砂钻头。龛下柱结构作为解剖标志，沿着龛下柱，磨除骨化封闭的圆窗（rw），发现鼓阶。cp：匙突；f：岬末脚；fn：面神经鼓室段；fu：龛下柱；p：岬小桥；pr：鼓岬；s：镫骨；st：鼓室窦；su：岬下脚

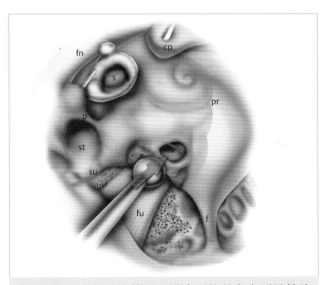

图 12.34　右侧：内镜下，沿龛下柱的方向可见鼓阶（红色箭头）。cp：匙突；f：岬末脚；fn：面神经鼓室段；fu：龛下柱；p：岬小桥；pr：鼓岬；s：镫骨；st：鼓室窦；su：岬下脚

12.2.8 显微镜手术步骤

　　一旦耳蜗造口完成，内镜下的操作步骤就结束了。耳后皮肤切口，确定颞肌筋膜瓣平面：掀开蒂在上的肌骨膜瓣，露出乳突骨面（▶图

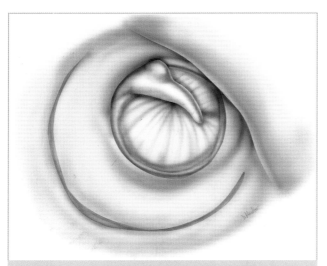

图 12.35　右侧：内镜下操作。在外耳道的后部做一个切口

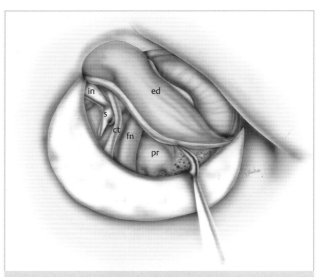

图 12.36　右侧：内镜下操作。掀开鼓膜外耳道瓣，进入鼓室腔。ct：鼓索；ed：鼓膜；fn：面神经鼓室段；in：砧骨；pr：鼓岬；s：镫骨

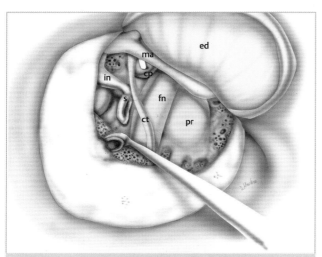

图 12.37　右侧：内镜下操作。使用刮匙去除鼓环的上后方部分，以获得鼓室内的一些手术空间。cp：匙突；ct：鼓索；ed：鼓膜；fn：面神经；in：砧骨；ma：锤骨；pr：鼓岬；s：镫骨

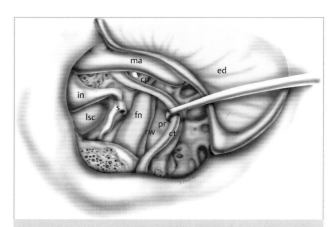

图 12.38　右侧：内镜下操作。轻轻下拉鼓索，鼓室腔在内镜下被放大。在这种情况下，CHARGE 综合征患者显示中耳畸形：听骨链异常，面神经（fn）在鼓岬的镫骨下走行，覆盖圆窗（rw）龛。cp：匙突；ct：鼓索；ed：鼓膜；fn：面神经；in：砧骨；lsc：外半规管；ma：锤骨；pr：鼓岬；rw：圆窗；s：镫骨

12.41）。游离外耳道后部的皮肤，显微镜下暴露鼓室腔（▶图 12.42）。乳突切除术会暴露鼓窦；然后进行前上鼓室切开术，显露出锤砧关节（▶图 12.43）。当遇到硬化型乳突时，通过上鼓室入路暴露的空间可能并不充分，此时需移除砧骨，在后鼓室和中鼓室之间形成一个广泛的连接（▶图 12.44）。在乳突气化良好的情况下，进行有限的后鼓室切开术，以扩大电极线放置的手术空间

并保持听小骨的完整性。植入体的接收－刺激器固定并覆盖在颞肌下。 在显微镜下将电极轻轻推过先前创建的通道，从上鼓室进入中鼓室（经上鼓室径路），并通过外耳道将电极插入耳蜗造口处（▶图 12.45）。在畸形耳朵中，电极插入时进行内镜检查可能是有用的，特别是在推入电极尾端的最后一部分时，以确保植入物的正确位置（▶图 12.46）。

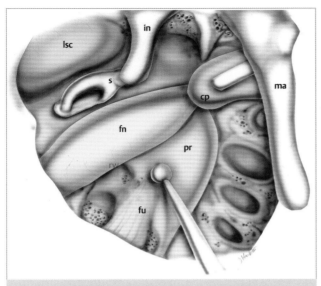

图 12.39 右侧：内镜下操作。在圆窗的前方和下方使用一个金刚砂钻头进行耳蜗造口术。在这一步中，在内镜下观察面神经走行。龛下柱有助于找到鼓阶的正确方向。cp：匙突；fn：面神经；fu：龛下柱；in：砧骨；lsc：外半规管；ma：锤骨；pr：鼓岬；rw：圆窗；s：镫骨

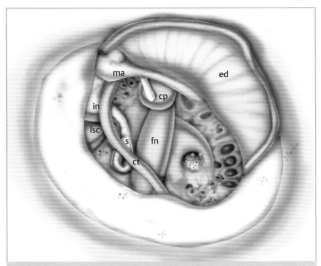

图 12.40 右侧：内镜下操作。耳蜗造口术是内镜下在鼓岬上进行（＊＊）。cp：匙突；ct：鼓索；ed：鼓膜；fn：面神经；in：砧骨；lsc：外半规管；ma：锤骨；s：镫骨

图 12.41 右侧：显微镜下观。在耳后切口，建立蒂在上的肌骨膜瓣。乳突骨皮质暴露在外。scm：胸锁乳突肌

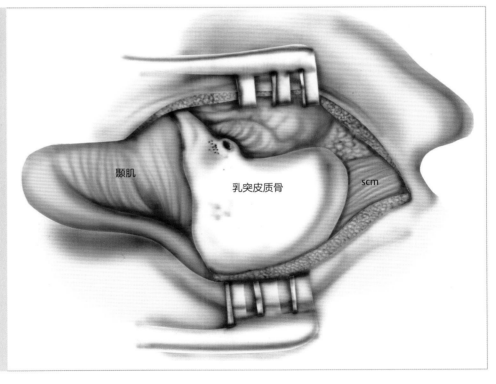

由于一些电极特别灵活且有弹性，而另一些电极可能需要一只手插入电极，一只手抽出电极内导丝，因此用一只手握持内镜时尝试插入电极是不必要的挑战，因此，我们不建议在内镜下常规插入电极。本文所述技术可作为控制儿童畸形中耳和内耳解剖异常的辅助方法，方便进行安全、有效的耳蜗造口术。通过外耳道的内镜手术是受欢迎的，因为众所周知，它提供了圆窗区域最好

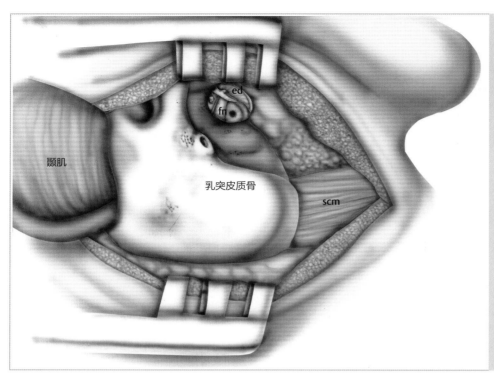

图 12.42 右侧：显微镜下观。掀起外耳道后部的皮肤，为了暴露鼓室的显微视图，放置一个自动牵开器以维持外耳道皮肤的掀开状态。ed：鼓膜；fn：面神经；scm：胸锁乳突肌

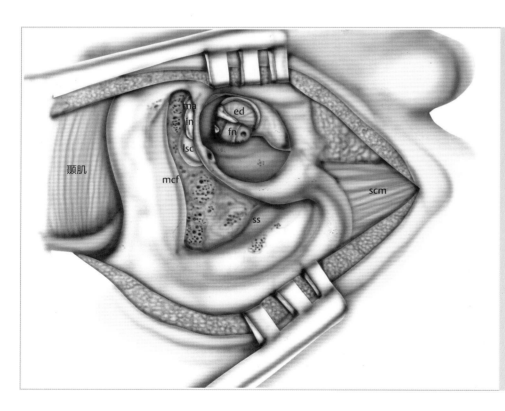

图 12.43 右侧：显微镜下观。进行乳突切除及前鼓室切开术，暴露鼓窦和上鼓室及锤砧关节。ed：鼓膜；fn：面神经；in：砧骨；lsc：外半规管；ma：锤骨；mcf：颅中窝；scm：胸锁乳突肌；ss：乙状窦

的正面直视图。

　　一旦电极被插入，一小块颞筋膜或肌肉用纤维蛋白胶密封耳蜗造口处（▶图 12.47）。鼓膜外

耳道瓣最终被复位，外耳道填充可吸收性明胶海绵（▶图 12.48）。使用骨膜下　皮瓣覆盖接收 – 刺激器，并缝合耳后皮肤切口。

图 12.44 右侧：显微镜下观。除去砧骨，在鼓窦、上鼓室和中鼓室之间建立连接。ed：鼓膜；fn：面神经；in：砧骨；lsc：外半规管；ma：锤骨；mcf：颅中窝；scm：胸锁乳突肌；ss：乙状窦

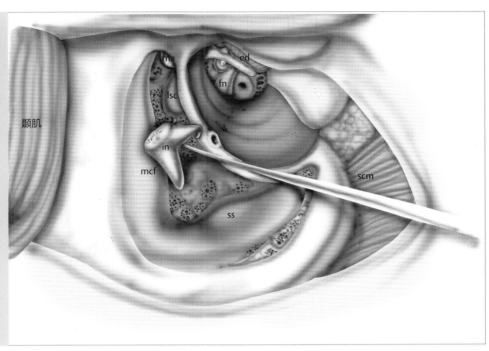

图 12.45 右侧：显微镜下观。接收–刺激器被放置并固定在颞肌下。该电极通过乳突切除后的空间轻轻插入，并从上鼓室到中鼓室进入耳蜗内。ed：鼓膜；fn：面神经；scm：胸锁乳突肌

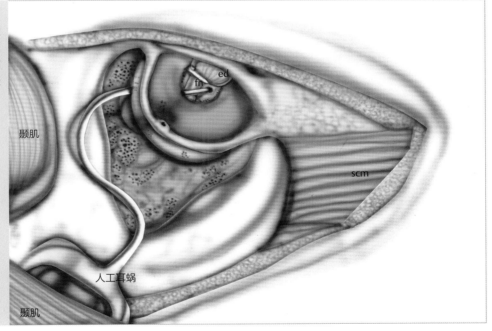

12.3 经耳道鼓岬下入路人工耳蜗植入术

经耳道鼓岬下入路是经耳道经鼓岬入路的一种变异（见第 13 章）。这种方法与经鼓岬入路手术有相同的步骤，不同之处在于保留了耳蜗底转的最前部和中转及顶转。从内耳道底和内耳道口进行轮廓化，通过耳蜗前庭骨质识别内耳道底并保存耳蜗。这种方法允许切除位于内耳道的听神经瘤，条件允许的情况下，通过残余耳蜗插入人工耳蜗以恢复听力功能（见临床病例 4 ▶图 12.83 至 ▶图 12.87）。

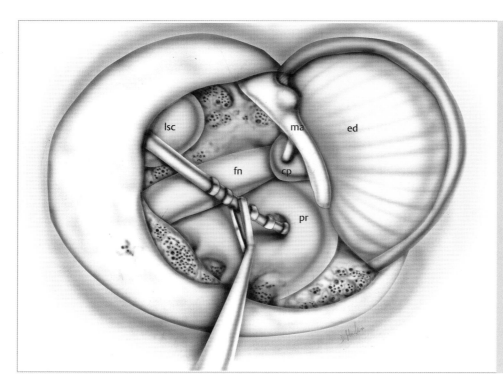

图 12.46 右侧：鼓室的内镜放大有利于通过耳蜗造口植入电极。cp：匙突；ed：鼓膜；fn：面神经；lsc：外半规管；ma：锤骨；pr：鼓岬

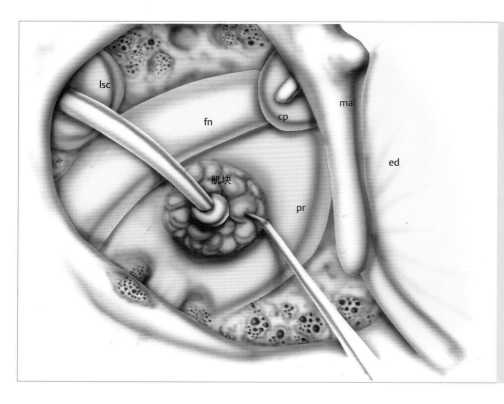

图 12.47 右侧：将一块肌肉覆盖在耳蜗造口处。cp：匙突；ed：鼓膜；fn：面神经；lsc：外半规管；ma：锤骨；pr：鼓岬

12.3.1 适应证

同期 CI 手术的相对指征应包括听力差的耳朵怀疑感音（而非神经性）丧失的小肿瘤（保留蜗神经的可能性很大）。为了区分感音性（耳蜗）听力损失和神经性（蜗神经）听力损失，术前应考虑进行鼓岬刺激。

图 12.48　右侧：乳突内填充可吸收性明胶海绵。掀开鼓膜外耳道瓣。ed: 鼓膜；mcf: 颅中窝；scm: 胸锁乳突肌；tmj: 颞下颌关节；ss: 乙状窦

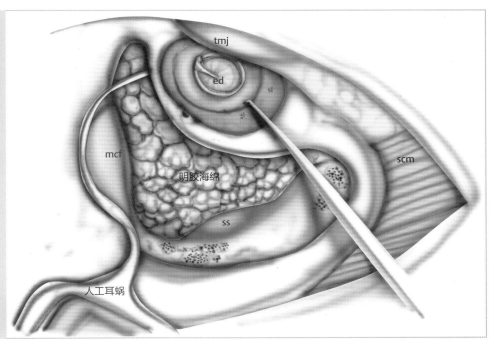

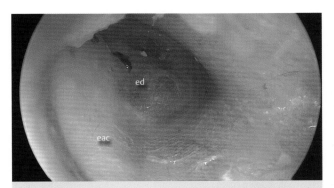

图 12.49　临床病例 3，右侧：CHARGE 综合征。内镜下观察。外耳道被注射稀释的麻醉剂 / 肾上腺素溶液。eac: 外耳道；ed: 鼓膜

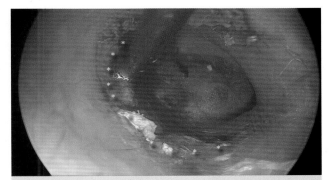

图 12.50　临床病例 3，右侧：CHARGE 综合征。内镜下观察。内镜下进行外耳道切开（****）

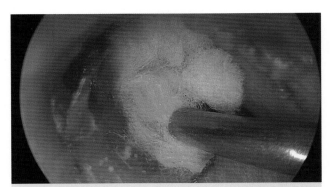

图 12.51　临床病例 3，右侧：CHARGE 综合征。内镜下观察。用棉片来向前翻起鼓膜外耳道瓣，并保持术野的清洁

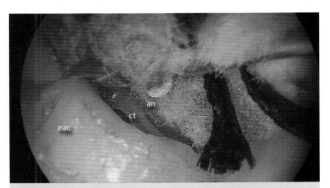

图 12.52　临床病例 3，右侧：CHARGE 综合征。内镜下观察。连同鼓环一起掀起鼓膜外耳道瓣，进入鼓室腔。an: 纤维鼓环；ct: 鼓索；eac: 外耳道

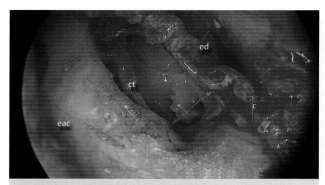

图 12.53 临床病例 3，右侧：CHARGE 综合征。内镜下观察。内镜下显露鼓室。ct：鼓索；eac：外耳道；ed：鼓膜

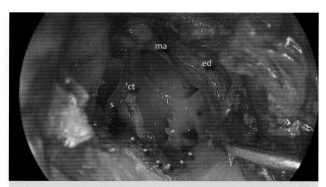

图 12.54 临床病例 3，右侧：CHARGE 综合征。内镜下观察。使用刮匙部分移除鼓环的后部（****），以获得鼓岬的内镜视图。可见镫骨畸形。ct：鼓索；ed：鼓膜；ma：锤骨；s：镫骨

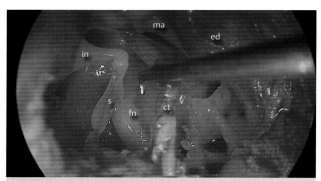

图 12.55 临床病例 3，右侧：CHARGE 综合征。内镜下观察。轻轻向下牵拉鼓索。异位面神经走行于镫骨下的鼓岬表面。ct：鼓索；ed：鼓膜；fn：面神经；in：砧骨；ma：锤骨；s：镫骨

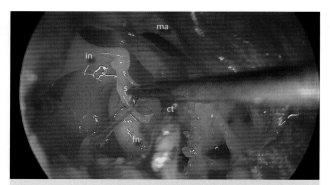

图 12.56 临床病例 3，右侧：CHARGE 综合征。内镜下观察。镫骨与砧骨分离。ct：鼓索；fn：面神经；in：砧骨；ma：锤骨；s：镫骨

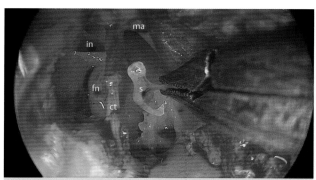

图 12.57 临床病例 3，右侧：CHARGE 综合征。内镜下观察。取出镫骨。ct：鼓索；fn：面神经；in：砧骨；ma：锤骨；s：镫骨

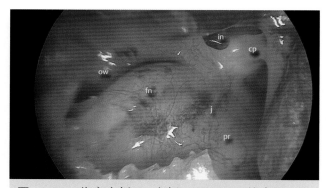

图 12.58 临床病例 3，右侧：CHARGE 综合征。内镜下观察。异常面神经的内镜放大：神经穿过鼓岬，遮挡了圆窗。cp：匙突；in：砧骨；j：Jacobson 神经；ow：前庭窗；pr：鼓岬；fn：面神经

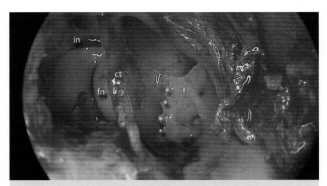

图 12.59 临床病例 3，右侧：CHARGE 综合征。内镜下观察。内镜检查到圆窗腔和龛下柱（*****）。ct：鼓索；fn：面神经；in：砧骨

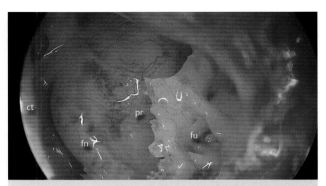

图 12.60 临床病例 3，右侧：CHARGE 综合征。内镜下术野。内镜放大观察龛下柱，并将其作为发现耳蜗的标志。ct：鼓索；fn：面神经；fu：龛下柱；pr：鼓岬

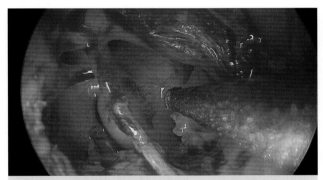

图 12.61 临床病例 3，右侧：CHARGE 综合征。内镜下术野。在龛下柱的方向使用金刚砂钻进行耳蜗造口术

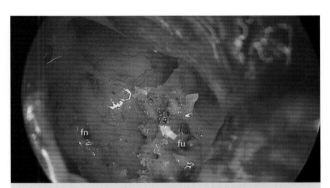

图 12.62 临床病例 3，右侧：CHARGE 综合征。内镜术野。白色箭头显示了龛下柱的方向。fn：面神经；fu：龛下柱

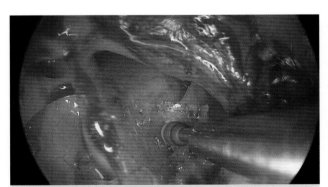

图 12.63 临床病例 3，右侧：CHARGE 综合征。内镜下术野，开始钻磨骨质

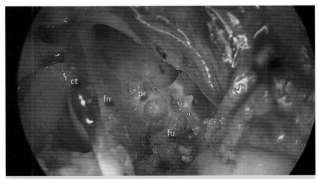

图 12.64 临床病例 3，右侧：CHARGE 综合征。内镜下术野。耳蜗造口术沿着龛下柱的方向在鼓岬上进行。ct：鼓索；fn：面神经；fu：龛下柱；pr：鼓岬

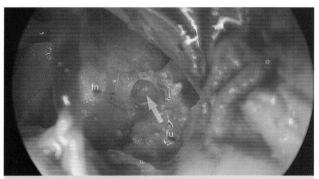

图 12.65 临床病例 3，右侧：CHARGE 综合征。内镜下视野。白色箭头显示龛下柱方向相对于耳蜗造口的部位。fn：面神经；fu：龛下柱

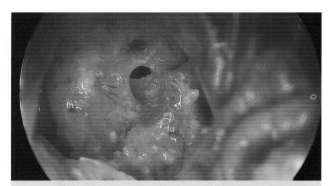

图 12.66 临床病例 3，右侧：CHARGE 综合征。内镜下视野。进行耳蜗造口术。fn：面神经；fu：龛下柱

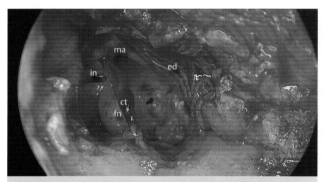

图 12.67 临床病例 3，右侧：CHARGE 综合征。内镜下术野下鼓室内镜图。ct：鼓索；ed 鼓膜；fn：面神经；in：砧骨；ma：锤骨

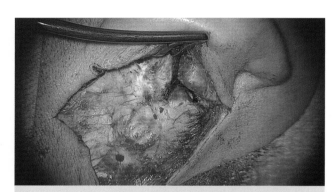

图 12.68 临床病例 3，右侧：CHARGE 综合征。显微镜术野。做一个耳后切口：暴露颞肌筋膜瓣和外耳道后部

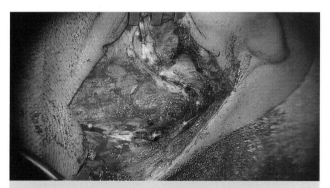

图 12.69 临床病例 3，右侧：CHARGE 综合征。显微镜下术野。做蒂在上的纤维肌骨膜瓣（****** = 切口线）

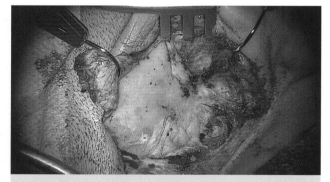

图 12.70 临床病例 3，右侧：CHARGE 综合征。显微镜下术野。乳突骨皮质暴露在外

相对适应证（▶图 12.88）

· 听神经瘤局限于内耳道，需要手术治疗听力功能丧失的患者对侧听力功能受损（老年性耳聋，慢性中耳炎，听力功能不稳定）。

· NF2 肿瘤局限于内耳道，且患者听力功能

丧失，需要手术提高听力功能。

听神经瘤手术中应考虑听力治疗，在经迷路入路进行迷路切除术的患者中，观察到术后耳蜗骨化，这可能无法完成耳蜗植入。对迷路切除术后检查耳蜗腔通畅的影像学研究表明，约 1/3 的

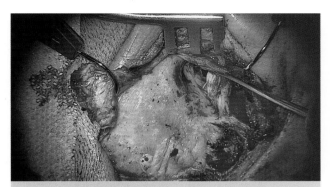

图 12.71 临床病例 3，右侧：CHARGE 综合征。显微镜下术野。将外耳道后部的皮肤从骨壁上轻轻分离。这种手法允许通过外耳道暴露鼓室腔

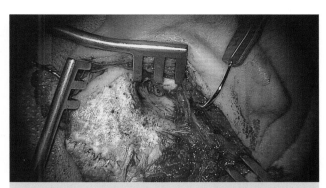

图 12.72 临床病例 3，右侧：CHARGE 综合征。显微镜下术野。放置牵开器以扩大外耳道通道，优化显微镜下鼓室的术野

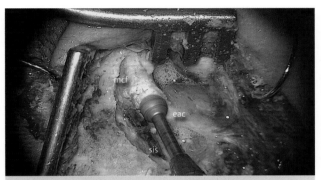

图 12.73 临床病例 3，右侧：CHARGE 综合征。显微镜下术野。行乳突切除术：本例可见硬化型乳突腔。eac：外耳道；mcf：颅中窝；sis：乙状窦

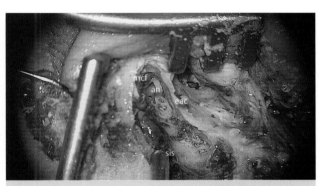

图 12.74 临床病例 3，右侧：CHARGE 综合征。显微镜下术野。行乳突切除术暴露鼓窦。an：鼓窦；eac：外耳道；mcf：颅中窝；sis：乙状窦

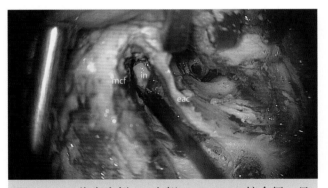

图 12.75 临床病例 3，右侧：CHARGE 综合征。显微镜下术野。砧骨被移除。eac：外耳道；in：砧骨；mcf：颅中窝

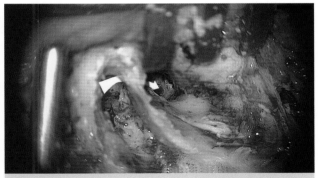

图 12.76 临床病例 3，右侧：CHARGE 综合征。显微镜下术野。去除砧骨后，上鼓室和中鼓室之间建立连接（白色箭头）

患者术后出现不同程度的耳蜗骨化。文献报道，经迷路入路这种情况可能会在术后引起耳蜗骨化，与耳蜗植入后较差的听力结果相关（Wang 和 Zhang，2014）。经耳道鼓岬下入路保留了半规管和耳蜗，从而避免了术后耳蜗骨化，可能会产生更好的听力效果。

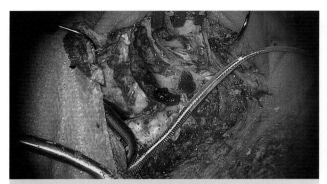

图 12.77 临床病例 3，右侧：CHARGE 综合征。显微镜下术野。接收 – 刺激器被放置并固定在颞肌下

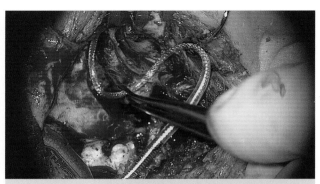

图 12.78 临床病例 3，右侧：CHARGE 综合征。显微镜下术野。该电极通过乳突切除术从上鼓室到中鼓室被轻轻插入

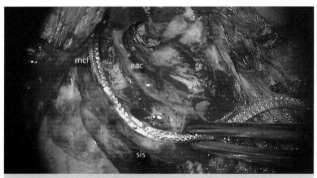

图 12.79 临床病例 3 右侧：CHARGE 综合征。显微镜下术野。该电极经过之前做好耳蜗造口插入。eac：外耳道；mcf：颅中窝；sis：乙状窦

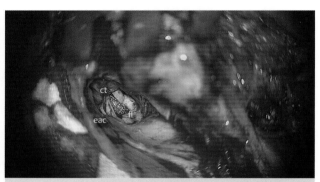

图 12.80 临床病例 3，右侧：CHARGE 综合征。显微镜下术野。一块颞肌筋膜被用来覆盖耳蜗造口和保护电极。ct：鼓索；eac：外耳道；fl：筋膜层

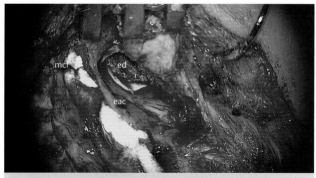

图 12.81 临床病例 3，右侧：CHARGE 综合征。显微镜下术野。将鼓膜复位，乳突腔内放置一块可吸收性明胶海绵。eac：外耳道；ed：鼓膜；mcf：颅中窝

12.3.2 局限性

尽管在此入路中保留了耳蜗和蜗神经，但经鼓岬下入路可能存在一些局限性，应予以强调，以使外科医生做出正确的选择：

· 经耳道鼓岬下入路时保留耳蜗是可能的，但需要牺牲耳蜗底转的最后部分：在手术结束时，实际上该电极从底转的最前部插入到顶转。

· 鼓岬下入路与同期的 CI 仅适用于局限于 IAC 的听神经瘤（Koos Ⅰ 级）：如果听神经瘤生长在桥小脑角（CPA）内，建议采用经迷路入路合并 CI，因为保留耳蜗可能很困难，肿瘤在 CPA 内的能见度可能有限，迫使外科医生在该解剖区域对肿瘤进行盲切。

12.3.3 手术步骤

最初的手术步骤与 CPA 章节中描述的经耳道鼓岬下入路进入内耳道的步骤相同（更多手术细节，见第 11 章）。

手术技术概述：显微镜下，耳后切口，耳廓

图 12.82 （a，b）耳蜗耳硬化症患者冠状面 CT 扫描：一个封闭的圆窗

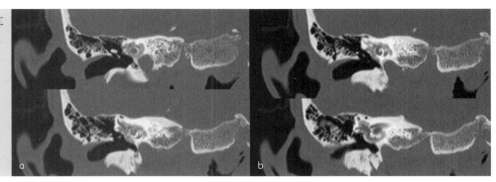

图 12.83 临床病例 4，右侧：经外耳道鼓岬下下入路。显微镜术野。去除听骨链，暴露前庭，轮廓化面神经从鼓室段到乳突段。鼓岬部分切除，耳蜗各转暴露在外：内耳道（IAC）位于耳蜗下方，轮廓化从内耳道底到内耳门。耳蜗和 IAC 之间的解剖学关系是显而易见的。coc：耳蜗；fn：面神经；gg：膝状神经节；iac：内耳道；lsc：外半规管

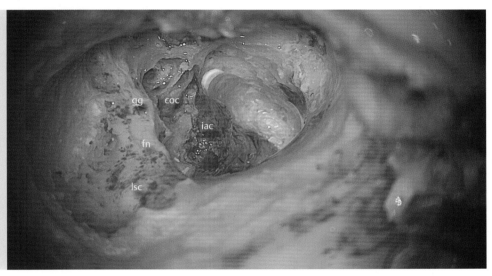

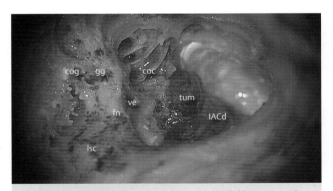

图 12.84 临床病例 4，右侧：经耳道鼓岬下入路，显微镜术野。打开内耳道硬脑膜，露出听神经瘤。coc：耳蜗；fn：面神经；gg：膝状神经节；IACd：内耳道硬脑膜层；lsc：外半规管；tum：肿瘤；ve：前庭

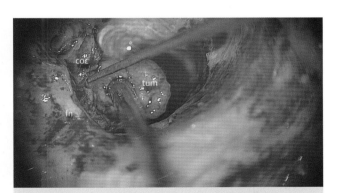

图 12.85 临床病例 4，右侧：经耳道鼓岬下入路。用显微镜将肿瘤切除。coc：耳蜗；fn：面神经；tum：肿瘤

向前移位。将外耳道的皮肤环周切开，并对外耳道进行盲囊封闭。将外耳道的皮肤以垂直的方式完全切开，并连同鼓膜一起整体去除。然后行外耳道成形术。在此步骤中，对颞下颌关节向前方

轮廓化，并行上鼓室切除术。面神经鼓室和乳突段被识别和轮廓化。切除砧骨和锤骨，以便更好地暴露鼓室的内侧壁和面神经鼓室段。显微镜下手术继续进行，使用金刚砂钻，以确定解剖的主要标志：后方为面神经乳突段，下方为颈静脉球，

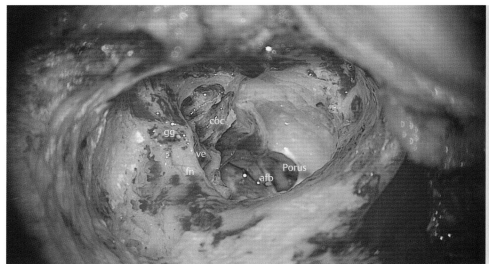

图 12.86 临床病例 4，右侧：经耳道鼓岬下入路。显微镜视野。肿瘤被切除：面听束被保留。内耳道的解剖结构可见到从内耳道底到内耳门。afb：面听束；coc：耳蜗；fn：面神经；gg：膝状神经节；ve：前庭

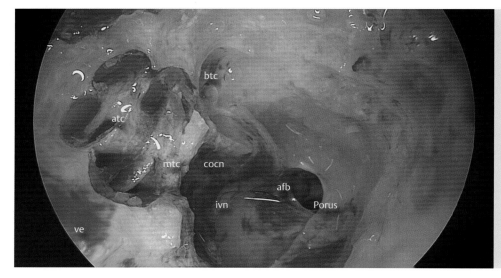

图 12.87 临床病例 4，右侧：经耳道鼓岬下入路。内镜视图。将 0° 内镜伸入术腔内，以检查是否存在残留病变，并查看蜗神经的状态。关注底转的最前面部分。afb：面听束；atc：耳蜗顶转；btc：耳蜗底转；cocn：蜗神经；ivn：前庭下神经；mtc：耳蜗中转；ve：前庭

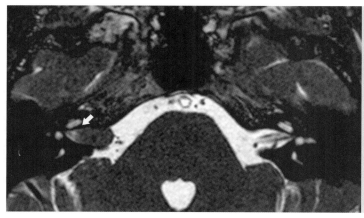

图 12.88 水平位磁共振成像（MRI）经耳道鼓岬下入路的典型指征。听神经瘤局限于内耳道（IAC），很少扩展到桥小脑角池。IAC 底未被肿瘤完全占据，可见蜗轴内蜗神经传入（白色箭头）。在这种情况下，保留蜗神经同时植入人工耳蜗是可行的

前方是颈内动脉。一旦手术范围被确定，镫骨被移除，暴露前庭腔，开始识别内耳道，同时保留耳蜗。

12.3.4 蜗神经和耳蜗的保护

一旦观察到前庭内侧壁的球囊，则圆窗龛和圆窗腔，尤其是圆窗龛天盖、岬下脚、岬末脚、龛下柱和耳蜗下小管也可以被观察到。为了得到这些解剖结构的显微镜下术野视图，应对面神经乳突段进行适当的轮廓化，仅在神经上保持一层薄薄的骨层，以便在肿瘤解剖过程中保护神经纤维。

在圆窗龛上用金刚砂钻开放耳蜗的底转。一旦耳蜗的底转被小心地打开，就保护并且可观察到蜗轴、鼓阶和前庭阶（▶图12.89和▶图12.90）。

使用金刚砂钻逐渐去除底转的后面部分，从而在耳蜗、前庭和内耳道底部之间形成一个良好的手术视野，暴露出耳蜗前庭骨（▶图12.91和▶图12.92）。在这一步骤之后，应仔细磨耳蜗前庭骨，直到内耳道底部轮廓化，以保护耳蜗的内

侧和顶端（▶图12.92和▶图12.93）。

鼓岬的骨壁应予以保留，以保护耳蜗底转的前部、内侧和顶部。在前庭和耳蜗底转的后部之间打开IAC底，暴露IAC的硬脑膜。用金刚砂钻头磨除下鼓室、后鼓室和前鼓室：位于岩尖区域的IAC底到内耳门被逐渐轮廓化。内耳门被暴露，内耳门周围的颅后窝硬脑膜也被逐渐暴露出来。硬脑膜在岩骨内侧表面的返折处代表着手术磨除的最深限度。打开IAC硬脑膜，可见听神经瘤。在这一步中，必须小心保护蜗神经。蜗神经位于蜗轴螺旋神经节的入口，在听神经瘤切除过程中应保留该神经（▶图12.94；见临床病例5▶图12.100至▶图12.121）。

如果在手术中定位困难，可以在鼓岬的外侧壁上小心钻磨，以暴露耳蜗的内侧和顶转。进行该步骤是为了提供耳蜗结构的解剖视图，并获得正确的方向，暴露耳蜗与周围解剖结构之间的解剖关系（▶图12.95，▶图12.96，▶图12.97；见临床病例7▶图12.127至▶图12.133）。一旦进

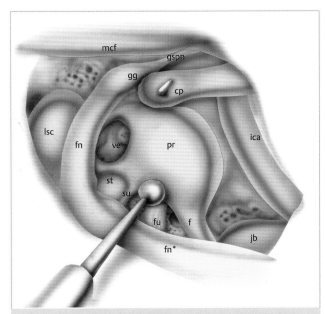

图12.89　右侧：经耳道鼓岬下入路。移除听骨链：前庭和鼓室内侧壁暴露在外。在圆窗上使用一个金刚砂钻头沿着耳蜗底转来打开底转的最前部。cp：匙突；f：岬末脚；fn：面神经鼓室段；fn＊：面神经乳突段；fu：龛下柱；gg：膝状神经节；gspn：岩浅大神经；ica：颈内动脉；jb：颈静脉球；lsc：外半规管；mcf：颅中窝；pr：鼓岬；st：鼓室窦；su：岬下脚；ve：前庭

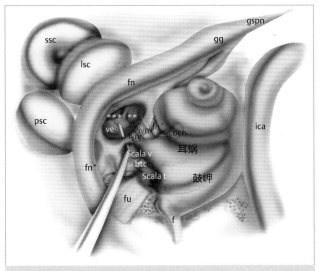

图12.90　右侧：经耳道鼓岬下入路。打开耳蜗底转：识别鼓阶和前庭阶；透明处显示耳蜗各转、内耳道底及神经。bct：耳蜗底转；cocn：蜗神经；f：岬末脚；fn：面神经鼓室段；fn＊：面神经乳突段；fn＊＊：面神经迷路段；fu：龛下柱；gg：膝状神经节；gspn：岩浅大神经；ica：颈内动脉；ivn：前庭下神经；lsc：外半规管；psc：后半规管；scala t：鼓阶；scala v：前庭阶；ssc：前半规管；svn：前庭上神经；ve：前庭；＊＊：球囊；＊＊＊：椭圆囊

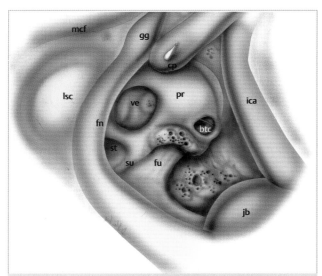

图 12.91 右侧：经耳道鼓岬下入路。一个金刚砂钻被用来打开耳蜗的底转：当到达底转的最前面部分时，术者停止钻磨。btc：耳蜗底转；cp：匙突；fn：面神经鼓室段；fu：龛下柱；gg：膝状神经节；ica：颈内动脉；jb：颈静脉球；lsc：外半规管；mcf：颅中窝；pr：鼓岬；st：鼓室窦；su：岬下脚；ve：前庭

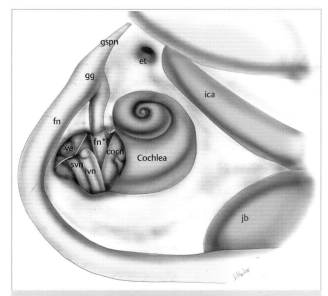

图 12.92 右侧：经耳道鼓岬下入路。经耳道鼓岬下入路切除耳蜗 – 前庭骨后，显示内耳道底神经解剖位置的示意图。cocn：蜗神经；et：咽鼓管；fn：面神经鼓室段；fn**：面神经进入 IAC；gg：膝状神经节；gspn：岩浅大神经；ica：颈内动脉；ivn：前庭下神经；jb：颈静脉球；svn：前庭上神经；ve：前庭；Cochlea：耳蜗

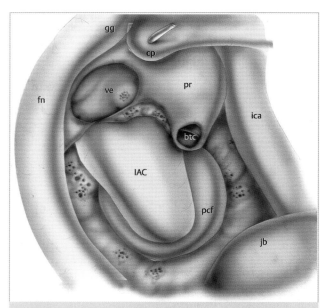

图 12.93 右侧：经耳道鼓岬下入路。去除耳蜗 – 前庭骨，轮廓化内耳道底至内耳门处，保留鼓岬和耳蜗。btc：耳蜗底转；cp：匙突；fn：面神经鼓室段；gg：膝状神经节；IAC：内耳道；ica：颈内动脉；jb：颈静脉球；pcf：颅后窝硬脑膜；pr：鼓岬；ve：前庭

行了显微镜下听神经瘤切除术后，将一个 0°、直径 4mm 的内镜放入手术腔，以观察蜗神经和面神经的状态，寻找残余病变（见临床病例 6 ▶图 12.122 至 ▶图 12.126）。如果发现后残余病变，应仔细进行内镜下残余病变的切除，以避免损伤耳蜗内的蜗神经。在某些情况下，45° 内镜可能有助于清除残留在内耳道底的病变。

一旦听神经瘤被切除，就会进行电生理学测试，以便在 CI 之前了解蜗神经的功能状态。植入体的刺激 – 接受器被固定并覆盖在颞肌下。在显微镜下从耳蜗的底转处，将植入电极轻轻推进之前创建的耳蜗造口处（▶图 12.94b）。当需要磨开鼓岬外侧壁时，为了控制耳蜗顶转的部分，电极的插入应小心进行，电极容易在此处被放错位置（▶图 12.98）。在这种情况下，可以使用一块肌肉来覆盖鼓岬缺损，并帮助插入电极，保护耳蜗（▶图 12.99）。

在咽鼓管中放置一块肌肉碎片，使用纤维蛋白胶来固定封闭咽鼓管。然后用从腹部取下的脂肪堵住内耳缺损和中耳，封闭术腔。

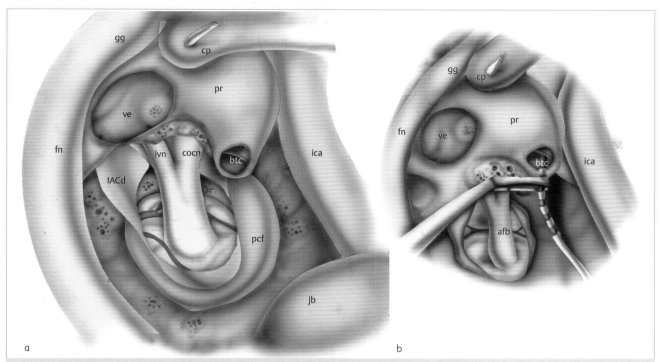

图 12.94　右侧：经耳道鼓岬下入路。（a）打开内耳道硬脑膜，切除肿瘤。可以看到内耳道的内容：保留神经，特别是蜗神经和耳蜗被保留，以便同时进行人工耳蜗植入（CI）。（b）在耳蜗底转通过耳蜗造口轻轻插入 CI 电极。afb：面听束；btc：耳蜗底转；cocn：蜗神经；cp：匙突；fn：面神经鼓室段；gg：膝状神经节；IACd：内耳道硬膜层；ica：颈内动脉；ivn：前庭下神经；jb：颈静脉球；pcf：颅后窝硬脑膜；pr：鼓岬；ve：前庭

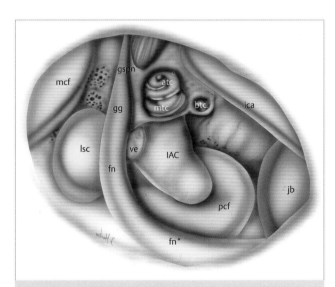

图 12.95　右侧：经耳道鼓岬下入路。在这种情况下，鼓岬被部分切除只是为了去除耳蜗各转表面的骨质；在手术中定位困难的情况下，建议采用这种手术手法。内耳道从内耳道底到内耳门处被轮廓化，术野下可见耳蜗各转。atc：耳蜗顶转；btc：耳蜗底转；fn：面神经鼓室段；fn *：面神经乳突段；gg：膝状神经节；gspn：岩浅大神经；IAC：内耳道；ica：颈内动脉；jb：颈静脉球；lsc：外半规管；mcf：颅中窝；mtc：耳蜗中转；pcf：颅后窝硬脑膜；ve：前庭

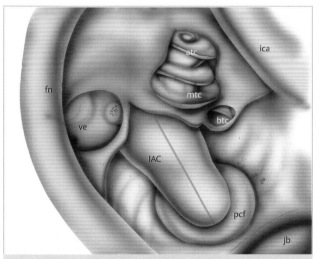

图 12.96　右侧：经耳道鼓岬下入路。通过沿 IAC 轴的切口打开内耳道硬脑膜。atc：耳蜗顶转；btc：耳蜗底转；fn：面神经鼓室段；IAC：内耳道；ica：颈内动脉；jb：颈静脉球；mtc：耳蜗中转；pcf：颅后窝硬脑膜；ve：前庭

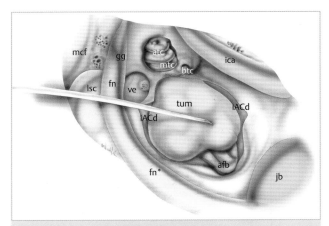

图 12.97 右侧：经耳道鼓岬下入路。小心从内耳道切除听神经瘤，保留面神经（fn）和蜗神经的完整性。afb：面听束；atc：耳蜗顶转；btc：耳蜗底转；fn：面神经鼓室段；fn *：面神经乳突段；gg：膝状神经节；IACd：内耳道硬脑膜；ica：颈内动脉；jb：颈静脉球；lsc：外半规管；mcf：颅中窝；mtc：耳蜗中转；tum：肿瘤；ve：前庭

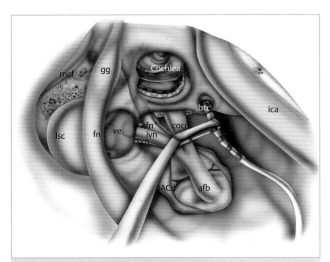

图 12.98 右侧：经耳道鼓岬下入路。耳蜗植入（CI）电极通过耳蜗的底转轻轻插入。由于在这一步骤中鼓岬的外侧壁已打开，术者应注意检查电极在耳蜗中转和顶转的插入进度，以避免异位插入。afb：面听束；btc：耳蜗底转；cocn：蜗神经；fn：面神经鼓室段；fn**：面神经进入 IAC；gg：膝状神经节；IACd：内耳道硬脑膜；ica：颈内动脉；ivn：前庭下神经；lsc：外半规管；mcf：颅中窝；svn：前庭上神经；ve：前庭

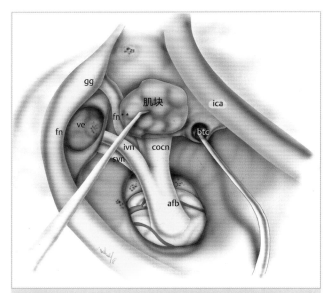

图 12.99 右侧：经耳道鼓岬下入路。在耳蜗上放置一块肌肉以保护电极线并覆盖耳蜗各转。afb：面听束；btc：耳蜗底转；cocn：蜗神经；fn**：面神经进入内耳道；fn：面神经鼓室段；gg：膝状神经节；ica：颈内动脉；ivn：前庭下神经；svn：前庭上神经；ve：前庭

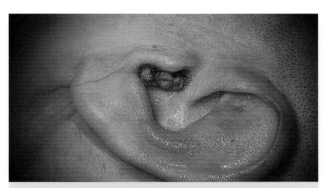

图 12.100 临床病例 5，左侧：经耳道鼓岬下入路。外翻外耳道皮肤，以盲囊封闭方式缝合

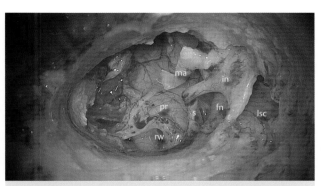

图 12.101 临床病例 5，左侧：经耳道鼓岬下入路。进行扩大的经外耳道入路，磨除部分外耳道壁。鼓室内侧壁的听骨链暴露在外。fn：面神经；in：砧骨；lsc：外半规管；ma：锤骨；pr：鼓岬；rw：圆窗；s：镫骨

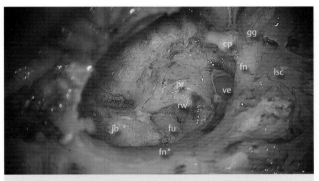

图 12.102 临床病例 5，左侧：经耳道鼓岬下入路。去除听骨链，暴露前庭。cp：匙突；fn：面神经；fn*：面神经乳突段；fu：龛下柱；gg：膝状神经节；jb：颈静脉球；lsc：外半规管；pr：鼓岬；rw：圆窗；ve：前庭

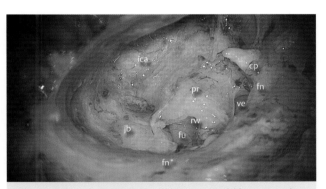

图 12.103 临床病例 5，左侧：经耳道鼓岬下入路。观察到颈内动脉和颈静脉球。cp：匙突；fn：面神经；fn*：面神经乳突段；fu：龛下柱；ica：颈内动脉；jb：颈静脉球；pr：鼓岬；rw：圆窗；ve：前庭

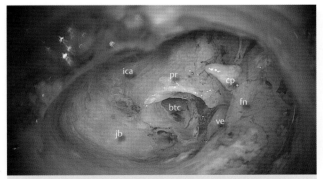

图 12.104 临床病例 5，左侧：经耳道鼓岬下入路。用金刚砂钻开放圆窗，露出耳蜗的底转。btc：耳蜗底转；cp：匙突；fn：面神经；ica：颈内动脉；jb：颈静脉球；pr：鼓岬；ve：前庭

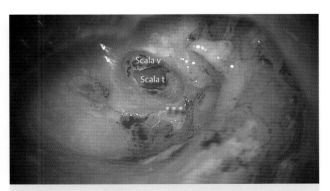

图 12.105 临床病例 5，左侧：经耳道鼓岬下入路。磨至耳蜗底转的最前面部分。这种手术手法允许暴露耳蜗前庭骨质（＊＊＊）。这个解剖结构是前庭前方的薄骨，将内耳道底与术腔分开。scala t：鼓阶；scala v：前庭阶

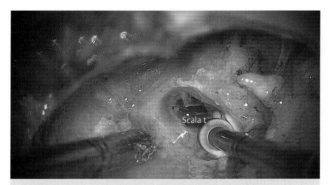

图 12.106 临床病例 5，左侧：经耳道鼓岬下入路。用一个小号金刚砂钻切除前庭和耳蜗底转最前部之间的耳蜗前庭之间的骨质，打开内耳道底部。scala t：鼓阶

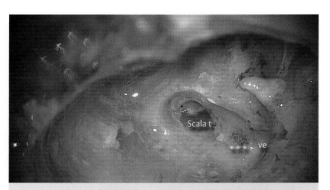

图 12.107 临床病例 5，左侧：经耳道鼓岬下入路。打开前庭和耳蜗之间内耳道（***）。scala t：鼓阶；ve：前庭

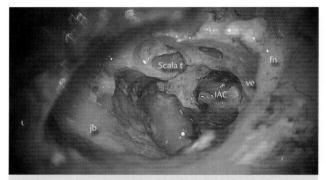

图 12.108 临床病例 5，左侧：经耳道鼓岬下入路。暴露并打开内耳道：内耳道内可见肿瘤。fn：面神经；IAC：内耳道；jb：颈静脉球；scala t：鼓阶；ve：前庭

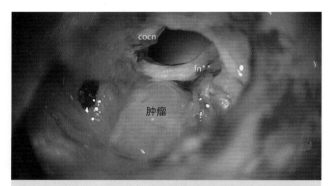

图 12.110 临床病例 5，左侧：经耳道鼓岬下入路。肿瘤从神经中剥离并切除。cocn：蜗神经；fn **：面神经进入内耳道

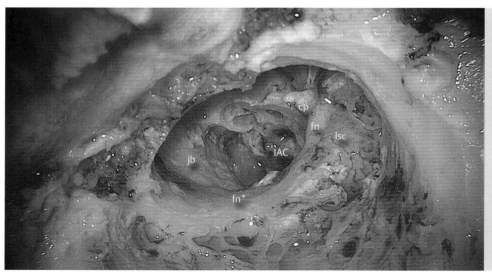

图 12.109 临床病例 5，左侧：经耳道鼓岬下入路。显微镜手术视野下发现位于内耳道（IAC）的肿瘤。cp：匙突；fn：面神经鼓室段；fn *：面神经乳突段；IAC：内耳道；jb：颈静脉球；lsc：外半规管

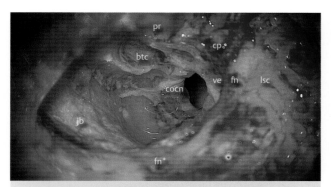

图 12.111　临床病例 5，左侧：经耳道鼓岬下入路。切除肿瘤，保留蜗神经。btc：耳蜗底转；cocn：蜗神经；cp：匙突；fn＊：面神经乳突段；fn：面神经鼓室段；jb：颈静脉球；lsc：外半规管；pr：鼓岬；ve：前庭

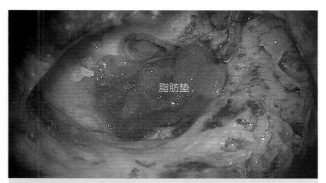

图 12.112　临床病例 5，左侧：经耳道鼓岬下入路。在内耳道与鼓室腔之间的缺损处放置脂肪垫

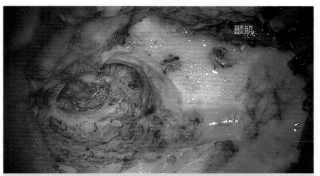

图 12.113　临床病例 5，左侧：经耳道鼓岬下入路。在颞肌下面为接收 – 刺激器留置一些手术空间

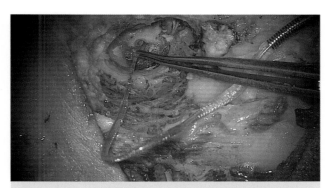

图 12.114　临床病例 5，左侧：经耳道鼓岬下入路。人工耳蜗电极轻轻插入耳蜗的底转

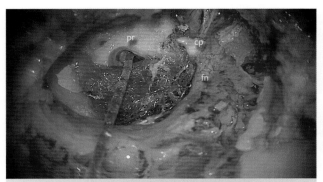

图 12.115　临床病例 5，左侧：经耳道鼓岬下入路。将电极逐渐推入鼓岬。cp：匙突；fn：面神经；pr：鼓岬

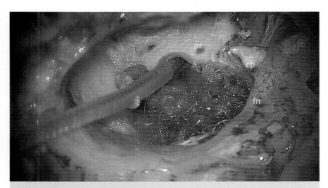

图 12.116　临床病例 5，左侧：经耳道鼓岬下入路。该电极完全插入耳蜗，直到电极最后一个标记。cp：匙突；fn：面神经；pr：鼓岬

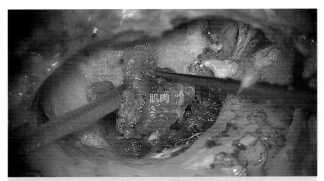

图 12.117 临床病例 5，左侧：经耳道鼓岬下入路。放置一块肌肉以保护耳蜗造口处

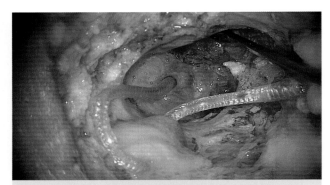

图 12.118 临床病例 5，左侧：经耳道鼓岬下入路。一些纤维蛋白胶被用来固定耳蜗造口上的肌肉；咽鼓管鼓室口用肌肉封闭

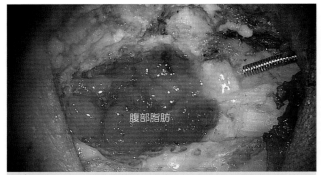

图 12.119 临床病例 5，左侧：经耳道鼓岬下入路。手术腔内充满了腹部脂肪

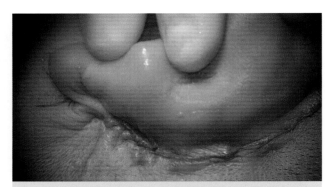

图 12.120 临床病例 5，左侧：经耳道鼓岬下入路。精确地逐层缝合：皮肤层用可吸收材料缝合

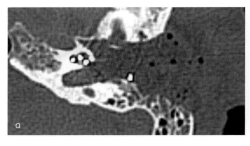
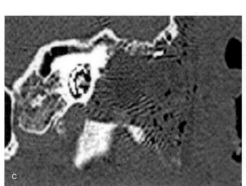
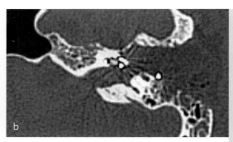
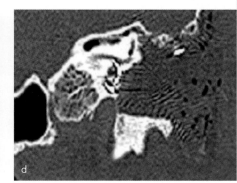

图 12.121 （a~d）临床病例 5，左侧：经耳道鼓岬下入路。手术后立即进行的计算机断层扫描（CT）显示了电极在耳蜗内的正确位置，保留耳蜗的鼓岬下入路，打开内耳道

图 12.122 临床病例 6，左侧：经耳道鼓岬下入路。内镜手术视野：本例中，耳蜗各转已暴露，从内耳道（IAC）底到内耳门被轮廓化。在耳蜗和前庭之间，可以看到 IAC 底的位置。atc：耳蜗顶转；btc：耳蜗底转；fn：面神经鼓室段；ica：颈内动脉；mtc：耳蜗中转；ve：前庭

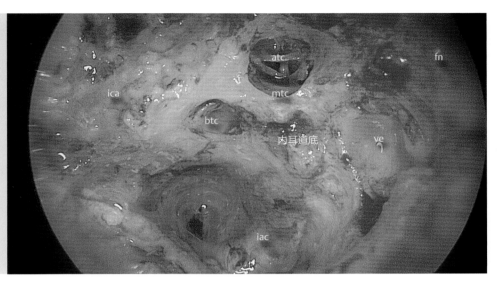

图 12.123 临床病例 6，左侧：经耳道鼓岬下入路。内镜放大内耳道底。前庭、耳蜗和内耳道底之间的解剖学关系是可见的。atc：耳蜗顶转；btc：耳蜗底转；iac：内耳道；ica：颈内动脉；mtc：耳蜗中转；ve：前庭

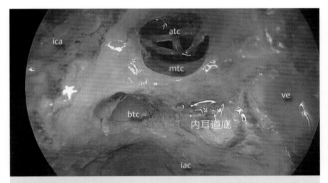

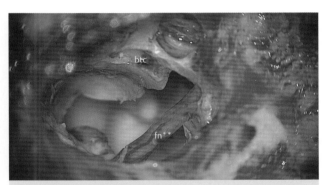

图 12.125 临床病例 6，左侧：经耳道鼓岬下入路。内耳道内面神经的显微镜下放大图。btc：耳蜗底转；fn**：面神经进入内耳道

图 12.124 临床病例 6，左侧：经耳道鼓岬下入路。在这种情况下，尽管保留了耳蜗，但由于在桥小脑角（CPA）区域暴露一个大窗，以允许肿瘤切除，因此牺牲了蜗神经。内耳道内可见面神经。atc：耳蜗顶转；btc：耳蜗底转；fn：面神经鼓室段；fn**：面神经进入 IAC；gg：膝状神经节；ica：颈内动脉；lsc：外半规管；mtc：耳蜗中转；ve：前庭

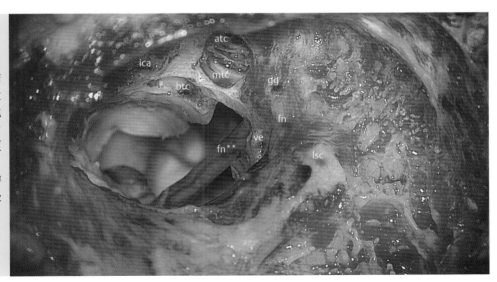

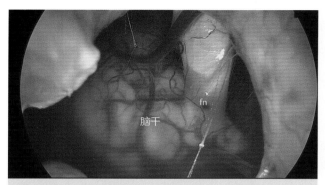

图 12.126 临床病例 6，左侧：经耳道鼓岬下入路。通过鼓室缺损处桥小脑角（CPA）区的内镜术野放大图。fn：面神经

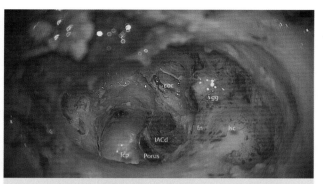

图 12.127 临床病例 7，左侧：经耳道鼓岬下入路。耳蜗圈暴露在外：内耳道底至内耳门被轮廓化。coc：耳蜗；IACd：内耳道硬脑膜；fcp：颅后窝硬脑膜；fn：面神经鼓室段；gg：膝状神经节；lsc：外半规管；Porus：内耳门

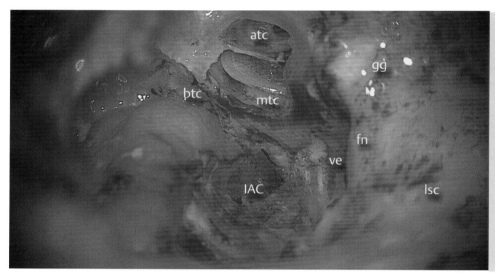

图 12.128 临床病例 7，左侧：经耳道鼓岬下入路。轻轻打开内耳道硬脑膜，逐渐暴露肿瘤。atc：耳蜗顶转；btc：耳蜗底转；mtc：耳蜗中转；IAC：内耳道；gg：膝状神经节；fn：面神经鼓室段；ve：前庭；lsc：外半规管

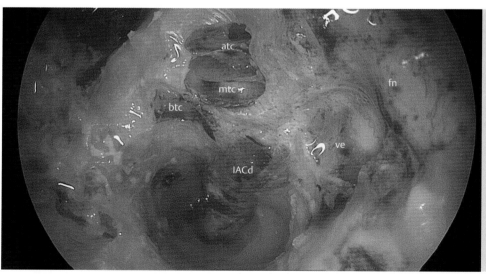

图 12.129 临床病例 7，左侧：经耳道鼓岬下入路。内耳道轮廓化后，鼓室的内镜视图。atc：耳蜗顶转；btc：耳蜗底转；fn：面神经鼓室段；IACd：内耳道硬脑膜；mtc：耳蜗中转；ve：前庭

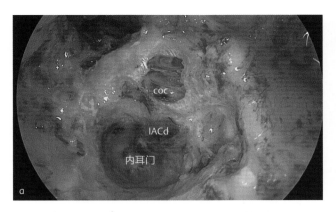

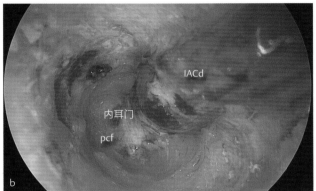

图 12.130　临床病例 7 左侧：经耳道鼓岬下入路。（a，b）暴露内耳道底至内耳门，并暴露内耳门周围的颅后窝硬脑膜。coc：耳蜗；IACd：内耳道硬脑膜；pcf：颅后窝硬脑膜

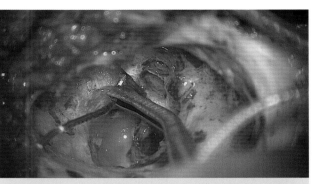

图 12.132　临床病例 7，左侧：经耳道鼓岬下入路。人工耳蜗电极（CI）插入耳蜗的底转

图 12.131　临床病例 7，左侧：经耳道鼓岬下入路。切除肿瘤，保留面神经和蜗神经。afb：面听束；atc：耳蜗顶转；btc：耳蜗底转；fn：面神经鼓室段；gg：膝状神经节；lsc：外半规管；mtc：耳蜗中转；ve：前庭

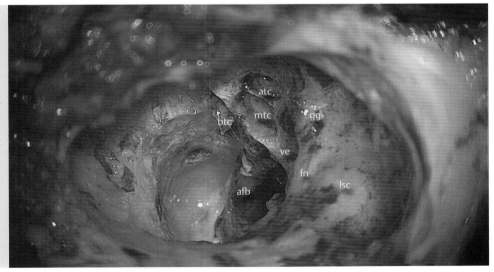

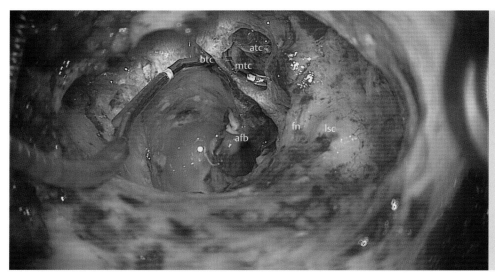

图 12.133 临床病例 7，左侧：经耳道鼓岬下入路。可以看到耳蜗内电极的位置。afb：面听束；atc：耳蜗顶转；btc：耳蜗底转；fn：面神经鼓室段；lsc：外半规管；mtc：耳蜗中转

12.3.5 术后护理

经耳道鼓岬下入路与经耳道经鼓岬入路遵循相同的原则（见第 11 章）。

CI 手术后 1 个月开机，并遵循康复方案，以评估最终的听力结果。

（侯晓燕 译，汤文龙 刘庆国 审）

推荐阅读

Ahsan S, Telischi F, Hodges A, et al. Cochlear implantation concurrent with translabyrinthine acoustic neuroma resection. Laryngoscope, 2003: 113(3):472 – 474

Arístegui M, Denia A. Simultaneous cochlear implantation and translabyrinthine removal of vestibular schwannoma in an only hearing ear: report of two cases (neurofibromatosis type 2 and unilateral vestibular schwannoma). Otol Neurotol, 2005: 26(2):205 – 210

Bajaj Y, Gibbins N, Fawkes K, et al. Surgical aspects of cochlear implantation in syndromic children. Cochlear Implants Int, 2012: 13(3):163 – 167

Birman CS, Brew JA, Gibson WP, et al. CHARGE syndrome and cochlear implantation: difficulties and outcomes in the paediatric population. Int J pediatr Otorhinolaryngol, 2015: 79(4):487 – 492

Bruijnzeel H, Ziylan F, Cattani G, et al. Retrospective complication rate comparison between surgical techniques in paediatric cochlear implantation. Clin Otolaryngol, 2016: 41(6):666 – 672

Carlson ML, Breen JT, Driscoll CL, et al. Cochlear implantation in patients with neurofibromatosis type 2:variables affecting auditory performance. Otol Neurotol, 2012:33(5):853 – 862

Charlett SD, Biggs N. The prevalence of cochlear obliteration after labyrinthectomy using magnetic resonance imaging and the implications for cochlear implantation. Otol Neurotol, 2015: 36(8):1328 – 1330

Chen YH, Liu TC, Yang TH, et al. Using endoscopy to locate the round window membrane during cochlear implantation:our experience with 25 patients. Clin Otolaryngol, 2018:43(1):357 – 362

Cruz OL, Vellutini EA. Cochlear implant in type 2 neurofibromatosis: an option for better hearing rehabilitation. Rev Bras Otorrinolaringol (Engl Ed), 2011: 77 (4): 538

Güneri EA, Olgun Y. Endoscope-assisted cochlear implantation. Clin Exp Otorhinolaryngol, 2018: 11(2):89 – 95

Leong AC, Jiang D, Agger A, et al. Evaluation of round window accessibility to cochlear implant insertion. Eur Arch Otorhinolaryngol, 2013:270(4):1237 – 1242

Lloyd SK, Glynn FJ, Rutherford SA, et al. Ipsilateral cochlear implantation after cochlear nerve preserving vestibular schwannoma surgery in patients with neurofibromatosis type 2. Otol Neurotol, 2014:35(1):43 – 51

Lloyd SK, Kasbekar AV, Kenway B, et al. Developmental changes in cochlear orientation-implications for cochlear implantation. Otol Neurotol, 2010: 31(6):902 – 907

Marchioni D, Alicandri-Ciufelli M, Pothier DD, et al. The round window region and contiguous areas: endoscopic anatomy and surgical implications. Eur Arch Otorhinolaryngol, 2015:272(5):1103 – 1112

Marchioni D, Carner M, Soloperto D, et al. Endoscopic-assisted cochlear implant procedure in CHARGE syndrome: preliminary report. Acta Oto-Laryngologica Case Reports, 2017: 2(1):52 – 58

Marchioni D, Carner M, Soloperto D, et al. Expanded transcanal transpromontorial approach:a novel surgical technique for cerebellopontine angle vestibular schwannoma removal. Otolaryngol Head Neck Surg, 2018: 158(4):710 – 715

Marchioni D, Carner M, Soloperto D, et al. The kaleidoscope of the operative solutions for hearing restoration in Charge syndrome: a critical review. Otolaryngol (Sunnyvale), 2017:

7(3):309 - 313

Marchioni D, Grammatica A, Alicandri-Ciufelli M, et al. Endoscopic cochlear implant procedure. Eur Arch Otorhinolaryngol, 2014: 271(5):959 - 966

Marchioni D, Soloperto D, Guarnaccia MC, et al. Endoscopic assisted cochlear implants in ear malformations. Eur Arch Otorhinolaryngol, 2015:272(10):2643 - 2652

Marchioni D, Soloperto D, Masotto B, et al. Transcanal transpromontorial acoustic neuroma surgery: results and facial nerve outcomes. Otol Neurotol, 2018:39(2):242 - 249

Marchioni D, Veronese S, Carner M, et al. Hearing restoration during vestibular schwannoma surgery with transcanal approach: anatomical and functional preliminary report. Otol Neurotol, 2018: 39(10):1304 - 1310

McRackan TR, Reda FA, Rivas A, et al. Comparison of cochlear implant relevant anatomy in children versus adults. Otol Neurotol, 2012: 33(3):328 - 334

Meshik X, Holden TA, Chole RA, et al. Optimal cochlear implant insertion vectors. Otol Neurotol, 2010: 31(1):58 - 63

Morimoto AK, Wiggins RH, III, Hudgins PA, et al. Absent semicircular canals in CHARGE syndrome: radiologic spectrum of findings. AJNR Am J Neuroradiol, 2006: 27(8):1663 - 1671

Neff BA, Wiet RM, Lasak JM, et al. Cochlear implantation in the neurofibromatosis type 2 patient: long-term follow-up. Laryngoscope, 2007: 117(6):1069 - 1072

Orhan KS, Polat B, Çelik M, et al. Endoscopic-assisted cochlear implantation: a case series. J Int Adv Otol, 2016: 12(3):337 - 340

Roland PS, Wright CG, Isaacson B. Cochlear implant electrode insertion: the round window revisited. Laryngoscope, 2007: 117(8):1397 - 1402

Tran Ba Huy P, Kania R, Frachet B, et al. Auditory rehabilitation with cochlear implantation in patients with neurofibromatosis type 2. Acta Otolaryngol, 2009: 129(9):971 - 975

Vesseur AC, Verbist BM, Westerlaan HE, et al. ct findings of the temporal bone in CHARGE syndrome: aspects of importance in cochlear implant surgery. Eur Arch Otorhinolaryngol, 2016: 273(12):4225 - 4240

Zanetti D, Campovecchi CB, Pasini S, et al. Simultaneous translabyrinthine removal of acoustic neuroma and cochlear implantation. Auris Nasus Larynx, 2008: 35(4): 562 - 568

Zheng Y, schachern PA, Djalilian HR, et al. Temporal bone histopathology related to cochlear implantation in congenital malformation of the bony cochlea. Otol Neurotol, 2002: 23(2): 181 - 186

第 13 章

内镜下经耳道耳蜗下入路

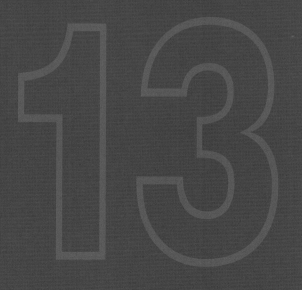

13　内镜下经耳道耳蜗下入路

Seiji Kakeatha, Daniele Marchioni, Brandon Isaacson

摘　要

内镜下经耳道耳蜗下入路为我们提供了一条直接通往岩尖的通道，这条通道恰好位于耳蜗和内耳道的下方，从而保留了听力功能。我们必须掌握内镜下的中耳精细解剖知识，通过一个深在的、名为"耳蜗下小管"的隧道，才能正确地建立这个位于内耳道下方的直达岩尖气房的手术径路。耳蜗下小管的上端毗邻鼓岬，后端与龛下柱相接，前端毗邻岬末脚，下端与颈静脉球相接。通过磨除岬末脚，并使用颈内动脉的垂直部作为解剖的前界，我们可以建立一个通往岩尖的通道。这种技术的主要优点是可以对圆窗室区和附近的血管结构进行更好的解剖放大，从而保留耳蜗和听觉功能，同时避免了耳后切口。

适应证包括：

（1）岩尖胆固醇肉芽肿。

（2）鼓室胆脂瘤伴耳蜗下小管的侵犯。

（3）当怀疑有恶性或转移性肿瘤时，对岩尖病变进行活检。

（4）罕见的中耳良性肿瘤，其延伸到鼓室的范围虽然有限，但出现了前鼓室和下鼓室的粘连，如中耳腺瘤、神经鞘瘤或类癌。

相反，这种方法不能应用于大的岩尖胆脂瘤。不利的解剖条件，比如颈静脉球高位，是这个手术径路的禁忌证之一。

关键词： 内镜下耳蜗下径路，耳蜗下小管，岩尖胆脂瘤，岩尖胆固醇肉芽肿，下鼓室解剖。

13.1 引　言

耳蜗下径路是耳科医生熟知的手术方法，用于引流岩尖胆固醇肉芽肿，特别是在显微镜下进行时。

近来，内镜在中耳病变切除方面的引入，逐步增加了鼓室的解剖学知识，主要是圆窗区和其周围的区域。

这些知识使耳科医生不仅可以使用内镜下耳蜗下径路来引流岩尖的胆固醇肉芽肿，而且还可以治疗一些位于下鼓室和前鼓室的肿瘤，以及侵犯到耳蜗下的胆脂瘤。

13.2 理论依据

这种手术径路包括建立一个经外耳道的耳蜗下手术通道，以到达岩尖的病变，并且下延至内耳道。这种方法保留了听骨链和听力功能，与术前的听骨链和听功能情况一致（▶图 13.1）。

13.3 优　点

尽管显微镜下耳蜗下径路是一种成熟的技术，内镜耳蜗下径路的一些优势应予以强调：

· 不需要做耳后切口。

· 对圆窗室和周围的血管结构进行更好的解剖学放大从而到达岩尖内的病变，以利于保护耳蜗和听觉功能。

· 在胆固醇肉芽肿的情况下，通过内镜放大岩尖的囊肿内的内容物，可以进行更多的根治性手术。看到囊肿内的内容物情况，就可以解决任何额外的囊肿内病变。

· 如果是胆脂瘤侵犯到了岩尖，也可以通过耳蜗下小管建立一个耳蜗下通道；或伴有下鼓室气房粘连的良性肿瘤，也可以通过此径路避免对耳蜗损伤。

13.4 缺点和局限性

· 内镜下耳蜗下径路是一种单手解剖技术。

· 这种技术只适用于局限性的迷路下岩尖胆脂瘤，涉及耳蜗下小管的岩尖胆脂瘤，但它不适合于巨大的胆脂瘤（迷路下及迷路下–岩尖型）。

13.5 适应证

· 岩尖胆固醇肉芽肿（▶图 13.2）。

· 鼓室胆脂瘤延伸至耳蜗下小管。

· 当怀疑有恶性或转移性肿瘤时，对岩尖病变进行活检。

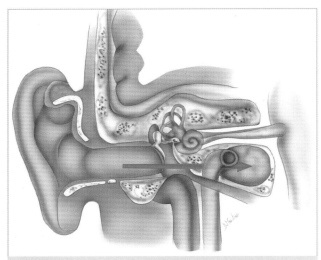

图 13.1 内镜下经耳道耳蜗下径路示意图：在耳蜗下方，岩段颈内动脉垂直部和颈静脉球之间建立一个手术通道。通过这条通道，可以到达位于内耳道下方岩尖气房的病变（红色箭头）

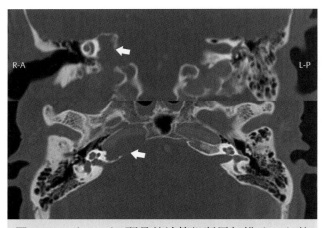

图 13.2 （a，b）颞骨的计算机断层扫描（CT）的冠状位和轴位图像。检测到岩尖病变，并沿颈内动脉的水平部延伸（白色箭头）

·罕见的中耳良性肿瘤，其扩展范围仅限于鼓室，并伴有前鼓室和下鼓室的粘连，如中耳腺瘤、神经鞘瘤或类癌。在这些病例中，如果肿瘤与听骨链的内侧粘连，是否切除听骨链应是考虑的问题。因为为了避免复发，必须进行根治性手术。

13.6 禁忌证

我们需要使用 CT 扫描明确颈静脉球的解剖位置来筛选患者。事实上，一个不利的解剖条件，如高位颈静脉球，是这种手术方法的禁忌证（▶图 13.43）。

13.7 关于圆窗室和下鼓室区域的手术考虑（▶图 13.3）

要了解内镜下耳蜗下径路手术中使用的解剖标志，关键是要了解圆窗室的解剖结构以及该区域与岩尖之间的关系。

圆窗龛的骨质在胚胎期的第 16 周开始发育。圆窗的前壁、上壁和后壁最先出现，而下壁在此时完全没有发育。1 周后，一个形成圆窗下壁的骨性突起在圆窗龛内生长，但这个突起到第 18 周时才会到达前壁。在孕 23 周的时候，形成下壁的骨性结构出现了，即所谓的龛下柱。这个结构在下壁的中间，指向圆窗的顶点。产前第 20 周后，可以观察到前壁的密集生长，在此处可见到下鼓室动脉和鼓室神经穿过。在这一周，一个完整的骨性管道在鼓室神经和下鼓室动脉周围成形；这个骨性结构从前柱产生，在下鼓室气房下方走行，形成所谓的岬末脚。

有些患者在穹隆区的龛下柱和岬末脚之间形成一条深的隧道，这就是"耳蜗下小管"，直接与位于 IAC 下方的岩尖气房相连。

这条隧道在解剖学上具有重要意义，特别是在耳蜗下径路胆固醇肉芽肿的手术或胆脂瘤手术中，因为它位于耳蜗下方以及颈内动脉（ICA）垂直部分的内侧，深深延伸至岩尖气房。

耳蜗下小管可能产生于胎儿发育过程中圆窗的下壁（龛下柱和穹隆区）和上壁（前柱和岬末脚）之间的合并缺陷。这一事件的可能结果就是形成多变的延伸至岩尖气房的耳蜗下小管。

相反，当一个发达的穹隆区域与岬末脚合并时，耳蜗下小管就不存在了。

考虑到这种解剖结构，内镜下耳蜗下径路使用耳蜗下小管作为标志，去除岬末脚和位于龛下柱前部的穹隆区的骨质，以到达位于内耳道下方的岩尖气房。骨质去除的区域位于龛下柱后方，ICA 前方及颈静脉球上方。

13.8 手术步骤

使用 0° 的直径 3mm、长 14cm 的内镜。

沿着外耳道下壁从 2 点到 9 点的位置做一个耳内切口，形成一个位于基底在上方的鼓膜外耳道瓣（▶图 13.4）。逐渐掀起该皮瓣，辨别纤维鼓环并掀起，进入鼓室（▶图 13.5）。接着把鼓环从下方和前方剥离。用这种方法，将皮瓣从上面掀起，并且保留了锤骨上的附着部分，同时显露了下鼓室和前鼓室（▶图 13.6）。一旦掀起皮瓣，就用金刚砂钻头扩大外耳道，并在骨性鼓环的后部和下部磨骨，以便有一个宽阔的手术通道进入下鼓室气房（▶图 13.7 和 ▶图 13.8）。在这一步骤中，应特别注意，因为面神经的乳突段正好在

茎突隆起的后方（▶图 13.9）。内镜下识别出圆窗室，接着辨认圆窗龛、后柱、前柱、岬末脚骨质。在圆窗室的中间，辨认出龛下柱。A 型耳蜗下小管情况下，内镜下先检查圆窗室以找到耳蜗下小管，它代表了圆窗室和岩尖气房之间的连接（▶图 13.3）。这个解剖学上的联系被用作寻找位于耳蜗下方的岩尖气房的标志（▶图 13.10 和 ▶图 13.11）。龛下柱代表了内镜下耳蜗下径路的后界，因为单孔神经位于龛下柱（单管）的后上方。单孔神经支配后半规管壶腹。

用金刚砂钻头探查下方的颈静脉球，即岬末脚的下方作为解剖标志。一旦探查到颈静脉球，就可以在前鼓室区域识别出颈内动脉垂直部；在咽鼓管鼓室口正下方可探查到颈内动脉，这里正

图 13.3 右侧：根据龛下柱、穹隆区、岬末脚之间的关系，我们可以发现圆窗室的三种可能构型。（a，b）A 型：在龛下柱和岬末脚之间，有一个深孔 / 隧道（耳蜗下通道），向深部延伸至位于耳蜗下方的岩尖气房。在这些病例中，矢状位的计算机断层扫描（CT）显示，在岩尖的最下端和内侧部分，在内耳道（IAC）的下面，存在着一个完全气化的颞骨。（c，d）B 型：在龛下柱和岬末脚之间，有一个小孔（耳蜗下小管）存在。由于这个区域的尺寸限制，这个孔和岩尖顶点之间的通道在内镜下是无法辨认的。在这种情况下，矢状位的 CT 扫描显示在耳蜗下面存在一个有限气化的颞骨。（e，f）C 型：龛下柱和穹隆区域与岬末脚和前柱融合在一起。所以圆窗室和岩尖之间没有连接通道。在这种情况下，在矢状位 CT 扫描中，在岩尖的最下方和内侧没有气房存在。ac：穹隆区域；ap：前柱；f：岬末脚；fu：龛下柱；pp：后柱；rw：圆窗；sty：茎突复合体；su：岬下脚；红色箭头：耳蜗下通道的隧道

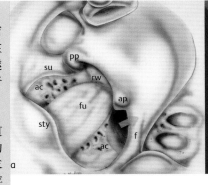
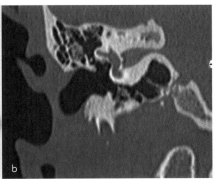
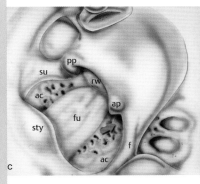
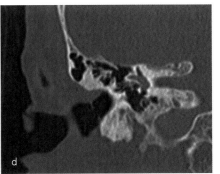
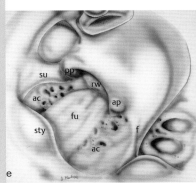
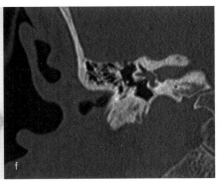

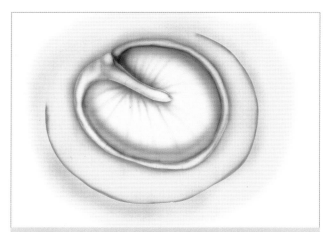

图 13.4　右侧。在内镜下做一个切口，形成一个基底在上部的鼓膜外耳道瓣

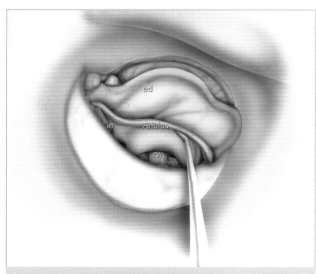

图 13.5　右侧。掀起鼓环并进入鼓室。ed：鼓膜；in：砧骨；rw：圆窗；Anulus：鼓环

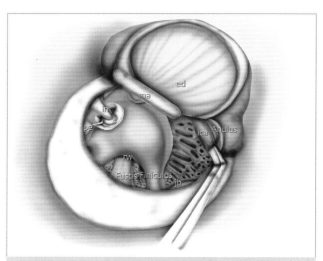

图 13.6　右侧。沿着鼓环的前方和下方掀起鼓环及鼓膜，暴露前鼓室和下鼓室。ica：颈内动脉；in：砧骨；jb：颈静脉球；ma：锤骨；pe：锥隆起；rw：圆窗；s：镫骨；Fustis：龛下柱；Anulus：鼓环；Finiculus：岬末脚

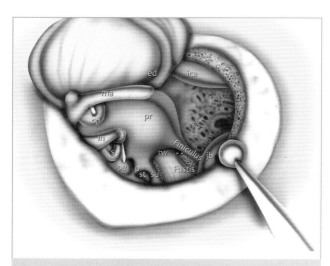

图 13.7　右侧。用金刚砂钻头进行外耳道成形。移除骨性鼓环下方和后方的骨质，从而广泛暴露血管结构（颈静脉球和颈内动脉）。cp：匙突；ed：鼓膜；ica：颈内动脉；in：砧骨；jb：颈静脉球；ma：锤骨；p：岬小桥；pe：锥隆起；pr：鼓岬；rw：圆窗；s：镫骨；st：鼓室窦；su：岬下脚；**：耳蜗下通道；Finiculus：岬末脚；Fustis：龛下柱

好是颈内动脉垂直和水平段结合的地方，此处比较表浅。

　　在确定了主要血管后，开始进行耳蜗下气房的开放。用刮匙将岬末脚去除，打开耳蜗下通道（▶图 13.12 和 ▶图 13.13）。用一个中等大小的金刚砂钻头，在龛下柱的后方、颈内动脉垂直部分前方，下方的颈静脉球和上方的鼓岬之间，磨除耳蜗下气房，形成一个通往岩尖的耳蜗下通道（▶图 13.14，▶图 13.15，▶图 13.16）。在开始磨骨之前，将一些盐水灌注到手术区域。手术医生的

助手可以拿着一个吸引工具，以帮助手术医生在磨骨过程中保持手术野的清洁。

　　沿着岩尖病变切开的越深，内耳道定位的解剖知识必须越多，以避免并发症。内耳道的外侧端（内耳道底）位于前庭内侧壁的后方（▶图 13.17，▶图 13.18，▶图 13.19）。内耳道的内侧端是内耳道口，是内耳道最深的部分，即将进入

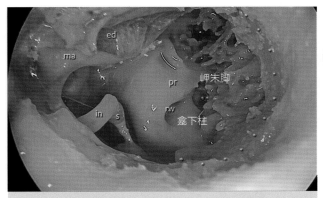

图 13.8 右侧，解剖：磨除骨性鼓环，暴露出下鼓室和前方的气房（****线）。ed：鼓膜；in：砧骨；ma：锤骨；pr：鼓岬；rw：圆窗；s：镫骨；**：耳蜗下小管

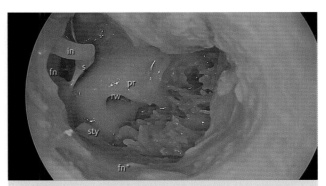

图 13.9 右侧：在这个解剖图中突出了茎突隆起和面神经乳突段之间的关系。fn：面神经的鼓室段；fn*：面神经的乳突段；in：砧骨；pr：鼓岬；rw：圆窗；s：镫骨；sty：茎突隆起

图 13.10 右侧：内镜下圆窗室的识别。圆窗龛、岬末脚和龛下柱清晰可见。耳蜗下小管（**）位于龛下柱和岬末脚之间，连接圆窗室和岩尖气房。cp：匙突；ed：鼓膜；ica：颈内动脉；in：砧骨；jb：颈静脉球；ma：锤骨；pe：锥隆起；pr：鼓岬；rw：圆窗；s：镫骨；**：耳蜗下小管

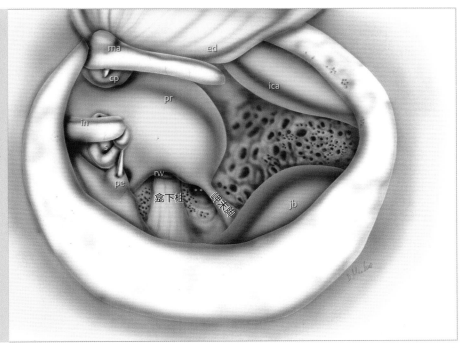

桥小脑脚。内耳道是一个倾斜的方向：从前到后，从外侧到内侧。

手术的范围和类型取决于病变的性质。

13.8.1 胆固醇肉芽肿（见临床病例 1 ▶图 13.22 至 ▶图 13.28）

对于胆固醇肉芽肿而言，在耳蜗下径路中，囊肿的侧壁会在岩尖逐渐暴露。一旦分离出囊肿的侧面部分，就用耳科手术刀对囊肿进行开窗引流，打开囊肿的侧壁（▶图 13.20）。用抗生素和生理盐水冲洗囊腔，然后在囊肿内进行吸引，以清除肉芽肿。在岩尖和鼓室之间建立适当的间隙和连接，以保持手术腔的正常通风状态，避免复发（▶图 13.21）。

13.8.2 胆脂瘤（见临床病例 2 ▶图 13.34 至 ▶图 13.42）

如果是鼓室胆脂瘤，并伴有圆窗室侵犯，内镜

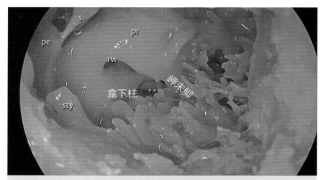

图 13.11　右侧：内镜下放大圆窗和耳蜗下小管。pe：锥隆起；pr：鼓岬；rw：圆窗；s：镫骨；sty：茎突隆起；**：耳蜗下小管

下需要检查耳蜗下小管，特别是在有浸润性基质存在的情况下。这种耳蜗下小管的检查非常重要，因为在耳蜗下侵犯的情况下，胆脂瘤可能扩散到岩尖。耳蜗下小管是位于龛下柱后方和岬末脚前方的隧道（见▶图 13.3）。如果胆脂瘤通过耳蜗下小管扩散到岩尖，内镜下耳蜗下入路是必须考虑的。内镜下耳蜗下径路的手术过程与之前描述的手术相似（▶图 13.29）。

电凝穿过岬末脚骨质的 Jacobson 神经和鼓室丛（▶图 13.30），接着用显微刮匙去除岬末脚。

在辨认出颈静脉球和颈内动脉垂直段后，用金刚钻磨除鼓岬下的下鼓室气房（▶图 13.31），以到达岩尖深部的胆脂瘤。用一个有角度的剥离子和吸引器来去除岩尖的胆脂瘤基质（▶图 13.32）。

如果颈静脉球出血，将可吸收的止血材料（如 Surgicel）放在静脉上，用脑棉片压住血管结构以止血（▶图 13.33）。

13.9　术后护理

患者可以在术后 48h 出院。3 个月后进行随访，在痊愈后，进行计算机断层扫描（CT），以检测岩尖的通气情况。术后 1 年可进行磁共振成像（MRI），检测岩尖的通气情况。

13.10　术中并发症

尽管这种方法被认为是安全的，但是在决定手术方案前应考虑可能的并发症：

·如果颈静脉球隆起较高，通过耳蜗下径路进入岩尖是受限的，因此应考虑采用不同的方法（经蝶窦和颅中窝入路）（▶图 13.43）。

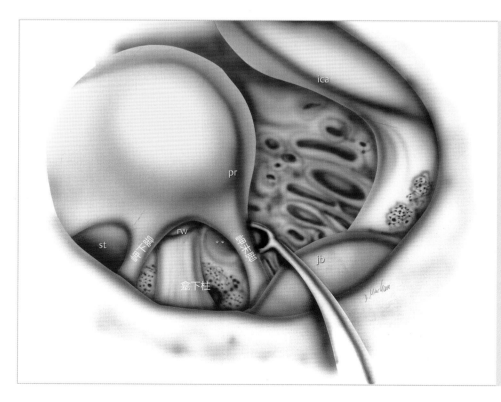

图 13.12　右侧：显示颈内动脉和颈静脉球；用刮匙将岬末脚骨质去除。ica：颈内动脉；jb：颈静脉球；pr：鼓岬；rw：圆窗；st：鼓室窦；**：耳蜗下小管

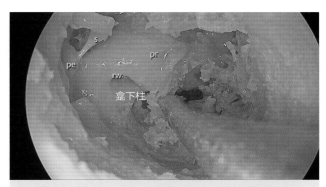

图 13.13　右侧，解剖：用刮匙将岬末脚骨质去除。在此过程中，预计会有 Jacobson 神经丛区域的出血；微双极电凝可能有助于神经丛止血。pe：锥隆起；pr：鼓岬；rw：圆窗；s：镫骨

·包裹内耳道的硬脑膜损伤，颅后窝硬脑膜损伤或蜗导水管开放会引起脑脊液（CSF）漏。在这种情况下，要用脂肪来封闭缺损的地方。

·血管损伤；颈内动脉破裂或颈静脉球损伤。

·耳蜗的损伤导致严重的感音神经性听力损失。

如果出血过多，难以用单手处理，可以加做一个耳后切口。用金刚砂钻头修整外耳道壁，使其与先前创建的空腔相接，由于可以用两只手控制出血，应该考虑采用显微镜下的方法（见临床病例 3 ▶图 13.44）。

图 13.14　右侧：用一个金刚砂钻头来磨除耳蜗、颈内动脉和颈静脉之间的骨质，龛下柱是解剖的后界。逐步暴露出病变的外侧壁。cp：匙突。fn：面神经；ica：颈内动脉；in：砧骨；jb：颈静脉球；ma：锤骨；pe：锥隆起；pr：鼓岬；rw：圆窗；s：镫骨

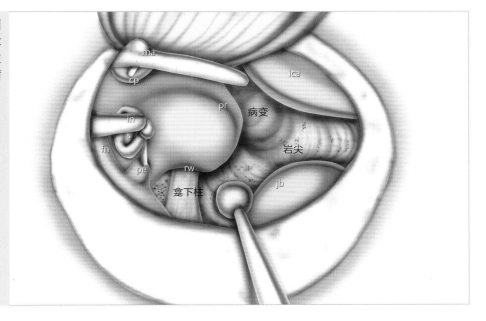

图 13.15　右侧，解剖：经耳道耳蜗下入路。在这张解剖图中强调了解剖标志。岩尖暴露在耳蜗下。ica：颈内动脉；jb：颈静脉球；pe：锥隆起；pr：鼓岬；rw：圆窗；s：镫骨

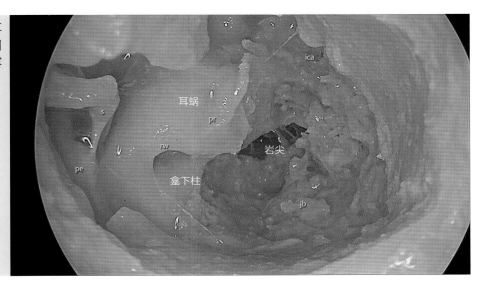

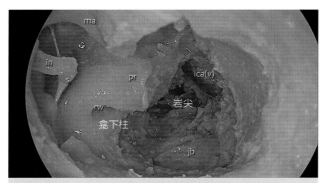

图 13.16 右侧，解剖：在耳蜗下径路，内镜下放大耳蜗下方的岩尖气房。ica（v）：颈内动脉垂直段；in：砧骨；ma：锤骨；jb：颈静脉球；pr：鼓岬；rw：圆窗；s：镫骨

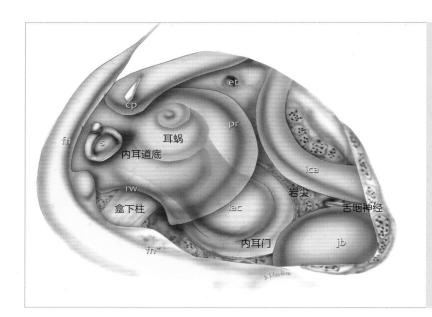

图 13.17 右侧。示意图显示了耳蜗下径路时耳蜗和内耳道之间的解剖关系。图中斜向的内耳道是从最外侧的部分（内耳道底）到最深和最内侧的部分（内耳门）。舌咽神经在最深和最下的部分，即颈内动脉与颈静脉球交汇处的水平。cp：匙突；fn：面神经；fn*：面神经的乳突段；ica：颈内动脉；jb：颈静脉球；pr：鼓岬；rw：圆窗；s：镫骨

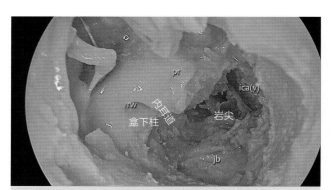

图 13.18 右侧，解剖：进行的是耳蜗下径路。读者可以注意到内耳道（IAC）与鼓岬和龛下柱的关系。ica（v）：颈内动脉垂直部；jb：颈静脉球；pr：鼓岬；rw：圆窗

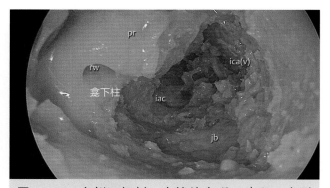

图 13.19 右侧，解剖：内镜放大观。建立一个耳蜗下的手术通道，到达耳蜗下和内耳道下的岩尖。在耳蜗下方和内耳道（IAC）下方。iac：内耳道；ica（v）：颈内动脉垂直部；jb：颈静脉球；pr：鼓岬；rw：圆窗

图 13.20　右侧：一旦囊肿的外侧壁被暴露后，用耳科手术刀切开囊肿壁，然后用吸引器抽吸出囊肿内容物。cp：匙突；fn：面神经；iac：内耳道；ica：颈内动脉；in：砧骨；jb：颈静脉球；ma：锤骨；pe：锥隆起；pr：鼓岬；rw：圆窗；s：镫骨

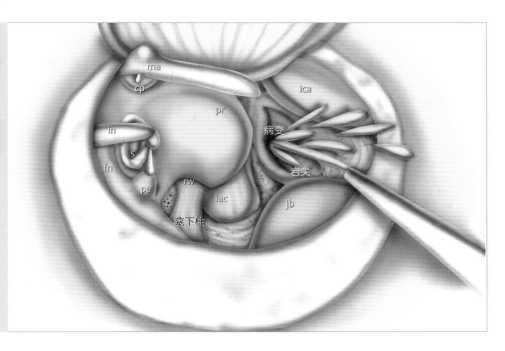

图 13.21　右侧：囊肿的外侧壁被切除，在囊肿和鼓室之间形成一个连接，以保持岩尖的通气，避免复发。cp：匙突；fn：面神经；iac：内耳道；ica：颈内动脉；in：砧骨；jb：颈静脉球；ma：锤骨；pe：锥隆起；pr：鼓岬；rw：圆窗；s：镫骨

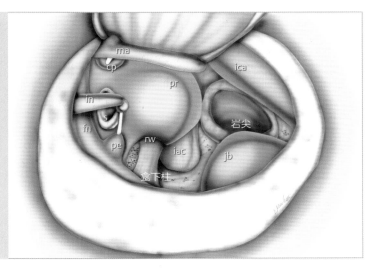

图 13.22　临床病例 1。轴位 CT 图像显示患者的病变占据了岩尖，患者听力正常

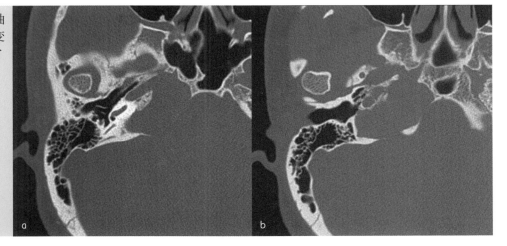

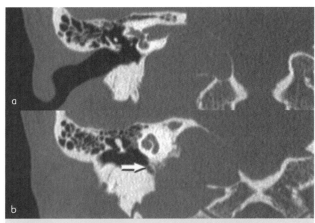

图 13.23 临床病例 1。（a，b）计算机断层扫描（CT）冠状位视图。在内耳道（IAC）下有一个岩尖病变。读者可以注意到病变与耳蜗下通道之间的关系（白色箭头）

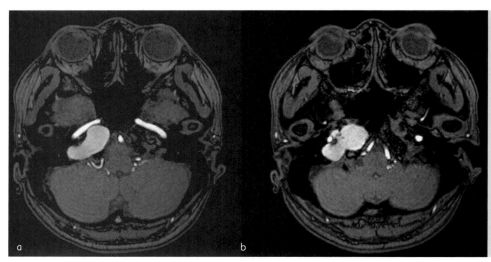

图 13.24 临床病例 1。磁共振成像（MRI）扫描证实了岩尖存在一个沿水平方向的高张力病变。它朝着颈内动脉（ICA）的水平部分延伸，具有胆固醇肉芽肿的典型特征

图 13.25 临床病例 1，右侧。（a）内镜下暴露鼓膜。（b）做外耳道鼓膜皮瓣并掀起。（c）将鼓膜瓣从后往前，从下往上掀起，保持鼓膜在锤骨上的附着部分。（d）逐步在内镜下暴露下鼓室和前鼓室区域。暴露颈静脉球和颈内动脉（ICA）。f：岬末脚；fn：面神经；in：砧骨；jb：颈静脉球；pe：锥隆起；pr：鼓岬；rw：圆窗；s：镫骨；su：岬下脚；ca：颈内动脉

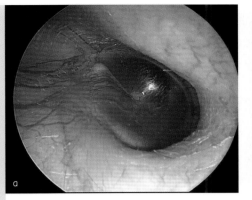
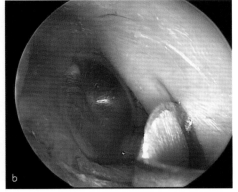
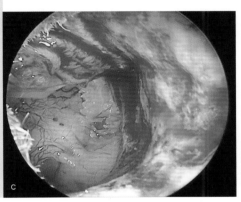
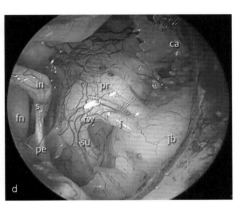

图 13.26 临床病例 1，右侧。（a）用一个金刚砂钻头进行外耳道成形术并磨除骨性鼓环的下部，暴露出下鼓室。（b）用一个金刚砂钻头磨除位于颈内动脉（ICA）、颈静脉球和鼓岬之间的气房，达到囊肿的外侧壁。（c）囊肿的外侧壁被暴露出来，用刮匙扩大手术窗口，打开囊肿壁。（d）囊肿的外侧壁被切开；用吸引器将囊肿内容物吸出。ica：颈内动脉；jb：颈静脉球；pr：鼓岬

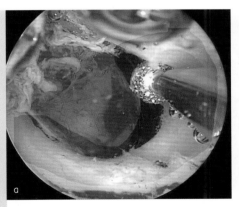
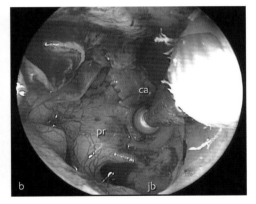
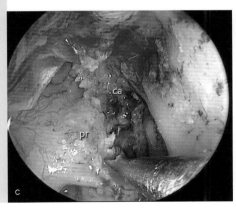
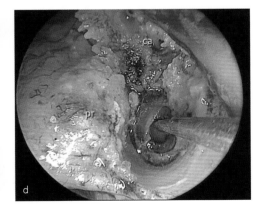

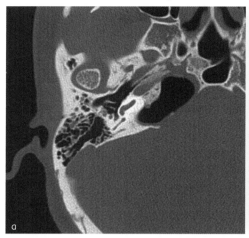
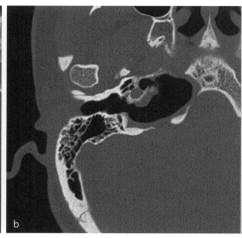

图 13.27 临床病例 1。CT轴位视图。术后检查：通过耳蜗下通道可以看到一个通气良好的岩尖气房

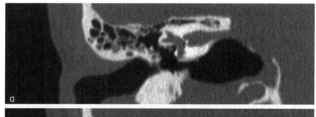
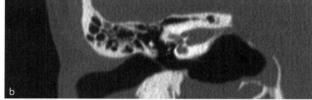
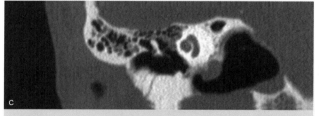

图 13.28 临床病例 1。（a~c）CT 冠状视图。术后检查：可以看到耳蜗下入路的手术路径；鼓室腔和岩尖之间的连通非常明显，使岩尖气房能够和鼓室腔通气和排出分泌物

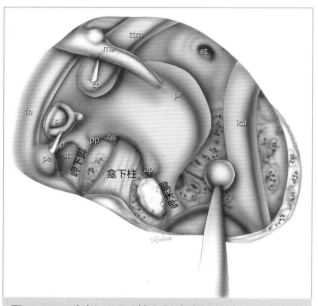

图 13.29 右侧。一旦鼓室胆脂瘤被切除后，会发现耳蜗下小管有残余病变，并扩散到岩尖。一个金刚砂钻头被用来探查周围的主要血管结构。ap：前柱；cp：匙突；et：咽鼓管；fn：面神经；ica：颈内动脉；ma：锤骨；p：岬小桥；pe：锥隆起；pp：后柱；pr：鼓岬；rw：圆窗；s：镫骨；st：鼓室窦；tm：鼓膜张肌

图 13.30　右侧：一个显微双极电凝器用来电凝 Jacobson 神经丛，以避免出血。在示意图中可以观察到 Jacobson 神经和舌咽神经下神经节之间的联系。cp：匙突；gg：膝状神经节；gpsn：岩浅大神经；ica：颈内动脉；jb：颈静脉球；mcf：颅中窝；pr：鼓岬；rw：圆窗

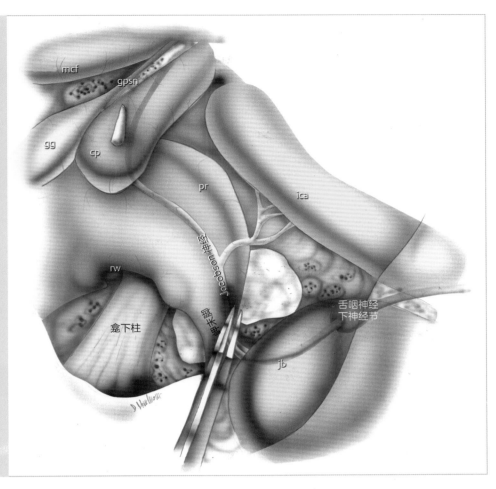

图 13.31　右侧：用金刚砂钻头去除下鼓室的颈内动脉、龛下柱、颈静脉球，以及耳蜗周围的气房，以到达岩尖胆脂瘤的位置。cp：匙突；et：咽鼓管；fn：面神经；ica：颈内动脉；ica：颈内动脉；jb：颈静脉球；pr：鼓岬；rw：圆窗；s：镫骨；st：鼓室窦

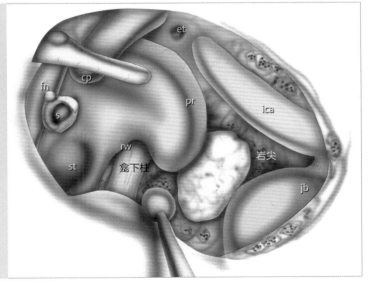

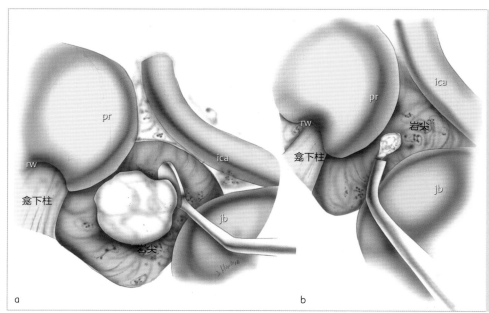

图 13.32　右侧：一旦在岩尖的胆脂瘤被暴露，用一个带角度的器械来清除病变（a）；一个有角度的吸引器被用来去除岩尖的残余病变（b）。ica：颈内动脉；jb：颈静脉球；pr：鼓岬；rw：圆窗

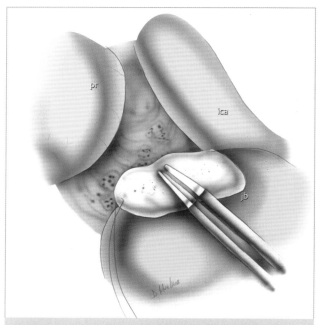

图 13.33　右侧：在颈静脉球出血的情况下，用棉片压迫静脉。ica：颈内动脉；jb：颈静脉球；pr：鼓岬；rw：圆窗

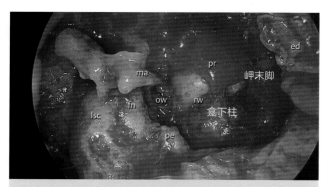

图 13.34　临床病例 2，右侧：鼓室胆脂瘤。胆脂瘤从鼓室中取出，并对整个鼓室进行最后的内镜检查（0°内镜，直径 3mm）。ed：鼓膜；fn：面神经；lsc：外半规管；ma：锤骨；ow：卵圆窗；pe：锥隆起；pr：鼓岬；rw：圆窗

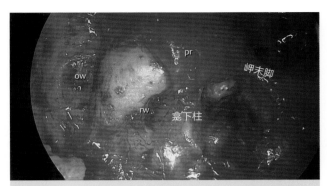

图 13.35 临床病例 2，右侧：内镜下发现耳蜗下有一个残余病变，位于耳蜗下小管内（读者可以发现，耳蜗下小管位于龛下柱和岬末脚之间）。ow：卵圆窗；pr：鼓岬；rw：圆窗；**：残留的胆脂瘤

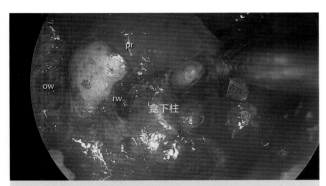

图 13.36 临床病例 2，右侧：使用超声骨刀扩大耳蜗下区域。ow：椭圆窗；pr：鼓岬。rw：圆窗

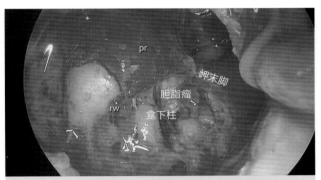

图 13.37 临床病例 2，右侧：残留的胆脂瘤通过耳蜗下小管扩散到岩尖。pr：鼓岬；rw：圆窗

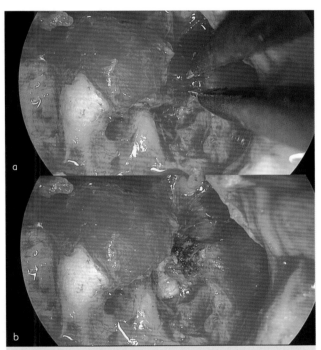

图 13.38 临床病例 2，（a，b）右侧：用双极来电凝 Jacobson 神经丛

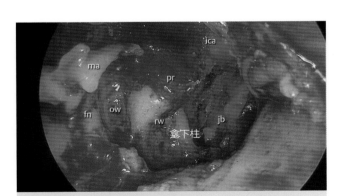

图 13.39 临床病例 2，右侧：一旦岬末脚被切除，内镜下可以发现颈静脉球和颈内动脉（ICA），并将胆脂瘤从岩尖切除。fn：面神经；ica：颈内动脉；jb：颈静脉球；ma：锤骨；ow：椭圆窗；pr：鼓岬；rw：圆窗

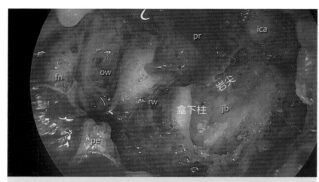

图 13.40 临床病例 2，右侧：胆脂瘤切除后耳蜗下入路的最终视图。ica：颈内动脉；jb：颈静脉球；ow：卵圆窗；pr：鼓岬；rw：圆窗

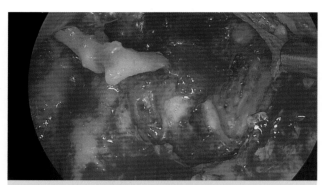

图 13.41 临床病例 2，右侧：将锤骨保留在鼓室

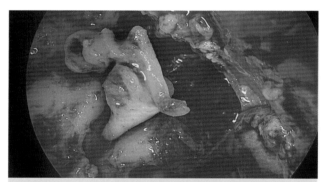

图 13.42 临床病例 2，右侧：用塑形的砧骨放置于卵圆窗和锤骨之间作为假体重建听骨链

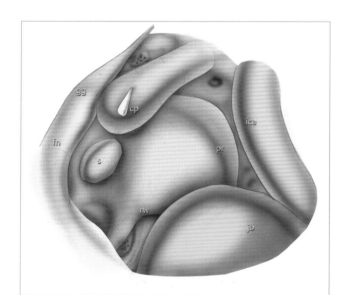

图 13.43 右侧。高位颈静脉球；在这种情况下，耳蜗下入路手术是受限的。cp：匙突；fn：面神经；gg：膝状神经节；ica：颈内动脉；jb：颈静脉球；pr：鼓岬；rw：圆窗；s：镫骨

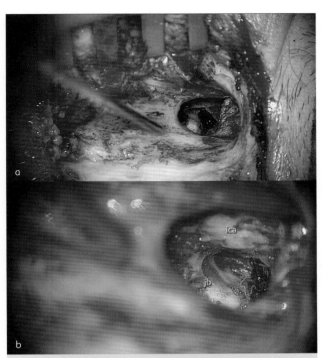

图 13.44 临床病例 3，（a，b）左侧：显微镜下耳蜗下径路。进行耳后切口；磨除外耳道壁（EAC），以扩大手术通道；切除骨性鼓环下端骨质，并探查周围的主要血管结构；颈内动脉（ICA）、颈静脉球和鼓岬之间的岩尖气房被去除。ica：颈内动脉；jb：颈静脉球

（彭利艳 译，钟翠萍 审）

推荐阅读

Brackmann DE, Toh EH. Surgical management of petrous apex cholesterol granulomas. Otol Neurotol, 2002, 23(4): 529 - 533

Ghorayeb BY, Jahrsdoerfer RA. Subcochlear approach for cholesterol granulomas of the inferior petrous apex. Otolaryngol Head Neck Surg, 1990, 103(1): 60 - 65

Giddings NA, Brackmann DE, Kwartler JA. Transcanal infracochlear approach to the petrous apex. Otolaryngol Head Neck Surg, 1991, 104(1):29 - 36

Kempfle JS, Fiorillo B, Kanumuri VV, et al. Quantitative imaging analysis of transcanal endoscopic Infracochlear approach to the internal auditory canal. Am J Otolaryngol, 2017, 38(5):518 - 520

Leung R, Samy RN, Leach JL, et al. Radiographic anatomy of the infracochlear approach to the petrous apex for computer-assisted surgery. Otol Neurotol, 2010, 31(3):419 - 423

Marchioni D, Alicandri-Ciufelli M, Pothier DD, et al. The round window region and contiguous areas: endoscopic anatomy and surgical implications. Eur Arch Otorhinolaryngol, 2015, 272(5):1103 - 1112

Marchioni D, Alicandri-Ciufelli M, Rubini A, et al. Endoscopic transcanal corridors to the lateral skull base: Initial experiences. Laryngoscope, 2015, 125 Suppl 5: S1 - S13

Marchioni D, Soloperto D, Colleselli E, et al. Round window chamber and fustis: endoscopic anatomy and surgical implications. Surg Radiol Anat, 2016, 38(9):1013 - 1019

Mattox DE. Endoscopy-assisted surgery of the petrous apex. Otolaryngol Head Neck Surg, 2004, 130(2):229 - 241

Mosnier I, Cyna-Gorse F, Grayeli AB, et al. Management of cholesterol granulomas of the petrous apex based on clinical and radiologic evaluation. Otol Neurotol, 2002, 23(4):522 - 528

Presutti L, Nogueira JF, Alicandri-Ciufelli M, et al. Beyond the middle ear:endoscopic surgical anatomy and approaches to inner ear and lateral skull base. Otolaryngol Clin North Am, 2013, 46(2):189 - 200

Rhoton ALJ, Jr. The temporal bone and transtemporal approaches. Neurosurgery, 2000, 47(3)Suppl:S211 - S265

Scopel TF, Fernandez-Miranda JC, Pinheiro-Neto CD, et al. Petrous apex cholesterol granulomas: endonasal versus infracochlear approach. Laryngoscope, 2012, 122(4):751 - 761

Wick CC, Hansen AR, Kutz JW, Jr, et al. Endoscopic infracochlear approach for drainage of petrous apex cholesterol granulomas:a case series. Otol Neurotol, 2017, 38(6):876 - 881

第 14 章

侧颅底手术的并发症及处理

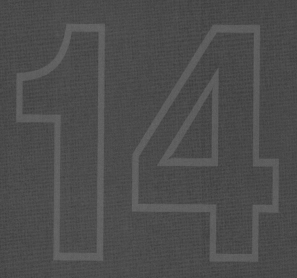

14 侧颅底手术的并发症及处理

Daniele Marchioni, Andrea Martone, Matteo Alicandri Ciufelli

摘　要

由于侧颅底解剖结构复杂，采用开放入路至该区域在技术上具有挑战性，并可能发生各种类型的并发症。后组脑神经功能缺损（通常与舌咽神经和迷走神经损伤有关）可能导致显著的吞咽功能障碍和声带麻痹，伴声音微弱，需要在术后期间由言语治疗师进行吞咽康复治疗。面神经麻痹会造成显著的功能和美学损害，必须尽快治疗。在所描述的各种技术中，如果残余神经足够长不需要面神经位移，端端吻合术仍是一种选择，而如果直接移植不可行，电缆式神经移植通常是最好的选择。蛛网膜下腔和颅外间隙之间的连通导致脑脊液漏，给患者带来极大的感染风险。高达 80% 的侧颅底手术引起的脑脊液漏可以保守治疗。复发性漏必须手术治疗，术式取决于漏的位置和原因。术中出血通常由颈静脉球、乙状窦或导静脉的意外损伤引起。相比之下，颈内动脉出血并不常见，但属于外科急症。术后颅内出血由于对脑组织的占位效应，可导致危及生命的情况。因此，侧颅底手术后通常推荐行增强 CT 扫描。在这些病例中，血肿的手术减压是必需的，手术技术由之前的手术方式决定。

关键词： 侧颅底并发症，面神经麻痹，颈内动脉出血，脑脊液漏，脑神经损伤，面神经康复。

14.1　后组脑神经损伤

后组脑神经损伤可能是侧颅底手术并发症最重要的致病原因。舌咽神经和迷走神经损伤可导致明显的吞咽功能障碍和声带麻痹伴声音微弱。这种残疾需要在术后期间由言语治疗师进行吞咽康复治疗。当出现明显的误吸和发音困难时，应考虑甲状软骨成形术和胃造口术。

尤其对于反复发作的吸入性肺炎，术后应考虑行气管切开术，以避免肺部感染。

由于健侧声带代偿是最有效的治疗方法，因此在此阶段进行吞咽康复训练对于逐渐消除误吸是至关重要的。如果声带代偿不充分，应考虑进行 A 型甲状软骨成形术，以便通过手术使麻痹的声带居中。该手术应改善声门闭合，降低误吸风险。

14.1.1 面神经修复

面神经麻痹会造成显著的功能和美学损害。轴突断裂和神经损伤会导致感觉和运动障碍、肌肉萎缩、损伤束远端沃勒变性和瘢痕组织形成。

面神经严重受损或切断性损伤，必须通过外科手术修复以恢复其功能。在不可能自我恢复的情况下，需要手术治疗。残余神经功能的检测对于评估是否有自发恢复的可能是有用的，特别是存在面神经麻痹但解剖连续性保持时。肌电图（EMG）和神经电图（ENoG）最常用于此检测。如果乳突手术后立即发生面神经麻痹，并怀疑神经有解剖损伤，则需紧急再次探查面神经，并在损伤节段两侧减压数毫米。如果外科医生绝对确定没有神经中断，则可对患者进行观察和大剂量糖皮质激素治疗。面神经损伤的修复有多种术式，如直接端端缝合、电缆式神经移植术和跨面神经移植术。损伤机制、神经损伤至治疗的间隔时间和患者的年龄是决定哪种手术方式最有可能获得理想疗效和血肿位置的最重要因素。一般而言，神经修复越早，远期效果越好。无论选择何种技术，预期存在联动，可以达到的最好的面神经功能是 House–Brackmann Ⅲ级。

14.1.2 一期神经移植

如果残余神经足够长，不需要面神经移位，且没有过度张力，则可选择直接吻合两神经残端（端端吻合），这是一种较好的术式。这种技术有更好的功能结果，因为仅进行一次吻合，新纤维分散所占的百分比更小。为了成功移植，必须保留一些功能性运动单位以接受神经再支配，并且不能有过度的肌萎缩或运动终板纤维化。成功移植的关键是无创伤、无张力地重新连接两个残端，同时末端应尽可能精确地相互匹配（▶图 14.1；见临床病例 1 ▶图 14.2）。尽可能采用神经外膜显微缝合或纤维蛋白胶联合颞肌筋膜实现吻合。

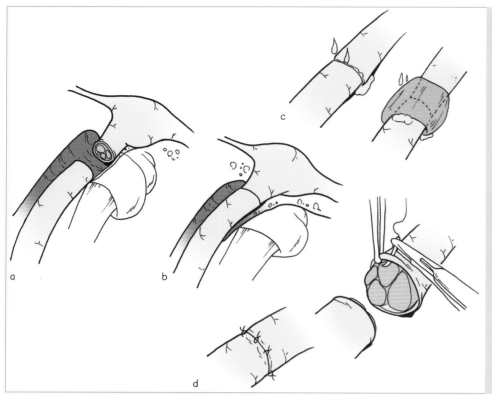

图 14.1 颅中窝入路左侧颞骨示意图。（a）面神经迷路段与膝状神经节之间有神经中断。（b）行端端吻合术。为了使吻合成功，面神经的近端和远端断端必须有足够的长度，以使神经内膜表面相互接触并完全无张力。建立神经吻合有两种方法：（c）使用纤维蛋白胶固定神经吻合口；在吻合口周围放置颞肌筋膜，并用纤维蛋白胶固定，可加强神经修复。（d）建立端端吻合的另一种选择是神经外膜显微缝合

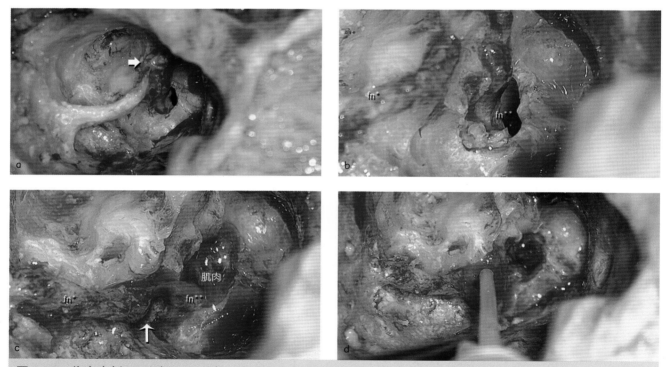

图 14.2 临床病例 1，左侧：经耳囊入路治疗岩尖胆脂瘤合并面瘫患者。胆脂瘤切除后可见面神经鼓室段与膝状神经节之间的面神经中断（a，白色箭头）。内耳道内探查面神经（b）。将远端和近端残端进行松动，以使两残端之间的距离达到最近距离，进行端端吻合（c，白色箭头）。将一块肌肉置入内耳道以修复缺损并固定近端残端。用一块颞肌筋膜覆盖面神经两断端之间的连接处，用纤维蛋白胶加固端端吻合口（d）。fn *：面神经乳突段；fn**：面神经进入内耳道

14.1.3 电缆式神经移植术

如果不能直接吻合，通常最好选择电缆式神经移植。嵌入的神经段为轴突再生提供了神经内膜管。最常使用的神经是耳大神经和腓肠神经，因为两者都是感觉神经，与面神经口径相似（▶图14.3）。耳大神经具有靠近术野的优势，可切取长达10cm。另一方面，腓肠神经可切取长度达40cm，且具有丰富的神经束。主要缺点是术后分别出现耳麻木或和足外侧麻木。

在这两种手术中，残端可以使用生物胶或神经外膜显微缝合来重新接触。前者特别适合移植，因为它在技术上不那么复杂，更适用于由脑脊液（CSF）搏动引起的桥小脑角（CPA）结构的运动。

在涉及侧颅底手术的肿瘤治疗过程中，可能需要进行面神经间移植修复。我们可以分为两种情况：

- 面神经缺损位于颞骨内，不累及CPA。
- 面神经缺损在CPA。

如果颞骨中的面神经缺损较大，应使用耳大神经移植，以重建颞骨近端与远端残端之间的连续性（因为可能累及面神经的周围分支）。典型的例子如颞骨副神经节瘤伴或不伴面神经侵犯，需要牺牲神经；腮腺恶性肿瘤累及颞骨，需要颞下窝入路，需要牺牲面神经。在这些病例中，尤其是当神经缺损累及乳突和腮腺分支时，需要有

分支的长电缆式移植。神经间直接缝合吻合是固定近、远端吻合口的最佳方法。用纤维蛋白胶和静脉或颞肌筋膜覆盖吻合口，以稳定神经连接口（▶图14.4；见临床病例2 ▶图14.5至▶图14.7，见临床病例3 ▶图14.8，▶图14.9）。

当CPA区面神经缺损较大时，腓肠神经移植是一种较好的选择；重要的是其有合适的长度，以避免张力吻合。两断端之间移植不应该有张力。为了固定和稳定移植物，避免吻合口之间的张力，可采用长s形移植物，其弯曲部分搁置在三叉神经上。在近端吻合口周围放置一块颞肌筋膜并折叠；纤维蛋白胶用于加强吻合。将远端吻合口置入内耳道（IAC）内，并用纤维蛋白胶固定；IAC的硬脑膜层覆盖远端吻合口（▶图14.10）。

14.1.4 神经替代

目前应用最广泛的神经替代技术是舌下神经-面神经吻合术。吻合方式可以是端端吻合，也可以是端侧吻合（▶图14.11；见临床病例4 ▶图14.12）。在端端吻合中，面神经在出茎乳孔后被切断，随后移植到在二腹肌中间肌腱下被切断的舌下神经上（▶图14.11a，b）。术中将舌下神经降支袢移植至舌下神经主干远端残端，避免舌体萎缩。该手术入路虽然不如直接移植，但可获得相对较好的疗效，且可在初次面神经损伤后

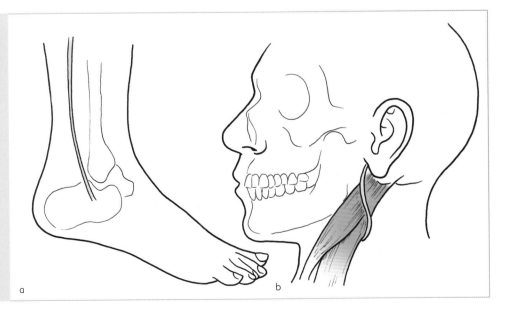

图14.3 （a）腓肠神经。（b）耳大神经

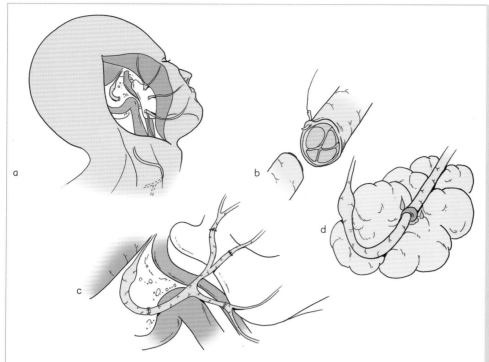

图 14.4 颞下窝肿瘤切除后示意图。面神经缺损较大，累及颞骨段和腮腺段（a）。采用耳大神经在面神经外周支与乳突段之间进行电缆式移植吻合术（b）。进行神经外膜显微缝合（c）。使用纤维蛋白胶和颞肌筋膜加固吻合，腹部脂肪填充乳突腔，对移植段提供支撑，降低近端断端和远端断端之间的张力（d）

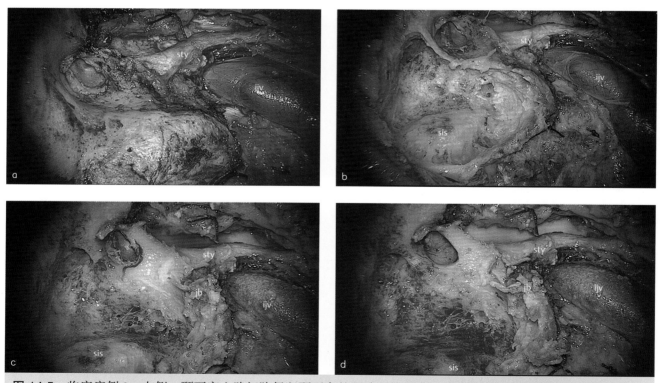

图 14.5 临床病例 2，右侧：颞下窝入路切除侵犯颞下窝的腮腺恶性肿瘤。（a）岩骨次全切除术，牺牲茎乳孔段面神经。（b）乳突切除术并横断乳突尖；暴露乙状窦。（c，d）颈静脉球逐渐轮廓化，外耳道的皮肤连同鼓膜被切除。ijv：颈内静脉；jb：颈静脉球；sis：乙状窦；sty：茎突

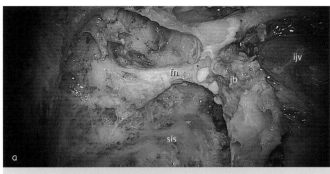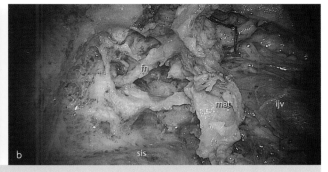

图 14.6 临床病例 2，右侧。（a）面神经从茎乳孔到膝状神经节逐渐从颞骨内分离出。（b）完全切除乳突尖，并游离乳突段面神经。fn：面神经；ijv：颈内静脉；jb：颈静脉球；mat：乳突尖；sis：乙状窦

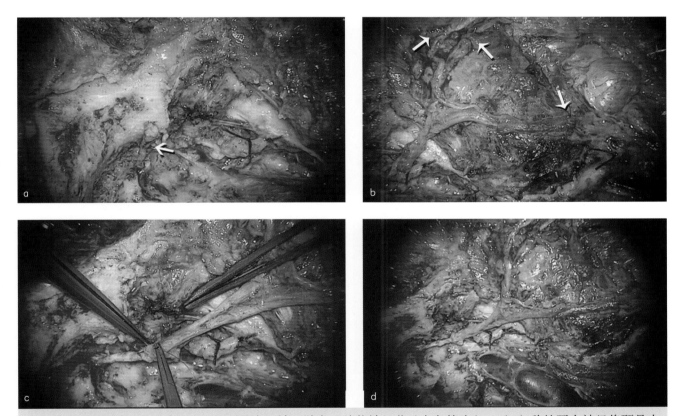

图 14.7 临床病例 2，右侧。（a）颞骨内面神经游离至膝状神经节（白色箭头）。（b）移植耳大神经将颞骨内面神经与周围神经分支连接；在电缆式移植物和面神经外周分支之间进行显微缝合（白色箭头）。（c）在电缆式移植物和面神经鼓室段之间进行显微缝合。（d）通过缆线移植进行面神经的完全重建

2 年进行。其主要缺点是残余半舌麻痹。为了避免这种副作用，我们开发了端侧吻合技术（▶图 14.11c, d）。向后识别面神经，直至第二膝，横断后缝合至舌下神经的外侧表面。这种方式只中断了部分舌下神经纤维，因此剩余的神经仍维持其主要功能。端侧吻合术为神经再支配提供的纤维

更少。因此，手术应在损伤后 6 个月内进行，以减少神经纤维化，从而增加成功的机会。

如果选择神经替代，跳跃移植是第三种选择。通过这种方法，将舌下神经纵向切开，然后在舌下神经和横断的面神经之间桥接耳大神经。

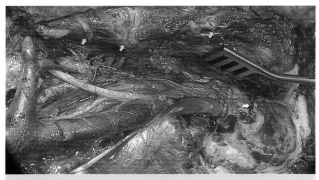

图 14.8 临床病例 3，左侧：颞下窝入路 A 型面神经切除后的术野。颈静脉孔与后组脑神经广泛暴露，保护颈内动脉（ICA）。在面神经的近端残端（白色箭头示进入鼓室）和远端分支（黄色箭头示进入腮腺）之间见面神经的一大片中断

14.1.5 跨面神经移植

此术式适用于面神经主干受损但远端分支仍存活的病例。这项技术使用的原理是面神经的功能储备，即不同神经分支之间的功能重叠。这允许在不损害正常功能的情况下划分几个分支。将受损面神经的单个或多个分支移植到未受损的对侧神经上，使用感觉神经移植连接两端（腓肠神经因其长度而常用）（▶图 14.13）。以每天 1mm 的速度，来自未受损面神经的神经纤维将通过移植物生长，并重新填充受伤的面肌。因此，恢复是缓慢的，瘫痪的半侧面部在 9~12 个月内不会有运动。

14.2 脑脊液漏

脑脊液漏是由于硬脑膜或颅骨的缺损造成异常连接或瘘管，使体液流出而引起的一种病理状态。脑脊液漏可分为外伤性（超过 90% 的病例）、医源性和自发性。

漏可能发生在外耳道（EAC，耳漏）、鼻（鼻漏），也可能直接发生于外伤或手术创伤部位。即使损伤涉及耳部结构，也只有在鼓膜穿孔或外耳道侵犯的情况下才会出现脑脊液耳漏。在没有这种缺陷的情况下，液体通过咽鼓管流出，表现

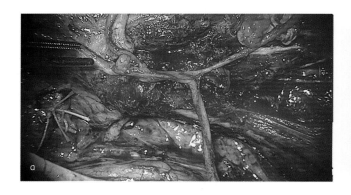
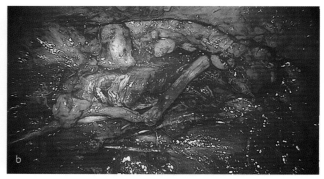
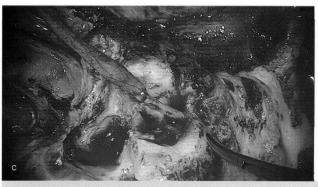
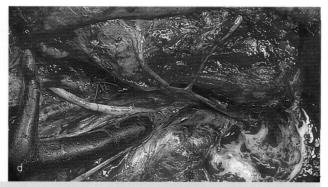

图 14.9 临床病例 3，左侧。（a）采用耳大神经作为电缆移植重建面神经缺损。（b）在面神经外周分支和电缆式移植物之间进行显微缝合。（c）在面神经近端残端和电缆移植物之间进行显微缝合。（d）通过缆线移植吻合进行完全重建

图 14.10　左耳：桥小脑角（CPA）面神经大缺损（a）。在这种情况下切取腓肠神移植物以修复神经缺损（b）。为了稳定 CPA 中的移植物并避免移植物和神经残端之间的张力，移植物以 S 形放置在面神经的近端和远端残端之间，弯曲部分搁置在三叉神经上（c）。使用折叠在神经连接口周围的颞肌筋膜固定近端吻合口（d），并用纤维蛋白胶加强（e）

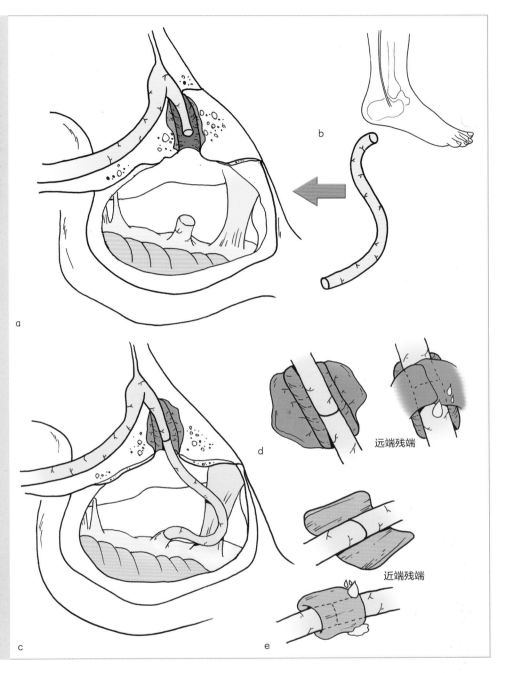

为鼻漏。因此，耳漏远不像耳鼻漏那么常见，在大多数情况下是听神经瘤和侧颅底手术的并发症。关于听神经瘤手术，术后脑脊液漏是第二常见的并发症，文献报道的平均发生率为 10%。虽然手术入路的类型与脑脊液漏没有显著差异，但脑脊液漏本身的表现可能不同：鼻漏最常见于乙状窦后入路和颅中窝入路，而伤口渗漏更多是经迷路入路的并发症。

鼻漏通过颞骨内的气房通道发生。这种现象在气化良好的颅骨中更常见。为避免脑脊液漏，手术结束时应仔细用骨蜡或肌肉封堵以消灭所有的开放气房。对于乙状窦后入路，应在内镜下对靠近内耳道的颞骨表面进行最终检查，以检查发现其周围的开放气房。有开放气房时，使用含有纤维蛋白胶的肌肉塞堵以消除这些开放的气房。为防止经迷路入路的脑脊液漏，必须用一块肌肉堵住咽鼓管；在关闭手术腔之前，必须仔细地封闭所有的开放气房。

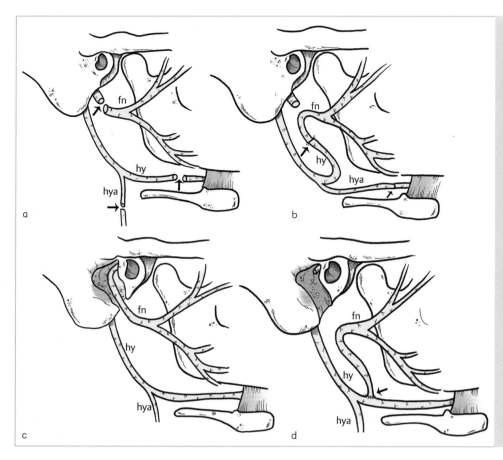

图 14.11　舌下神经－面神经吻合。端端吻合（a, b）；端侧吻合（c, d）。fn: 面神经；hy: 舌下神经；hya: 舌下神经的颈袢

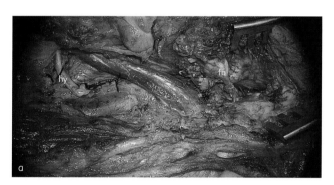

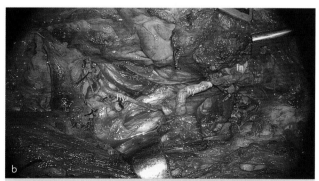

图 14.12　（a, b）临床病例 4，左侧：舌下神经－面神经端端吻合术。fn: 面神经；hy: 舌下神经；hya: 舌下神经的颈袢

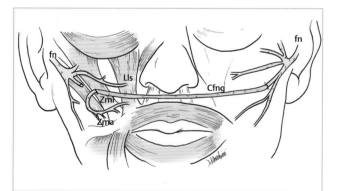

图 14.13　示意图表示从患者左侧非瘫痪颊支以端端方式吻合到患者右侧瘫痪颊支的跨面神经移植。Cfng: 跨面神经移植术；fn: 面神经；Lls: 提上唇肌；Zma: 颧大肌；Zmi: 颧小肌

在经耳囊、经耳蜗和经鼓岬入路中，通过肌肉骨蜡封堵咽鼓管，行外耳道盲袋封闭；在用腹部脂肪封闭手术腔之前，所有开放气房被骨蜡封闭。

如果咽鼓管封闭失败，脂肪与中耳空气接触后可迅速被重吸收，脑脊液会通过咽鼓管渗漏。

出现与无菌蛛网膜下腔的异常沟通会给患者带来很大的感染风险。约30%的病例以急性脑膜炎为首发症状（肺炎链球菌和流感嗜血杆菌是主要致病因素）。

脑脊液漏的主要症状是单侧鼻漏，它可以是连续的或间歇性的，因为它聚集在其中一个鼻窦，并随着头位的变化而引流。脑脊液引流可通过 Valsalva 动作或 Queckenstedt-Stookey 试验（手动压迫双侧颈静脉）引出。直立性头痛和耳鸣也常与脑脊液漏相关。其他症状可以帮助定位引流。例如，嗅觉丧失与颅前窝和嗅觉区的病变有关；视神经缺损提示鞍结节/蝶窦区域的损伤；耳源性脑脊液漏常出现单侧传导性听力损失。然而，必须强调的是，在大多数情况下，体格检查并不能发现，特别是在间歇性脑脊液漏的情况下。

在全面收集病史后，可进行实验室检查和多种影像学检查。

β-微量蛋白和 β2-转铁蛋白是主要在中枢神经系统中产生的蛋白质。这两种检测方法均为高度特异性（分别为95%~98% 和90%~95%）、敏感性和非侵入性的方法来识别 CSF。有一种快速但极不可靠的检测方法是使用葡萄糖氧化酶试纸测定葡萄糖含量。

影像学检查的金标准是计算机断层（CT）扫描，最大层厚1mm。通过这项检查可以很容易地证实颅底缺损，高分辨率 CT 扫描可发现小范围骨缺损但不渗漏。CT 脑池造影利用鞘内注射造影剂来确定渗漏的部位。但是，间断引流可能导致假阴性结果。磁共振成像（MRI）仅在怀疑脑膨出时推荐作为一线影像学检查方法。MR 脑池成像采用T2加权成像突出脑脊液，避免鞘内注射造影剂。如果上述的方法没有得出结论，可将放射性同位素闪烁照相和鞘内注射荧光素用于特定的病例。

由于脑脊液漏可导致危及生命的并发症，因此知道何时采取保守治疗或手术治疗是治疗过程中最困难的部分。

根据文献资料，高达80% 的侧颅底手术导致的脑脊液漏可以保守治疗。这种初始方法旨在通过降低脑脊液压力和降低感染风险来促进伤口的自然愈合。加压包扎、卧床休息（同时保持头部抬高30°~40° 1~2周）、软便剂和避免劳损是降低脑脊液压力的基本预防措施。可给予利尿剂、碳酸酐酶抑制剂和类固醇等药物，以减少脑脊液的产生。持续性漏可采用脑脊液分流术治疗。腰大池引流（每天150mL）3~5d 是最常用的方法。将腰-腹腔分流器插入两个腰椎之间的蛛网膜下腔，绕过斜肌，然后进入腹腔，体液在那里被吸收。然而，必须注意的是，腰大池引流可增加积气和脑膜炎的风险。

复发性漏必须通过手术治疗。事实上，由于自发性闭合罕见且复发频繁，因此医源性脑脊液漏往往需要手术修复。虽然在侧颅底手术中，中耳和咽鼓管的堵塞是避免脑脊液漏的标准操作，但瘘管的形成仍有可能发生。目前最常用的修复方法包括二次切口探查、脑室腹腔分流术、咽鼓管闭塞术、乳突闭塞术和颅中窝开颅联合咽鼓管切除术。手术入路的类型由瘘管的位置和原因决定。此外，必须根据原手术和残余听力选择最适当的治疗方法。

硬脑膜撕裂和小缺损通常可采用直接水密缝合和辅助合成密封剂修复，或通过肌肉组织、筋膜移植或脂肪增强闭合。

在保留听力的情况下，通常进行乳突切除术。轮廓化骨迷路，气房用骨蜡和肌肉封闭。然后将窦腔密封，用脂肪填塞乳突。

持续性鼻漏可通过微创鼻内镜下咽鼓管闭塞术治疗。

治疗颅中窝底较大缺损（＞1cm）的最佳方法是联合采用颅中窝-经乳突入路，然后使用骨（如果没有，可使用其他合成生物相容性材料）、筋膜和纤维蛋白胶进行封闭。在脑膨出的情况下，应通过双极电凝仔细切除脑组织，以防止出血（见临床病例5 ▶图14.14）。

14.3 出 血

侧颅底手术引起的严重出血是一种罕见但可

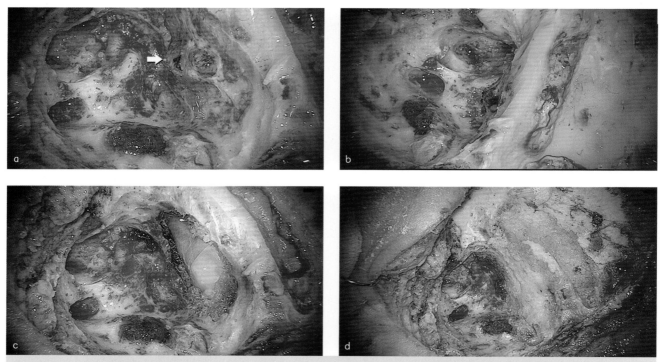

图 14.14 临床病例 5，左耳。（a）颅中窝脑膨出，脑组织切除。（b）进行小骨瓣开颅术。（c）Duragen（胶原基质）用于开颅术修补硬脑膜缺损。（d）含有纤维蛋白胶的骨泥也用于进一步修复

怕的并发症。解剖结构的复杂性、狭窄的手术视野和邻近结构的重要性对急诊出血的正确处理提出了进一步的挑战。

14.3.1 术中出血

大静脉出血通常由颈静脉球、乙状窦或导静脉的意外损伤引起。如果导静脉出血，可以用金刚砂钻干磨来止血。乙状窦和颈静脉球较小的损伤可以很容易地用纤维蛋白包被的胶原纤维或氧化纤维素修复。岩上窦和颞叶引流静脉的损伤可引起静脉功能不全和血栓形成，二者常导致颞叶水肿和缺血。大的静脉创口可能需要填塞乙状窦或鼓室腔以完全止血。颞叶最重要的引流静脉是下吻合静脉（Labbé 静脉）。Labbé 静脉（VL）是连接外侧裂静脉与横窦的最大静脉。侧颅底入路中 Labbé 静脉意外闭合是一种罕见而危险的情况。尤其是在经小脑幕入路手术中，这种情况可能发生，这种并发症可能导致颞叶梗死，从而导致精神状态改变，并可能导致昏迷和死亡。

关于动脉出血，侧颅底外科医生最关心的问题之一是颈内动脉（ICA）的病变。由于肿瘤与动脉关系密切，颈内动脉在颈静脉孔副神经节瘤手术中尤其容易发生损伤。在手术过程中应充分暴露动脉，以便在出血时有足够的空间放置器械。颈内动脉出血属于外科急症，紧急措施包括填塞中耳以及维持循环稳定。后续治疗根据损伤部位和程度而异。文献报道了血管成形术、结扎术、肌肉补片和直接连续缝合术的使用。出血停止后，通常进行血管造影评估，以检查是否存在可能的动脉瘤或夹层（▶图 14.15）。目前，对于有症状和无症状的岩部 ICA 动脉瘤的治疗方案包括通过系列成像进行保守治疗、血管内 ICA 球囊闭塞、血管内弹簧圈置入或支架辅助弹簧圈置入、放置柔性覆膜支架，或采用高流量旁路进行外科截留和血管重建。治疗应根据患者的病情和病变的性质进行个体化选择。

侧颅底结构及其血管非常复杂，一旦受到破坏，可导致重要功能的严重损害。例如，前庭神经鞘瘤手术中动脉损伤，如果小脑前下动脉或基底动脉穿支受损，可能导致脑干卒中。损伤小脑前下动脉可引起脑桥梗死，可能导致偏瘫和死亡。术中，为避免动脉痉挛，术者应注意避免因过度

图 14.15　岩段颈内动脉（ICA）损伤：血管造影示颞下窝入路损伤后的岩部 ICA 动脉瘤（a，b）。在进行了耐受性良好的闭塞球囊试验以评估足够的侧支血流后，进行了闭塞动脉瘤载瘤血管的血管内介入治疗（c，d）

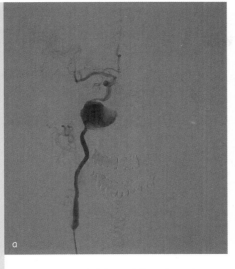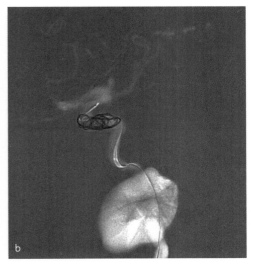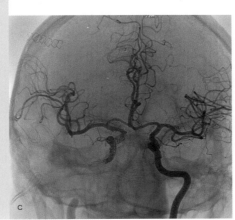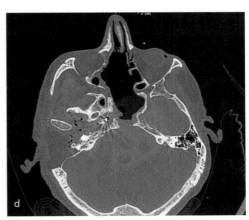

操作或电凝而损伤动脉。如果出现血管痉挛，应在血管结构上局部应用罂粟碱溶液。

所有这些例子进一步强调了详细了解患者的解剖结构的重要性。

14.3.2 术后出血

术后颅内出血是侧颅底手术中最危险的情况之一。侧颅底手术后，通常建议进行增强 CT 扫描，以显示可能的并发症，如血肿形成。需要手术清除的血肿被认为是严重的情况。通常是由于骨膜下平面手术过程中静脉出血或由于皮肤小切口视野有限而可能被忽略引起。由于对脑组织的占位效应，术后出血可导致危及生命的情况。有学者认为血凝块会导致脑脊液引流途径的堵塞，可能导致脑积水。突发头痛、虚弱、意识水平改变、运动障碍、恶心、呕吐和感觉减退是脑出血相关的症状。必须考虑到这些症状可能在术后几天内

发生。因此，如果临床体征和症状引起怀疑，建议进行连续的影像学检查。

出血的常见表现是意识状态改变，伴随生命体征改变。因此，必须在术后立即对患者进行早期拔管，以便在患者清醒时检查生命体征。

由于在大多数病例中，颅内血肿发生迅速，如果生命体征迅速恶化，应立即进行减压，无需等待术后 CT 扫描（▶图 14.16）。对于经迷路、迷路后、经鼓岬、经耳囊和经耳蜗入路的患者，通过打开伤口和去除脂肪即可实现床旁减压。

对于乙状窦后入路，应在手术室快速打开硬脑膜，以便对 CPA 减压。血肿清除后应广泛冲洗术野。在关闭手术腔前，必须逐步升高血压，仔细检查二次手术结束时的止血情况。

如果患者的病情稳定，但诊断可疑，应立即计划行 CT 扫描，以发现任何术后血肿。

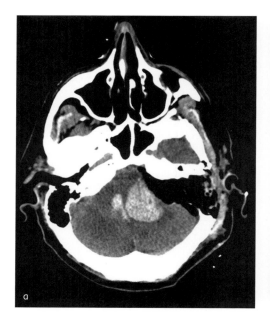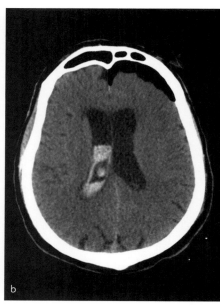

图 14.16 （a，b）轴位计算机断层扫描（CT）可见累及脑室的术后小脑血肿。这种情况需要立即进行二次手术

对于局限性、非进展性血肿，术后行连续 CT 扫描时，建议首选保守治疗。

（赵九洲 译，曾宪海 审）

推荐阅读

Anschuetz L, Bonali M, Guarino P, et al. Management of bleeding in exclusive endoscopic ear surgery: pilot clinical experience. Otolaryngol Head Neck Surg, 2017,157(4):700－706

Bu Y, Chen M, Gao T, et al. Mechanisms of hydrocephalus after intraventricular haemorrhage in adults. Stroke Vasc Neurol, 2016, 1(1):23－27

Chan JYK, Byrne PJ. Management of facial paralysis in the 21st century. Facial Plast Surg, 2011, 27(4):346－357

de Campora E, Marzetti F. La chirurgia oncologica della testa e del collo. 2nd ed. Elsevier, 2006

Fang Z, Tian R, Jia Y-T, et al. Treatment of cerebrospinal fluid leak after spine surgery. Chin J Traumatol/Zhonghua Chuang Shang Za Zhi, 2017, 20(2):81－83

Le C, Strong EB, Luu Q. Management of anterior skull base cerebrospinal fluid leaks. J Neurol Surg B Skull Base, 2016, 77(5):404－411

Lemonnier LA, Tessema B, Kuperan AB, et al. Managing cerebrospinal fluid rhinorrhea after lateral skull base surgery via endoscopic endonasal eustachian tube closure. Am J Rhinol Allergy, 2015, 29(3):207－210

Leonetti J, Anderson D, Marzo S, et al. Cerebrospinal fluid fistula after transtemporal skull base surgery. Otolaryngol Head Neck Surg, 2001, 124(5):511－514

Malik TH, Kelly G, Ahmed A, et al. A comparison of surgical techniques used in dynamic reanimation of the paralyzed face. Otol Neurotol, 2005, 26(2):284－291

May M, Schaitkin B. The Facial Nerve. 2nd ed. New York, NY: Thieme Medical Publishers, 2000

Nadol JB, McKenna MJ. Surgery of the Ear and Temporal Bone. Lippincott Williams & Wilkins, 2005

Paul P, Upadhyay K. Endoscopic endonasal repair of traumatic CSF rhinorrhea. The Indian Journal of Neurotrauma, 2010, 7(1):67－69

Presutti L, Mattioli F, Villari D, et al. Trattamento endoscopico delle fistole rinoliquorali. In La Chirurgia Endoscopica dei Seni Paranasali e della Base Cranica. (19th ed., pp. 235－268). Quaderni Monografici di Aggiornamento A.O.O.I

Schick B, Dlugaiczyk J. Surgery of the ear and the lateral skull base: pitfalls and complications. GMS Curr Top Otorhinolaryngol Head Neck Surg, 2013, 12:Doc05

索　引